传统医学典籍整理与医术传承书系 第一辑

荆楚导引按摩推拿

JINGCHU DAOYIN ANMO TUINA

主编◎齐凤军 高扬 袁烽 肖龙军

长江出版传媒

湖北科学技术出版社

图书在版编目（CIP）数据

荆楚导引按摩推拿 / 齐凤军等主编 . —武汉：湖北科学
技术出版社 , 2024.6
（传统医学典籍整理与医术传承书系 . 第一辑）
ISBN 978-7-5706-2826-1

Ⅰ . ①荆…　Ⅱ . ①齐…　Ⅲ . ①按摩疗法（中医）
Ⅳ . ① R244.1

中国国家版本馆 CIP 数据核字（2023）第 161884 号

策划编辑：冯友仁　　　　　　　　　　　　　　　　　责任校对：童桂清
责任编辑：徐　丹　　　　　　　　　　　　　　　　　封面设计：喻　杨

出版发行：湖北科学技术出版社
地　　址：武汉市雄楚大街 268 号（湖北出版文化城 B 座 13—14 层）
电　　话：027-87679454　　　　　　　　　　　　　　邮　编：430070

印　　刷：武汉市华康印务有限责任公司　　　　　　　邮　编：430021

787×1092　　　1/16　　　　　　　27.5 印张　　4 插页　　590 千字
2024 年 6 月第 1 版　　　　　　　　　　　　　　2024 年 6 月第 1 次印刷
定　　价：148.00 元

《荆楚导引按摩推拿》

编 委 会

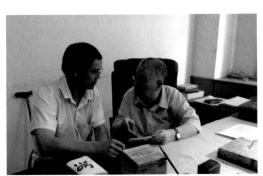

齐凤军向国医大师李今庸教授请教医学问题

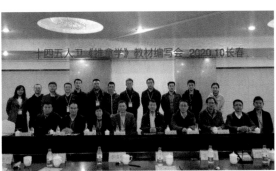

齐凤军参加"十四五"《推拿学》教材编写会

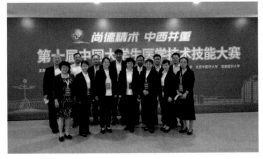

齐凤军担任第十届中国大学生医学能力大赛评委

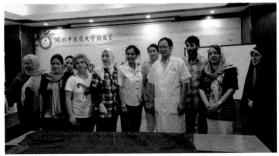

齐凤军对伊朗留学生进行临床指导

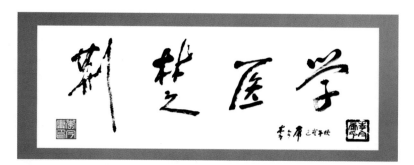

李今庸教授为荆楚医学题词

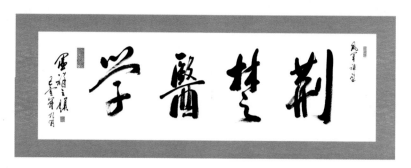

中医文化名人卢祥之为荆楚医学题词

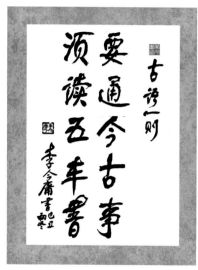

李今庸教授为荆楚医学整理人员题词

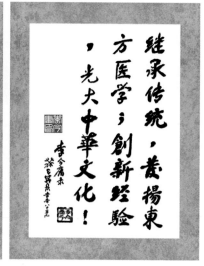

李今庸教授为中医事业题词

序

　　荆楚地域文化是中华民族文化的分支，也是重要组成部分。研究地域文化，从总的目的来看，仍然是为了弘扬民族文化传统，但挖掘、收集、整理、厘清脉络和研究地方文献，其难度颇大。在资料的挖掘、搜集上，甚至比某些书籍的整理工作更难。因为它既难以找到许多流行的版本，也罕有现成的丛书基础，许多往往只有孤本或民间抄本流传，且散在各地图书馆乃至私人手中，很难找到，这样对地域医学文化研究就是一个缺憾，不能全面反映地域医学发展水平，为传承和继承留下遗憾。

　　唯楚有才，荆楚古往今来培育了无数的政治家、军事家、文学家、科学家，其中医学家也代不乏人。据《湖北中医学史稿》的编者们调查，约6 000年前生于厉山（今湖北省随州市境内）的神农（公元前3245年—公元前3080年），即炎帝，是最早尝百草的医药学家，有代表著作《神农本草经》。自秦以来，荆楚医坛英杰除了有闻名海内外的张仲景、葛洪、王叔和、庞安时、释智缘、李时珍、万密斋、梁学孟、刘若金等大家之外，在荆楚从事医事活动的还有700余位医家，很多不为人知的医林人物。历代前人的医疗经验，奠定了祖国的医药学事业。

　　荆楚历代中医名家不仅对荆楚人的医疗保健及人口繁衍昌盛做出了不可磨灭的贡献，而且其学术理论、实践经验丰富了祖国医学宝库。荆楚医学丰富，科目繁多，如内经、伤寒、金匮、风湿、本草、方剂、诊法、内科、妇科、针灸、导引、按摩、推拿、脉法、伤科、正骨、道医、儿科、眼科、喉科、医史、医案、医话、养生、杂录等各方面。本次仅对针灸、导引、按摩、推拿、伤科、正骨、道医、脉学进行挖掘整理，其涉猎广泛，议论精辟，有独特见解，开卷有益，如获至宝。

　　荆楚地域历史上名医辈出，著述浩繁，在祖国医学发展史上有其不可忽略的地位。由于种种原因，佚失大半，仅存珍籍，亦多藏于各大图书馆，借阅不易，湮没至今。"荆楚医学丛书"的出版，具有浓郁的地方特色，不仅是继承发扬祖国医学遗产的一项非常有意义的工作，也是珍惜曾经为荆楚人民的健康付出辛勤劳动的荆楚名医的汗水和心血，让其继续嘉惠荆楚后人。通过这项挖掘整理的工作，还可进一步弘扬荆楚民族优秀传统文化，提高荆楚中医药在国内外医药卫生界的地位和影响。

目前仅对荆楚针灸、脉学、伤科、正骨、导引、按摩、推拿这类经典要籍，以及佚失的民间传承抄本进行挖掘和收集整理，梳理脉络，厘清传承关系。著述从马王堆汉墓出土的医书开始，收集与针灸、导引、推拿、脉学、伤科、风湿、正骨有关的资料和著述。要搜集这么多的书加以比较、选择出版，还要对相关内容进行校注、注释、翻译，其难度也是很大的。尤其是精准的标点、校注比较难，这与挖掘整理者的古典文化素养有着密切关系，书中不免会有未能读懂的语句，只是知其大意，或片段加以评说。校点古籍往往一处不懂，就难以阐述其本意，甚至有的抄本是带有古代方言、俗语、俚语，读起来晦涩难懂，不明其意，似乎有点囫囵吞枣，不能点评到位，还要敬请专家和读者谅解。

挖掘整理荆楚针灸、导引、推拿、按摩、伤科、风湿、骨病、脉学的珍籍、抄本，目的是传承、创新，从而应用于临床和研究。由于荆楚地域广阔，跨度久远，民族复杂，楚风民俗尚不同，传承人的造诣有异，要客观地考量前人的著述都不容易。研究荆楚文献会受某种成见的束缚，对某些湮沉已久的著述，或认为其中有迷信或糟粕成分就完全抛弃，这既对传承文化不利，也不尊重古人创作智慧。今人智慧有些超越古人，有些不及古人，要辩证对待。挖掘整理是为了更好地继承、研究、利用，有些不懂或不明就里的智慧今天认为不科学，也许以后某一天会证明是科学的，也许要几代人甚至几十代人努力才能证明。

本套丛书得到了湖北科学技术出版社的大力支持，以及国医大师李今庸教授的支持，在李今庸教授主编的《湖北中医学史稿》基础上，又参考了《中国医籍考》《中国分省医籍考》两部工具书，尽力收罗荆楚针灸、导引、按摩、推拿、风湿、伤科、正骨、脉学等历代典籍和资料，但仍然存在挂一漏万，本次只是粗浅地挖掘整理，并非训诂内行，于原著未及细读，不敢强作解释，通过挖掘整理获益匪浅，不仅得以略知荆楚传统医学遗产的丰富多彩，还从一个侧面进一步感受了我国传统医学的博大精深。由于时间紧，工作量大，恐有不足之处，有些考校、注释、翻译不到之处，还要请同仁批评指正。

孙国杰

（国家级中医名医，湖北中医大师，湖北中医楷模）

辛丑年庚子月

前 言

　　中国是拥有上下五千年悠久历史的文明古国，积累着丰富的史料，其中传统中医学史料著述也是浩如烟海，难以计数。导引、按摩是中医学的一部分，也是"上工治未病"的首要技术。古代称之按摩、按跷、乔引、案杌、导引等，现在叫推拿，"按摩"是其本意。"按摩"是人体生物学之本能，不是发明创造，是长期生活实践中的经验总结，并不是出现文字后才有"按摩"，"按摩"是人类最早的医疗行为和医疗过程。《黄帝内经》："中央者其地平以湿，天地所以生万物也众，其民食杂而不劳，故其病多痿厥寒热，其治宜导引按跷。"长沙马王堆汉墓出土的《导引图》是最早的导引图谱。

　　荆楚湖北自古以来医学人才辈出，医学文化积淀深厚，是古代楚国政治文化核心圈。自楚之先民于商末被迫南迁"荆蛮"之地，楚人尚"凤""丹""赤""龙""诗""唱诵"等文化，积极吸收外来文化，以及周边部族文化，兼收并蓄，这一点积极地反映在楚国医学的发展变迁史上。近代考古挖掘出土的古代文献资料和实物也切实地印证了楚文明所取得的辉煌成就。随着区域经济的繁荣，文化的觉醒，加快了我们追求文化自觉、自信和自强的脚步，湖北当代的中医大师们不辞辛苦，皓首埋头于泱泱古籍文献中整理发掘，重塑荆楚中医学的金身，默默地为祖国医学的发展做出了突出的贡献。

　　推拿一词的演变，包含了千百年来推拿学不断总结创新的成果。研究、挖掘、继承和发展，是我们每一位中医学人应负起的责任。推拿作为以徒手疗病的方法具有疏通经络、推行气血、扶伤止痛、祛邪扶正、调和阴阳的作用。其有古代推拿、按摩、养生、导引、吐纳、守一等30多种称谓。距今约5 000年，原始崖画、壁画、帛画等已经记载了丰富的运动元素，均说明了中华民族的祖先由于地域水道壅塞，不行其原，导致了民气郁阏，筋骨瑟缩不达，遂以"舞"宣导疏通，通利关节，柔韧筋骨。春秋战国时期，扁鹊已经用按摩、针灸等方法成功抢救了虢太子。现存最早的《黄帝内经》共有14处论及按摩，《素问·血气形志篇》云："形数惊恐，经络不通，病生于不仁，治之以按摩醪药。"为后世继承和发扬推拿学奠定了理论基础。《黄帝内经》已明确地把"导引"作为与按、摩、灸、熨、针、药等并列的一种医疗方法。战国《行气玉佩铭》《庄子》等重要文献的记载，也说明约2300年前已经形成人民习练健身功法的基本模式。长沙出土的《导引图》是古代仿生学在医疗体育中的具体运用，华佗的"五禽戏"即来源于此。《导引图》《阴阳十一脉灸经》（乙本）、《却谷食气》还详细记载了不同按摩介质和疗效。1984年，湖北江陵张家山汉墓出土导引之专著《引书》与马王堆帛画《导引图》珠联璧合。《导引图》有图，《引书》有文字释意。隋代巢元方的专著证实了隋代医学导引发端于汉初。《引书》的再现，明确证实了导引医学是独立且传承体系严谨的医学，未受任何宗教影响，与武术亦不相类，导引医学作为自我康复手段，已在整个社会中相当普及。东汉张仲景在《金匮要略》中、东晋葛洪在《抱朴子·内篇》《抱朴子·外篇》《肘后备急方》中记载了按摩急救止痛、酒摩、火灸摩、摩治痛肿诸病疮等按摩急救方法。《隋书·五官志》记载了隋朝建立了按摩医政、按摩科。隋代的《诸病源候论》，每卷之末均有导引按摩之法。唐代《六典》有"按摩博士一人，按摩师四人，按摩工五十六人，按摩生十五人"的医事记载，同书还记有"按摩博士令按摩师掌教按摩法"。说明唐代在按摩医学中，除了有博士官职外，还形成了由按摩师掌教按摩法的教育制度和按摩生十五人的按摩专科学校。这是继汉代之后的更进一步的发展，为后人留下了珍贵的研究资料。宋金元时期，医家对推拿按摩手法理论进行了总结，推拿手法在治疗方面得到新的发展。这时不仅其治疗范围扩大了，而且还将按摩用于妇科催产。《黄贞甫推拿秘旨》记载：明代弘治（1488—1505）年间，马郎以小儿按摩救明世宗朱厚熜于褓褓之中，按摩在小儿医疗保健方面功效惊人，以为神授，使小儿按摩盛行宫廷并在民间广为流传。因此，《马郎按摩》确立了小儿按摩不可动摇的学术地位。嘉靖期间，按摩空前发展，发展至明清时期，已经趋于普及和完善，本由少数阶层的贵族和修士阶层所专用的按摩术，逐渐扩大到民间，并广泛应用于医学诊断和治疗中。如明代嘉靖年间，楚地蒲圻名医周于蕃编著的《小儿推拿秘诀》为推拿专著，仅万历年间就3次刊刻发行。又有明天启年湖北枣阳名医李盛春汇编《医学研悦》卷十附《小儿推拿》。这些都是建立在《马郎按摩》的基础上并对《马郎按摩》进行总结创新的成果。可惜古本《马郎按摩》原书已佚，抄本在传抄的百年来辗转流传，蠹侵蛀耗，水火兵灾遗失大半，难免泯灭。现流传于房县的《马郎回春小儿推拿》是由马郎后人传房县肖氏。其后继者肖龙军，辑佚钩沉，梓行抢救，集楚地特色疗法，又融合天文、阴阳、周易，将小儿推拿术进一步发扬光大，呕心沥血将祖本遗珍整理完成，再现于世。明代马郎小儿按摩流派到清代开枝散叶，目前全国流传的小儿推拿分支流派的根源都来源于马郎按摩。明清时期，推拿学得到空前发展，这个时期在全面总结了推拿临床治疗经验的基础上，发展出许多各具特色的推拿治疗方法，并于这个时期形成了诸多不同的流派，为近代推拿学奠定了深厚的学术研究基础。

导引推拿在民国时期差一点遭到灭顶之灾。曾经的按摩推拿学被封建极端思想排斥，仅停留在家传口传心授的窘境，濒于湮没。清代咸丰年间袁氏按导问世，传至民国时期，袁正道发扬光大，后有袁靖承袭按导学，1959年返鄂于武汉市中医院创立按摩科，开展按导推拿工作至今。袁氏按导已历五代，以腹诊和腹部按摩为主，手法独特，治疗范围广泛，尤其是对危重病人的急救疗效颇佳。

太和武当雄踞楚地，医道通源，对荆楚的中医文化影响巨大，按摩、导引术作为道家重要养生功法，为道家之必修。武当道家文化滋养了荆楚导引、按摩的发展和延续，为今天的导引流派、按导流派、按摩流派、小儿推拿流派、武当太极推拿流派的形成奠定了文化理论和技术渊源基础。

几年前受李今庸教授《湖北中医学史稿》影响，立志要对荆楚医学做点事，也得到李今庸教授支持，逐渐开始组织一些感兴趣的教师、研究生、临床医师开始这项工作，做着做着越发觉得有价值和意义，将很多原来有价值，或知识点来源不清楚的，通过这次整理，终于弄明白了，希望展示于后学者，让他们通过不断地学习，成为临床守正创新的传承者，成为荆楚医学流派的继承者，而不至于出现断层现象。

荆楚之地历史上名医辈出，著述浩繁，在祖国医学发展史上有着不可忽略的地位，然因多种原因，这些珍贵的医学思想如沧海遗珠般散落各处，难以形成完整的学术体系，不利于继承和发扬，对湖北在国内外医学界的地位有所影响。此次由于时间紧，任务重，水平有限，力求尽量保存原著导引、按摩、推拿、按导传承的疾病理论，如注释不准或有遗漏之处，敬请原著专家传承人谅解，希望此次挖掘荆楚导引、按摩、推拿的精髓和灵魂，传承创新导引、按摩、推拿及养生之道，形成荆楚导引推拿学术流派体系。本团队承担历史传承责任和使命，不畏艰难地挖掘整理考证，珍惜荆楚前辈名医的汗水和心血，弘扬荆楚民族的优秀传统文化，希望提高荆楚中医导引推拿在国内外医学界的地位和影响，使得荆楚文化的医学思想精髓更多更好地惠及中国人民的身心健康。

由于编者水平有限，收集资料恐有不足、不当之处，敬请同道示教。

齐凤军

辛丑年庚子月

点 校 说 明

1. 本丛书收集范围为先秦至近代时期荆楚籍脉学、风湿骨病、伤科、正骨、按摩、导引、推拿、针灸名医的中医药著作及民间传承内容，其中也包括长期在荆楚大地行医采药之非荆楚籍医家的有关作品。此类专著比较少，都散在各医家典籍或著作或民间抄本中，为维持古籍原貌，悉用原书版本，从中提炼出荆楚脉学、荆楚导引按摩推拿、荆楚伤科正骨、荆楚针灸精华内容。丛书有些原文用繁体字，其他尽量采用简化字，以方便读者。

2. 本丛书在编纂过程中，参考了湖北及有关省、地、县地方志，以及近现代医家及流派的介绍和有关资料。

3. 本丛书所录医学典籍、学术流派思想、临床流派传承，以祖籍属湖北者为主，亦旁及少量在湖北有医事活动的外地医家。时间上至先秦，下至当代。主要按照朝代先后分类，医事活动和著述先后排列。

4. 本丛书收录医籍系本省医家及外地寓居湖北医家的著作，时间下限以著作年代为准，截至当代，按作者写作时间与出版年代排列。

5. 本丛书内容来源于荆楚名医经典著作或民间抄本中的一部分或全部，只收录有关脉学、导引按摩推拿、风湿伤科正骨、针灸内容，截取章节、段落并不是全部内容，为了便于总结脉学、导引按摩推拿、风湿伤科正骨、针灸内容，将各医家典籍中与这四个部分有关的内容提炼出来，形成荆楚流派传承脉络，便于探源寻根阅读。

6. 本丛书断句、句读，统一采用现代标点符号，便于阅读。

7. 原书中引用书名、书名加篇名及简称书名，统一加书名号。书名加篇名者，书名与篇名间加"·"，全部括于书名号中。

8. 原书无分段或分段有明显不妥，可能引起学习理解困难处，则重新进行整理分段，标注题号，便于阅读者记忆理解。

9. 用逐一比勘法订讹补缺，尽量体现原作者的原文本意。校勘的具体方法如下：

（1）底本与校本原文均残缺，可以计算字数的，每一个字用一个囗表示（打印时占一个字）。若无法计算字数之处，用删节号。

（2）底本中确系明显错字，予以修改，凡异体字、古今字及俗写字，均以现代常用字为准；对某些通假字，则尽量恢复本字；对于只有繁体字没有简体字，就用繁体字代替。没有对应繁体字，只有造字，并校注说明。

（3）底本与校本不一致，而显系错讹、脱漏、衍文、倒文者，即在原文中改正或增删，并注释说明。

（4）凡底本与校本出现异文时，若属底本错脱衍倒者，均据校本给予改补删移，并注释说明；若二者难定是非者，两者并存，注释说明。底本与几个校本不一致，以地域传承版本为根本，进行参考补充，或校本有一定参考价值时，原文不改动，标注补充内容。

（5）原书中同一内容前后不一，根据文义进行修正，对错讹处予以改正，并注释说明。

（6）凡原书节引、义引他书文字，与引书文字虽有差异，而不影响文义者，均不予校改，亦不出注。

（7）本丛书各书正文及原书凡有分卷目录者均删。原目录与原文不一致者，据正文改正目录。原文目录过于简略或烦琐者，据正文或增或删。

（8）原书为竖排本，其中提示上文之“右”字，有的仍然保留，有的改为“上”字。

（9）校注注释说明，均用[1]等顺序号码标记于所校勘字及句末字的右上角，然后在原文下逐条列出注释。

（10）对丛书中少数生僻字词及难以理解的名词术语，注释说明。

目 录

第一章　荆楚地域导引按摩推拿传承发展

今之推拿，古代又称按摩、按跷、乔引、案杌、导引等，各朝代按摩传承过程中名字有所不同，而"按摩"是其本意。因为在早期人类生病时，"抚摸"是最主要的医疗行为，"抚摸"主要体现在"按"和"摩"或"摸"。人类早期常见疾病无非疼痛、发热、腹泻等，古人发现"按和摸"可以止痛、舒缓情绪，有些病被"按"好，有些病被"摸"好，最后总结规律，实证多"摸或摩"，虚证多"按"，这就是最"古老的医术"。"按摩"发展到了明代，小儿推拿兴起。"隆庆之变"后多以小儿推拿为主，"推拿"逐渐替代"按摩"命名。推拿一词是由摩挲、按跷、按摩、导引等名词逐渐演变而来的，它不仅是名词的变更，更包含了千百年来，从事推拿医术的医师不断总结、不断创新、不断发展的结果。

推拿作为以徒手疗病的方法，通常是指本人或医者运用自己的双手作用于病患的体表、受伤的部位、不适的所在、特定的腧穴、疼痛的地方，具体运用推、拿、按、摩、揉、捏、点、拍等形式多样的手法，以期达到疏通经络、推行气血、扶伤止痛、祛邪扶正、调和阴阳的作用。

在古代，导引、养生有多种称呼，如推拿、按摩、养生、导引、吐纳、守一等，约30种。导引，意为"导气令和，引体令柔"，王冰曰："导引，谓摇筋骨，动支节。"比较全面地反映了导引的内容。导引技术的关键：使"气"更平和，使"体"更柔软，使"筋骨和支节"能动，相当于现代运动疗法和运动关节手法。所以导引、吐纳都是推拿按摩的一部分。到了隋代，太医令巢元方发表《诸病源候论》一书，书中论述各种疾病的病因病机及证候变证及导引方法，是中华医学史上最早也是最完整的一部中医病理导引学专著。

一、原始社会

人类在同大自然的斗争中，自身难免会遭到损伤或产生疾病。如当人体的某一部位受到损伤出血时，人们便本能地用手按压以止血；当损伤使局部部位隆起时，人们又本能地通过抚摩、揉动使隆起变小或消失，从而缓解了肿痛。在长期的认知实践过程中，按摩逐渐从无意识的偶然动作演变成为人们自由运用的系统的治疗方法。据《素问·异法方宜论》载述：按跷之法出自我国中州地区（楚地），这是因为该地区生活安逸，环境潮湿，民众"病多痿厥寒热，其治宜导引按跷"的缘故。《路史》："阴康氏之时，水渎不疏，江不行其原，阴凝而，人既郁于内，腠理滞著而多重肿襀，得所以利其关者，乃制为之舞，教人

1

引舞以利导之，是谓大舞。"在汉代《尚书》里也有习练"宣导郁淤""通利关节"的"大舞"或"消肿舞"的描述。《吕氏春秋·古乐》："昔陶堂氏之始，阴多滞伏而湛积，水道壅塞，不行其原，民气郁瘀而滞著，筋骨瑟缩不达，故作为舞以宣导之。"《黄帝内经》："中央者其地平以湿，天地所以生万物也众，其民食杂而不劳，故其病多痿厥寒热，其治宜导引按跷。"从以上文献资料的记述中可知"舞"与"导"直接相关，"舞""大舞"都属于"导引"的范畴，具有相同的功能。除有关"大舞"的直接文献记载，湖南长沙马王堆汉墓出土的《导引图》中人物"舞"之特征和较多的"舞"之动作，也是编创健身气功之大舞的重要史料。在青海省大通县上孙家寨发掘的新石器时代墓葬中，出土了一件与古代导引有关的"舞"纹彩陶盆。彩陶盆绘有几组人物"舞"的形态，整个画面人物突出，神态逼真。经测定彩陶盆属马家窑文化，距今约 5 000 年，中国古代的原始崖画、壁画、帛画等记载了丰富的"舞"元素。湖北随州出土的曾侯乙墓中的乐舞，蕴含了乐舞的多种形式，为研究原始"舞"之图典依据，均说明了中华民族的祖先运用"舞"的信息全面而丰富。大舞产生的地点是中原地带，由于地域水道壅塞，不行其源，导致了民气郁瘀，筋骨瑟缩不达，以"舞"宣导，导有导引、疏通，以通利关节，柔韧筋骨，使其恢复之意。

二、春秋战国时期

按摩是我国最古老的医疗方法，远在约 2 000 年前的春秋战国时期，就有扁鹊用按摩、针灸等方法成功地抢救虢太子的例子。现存最早的《黄帝内经》共有 14 处论及按摩，如《素问·异法方宜论》说："中央者，其地平以湿，天地所以生万物也众，其民食杂而不劳，故其病多痿厥寒热，其治宜导引按跷。故导引按跷者，亦从中央出也。"意思是说，中央地区，地势平坦而湿润，自然界出产的物资丰饶，人们的食物品种繁杂，生活比较安逸，少于劳动，易发生疾痹、厥逆一类的疾病，这类疾病适宜用导引按摩法治疗。所以用导引按摩治病的方法是从中央地区传播而来的。如《素问·血气形志篇》云："形数惊恐，经络不通，病生于不仁，治之以按摩醪药。"为后世继承和发扬按摩奠定了理论基础。《素问·奇病论》说："积为导引服药，药不能独治也。"王冰注："积为导引，使气流行，久以药攻，内消病槁，则可矣。若独凭其药，而不积为导引，则药亦不能独治也。""积"，渐次、积累的意思。导引是治疗方法之一，乃是通过调整呼吸、运动肢体等进行保健和治病。由此看出，《黄帝内经》已明确地把"导引"作为与按、摩、灸、熨、针、药等并列的一种医疗方法。

战国时期的《行气玉佩铭》就是专论导引的。《庄子·刻意篇》就有"吹呴呼吸，吐故纳新；熊经鸟申（伸），为寿而已"的记载。庄子是战国时期的哲学家，说明早在约 2 300 年前，有关"吹呴呼吸，吐故纳新"的呼吸运动，与"熊经鸟伸"模仿动物姿态的健身运动，已经成为广大人民群众习练健身功法的基本模式。

三、秦汉时期

长沙马王堆三号汉墓出土的帛画《导引图》，是我国现存最早的医疗体操图。经复原后，此图长约 133 厘米，高约 50 厘米。在这幅导引图上，描绘了 44 个不同年龄性别的人在做各种动作。他们分列成 4 排，每排 11 人，人像高 9～12 厘米。这些人物形态逼真，姿势各殊，服装各异，个个栩栩如生，都在凝神操练。这 44 个人的动作姿态大致可分为三类：一为呼吸运动，二为活动四肢及躯干运动，三为持械运动。在帛画《导引图》中，还有许多模仿动物动作的导引术式，这是古代仿生学在医疗体育中的具体运用。这种仿生动作在西汉的其他文献中也有记载，华佗的"五禽戏"正是在继承前人成果的基础上发展起来的。可以说，帛画《导引图》在以仿生动作作为导引术式这一点上，对后世的影响是很大的。《导引图》《阴阳十一脉灸经》（乙本）、《却谷食气》三种文献在一个帛书上。在《五十二病方》中最早记载摩膏方，用不同药膏作为介质，以增加疗效。

1984 年，湖北江陵张家山汉墓出土大量文物，其中竹简 1 236 枚，记载了导引、医学、法律、算学、军事理论等内容。其中《引书》为导引学之专著，共有竹简 112 枚。墓葬时间当为吕后二年（公元前 186 年）或稍后不久，比马王堆汉墓还早 18 年。书名《引书》为原题，意即导引之书。全书由五部分组成：第一部分为四季导引养生，第二部分为模仿动物导引养生，第三部分为导引保健养生，第四部分为疾病导引治疗，第五部分叙述人生病的原因及防治之道、防治方法以及养生理论等问题，与马王堆汉墓帛画《导引图》有珠联璧合之妙。《导引图》有图无文字说明，仅寥寥数字题图名，难以窥探全貌。《引书》丰富的文字解释，使人一目了然。《引书》的文字表达，与约 700 年后巢元方专著的叙述几乎一模一样，可见隋代医学导引的形成应发端于汉初甚至更早。《引书》的再现，使我们更加明确了以下几点：第一，作为学术，导引医学气功学是一门独立学科，并未受道教、佛教、儒教的影响，更与武术不相类；第二，后世道书如宋张君房《云笈七签》中虽有导引的记载，但属"流"而非源；第三，导引医学气功作为自我康复的养生手段，已在社会中相当普及。

东汉著名医学家张仲景在《金匮要略》中介绍了心肺复苏术，其中的"一人以手按据胸上，数动之"，就是心肺复苏术中的胸外心脏按压。《金匮要略》主要以诊断和方药治疗为主，按摩内容言及较少，但腹诊是其特色，属中医切诊之一。腹诊之所以受到重视，是因其在辨证中起着重要作用。

四、魏晋隋唐时期

东晋葛洪著作有《抱朴子·内篇》《抱朴子·外篇》《肘后备急方》《金匮药方》一百卷、《神仙传》等，《肘后备急方》有爪掐人中治疗晕厥病人的急救法，按摩急救止痛，酒摩，火灸摩，摩治痈肿诸病疮等按摩急救方法。他既是医家，又是导引行气养生家。葛洪在《抱朴子》中指出："盖闻身体不伤谓之终，况得仙道，长生久视，天地相毕。"练功要克除欲念，才能成功。葛洪认为："爱习之情卒难遣，而绝俗之志未易果也。"葛洪主张"练丹守一"，同时提出"三丹田"，又指出，下丹田在脐下二寸四分，中丹田在心下（绛宫下），上丹田在眉中。关于胎息，葛洪说："其要大者，胎息而已。得胎息者，能不以鼻口嘘吸，如在胞胎之中，则道成。"葛洪练功强调时辰的重要性，这种按时练功法与针灸子午流注法之间有密切关系，相当于现代提出的人体生物钟。

《隋书·五官志》记载了隋朝建立了按摩医政，设有按摩科。其中有按摩博士两人的记载，这说明隋代已设有按摩博士的官职。按摩博士在保健按摩师和按摩工的协助下，指导按摩生学习按摩导引之法，开始了在官府重视下有组织地开展按摩教学活动。隋代的《诸病源候论》，每卷之末均有导引按摩之法。唐朝也有类似的制度，唐代《六典》中有"按摩博士一人，按摩师四人，按摩工五十六人，按摩生十五人"的医事记载，同书还记有"按摩博士令按摩师掌教按摩法"。说明唐代在按摩医学中，除了有博士官职外，还形成了由按摩师掌教按摩法的教育制度和按摩生十五人的按摩专科学校。

总之，魏晋南北朝时期，导引养生方面注重人体内部积极因素，强调动静结合，着重实效。隋唐时期导引在官方医学中已占有相当的地位，故隋唐时期导引在医学方面的发展和影响远超历代。

五、宋金元时期

宋金元时期，医家对推拿按摩手法理论进行了总结，推拿手法在治疗方面得到新发展。这时不仅其治疗范围扩大了，而且还将按摩用于妇科催产，如宋代庞安时"为人治病，率十愈八九。有民间孕妇将产，七日而子不下，百术无所效，令其家人以汤温其腰腹，自为上下抚摩，孕者觉肠胃微痛，呻吟间生一男子"。这说明当时按摩在处理难产方面已经积累了丰富的实践经验。随着元代在骨伤治疗手法上有所创新，按摩疗法也得到了进一步的发展。

宋代张君房，安陆（今属湖北）人，官至尚书度支员外，集贤校理等职，他从《大宋天宫宝藏》四千五百六十五卷中，撮其精要，辑为《云笈七签》一书，汇集了不少导引养生资料，如陶弘景《养性延命录》、孙思邈《摄养枕中方》《太清导引养生经》《宁先生导引养生法》《彭祖导引法》《王子乔导引法》《婆罗门按摩法》《胎息法》《玄鉴导引法》等各种服气法。这部书的刊行，促进了古代导引养生的发展，其《诸家气法》曰："人之元气亦同于天地，在人之身生于肾也，人之元气得自然寂静之妙，抱清虚玄妙之体，……故能长生。生命之根，元气是矣。夫肾者神之室，神若无室，神乃不安，室若无神，人岂能健！室既固矣，乃神安居，则变凡成圣。……夫元气者，乃生气之源，则肾间动气是也，此五脏六腑之本，十二经脉之根，呼吸之门，三焦之源，一名守邪之神，圣人喻引树为证也，此气是人之根本，根本若绝，则脏腑筋脉如枝叶，根朽枝枯，亦以明矣。问何谓肾间动气？答曰：右肾谓之命门，命门之气，动出其间，间由中也，动由生也，乃元气之系也，精神之舍也。以命门有真精之神，善能固守，守御之至，邪气不得妄入，故名守邪之神矣。若不守邪，邪遂得入，入即人当死也，人所以得全生命者，以元气属阳，阳为荣，以血脉属阴，阴为卫，营卫常流，所以常生也。……夫混沌分后有天地水三元之气，生成人伦，长养万物，人亦法之，号为三焦三丹田，以养身形，以生神气，有三位而无正藏，寄在一身，主司三务，上焦法天元，号上丹田也，……中焦法地元，号中丹田也，……下焦法水元，号下丹田也。"文中关于三焦、三丹田、命门的理论，对现代中医基础理论、导引、养生、保健仍具有重要指导意义。

六、明清时期

据《黄贞甫推拿秘旨》记载，明代弘治（1488—1505）年间，明世宗朱厚熜尚在襁褓之中突患惊风，危在旦夕，无人能医，遂贴榜求贤。天帝怜悯世子，敕令太白金星化身马郎揭榜。马郎以推拿之术救世子性命于危难之际，并传仙术于内廷，自此小儿推拿术开始盛行于宫廷内外，造福世间婴孩。《马郎按摩》一书应该在1507年之前已经刊行，确立了小儿按摩不可动摇的、有确切疗效的学术地位。嘉靖期间，马郎成为宫廷御医，小儿按摩在宫廷得到空前发展，凡御医吏目对《马郎按摩》都有所了解并推广应用。

明代楚地蒲圻周于蕃，出生于嘉靖（1554）年间，其编著《小儿推拿秘诀》是明代万历年间3次刊刻的小儿推拿专著，是后世小儿推拿发展的重要蓝本，正如《秘传男女小儿科推拿秘诀》中"原序"尾所载："诗曰，朝纲大乱绝人踪，云汉光芒掣电虹，太白金星传关会，马郎请下救孩童。又曰，此诀神仙降救星，分明说与世间人，展开指掌阴阳法，管取沉疴效如神。"故《小儿推拿秘诀》原著名为《小儿科推拿仙术秘诀》，源自《马郎按摩》，在此基础上，周氏"细心历访诸方士暨凡业此术者，陆续参订"而成。

明代李盛春，字太和，湖北江陵人，后移居枣阳，初业举，后改习医。父燕山、弟占春皆为名医。李盛春于明代天启丙寅（1626）孟冬汇编《医学研悦》一部，计函10册。卷八为《小儿形症研悦》，卷九为《小儿研悦方》，卷十附《小儿推拿》。该书开篇《论推拿之由》有"太白金星，怜其陷罹苦途，指点手法，付马郎救济孩童，无论初病沉疴，举手奏效"，说明李盛春《医学研悦——小儿按摩》是在《马郎按摩》的基础上，吸收《小儿推拿秘诀》的内容，简便易行，又对《马郎按摩》进行总结创新，如"诸惊证候并推治法"没有"燋"法，只有手法治疗；也没有《小儿按摩经》里的"壮"法，这是一个来源标志知识点。《医学研悦》强调小儿推拿的特点为"手足血脉，赖之乎节宣流通"。强调推拿操作程序，明确提出顺时针为补，逆时针为泻。本书最大的贡献和主要成就是建立了脏腑归经论治模式。

古本《马郎按摩》原书已佚，原著都是手抄本，每一个传承人在抄写过程中侧重点不同，因此传承内容也不同。马郎是明代楚地房陵（房县）人，流传于房县的《马郎回春小儿推拿》应该是其原本缩影，其具备楚地特色文化，以诗歌形式便于记忆唱诵。

明清时期，小儿推拿得到整理、继承和空前发展，在全面总结推拿临床治疗经验的基础上，发展出许多各具特色的推拿治疗方法，形成了诸多流派。

七、近代时期

因民国时期崇洋媚外，竭力推行民族虚无主义的卫生政策，祖国医学遭到了严重摧残和破坏，一直被儒家思想排斥的推拿疗法，仅停留在家传口传心授的窘境，濒于湮没。始创于清咸丰年间（1851—1861）的袁氏按导得到传承，袁氏长子袁正伦（又名袁敦五）习儒，后弃儒行医，著《按导一得录》。三子袁正道，名证道，湖北房县人，偶病，遇异僧觉先荐医，因而识得高阳异人安纯如道长，安纯如以指按导之，袁氏痛立消，惊为神技。袁正道跟安纯如学习按导之术，并参证《黄帝内经》中按导之精髓，精研按导颇有心得。

从现有的记载来看，袁氏按导学派已历五代，其中从第三代后记载较为清楚。袁氏按导学派以腹诊和腹部按摩为主，腹部治疗又分总持法和分持法，其手法独特，治疗范围广泛，尤其是对危重病人的急救疗效颇佳。袁正伦《按导一得录》详细记录了16个临床医案，袁正道《海上医膀记》（医效录）记载了37个医案，袁正道《中国按摩讲话》记载了6个特殊医案。医案详细记录了病人相关资料、工作性质、患病原因、病理分析、治疗手法等，为后世推拿医家从事临床医疗医案考证提供了史料依据。

总之，在荆楚地域文化的滋养下，形成了具有荆楚特色的中医文化和技术，尤其是舞、导引、吐纳、按摩、按跷来自中州，逐渐形成以导引、按摩、按跷为主的导引流派、按摩流派。后来导引术作为道家养生重要方法，为道家必修科目，形成道家真诰，武当道家文化得到发展，道家养生术、道家太极拳、道家太极剑、道家拳术等，集养生健身治疗为一体，自成一派。到了明代，房陵马郎创建小儿按摩流派，并得到宫廷支持，逐步发展成一大流派。到了清代又分了几支，目前全国流传的小儿推拿分支流派的根源都来源于荆楚马郎按摩。荆楚地域特点、荆楚文化、武当道家文化促进了导引、按摩的发展，为今天导引流派、按导流派、按摩流派、小儿推拿流派、武当太极推拿流派的形成奠定了理论和技术基础。

第二章 《导引图》与导引术

第一节 《导引图》

一、考释概述

1973 年，马王堆三号汉墓出土了我国现存出土文物时间最早的医疗保健体操图谱——帛画《导引图》。《导引图》本无标题，是与两种古译文连写在一起的帛书，据考证它可能是先秦时期流传下来的一卷类似后世"导引图说"的古逸书。《导引图》实际上是一卷前文，后图的帛书，高约 50 厘米，长约 133 厘米，全文从右至左依次为《却谷食气篇》《阴阳十一灸经》和彩色绘制的《导引图》。

1979 年 4 月，文物出版社影印出版了《导引图》，包括影印的残图和复原图各一幅，附《导引图论文集》一册。这次出版是马王堆汉墓《导引图》研究的良好开端，为文物以及中国古医学的研究提供了极大的便利。帛画《导引图》出土时部分残破损坏严重，虽经反复修订恢复了部分图像，但是还有一部分是在借鉴其他资料的基础上修补恢复的，两种图的同时出版提供了借鉴性研究的基础。

《导引图》中分 4 排绘制了 44 个人，男女老少均有，衣着打扮稍有不同，有穿短衣短裤的，也有穿长袍的，还有光背。其中徒手占大多数，少部分手持器械。《导引图》中手持器械的导引方式说明我国在西汉以前不仅有了徒手体操，而且已经出现器械体操了。例如导引图中有手持棍棒练习的，也有手提布袋练习的，还有用小球练习的。

除了图片绘制，《导引图》中还有 31 处文字，主要可以分为三大类。第一类描述运动姿态，包括伸展、屈膝、体侧、腹背、转体、跳跃、舞蹈等肢体动作，此外还有呼吸运动及器械运动。第二类则是通过运动模仿其中一类动物，达到养生保健的功效。如龙登、猿呼、熊经等。第三类说明每种运动所针对的疾病，这一类数量最多也最重要，如"引项""引聋"等。

但近些年来，随着对《导引图》研究的深入，一些学者也提出了不同的意见和建议，主要集中在两类问题上。一类是针对修复图文拼接本身的问题，如从解剖学的角度来看，某些导引图的拼接不符合人体结构，一些姿势是不可能做到的，在修复的 33 个人形图中有 3 个图像动作与图名标题明显不符，如"信"与"伸"同义，而图像表现的是体前屈。另外一类问题则是对《导引图》体现的中医学术思想的探讨，一些专家认为体现了"宽衣松带，呼吸自然"，一些学者则认为体现的是"扎缠腰带，力吐劲纳"，更有后世各推拿导引流派认为《导引图》为本派思想之滥觞。这些问题出现的原因，主要是《导引图》年代久远，与后世的中医学虽有神似但并非相同，同时帛书出土后的残缺损坏，以及修复工作者认识的时代局限。这些问题值得我们进一步商榷讨论。

从马王堆汉墓《导引图》出发，结合后世流传的推拿导引功法，我们可以较为清晰地看到中医推拿导引的传承与发展。后世流传广泛的八段锦、五禽戏、六字诀、导引术均有马王堆汉墓《导引图》的影子。可以说《导引图》的出土填补了中国文化以及中国养生医学史的空白，具有极大的研究价值和意义。

二、学术价值

1. 导引概念

马王堆帛画《导引图》没有标注动作名词，专家们根据图形特点和古籍中有关记载定名。马王堆帛画《导引图》是最早的导引图谱。在《黄帝内经》即有"导引"的名称记载。历代文献均有记载，各家注释也不一致。

1）"导引"为呼吸运动。隋代巢元方《诸病源候论·白发候》引《养生方导引法》说："……令身囊之中满其气，引之者，引此旧身内恶邪伏气，随引而出，故名导引。"

2）"导引"为肢体运动。唐代王冰在《黄帝内经·素问》校注中说："导引谓摇筋骨，动支（胶）节"。宋代曾慥《道枢·太清养生篇》也借岐伯说："导引者，免仰屈伸也。"

3）"导引"包括按摩运动及自我按摩。《异法方宜论》："痿厥寒热，其治宜导引按跷，故导引按跷者，亦从中央出也。"王注："湿气在下，故多病痿弱气逆及寒热也。导引，谓摇动筋骨，动支节。按，谓抑按皮肉，跷，谓捷举手足。"《生气通天论》："冬不按跷，春不鼽衄。"王注："按，谓按摩，跷，谓如跷捷者之举动手足，是所谓导引也。然摇动筋骨，则阳气不藏，春阳上升，重热熏肺。肺通于鼻，病鼽，谓鼻中水出，病衄，谓鼻中血出了。"

4）"导引"为"舞蹈"，如武术太极套路。《吕氏春秋·大乐篇》："昔陶唐之始……民气郁瘀而著，筋骨瑟缩不达，故作舞以宣导之。""舞"应该是最早的武术太极套路。

从以上典籍记载解释，"导引"包括古代呼吸运动、肢体运动、按摩、舞蹈、器械协助按摩等。这些运动彼此之间密切联系，所以《庄子·刻意篇》说："吹呴呼吸，吐故纳新，熊经鸟申（伸），为寿而已，此导引之，养形之人，彭祖寿考者之所好也。"这一段话的第一句与第二句说的是"呼吸运动"导引。第二句就是指的"肢体运动"导引，并说明"呼吸导引"与"肢体运动"之间具有一种有机的联系。宋代曾慥《道枢·阴符篇》说："吐纳练五藏（脏）导引开百关。"用现代通俗的话说，"导引"就是古代的"气功"之一。

马王堆《导引图》44个图形中，除残缺者外，大部分图形侧边书写有简短的说明文字，能看出文字的只有31处。根据不同的特点可分为呼吸、肢体、器械和治疗等功法。

2.《导引图》中呼吸方法

马王堆《导引图》中的呼吸法很有特色，状态如下。

1）闭息状：图2-10，图2-16"引颊"，图2-45"鹞"，图2-24"引都（膝）痛"，图2-37"引温病"，图2-40"引髀痛"等。

2）作吐气状：图2-27作"嘘"，图2-14"痛明"似作"呵"，图2-15似"呼"，图2-3似作"嘻"，图2-4似"呬"。

3）作呼叫状：图中见于文字说明而直接提到呼吸的有"印（仰）谭（呼）"（图2-35）和"爰（猿）嘑（呼）"（图2-41）等图形。"谭""嘑"与"呼"音近义通，"叫"的意思，也是带喧闹声。说明见于文字的诸导引，均属"开声呼吸法"。

3.《导引图》肢体运动

马王堆《导引图》除了极个别蹲跪（坐）式外，其余全部为立式运动，现在成年人与儿童广播操中的8种动作基本都有，如上肢运动有"龙登"（图2-28），冲击运动（全身运动）有"鹞"（图2-45），扩胸运动有"仰呼"（图2-35），踢腿运动见图2-13，体侧运动为"堂狼"（螳螂，图2-9），体转运动见图2-22，腹背运动有"俛厥"（图2-29）等，跳跃运动不明显，如"坐引八维"仿佛做跳跃状（图2-38）。

上述运动值得注意的是：不少动作是模仿禽兽的动作，如鸟类有"信"（通申，鸟伸之意），"鹞""䍃北"（鹞背，图2-32），"鹤唳"（图2-26）等。兽类则有"熊经"（图2-42），"爰（猿）嘑（呼）"（图2-41）等。

4.《导引图》治疗功

马王堆《导引图》的文字说明直接提到导引治病的项目共有12处：如"烦""痛明"（图2-14），"引聋"（图2-21），"覆（腹）中"（图2-19），"引都（膝）痛"（图2-24），"引胠责（积）"（图2-25），"俑（俛）欨（厥）"（图2-29），"引项"（图2-30），"引温病"（图2-37），"坐引八维"（图2-38），"引髀痛"（图2-40），"引颊（疝）"（图2-16及图2-11）等。说明导引与肢体部位的膝痛、消化系统的腹中、五官系统的耳目，甚至某些传染病的治疗有着密切关系。可惜《导引图》中只有简单的文字注记，没有详细说明。在我国古代其他导引法中，却保存了多种类似的功法记载，就可以清楚地看出导引对于防治疾病的作用。《导引图》中治疗"俑（㳀）欨"的方法是伸直双腿，双手着地，头部极力往上伸，双目虎视前方。与《却病延年动功》中的大暑六月坐功治疗"烦胸、膈满……"的图势相同，它有调和气血、舒畅气机的作用。又如"引膝痛"，马王堆《导引图》作屈膝形，后来的导引图，如《却病延年动功》《万寿仙书·导引图》则有各种膝部运动，如乌龙探爪势，就是用来引治股膝痛和腰腿疼痛的，同时还要配合药物治疗。

5.《导引图》导引疏通经络

古人认为：气足有力之人，于外乃行四面，走八方；在内则通经络，达梢节。《导引图》正是出于这样的认识，马王堆导引术在调节人体重新塑形的过程中，特别注重从姿势、发力、从气、循经走络进行导引，旨在通过伸缩肢体肌肉，引导肢节、躯干运动，进而刺激相应穴位和经络，直至疏通全部经络和关节。《导引图》讲求合理、适度、循序渐进的练习方法。《导引图》运用整体观思想，借鉴中医经络理论和人体生理结构解剖知识，达到天人合一、强身健体、疏通经络的作用。

6. 导引的内容

1）引体：按照一定的要求运动身体。

2）导气：配合肢体运动进行呼吸吐纳，调节体内气血运行。

3）按摩：即"自摩自捏"。

4）叩齿：以上下牙齿轻轻相叩。

5）漱咽：以舌搅口中津液，液满而咽下。

6）存想："存谓存我之神，想谓想我之身，闭目即见自己之目，收心即见自己之心"。或称"内视"。

7）意念：以意排除杂念，以敛精神，调和气血，通常所说的"意守丹田"即指此。

导引图共有44幅图，各有图名及标题，但这些标题和人形动作大多残缺不全，学术界一般认为导引图为"一图一式"，而不是连环动作图，这与当时绘画以及生产力水平也是相符的，现按照原图第一至第四行，自右向左依次编号原文并加考释（图2-1）。

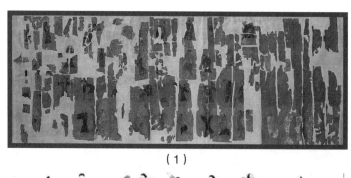

（1）

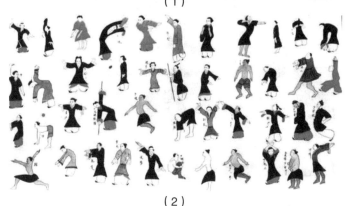

（2）

图2-1 导引图

（1）修复原图；（2）修复图。

【原文一】（缺）。（图 2-2）

【图释】弯腰：俯身弯腰，垂臂转颈。

【原文二】（损坏严重难辨）。（图 2-3）

【图释】嘻：捶背。

【原文三】（损坏严重难辨）。（图 2-4）

【图释】呬：闭气不息，引颈咽气。引肾病。

【原文四】（缺）。（图 2-5）

【图释】挽弓：两臂分别向左右拉开，做扩胸运动，似挽弓状。

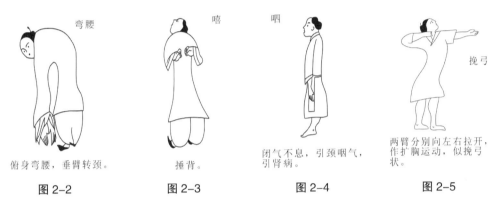

图 2-2　　　　图 2-3　　　　图 2-4　　　　图 2-5

【原文五】（缺）。（图 2-6）

【图释】振手：沉肩垂肘，举两手于胸前。

【原文六】折阴[1]。（图 2-7）

【图释】折阴：迈右足，举右手，迈左足，落右手，向地面插。

【考注】

[1] 折阴：折字义为弯曲或折断。《广雅·释诂一》："折，曲也。"折字的引申意义又有按摩之义。如《孟子·梁惠王上》："为长者折枝（肢）。"赵注："折枝，按摩折手节，解罢枝也。阴字与阳相对的称谓。"《素问·金匮真言论》："夫言人之阴阳，则外为阳，内为阴。言人身之阴阳，则背为阳，腹为阴。"折阴一词有使躯体向胸腹方向前屈以活动肢体之义。

【按语】

参考张家山《引书》【原文十四】亦作"折阴者，前一足，错手，俯而反钩之"。

【原文七】（缺）。（图 2-8）

【图释】凫浴：两手并行向一侧拨，头向另一侧转颈。

【原文八】螳螂[1]。（图 2-9）

【图释】翻腰：俯身垂臂，以腰为轴，举两臂随腰翻转，向后回首反顾。

【考注】

[1] 螳螂：螳，原作堂，两者同音通假。螂，原作狼，两者同音通假。螳螂为一种昆虫，

前足粗大如镰刀状，用以捕食小虫，此处以螳螂为名，结合导引图，应当是将上肢高举并向左右挥动以模仿螳螂之状。

学术对界螳螂的解释，沈寿并不认同，他认为古人喜模仿长寿之动物，而昆虫往往被认为是弱小短寿象征，故不可能作为模仿对象。此处应为"壑狼"或"堂狼"之义，为山壑之狼或庭堂之狼（参养狼于堂的故事），本式当是"狼顾"的类似式。民间导引中称为"翻腾"，并结合画像《导引图》左后侧地面绘有一盘，与行功者视线相接，恰似狼之回首反顾注视盘中物。此解释供参考。

【按语】

"螳螂"在张家山《引书》【原文二十七】作"度狼"，堂与度上古音均定母纽，故度假为堂（螳），原文为："螳螂（度狼）者，两手各抚腋下，旋膺。"

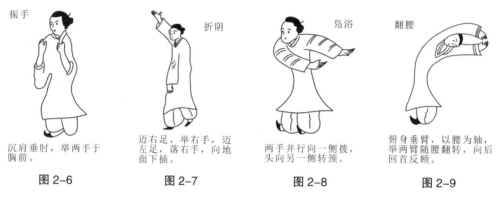

振手
沉肩垂肘，举两手于胸前。
图 2-6

折阴
迈右足，举右手，迈左足，落右手，向地面下插。
图 2-7

鬼浴
两手并行向一侧拨，头向另一侧转颈。
图 2-8

翻腰
俯身垂臂，以腰为轴，举两臂随腰翻转，向后回首反顾。
图 2-9

【原文九】（缺）。（图 2-10）

【图释】蟾息：行气图。

【原文十】（损坏严重难辨）。（图 2-11）

【图释】引疝：直立，以肩为轴，举一臂做顺、逆时针方向旋转。

【原文十一】（缺）。（图 2-12）

【图释】两手在腹前上下相合，两臂内旋，一手上举，反手亮掌，另一手扭臂下伸。

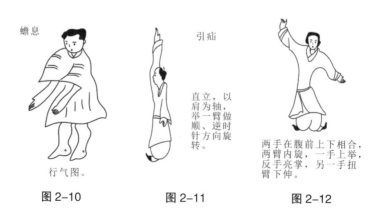

蟾息
行气图。
图 2-10

引疝
直立，以肩为轴，举一臂做顺、逆时针方向旋转。
图 2-11

两手在腹前上下相合，两臂内旋，一手上举，反手亮掌，另一手扭臂下伸。
图 2-12

【原文十二】（缺）。（图 2-13）

【图释】伸下肢踢脚，举上肢舒胁。

【原文十三】痛目[1]。（图 2-14）

【图释】目痛，"呵"：一边迈步，一边将两手向胸腹前直臂伸出，手背朝前。

【考注】

[1] 痛目：目，原作明，目与明上古均为明母纽，故明假为目。痛目，即目痛之症。唐兰先生则从图像角度认为此条应为"痛胁"，图中行功者一边迈步，一边将两手向胸腹前直臂挥出，手背朝前，此解释供参考。

【按语】

张家山《引书》【原文六十七】作"引目痛"并附有具体导引法一则。

【原文十四】（损坏严重难辨）。（图 2-15）

【图释】拱脊：手下伸，背上拱。

【原文十五】引癫[1]。（图 2-16）

【图释】引颓：养气站桩。

【考注】

[1] 引癫：癫，原作癏，通假。引字原图只留有一笔字迹，按图通例认为"引"，义为导引。《尔雅·释诂》："引，长也。"引申解释为伸长、伸展、牵引、导引。《素问·痿论》："带脉不引。"王冰注释："谓牵引。"在《导引图》中一般解释为"导引"之义。

癫，有学者认为即癫疝，埤苍："癫，阴病也。"应为疝病的一种，古代有时也书作癏、癏。例如《素问·脉解篇》："厥阴所谓癫疝，少妇少腹肿者。"《灵枢·经脉》："丈夫癏疝。"但已有学者认为此字应是"慣"，义为"乱"，有心中烦乱的意思，供参考。

【按语】

张家山《引书》【原文五十五】原文为："引癫。肠癫及筋癫。"

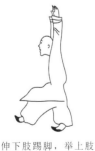

伸下肢踢脚，举上肢舒胁。

图 2-13

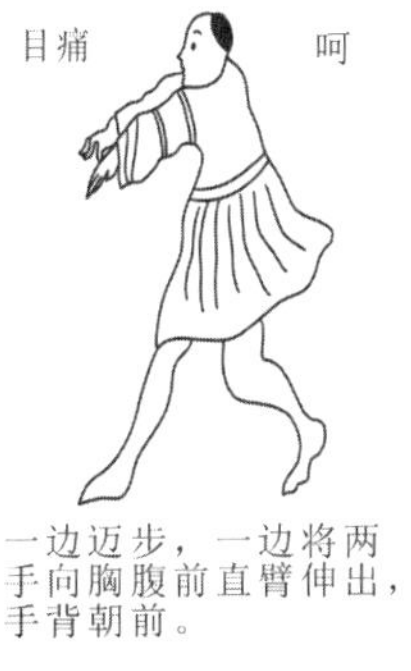

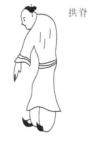

目痛 呵

一边迈步，一边将两手向胸腹前直臂伸出，手背朝前。

图 2-14

拱脊

手下伸，背上拱。

图 2-15

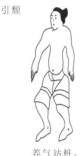

引颓

养气站桩。

图 2-16

【原文十六】（缺）。（图 2-17）

【图释】摆臂：直立，双臂平行左右摆动。

【原文十七】（缺）。（图2-18）

【图释】以杖支地，前后往复轻摇身躯。

【原文十八】腹痛[1]。（图2-19）

【图释】腹中：两臂侧平举，髋部轻摆，两臂拗式旋转。

【考注】

[1]腹痛：腹，原作覆，腹与覆上古音均觉部韵。覆假为腹。痛，原作中，两者为同源字。

【按语】

张家山《引书》**【原文五十六】**亦作"腹痛"，原文为"引腹痛，悬纍板，令人高去地尺，足践其上，手控其纍，后足，前应力引之，三而已……"

近似八段锦"调理脾胃须单举"。

【原文十九】（缺）。（图2-20）

【图释】胎息行气。

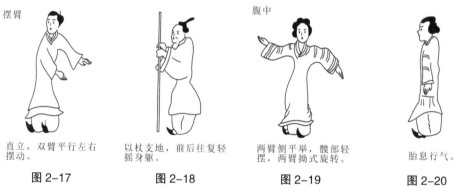

摆臂		腹中	
直立，双臂平行左右摆动。	以杖支地，前后往复轻摇身躯。	两臂侧平举，髋部轻摆，两臂拗式旋转。	胎息行气。
图2-17	图2-18	图2-19	图2-20

【原文二十】引聋[1]。（图2-21）

【图释】引聋：两手心按耳门数下，再突然把手松开，使耳鼓咚咚有声。

【考注】

[1]聋：耳不闻声为聋。《灵枢·厥病》："耳聋无闻。"《素问·脉解篇》："所谓浮为聋者，皆在气也。"

【按语】

张家山《引书》**【原文六十九】**亦作"聋"，其说与《导引图》的"引聋"导引术式并不完全相同。

【原文二十一】（缺）。（图2-22）

【图释】直立：两臂侧平举成一字形，随俯身转腰之势，右手直臂下伸，扭腰，直至右手向左足外侧尽力伸展。

【原文二十二】引烦[1]。（图2-23）

【图释】引烦：右手单举，掌心向上，左手下垂，指尖向后。

【考注】

[1] 引烦："引"字原脱。今援本图图例补。烦字本义为繁乱，纷扰。《周礼·考工记·弓人》："夏治筋则不烦。"郑注："烦，乱也。"《释名·释言语》："烦，繁也。"《广雅·诂三》："烦，扰也。"烦字又可引申为烦躁和头痛。《素问·生气通天论》："烦则喘喝。"王注："烦，谓烦躁。"《说文·火部》："烦，热头痛也。"此图两手一上一下，葛洪的《玄鉴导引法》：治皮肤烦，以左右手上振两肩极五息止，此图应类似。

【按语】

张家山《引书》未见"引烦"相关导引法。

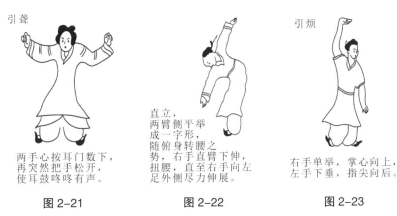

引聋

两手心按耳门数下，再突然把手松开，使耳鼓咚咚有声。

图 2-21

直立，两臂侧平举成一字形，随俯身转腰之势，右手直臂下伸，扭腰，直至右手向左足外侧尽力伸展。

图 2-22

引烦

右手单举，掌心向上，左手下垂，指尖向后。

图 2-23

【原文二十三】引膝痛[1]。（图 2-24）

【图释】引膝痛：屈膝半蹲，两手抚膝，以踝关节为轴，成圆周旋转两膝。

【考注】

[1] 膝痛：膝，原作郄。古异写。《灵枢·杂病》："膝中痛。"《素问·骨空论》："膝痛不可伸屈。"根据图上画像来看，应取坐位，手抚两膝。

【按语】

张家山《引书》【原文三十六】亦作"膝痛"。

【原文二十四】引积[1]。（图 2-25）

【图释】引胠积：双手持一袋状物。

【考注】

[1] 胠积：积（積），原作賫。积与賫上古音均为锡部韵，故賫假为积。胠字义为侧胸部。《素问·玉机真藏论》："则两胁胠满。"王冰注："胠，谓腋下，胁也。"《说文·肉部》："胠，腋下也。"《广雅·释亲》："胠，胁也。"胠与胁（脅）为同源字，古籍中多互通。

积字义为积聚，而其病源又有多种。如《广雅·释诂三》："积，聚也。"《灵枢·五变》："或为积聚。"《水热论》："皆积水也。"等。此处《导引图》所记的"胠积"即在侧胸部积聚之病。

又有学者认为，"胁积"应为"脚积"。李今庸先生认为"胁"为"脚"字之省文。如《金匮要略·腹满寒疝宿食病脉证第十》所记寒疝病候有："必便难，两胁疼痛。"对照《诸病源候论·大便难候》及《外台秘要·淋病大小便难病候》则作"必大便难而脚痛"，又"脚"有下肢之义，结合原画中病人以步行姿势进行导引，也与侧胸部积病似无太大联系，可推断为"脚积"，可供备考。

【原文二十五】鹤唳[1]。（图2-26）

【图释】鹤唳：直立，两臂随左转腰之势，向前后平举，右手覆掌伸展在前，左手仰掌伸展在后，眼看右手，然后向右转。

【考注】

[1] 鹤唳：唳，原作听。戾与听为同源字，来透旁纽。质耕通转。鹤属飞禽的一类。《毛诗草木鸟兽虫鱼疏》卷下"鹤鸣于九皋"条："鹤形状大如鹅。长三尺，脚青黑，高三尺余。赤项，赤目，喙四寸余。多纯白，亦有苍色。"唳字及鹤唳均为鹤鸟的鸣声。《诗经·鸿雁之什·鹤鸣》："鹤鸣于九皋，声闻于野。"《论衡·变动》："夜及半而鹤唳。"《晋书·谢玄列传》："余众弃甲宵遁，闻风声，鹤唳，皆以为王师。""鹤唳"在此导引图中是模仿鹤鸟自空中飞翔时展翅高鸣的姿势，系指一种引练功的术式。唐朝贾岛的《送谭远上人》云："垂枝松落子，侧顶鹤听棋。"此处的鹤听与鹤唳不同。

【按语】

张家山《脉书》未见"鹤唳"导引法。

【原文二十六】损坏严重难辨。（图2-27）

【图释】嘘：两臂侧平举，两手上仰，一臂向上，另一臂相应倾斜，两臂保持"一"字形。

【原文二十七】龙登[1]。（图2-28）

【图释】（龙）登：两臂上举，两足向上颠立。

【考注】

[1] 龙登：龙，原作蠪，古异写。登字字义为上升。《尔雅·释诂》："登，陞也。"（《小尔雅·广言》："登，升也。"）"龙登"形容飞龙腾空升天之状。图中人物举两臂似振翅飞天之态。

【按语】

张家山《引书》原文为：龙登（兴）者，屈前膝，伸后，错两手，据膝而仰。

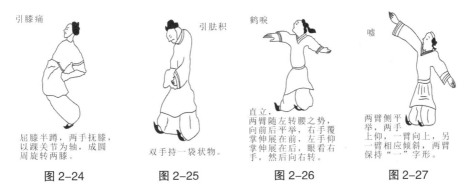

引膝痛

屈膝半蹲，两手抚膝，以踝关节为轴，成圆周旋转两膝。

图 2-24

引肢积

双手持一袋状物。

图 2-25

鹤唳

直立，两臂随左转腰之势，向前后平举，右手覆掌伸展在前，左手仰掌伸展在后，眼看右手，然后向右转。

图 2-26

嘘

两臂侧平举，两手上仰，一臂向上，另一臂相应倾斜，两臂保持"一"字形。

图 2-27

【原文二十八】俛厥[1]。（图 2-29）

【图释】俛厥：弯腰前扑，近似"饿虎扑食势"。

【考注】

[1] 俛厥：俛，原作（俌），两字同音通假；厥原作欮，省文。俛字义为俯。《春秋左传·成公二年》："韩厥俛定其右。"杜注："俛，俯也。"俯字又有向下或屈曲之义。《素问·评热病论》："以救俯、仰。"王注："俯仰，谓屈伸也。"厥字义为在人体内下部的气向上部逆行。《素问·生气通天论》："使人煎厥。"王注："厥，谓气逆也。"同上书《五常政大论》："其病厥。"王注："厥，谓气逆也。"由于气逆上行，故厥病多伴有下肢冷的症状。《素问·五藏生成篇》："凝于足者为厥。"王注："厥，谓足逆冷也。"《阴阳别论》："及为痿厥腨痛。"王注："厥，足冷，即气逆也。"沈寿考据《导引图》此处为"猫蹶"，主要是依据帛书所绘图形姿态形似猫，而且手指类猫爪状，并考据《内功图说·分行外功》中"背功"以及《易筋经》卧虎扑食势为参考。

【按语】

张家山《引书》原文六十五有"引蹶"，原文六十七有"引瘈"，但此两条在《引书》中均无出现"俛"字。

【原文二十九】引项[1]。（图 2-30）

【图释】引项：双臂微张，双足跳跃。

【考注】

[1] 引项：病名，项为后颈部。《说文·页部》："项，头后也。"《释名·释形体》："项，确也。坚确受枕之处也。"项字后怀疑脱失"痛"字。

【按语】

张家山《引书》【原文四十八】作"项痛不可以顾"。其原文："项痛不可以顾，引之，偃卧，□目伸手足已，令人从前后举其头，极之，因徐直之，休，复之十而已。因也，力拘毋息，须臾之顷，汗出走（腠）理，极已。"

【原文三十】以杖通阴阳[1]。（图 2-31）

【图释】以杖通阴阳：以杖支地，借杖之助俯仰。

【考注】

[1] 以杖通阴阳：杖，原作"支"，乃"丈"字之讹。丈上古音均定母，阳部韵。同音通假。杖即用竹、木制的手杖。《说文·木部》："杖，持也。"段注："凡可持及人持之，皆曰杖。"《礼记·曲礼上》："必操几杖以从之。"贾疏："杖，可以策身体。"《汉书·娄敬列传》："杖马箠。"颜注："杖，谓柱之也。"

【按语】

张家山《引书》【原文二十三】及【原文五十四】有"引阴"文，【原文二十四】有"引阳"文也是以疏通人体气血为主的导引法，但均不用杖，本标题专门提出"杖"字，则是利用手杖来辅助进行肢体活动之法。

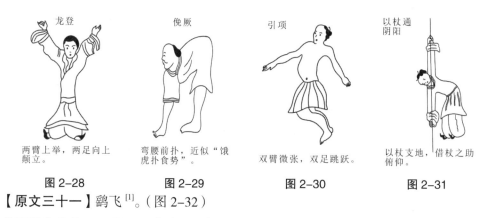

龙登　　　　　　　俛厥　　　　　　　引项　　　　　　　以杖通阴阳

两臂上举，两足向上　弯腰前扑，近似"饿　双臂微张，双足跳跃。　以杖支地，借杖之助
颠立。　　　　　　虎扑食势"。　　　　　　　　　　　　俯仰。

图 2-28　　　　　　图 2-29　　　　　　图 2-30　　　　　　图 2-31

【原文三十一】鹞飞[1]。（图 2-32）

【图释】鹞背，"呵"：面南向北，拧腰，平举两臂。

【考注】

[1] 鹞飞：飞，原作北。飞与北上古音均为帮母纽，故北假为飞。但也有认为"北"字通假为"背"，义为"背负"，供参。沈寿认为"北"应当是指鸟类的习性，古代谚语：鹞北飞，雁南来。古代导引讲究方位与呼吸，故此处应当为：面南向北转腰，成拧腰势，同时随转腰之势徐徐平举两臂，宛如鹞向北飞。此亦不失为一种合理解释。

鹞是一种形状似鹰而小的一种猛禽。《尔雅·释鸟》："(鹞—合字)，负雀。"郭注："(鹞)，鹞也。……善捉雀。"《说文·鸟部》："鹞，鸷鸟也。"《广志》："鹞子大如胡燕，色似鹞。食雀，又名笼脱。击鸠，鹊。"（据《太平御览》卷九百二十六转引）鹞飞是指鹞在天空中飞翔之状，类似后世大鹏展翅的动作。

【原文三十二】□伸[1]。（图 2-33）

【图释】鸟伸：两足开立，环顾四周，两手自后向前划弧，借势前扑。

【考注】

[1] □伸：伸字上疑脱"鸟"字。伸，原作信。伸与信上古音均真部韵。伸为书母，信

为心母。故信假为伸。伸字义为伸展。《广雅·释诂》："伸，展也。"《玉篇·人部》："伸，舒也。"关于"鸟伸"的导引动作，古人又有两种解释。其一，是指鸟伸展下肢的动作。如《庄子·刻意》："熊经、鸟伸，为寿而已矣。"成疏："（如）鸟飞空而伸脚。"其二，是指鸟类的鸣叫声。《经典释文》卷二十七引司马彪注（鸟申），若鸟之噘呻也。但是根据人物画像中两足垂直，身体前俯，两手据地，似近兽态，而不是鸟的体态，故亦有学者认为此处"信"可能只是指疾病。

【按语】

张家山《引书》【原文七十三】有"鸡伸（信）"。鸡字应为鸟之形讹。其原文是："鸡（鸟）伸以利肩髀（原作婢，与髀均并母，支部韵）。"后汉书华佗氏五禽戏中的第5种为鸟（戏），应是从"鸟伸"之法所衍化，陶弘景《养性延命录》所引《五禽戏》佚文中。其原文是："鸟戏者，双立手，翘一足，伸两臂，扬眉，鼓力各（右）二七，坐伸脚，手挽足距各七，伸缩二臂各七也。"

【原文三十三】（缺）。（图2-34）

【图释】行气图。

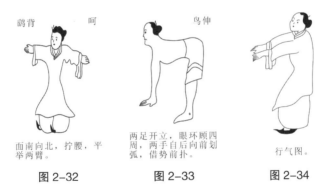

鹞背　　　阿　　　　　　　鸟伸

面南向北，拧腰，平　　　两足开立，眼环顾四　　　行气图。
举两臂　　　　　　　　周，两手自后向前划
　　　　　　　　　　　弧，借势前扑。

图2-32　　　　　图2-33　　　　　图2-34

【原文三十四】仰呼[1]。（图2-35）

【图释】仰呼：直立，两臂由下垂至前平举，含胸鼓腹吸气，两臂上举伸展，收腹呼气。

【考注】

[1] 仰呼：仰，原作卬。仰与卬上古音均疑母，阳部韵。同音通假。卬又为仰的古异写。如《史记·陈涉世家》："仰关而攻秦。"索隐："仰，字亦作卬。"《汉书·刑法志》："为下所卬。"颜注："卬，读曰仰。"呼，原作謼。呼与謼上古音均晓母，鱼部韵。同音通假。

仰字义为举、抬。《说文·人部》："仰，举也。"《汉书·沟洫志》："高卬之田。"颜注："卬，谓上向也。"

呼字有二义。第一，为呼吸时的呼气。《素问·离合真邪论》："候呼引针。"王注："呼，谓气出。"第二，即呼喊，大声呼叫。《礼记·曲礼》："城上不呼。"《经典释文》卷十："呼，号叫也。"《素问·阴阳应象大论》："在声为呼。"王注："呼，谓叫呼。"从图像参考，术者

高举两臂，手掌朝上，仰面呼喊态，应从仰面高呼之义。

【按语】

张家山《引书》【原文五十八】有引呼及欨。

【原文三十五】沐猴讙[1]引炅中[2]。（图2-36）

【图释】沐猴呼：两手握固（即拇指先向掌心弯曲，再以四指盖住拇指），撮口吐气。

【考注】

[1] 沐猴讙：沐，原作木。沐与木上古音均明母，屋部韵。同音通假。此二字在传世古籍中互通。《史记·项羽本纪》："人言楚人沐猴而冠耳。"《法言·重黎》"沐猴"作"木猴"。沐猴即猕猴，是猴类中个头较大的一种。讙（huan，欢），字义为喧叫。《荀子·强国》："百姓讙敖。"杨注："讙，喧烨也。"《说文·言部》："讙，烨也。"此处"沐猴讙"解释为："模仿猕猴喧叫。"

[2] 炅中：炅字义为热。《素问·调经论》："乃为炅中。"王注："炅，热也。"炅中即热中，或中热。如《素问·三部九候论》："热中及热病者以日中死。"《腹中论》："夫热中、消中者，皆富贵人也。"《气交变大论》："中热，肩背热。"等均是。

【原文三十六】引温病[1]。（图2-37）

【图释】引温病：直立，双臂在腹前交错，徐向头顶高举，然后向两侧分手还原。

【考注】

[1] 温病：温病为时令病的一种，或又称为病温。如《素问·六元正纪大论》："温病乃作。"但此处温病的概念与后世"温病学派"的温病不同。

【按语】

本标题的"温病"和上面【原文三十五】的"炅中"均可能为具有急性传染性的热性病。古人认为利用导引法主要是增强体质以达到扶正祛邪的目的，从而治疗这类病症。《诸病源候论》中卷十《温病候》有引《养生方导引法》内容，不过此法有迷信之疑，并非后世所谓导引法，供参考。

【原文三十七】坐引八维[1]。（图2-38）

【图释】坐引八维：跪坐，两臂随转腰之势向四面八方挥动，并始终与人体纵轴保持45°。

【考注】

[1] 八维：维字义为角，方。《广雅·释言》："维，隅也。"《淮南子·天文训》："德之维也。"高注："四角为维。""八维"指八方或八角。《楚辞·七谏》："引八维以自导（道）兮，含沆瀣以长生。"王逸注："天有八维，以为纲纪也。"《六臣文选注·王文考鲁灵光殿赋》："三间四表，八维九隅，万楹丛倚，磊石可相扶。"张载注："四角、四方为八维。"张铣注："八维，四方、四角也。"

【按语】

从《导引图》的图像来看，练功者挥动上下肢前后摆动有如四面八方伸展之形，基本与标题之名称一致。《八段功》另有挥臂拍击身躯的"货郎击鼓势"。

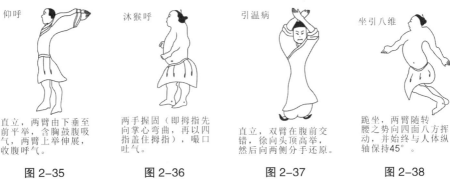

仰呼	沐猴呼	引温病	坐引八维
直立，两臂由下垂至前平举，含胸鼓腹吸气，两臂上举伸展，收腹呼气。	两手握固（即拇指先向掌心弯曲，再以四指盖住拇指），噏口吐气。	直立，双臂在腹前交错，徐向头顶高举，然后向两侧分手还原。	跪坐，两臂随转腰之势向四面八方挥动，并始终与人体纵轴保持45°。
图2-35	图2-36	图2-37	图2-38

【原文三十八】（缺）。（图2-39）

【图释】行气图。

【原文三十九】引髀痛[1]。（图2-40）

【图释】引髀痛：团身抱膝深蹲，向后翻身滚倒，借运动惯性向前还原如初。

【考注】

[1] 髀痛：髀，原作脾。髀与脾上古音均并母，支部韵。同音通假。《仪礼·士丧礼》："载两髀于两端。"郑注："髀，古文为脾。"同上书《既夕》："髀不升。"郑注："古文髀作脾。"《庄子·人间世》："两髀为胁"《经典释文》卷二十六："髀，本又作脾。"同上书《在宥》："鸿蒙方将拊脾省跃而游。"《经典释文》卷二十七："脾，本又作髀。"《集韵上·旨》："髀，或从足（跸），从肉（脾）。"髀义为大腿部，股关节部，或泛指下肢。《释名·释形体》："髀，卑也。在下称也。"《春秋公羊传·桓公四年》何注："自左脾射之。"《经典释文》卷二十一："脾，股外也。"《汉书·贾谊列传》："至於髋髀之所。"颜注："髀，股骨也。"《素问·腹中论》："人有身体髀股胻皆肿。"同上书《至真要大论》："髀，不可以回（回）。"故"髀痛"应当解释为下肢痛。

【按语】

在张家山《引书》【原文五十六】为"股□□□痛"。其原文："股□□□痛，引之，端坐，伸左足，挢右臂，力引之。其在右，伸右足，挢左臂而力引之。十而已。"

【原文四十】猿呼[1]。（图2-41）

【图释】猿呼：两臂交替向前上方伸展，手掌抓把后伸开。

【考注】

[1] 猿呼：猿，与爰上古音均匣母，元部韵。同音通假。呼，原作墟。呼与墟上古音均晓母，鱼部韵。同音通假。猿呼即山野中猿猴类的呼叫声。《九家集注杜甫诗·古诗·入奏

行》："斩木火井穷猿呼。"此外，在韩愈的诗句中也有"猿呼鼯啸鹧鸪啼"之文。

【按语】

据《淮南子·精神训》所记载导引法中有称"猿躩"，躩字本义为跳跃，故猿躩即模仿猿猴类的跳跃活动。张家山《引书》未见"猿呼"导引法。华佗五禽戏之一为"猿"戏，可能据本法衍化而来。

【原文四十一】熊经[1]。（图2-42）

【图释】熊经：直立，以腰为轴，颠晃全身，两臂一伸一屈。两手在胸腹前划连环圆圈。

【考注】

[1] 熊经：经字义为行走。《淮南子·原道训》："经纪山川。"高注："经，行也。"《文选·魏都赋》："延阁允宇以经营。"刘注："直行为经。"又义为攀援。《荀子·强国》："救经而引其足也。"杨注："经，缢也。"《广雅·释诂四》："经，绞也。"《史记·田单列传》："遂经其颈于树枝。"索隐："经，犹系也。"此外，经字又有动摇之义。《淮南子·精神训》："熊经、鸟伸。"高注："经，动摇也。"作为导引法的熊经，古代也有两种解释。其一，指熊向上攀树的动作。如《庄子·刻意》："熊经、鸟伸（申），为寿而已矣。"成疏："如熊攀树而自经。……斯皆导引神气以养形魂，延年之道，驻形之术。"《经典释文》卷二十七引《庄子》司马彪注："（熊经），若熊之攀树而引气也。"《后汉书·华佗列传》："是以古之仙者，为导引之事。熊经、鸱顾，引挽腰体，动诸关节，以求难老。"李注："熊经，若熊之攀枝自悬也。"其二，指熊的动摇躯体。也有学者认为"熊经"一词似有模仿熊行走姿态之义。

【按语】

张家山《引书》【原文七十三】也记有"熊经"之名，其原文："熊经以利腹背。"据《后汉书》华佗所传五禽戏之一为"熊"戏，当系自本法所衍化者。

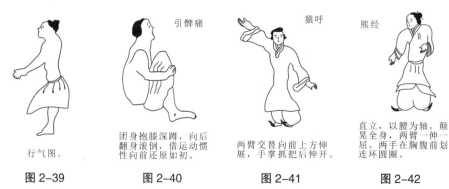

| | 引髀痛 | 猿呼 | 熊经 |

行气图。

团身抱膝深蹲，向后翻身滚倒，借运动惯性向前还原如初。

两臂交替向前上方伸展，手掌抓把后伸开。

直立，以腰为轴，颠晃全身，两臂一伸一屈。两手在胸腹前划连环圆圈。

图2-39　　图2-40　　图2-41　　图2-42

【原文四十二】龟恨[1]。（图2-43）

【图释】龟恨：两手平举，一俯一仰，连续转腕旋膀，睁目平视。

【考注】

[1] 龟恨：恨字疑当假为咽。恨与咽为同源字。匣影邻纽，文真旁转。龟咽是模仿龟引

颈吸气的种古养生法。在《诸病源候论·大便不通候》中称为"龟行气"。"龟"原字左边为虫旁，而恨字唐兰先生认为应为"垦"，为大象开垦发掘之态，供参。日本的广来薰雄先生认为是"蝇"，并举例马王堆医书中多个从"黾"的字，而此字有虫旁，结合唐兰先生考据"垦"的开掘发土之义，故考虑可能是苍蝇的某种动作，最可能是飞行一类的意思，待考。

【按语】在张家山《引书》中未见此种导引法。

【原文四十三】（缺）。（图2-44）

【图释】俯身弯腰，以两拳叩击足三里穴。

【原文四十四】鹯[1]□。（图2-45）

【图释】鹯：两足前后交错，两臂随转腰之势分举。

【考注】

[1]鹯（zhan，占）：下原脱1字，疑为"视"字。鹯是一种猛禽类的鸟，又名晨风。《尔雅·释鸟》："晨风，鹯。"郭注："鹯，鹞属。"《毛诗草木鸟兽虫鱼疏》卷下："鹯似鹞，黄色。燕颔句喙，响风摇翮，乃因风急疾，击鸠、鸽、燕、雀，食之。"《春秋左传·文公十八年》："如鹰、鹯之逐鸟：雀也。"《新序·杂事四》："鹯者，黑色，食雀，大于雀，害雀也。"鹯视系比喻鹯飞在高空中目光向下，俯视所要捕食小鸟类动物的形态。

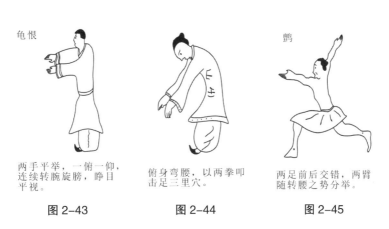

龟恨

两手平举，一俯一仰，
连续转腕旋膀，睁目
平视。

图2-43

俯身弯腰，以两拳叩
击足三里穴。

图2-44

鹯

两足前后交错，两臂
随转腰之势分举。

图2-45

第二节 导引术

导引术是中国有记载的最悠久的健身功法，可称中国武术瑰宝之鼎。上海体育学院武术博士生导师邱丕相教授经过数年悉心研究，终于把它归纳成3大系列32个动作。该套的主要特点是简单易学易练，医疗健身的针对性强。

马王堆导引术是国家体育总局健身气功管理中心组织编创的新功法之一，由上海体育学院承担研究任务。新编功法依据湖南长沙马王堆汉墓出土的《导引图》，以循经导引、行意相随为主要特点，围绕肢体开合升降、旋转屈伸、抻筋拔骨进行动作设计，是一套古朴优美、内外兼修的功法，集修身、养性、娱乐、观赏于一体，动作优美，衔接流畅，简单易学，安全可靠，适合于不同人群习练，具有祛病强身、延年益寿的功效。

【预备势】

并步站立，头正颈直，下颌微收，含胸拔背；两臂自然下垂，周身中正；唇齿轻叩，舌抵上腭；做预备势时，要松静站立，自然呼吸，面容安详，内心平静。

没有好的开始，就不会有好的练功效果。很多练功者不注意练功前的准备工作，往往在听到音乐口令以后才开始站立、起势，或直接跟随口令做动作。这种做法不利于调节人体进入良好的松静状态。正确做法是在练功之前首先调整好身体姿势，收腹敛臀，含胸拔背，心无杂念，精神内守，意注丹田，使自己进入一种安静祥和的心理境界和松沉舒适的身体状况，然后才跟随口令或者音乐翩翩而动。

【注意事项】

（1）松静站立，自然呼吸。

（2）面容安详，内心平静。

【功理作用】通过身心调整，渐入练功状态。

【起势】

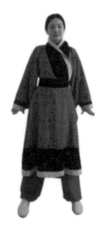

左脚侧开与肩同宽，目视前方，展肩，两掌外旋，掌心向前，两掌抬起，掌心斜向上，吸气，微提踵，两掌上抬略与肚脐同高，两掌下按至两胯旁，呼气，落踵，脚趾微抓地，本式抬掌按掌为一遍，共做3遍。（图2-46）

做起势动作时应注意：百会穴上顶，身体保持中正安舒，按掌与托掌转换时注意旋腕，抬掌时意念劳宫穴，按掌时意念下丹田。

【注意事项】

（1）百会穴上领，身体保持中正安舒。

（2）按掌与托掌转换时，注意旋腕。

（3）抬掌时意念劳宫穴，按掌时意念下丹田。

图2-46

【功理作用】

通过两掌上抬、下按，配合呼吸，可以引导清气上行，浊气下降，使习练者逐步进入练功状态；通过抬掌按掌，提踵抓地有节律运动，可以改善练习者手足末端的气血循环，起到温煦手足的作用。

【第一式挽弓】

两掌胸前平举，掌心与胸口同高，目视前下方，展肩阔胸，带动两掌向身体两侧分开，松肩含胸，两掌逐渐相合，左脚外展，右脚跟外旋，身体左转，左臂前伸，右臂屈肘后拉，右肩关节下沉，左脚内扣，右脚内旋，身体右转，两掌收回于胸前，本式一左一右为一遍。在练习挽弓这一式动作时，应注意两掌动作要与呼吸配合，开吸合呼。挽弓时沉肩与顶髋应同时进行，不可过分牵拉，伸臂时意念从肩内侧经肘窝贯注到拇指端。（图 2-47）

【注意事项】

（1）扩胸展臂、抬头提髋等动作与呼吸配合，开吸合呼。

（2）沉肩与顶髋同时进行，不可过分牵拉。

（3）伸臂时，意念从肩内侧（中府穴），经肘窝（尺泽穴）贯注到拇指端（少商穴）。

【功理作用】

扩胸展臂、抬头提髋，可以有效刺激内脏及拉伸颈肩部肌肉，有利于颈、肩部运动不适的预防与调治；本式运动配合呼吸吐纳，有利于祛除胸闷，改善气喘等身体不适。

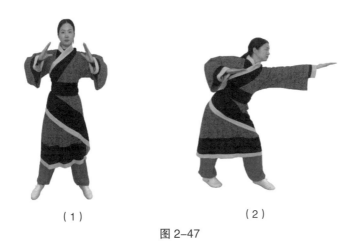

（1）　　　　　　　　　　　　（2）

图 2-47

【第二式引背】

两臂内旋，向前下方插出，拱背、提踵，目视食指指端。落踵，左脚向左前方迈步，掌背摩肋，重心前移，两臂上摆，掌背相对，身体后坐，两掌屈腕呈勾手，目视手腕相对处，重心前移，两掌下按，左脚收回，身体转正，两臂垂落。本式一左一右为一遍，共做两遍，第二遍最后移动时，右脚收回，并脚站立，目视前方。做引背这一式动作时应注意：伸臂、拱臂要充分，注意眼睛近观远望的变化，拱背时意念从食指端经肘外侧到鼻翼两侧。（图 2-48）

【注意事项】

（1）两臂内旋向前下方插出，手臂与身体约呈 30°；同时拱背提踵，拱背时，目视两掌食指指端。

（2）伸臂拱背要充分，两掌心向外，微屈腕；注意眼睛近视和远望的变化。

（3）拱背时，意念从食指端（商阳穴）经肘外侧（曲池穴）到鼻翼两侧（迎香穴）。

【功理作用】

（1）伸臂拱背，使肩、背部肌肉得到充分牵拉，有利于改善肩、背部运动不适。

（2）牵拉两胁，刺激肝胆，配合近观和远望，有利于对眼睛不适的预防和调治。

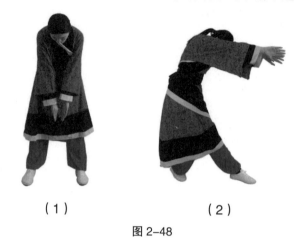

（1）　　　　　　　　（2）

图 2-48

【第三式凫浴】

左脚开步，右脚并拢，屈膝半蹲，两手由右向左摆至侧后方，髋关节右引，目视右前方，以腰带臂由左向右摆动，掌心相对，目视斜后方，两臂转动上举，身体直立，目视前上方，两掌下落，目视前方。本式一左一右为一遍，共做两遍。做凫浴这一式动作时应注意：摆臂动作幅度可由小逐渐加大，要因人而异，量力而行，两臂下落时，意念从面部经腹侧至脚趾端。（图 2-49）

【注意事项】

（1）以腰为纽带左右摆臂和转体；顶髋摆臂旋腰；摆臂动作幅度可由小逐渐加大，要因人而异，量力而行。

（2）两臂下落时，意念从面部（承泣穴）经腹侧（天枢穴）、胫骨外侧（足三里穴）到脚趾端（厉兑穴）。

【功理作用】

以腰为纽带左右摆臂和转体，有利于减少腰部脂肪的堆积，起到塑身作用；顶髋摆臂旋腰，有利于对肩、腰部运动不适的预防和调治。

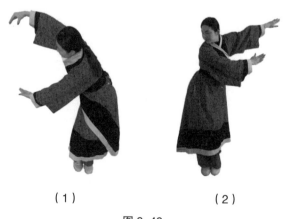

（1）　　　　　　　　（2）

图 2-49

【第四式龙登】

两脚尖外展，双掌缓提，掌心斜向上，目视前方，屈膝下蹲，两掌向斜前方下插，转掌心向上呈莲花状，目视双掌，起身，两掌缓缓上举于头顶上方，两掌外展，指尖朝外，脚跟缓提，目视前下方，脚跟下落，两掌内合，下按，两臂外旋，翻掌，中指点按大包穴，本式一下一上为一遍，共做两遍。第二遍结束时，两掌下落，目视前方。做龙登这一式动作时应注意：下蹲时，应根据自身年龄以及柔韧性状况选择全蹲或半蹲，手掌外展提踵下看时，要保持重心平衡，全身尽量伸展，两掌上举时，意念从脚大趾上行，经膝关节内侧至腋下。（图2-50）

【注意事项】

（1）下蹲时，根据自身年龄及柔韧性状况，可选择全蹲或半蹲。

（2）手掌外展提踵下看时，保持重心平衡，全身尽量伸展。

（3）两掌上举时，意想从脚大趾（隐白穴）上行，经膝关节内侧（阴陵泉穴）至腋下（大包穴）。

【功理作用】

（1）两臂伸展，通畅"三焦"，有利于祛除胸闷、气郁、气喘等身体不适。

（2）提踵而立可发展小腿后肌群力量，拉长足底肌肉、韧带，提高人体平衡能力。

（3）伸展屈蹲，舒展全身，有利于改善颈、肩、腰、腿部运动不适。

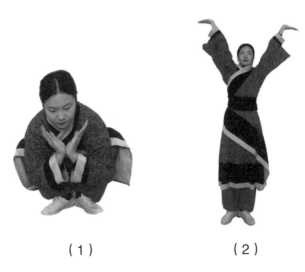

（1）　　　　　　（2）

图2-50

【第五式鸟伸】

外展脚跟，开步站立，两臂内旋，以腰带臂，由内向外摆动，幅度加大。身体前伏，两手按于体前，抬头。下落回收，由腰椎、胸椎、颈椎结节扭动伸展，双手下按，抬头。起身直立，上式动作重复一遍，共做两遍。做这一式动作时应注意：头颈与脊柱的运动

要协调一致，侧摆臂时意念从腋下经肘部至小指端。（图 2-51）

【注意事项】

（1）注意头颈与脊柱的运动要协调一致。

（2）侧摆臂时，意念从腋下（极泉穴）经肘（少海穴）至小指端（少冲穴）。

【功理作用】

（1）展臂前伸，有利于颈、肩部运动不适的预防与调治。

（2）通过蠕动脊柱，有利于对腰背部运动不适的预防与调治。

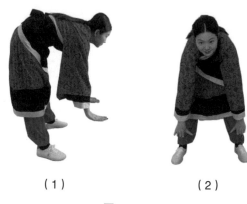

（1）　　　　　　　　（2）

图 2-51

【第六式引腹】

左脚收回，并步站立，两臂侧平举，右腿屈膝，左髋顶出，左臂内旋，右臂外旋，左腿屈膝，右髋顶出，右臂内旋，左臂外旋，左顶髋，右顶髋，左臂向上划弧，下落。右掌向上拳伸，两掌在胸前交叉，左掌外，右掌内，右掌旋伸向上，翻掌，左手外旋下按至胯旁，掌指朝前，同时左顶髋，穿掌、撑按，身体转正，两臂自然垂落于身体两侧，目视前方。（图 2-52）

【注意事项】

（1）两臂内旋外展时，注意腹部放松。

（2）上举时，上面手掌的小指对照肩部后侧（臑俞穴），下面手掌的拇指对照臀部（环跳穴）。

（3）两掌上撑时，意念从小指端（少泽穴）经肘关节内侧（小海穴）至耳前（听宫穴）。

【功理作用】

（1）两臂内旋外展，有利于肩、肘、手部运动不适的预防和调治。

（2）髋关节的扭动，配合手臂动作，可刺激内脏，有利于对消化不良、腹部胀气等身体不适的预防与调治。

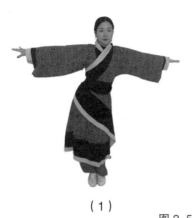

（1）　　　　　　　（2）

图 2-52

【第七式鸥视】

身体左转，左脚向左前方上步，两掌内旋摩肋，两掌划弧上举，左腿微屈，右脚缓慢前踢，脚面绷直，两肩后拉，头前探，右脚勾脚尖，右脚回落，左脚收回，两臂下落，目视前方。上步摩肋，举臂缓踢，勾脚探视，并步收脚。本式一左一右为一遍，共做两遍。第二遍结束时，开步站立，两手自然垂落，目视前方。做这一式动作时应注意，两臂上伸时，掌心向外，头微用力前探，勾脚尖时，意念从头经后背、腘窝至脚趾端。（图 2-53）

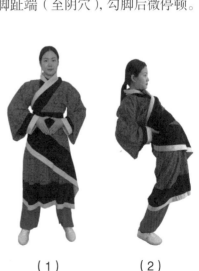

（1）　　　　（2）

图 2-53

【注意事项】

（1）两臂上伸时，掌心向外；头微用力前探。

（2）勾脚尖时，意念从头经后背、腘窝（委中穴）至脚趾端（至阴穴），勾脚后微停顿。

【功理作用】

（1）伸臂拔肩，头颈前探，有利于颈、肩部运动不适的预防与调治。

（2）上步抬腿踢脚，可改善身体平衡能力，有利于对颈、肩部运动不适的预防与调治。

【第八式引腰】

双手提至腹前，沿带脉摩运至身后，抵住后腰，四指前推，身体后仰。两掌自腰部向下摩运，身体前俯，两掌经腿后垂落于脚尖前，转腰同时左肩上提，带动左掌上提，头向左转，目视左侧，转腰落肩、落掌，头转正，上体直立，两掌内旋，手背相对，上提至胸，双掌

（1）　　　　　　（2）

图 2-54

29

下落，沿带脉摩运，抵腰前推，俯身摩运，提肩远观，落肩还原，起身提手。本式一左一右为一遍，共做两遍。第二遍结束时，两手自然垂落于身体两侧，开步站立，目视前方。（图 2-54）

这一式动作应注意，一侧肩上提时，要保持另一侧手不动，转腰抬肩方向与转头的方向要一致，前俯时头部不要低垂。两手上提时，意念从脚底经膝关节内侧至锁骨下引。

【注意事项】

（1）左肩上提，保持右掌不动，转腰抬肩方向与转头的方向要一致。前俯时，头部不要低垂。

（2）两掌上举时，意念从脚底（涌泉穴）经膝关节内侧（阴谷穴）至锁骨下沿（俞府穴）。

【功理作用】

（1）躯体的前俯后仰，侧屈扭转，可以充分锻炼腰背肌，有利于腰部运动不适的预防与调治。

（2）在前俯到位后拧转颈项，不仅可以加大牵拉腰背肌的力量，而且有利于对颈部、背部运动不适的预防与调治。

【第九式雁飞】

并步站立，两臂侧平举，掌心向下，左掌转掌心向上，徐徐上举，同时右臂缓缓下落，目视左掌，屈膝半蹲，两臂呈一条直线，头由左向右转动，目视右掌，转正平举，翻掌上举，目视右掌，屈膝下蹲，转头下视，转正平举。本式一左一右为一遍，共做两遍。第二遍结束时，两掌自然垂落于身体两侧，并步站立，目视前方。做这一式动作时应注意：动作要徐缓自如，抬掌与转头的转换要协调，转头下视时，意念从胸内经肘至中指端。（图 2-55）

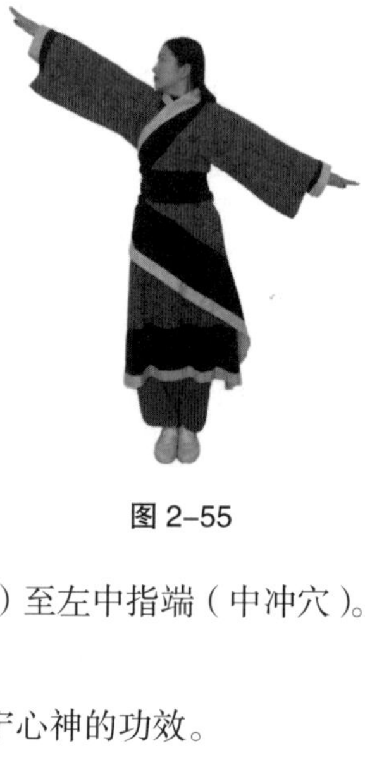

图 2-55

【注意事项】

（1）动作要徐缓自如，注意抬掌与转头的转换要协调。

（2）转头下视时，意念从胸内（天池穴）经肘横纹中（曲泽穴）至左中指端（中冲穴）。

【功理作用】

身体左右倾斜，可以较好地调理全身气血运行，有平气血、宁心神的功效。

【第十式鹤舞】

开步站立，前后摆臂，身体右转，屈膝下蹲，两掌向下按推，两腿直立，屈指收掌，屈膝下蹲，两掌向外按推，目视后方。两臂垂落，身体转正，屈膝下蹲，目视前方。前后摆臂，右转按推，屈肘按推，两臂垂落，本式一左一右为一遍，共做两遍。第二遍结束时，两掌自然垂落于身体两侧，开步站立，目视前方。做这一式动作时应注意：整个动作要求

舒展、圆活，上下协调。按推时意念从手指端经肘外侧指头面部。（图 2-56）

【注意事项】

（1）整个动作要求舒展、圆活、上下协调。

（2）按推时，意念从手指端（关冲穴）经肘外侧（天井穴）至头面部（丝竹空穴）。

【功理作用】

两手臂前后摆动，躯干的扭动可有效促进全身气血的运行，有利于对颈、肩、背、腰运动不适的预防与调治。

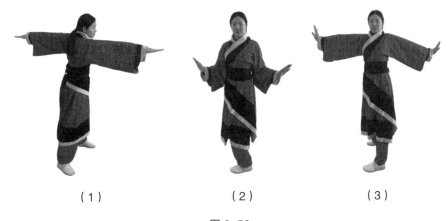

（1） （2） （3）

图 2-56

【第十一式仰呼】

掌心相对，缓缓上举，目视前上方。两臂下落，上体前倾，头向后仰，挺胸塌腰，头转正，两臂外展，两手翻掌下落，扶按于腰侧，指尖向下，脚跟缓提。两掌沿体侧向下摩运，脚跟缓落，屈膝下蹲，目视前下方。本式一上一下为一遍，共做两遍。第二遍结束时，两臂自然垂落于身体两侧，开步站立，目视前方。做这一式动作时应注意：两臂分落至水平，颈部肌肉放松，掌上举下落时，意念从头面部经身体外侧至脚趾端。（图 2-57）

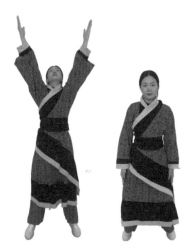

【注意事项】

（1）两臂分落至水平，颈部肌肉放松。

（1） （2）

图 2-57

（2）掌上举下落时，意念从头面部（瞳子髎穴）经身体外侧（环跳穴）到脚趾端（足窍阴穴）。

【功理作用】

（1）两臂外展，挺胸呼气，可祛除气喘、胸闷等身体不适，并有利于对颈、肩运动不适的预防与调治。

（2）立足可发展小腿后肌群力量，拉长足底肌肉、韧带，提高人体平衡能力。

【第十二式折阴】

左脚上步，右掌上举，重心前移，右脚跟提起，右臂旋落，掌心向上，退步收脚，两臂平举，转掌心向前拢气，目视双掌，身体前俯，转掌指向下拢气，两掌上托，身体直立，两臂内旋，两掌下按，两臂垂落。上步举臂，悬臂下落，前俯拢气，上托，下按。本式一左一右为一遍，共做两遍。做这一式时应注意，上步举掌时尽量拉伸躯干，双掌沿下肢内侧上行时，意念从脚趾端经膝关节至腹侧。（图2-58）

【注意事项】

（1）上步举掌时，尽量拉伸躯干。

（2）双掌沿下肢内侧上行时，意念从脚趾端（大敦穴）经膝关节（曲泉穴）至腹侧（期门穴）。

【功理作用】

（1）手臂伸举旋落，有利于对肩部运动不适的预防与调治。

（2）折叠前俯，可以有效刺激内脏，并有利于对脊柱各关节运动不适的预防与调治。

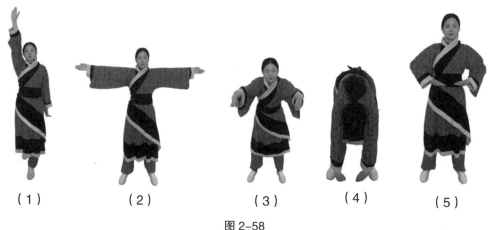

（1）　　　（2）　　　（3）　　（4）　　　（5）

图2-58

【收势】

两臂内旋，两侧摆起与髋同高，两掌向前合抱于胸前，与胸口同高，两掌内收，掌心向上，内旋摩肋。两掌合抱于上腹前，与中脘穴同高。内旋摩肋，两掌合抱于下腹前，与肚脐同高。两手虎口交叉相握，扶于肚脐。两掌沿带脉分开至腰侧下按，自然垂落，左脚收回，并步站立。做收势动作时应注意：两掌体前合拢时，身体重心随动微移，两掌心依次对照胸部、上腹部和下腹部。下按时应意念涌泉穴。（图2-59）

【注意事项】

（1）两掌体前合拢时，身体重心随动微移。

（2）两掌心依次对照胸部（膻中穴）、上腹部（中脘穴）、下腹部

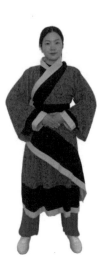

图2-59

（神阙穴），然后按掌。

（3）下按时，意想涌泉穴。

【功理作用】

意想涌泉，平和气息；引气归元，静养心神。

附：马王堆导引术（带口令）

功法演示：健身气功——马王堆导引术

预备势：并步站立，调匀呼吸，意守丹田。

起势：左脚开步，松静站立。两臂外旋—上托—内旋下按—旋腕—托—按—旋—托—按。

挽弓：两手上托—胸前合抱—开—合—左转—抻拉—转正，合抱—开—合—右转—抻拉—转正，合抱—开—合—抻拉，合抱—开—合—抻拉，转正还原。

引背：提踵—拱背—摩肋—前伸—拱背—后坐—按掌眺望—收脚还原，拱背—摩肋—后坐—按掌—收脚，拱背—摩肋—后坐—按掌—收脚，拱背—摩肋—后坐—按掌—收脚并步。

凫浴：摆臂—顶髋—旋腰后视—两掌下按，摆臂—顶髋—旋腰后视—两掌下按，摆臂—旋腰—按掌，摆臂—旋腰—按掌。

龙登：八字开立—两手上提，屈蹲插掌—手捧莲花—身臂直立—提踵上撑—内合下按—点按大包，屈蹲插掌—手捧莲花—身臂直立—提踵上撑—内合下按—点按大包—两手垂落。

鸟伸：脚跟外旋—悬臂前摆—展臂俯身—卷身—前探—起身，悬臂前摆—展臂俯身—卷身—前探—起身—并步。

引腹：两臂侧举—悬臂左顶髋—悬臂右顶髋—左顶髋—右顶髋，穿掌—撑按，穿掌—撑按，穿掌—撑按，穿掌—撑按—还原。

鸱视：上步摩肋—举臂踢脚—勾脚探视—并步还原，摩肋—踢脚—探视—并步，摩肋—踢脚—探视—并步，摩肋—踢脚—探视—开步。

引腰：摩运带脉—引腰前推—俯身摩运—提肩远观—落肩还原，起身提手—下落分掌—摩运前推—俯身—提肩—落肩起身—落掌—摩运—前推—俯身—提—落—起—落—摩运—前推—俯身—提—落—起—落。

雁飞：并步—两臂侧起—翻掌上举—屈膝下蹲—转头下视—转正平举—翻掌上举，屈膝下蹲—转头下视—平举—上举，屈蹲—转头—平举—上举，屈蹲—转头—平举—还原。

鹤舞：左脚开步—摆臂—按掌—起身—收掌—推掌，摆臂—按掌—起身—收掌—推掌，摆—按—起—收—推—摆，按—起—收—推—落掌还原。

仰呼：上举—仰呼—外展—下落，上举—摩运—上举—仰呼—外展—下落—提手—摩运—还原。

折阴：举臂—旋落—拢气—抱气—捧气—下按，举臂—旋落—拢—抱—捧—按，举—落—拢—抱—捧—按，举—落—拢—抱—捧—按。

收势：两手侧起—合抱膻中—内旋摩肋—合抱中脘，虎口交叉—合于腹前—呼吸均匀，气沉丹田。

分掌—下按—意注涌泉—并步还原，整套功法到此结束。

第三章 《却谷食气》与辟谷养生方法

第一节 《却谷食气》

一、考释概述

"辟谷",又称却谷、去谷、绝谷、绝粒、却粒、休粮等,源自方士家养生中的"不食五谷",即不吃五谷杂粮,而以药食等其他之物充腹,或在一定时间内断食,是古人常用的一种养生方式。

马王堆帛书中的《却谷食气》《阴阳十一脉灸法》和《导引图(马王堆导引术)》书画在一绢帛上。前两篇连在一起,与《导引图》隔有一小段空白。帛高 50 厘米,通长 140 厘米。

《却谷食气》的写作年代,相当高祖至惠帝时期。但根据内容分析,似属于先秦时期流传下来的古佚书,其功法历代流传,并有所发展。

《却谷食气》全文不长,为了让读者全面了解其内容,兹将原文试作解释如下。

二、学术价值

"却谷食气",后来还见于《抱朴子》《赤松子》《黄庭经》和《圣济总录》等古籍。名称不一,有的叫"断谷食气""咽气断谷",有的叫"辟谷服气""服气绝粒"或"蛰法"等。总的来说,"却谷"与"食气"连在一起,说明"却谷"与"食气"往往是互相配合而不可分割的。所谓"却谷",就是不吃五谷,并通过服气,即呼吸空气来维持生命,是却病延年的一种气功术式。

【原文一】

却谷者,食石韦[1]。朔日食质[2],日加一节,旬五而止。旬六始匡,日去一节,至晦而复质,与月进退。

【考注】

[1] 石韦:草药名。主治"五癃闭不通,利小便水道"。

[2] 食质:质与剂通,表示剂量。

【语译】

本节大意是说：不吃谷物的人，可以服食石韦。每月初一，服食一节石韦，以后每日增加一节剂量，直到 15 日为一个阶段。月十六以后，每日再减少一节。至月终，又恢复到月初的剂量而与月圆月缺的变化递增、递减而趋向同进退。

【原文二】

为首重，足轻、体疹[1]，则呴吹之[2]，视利止[3]。

【考注】

[1] 疹：皮疹之意。

[2] 呴吹：指吐气法。

[3] 利：通利。

【语译】

本段大意是：如果头脑沉重，两脚无力，体发皮疹，可行气呵吹，直到好转为止。

【原文三】

食谷者，食质而〔止〕。食气者为呴吹，则以始卧与始兴[1]。凡呴中息而吹[2]；年二十者朝二十，暮二十，二日之暮二百，年三十者朝三十，暮三十，三日之暮三百。以此数推之。

【考注】

[1] 始卧与始兴：指晚间刚睡与早晨刚起时刻。

[2] 凡呴中息而吹：指呼吸。

【语译】

本段大意是：吃谷物的人，每天吃一节剂量的石韦汁就够了。食气的人练呼吸，每天以晚间刚卧和早晨刚起身之际为宜。年 20 岁的早晚各做 20 遍，每 2 日晚上做 200 遍；年 30 岁的，早晚各做 30 遍，每 3 日晚上做 300 遍。其他年龄的人，按年龄大小以此类推。

【原文四】

春食：一去浊阳[1]，和以匡光，朝霞，昏清可[2]。夏食：一去汤风[3]，和以朝霞、沆瀣[4]，昏清可。秋食：一去〔清风〕、霜雾，和以输阳[5]、匡光，昏清可。冬食：一去凌阴[6]，和以正阳[7]、匡光、输阳、输阴、昏清可，□□□。

【考注】

[1] 浊阳：指天气浑浊不明。

[2] 昏清可：指早晚均可。

[3] 汤风：即热风。

[4] 沆瀣：昏清可，为偏向之意。

[5] 输阳：输，补益。

[6] 凌阴：凌，冰凌。此处指冬季大地冰冻的夜间。古多指作为藏冰的地窖或藏冰之室。

[7] 正阳：中午 12 点整，太阳位于天空正中之时。

【语译】

本段的大意是：食气时，春天要避免在浑浊不明的天气，而适宜在朝霞或皓月当空时进行；夏天要避免热风，应在清晨或夜半的环境下进行；秋天避免霜雾；冬天切忌在冰冻严寒时进行。如果阳光暖人，月色清明，则早晚均可练气，以便吸日月之光。

【原文五】

□□□，清风者，□四塞[1]，清风折首者也。霜雾者，□□□□□□□。浊阳者，黑四塞，天之乱气也，及日出而雾也。汤风者，□风也，热而中人者也，日□。凌阴者，入骨□□也，此五者不可食也。

【考注】

[1] 四塞：指四围（或四方）充塞。

【语译】

本段的大意是：食气有 4 种避忌，冬天霜风四起，吹得连头也抬不起来；秋天浓霜反四方，暗不见日；春天浑浊黎暗充四方；夏天热风炎人，都不宜食气。

【原文六】

朝霞者，□□□□□。□□者，□□□也。输阳者，日出二竿，春为浊□□。匡光者，云如盖，蔽□□□□者也。□□者，苑□□□。沆瀣者，夏昏清风也。凡食……食谷者食方，食气者食圆，圆者天也，方者地也。□□□者北向……多食。……则和以正阳。夏气霞……多阴，日夜分……为青附，清附即多朝霞。朝失气为白附，白附即多匡光。昏失气为黑附，黑附即多输阴。……得食毋食……

【语译】

本段的文字残缺得很多，原意不很清楚，但从"朝霞""夏昏清风""多匡光"，以及"昏失气为黑附，黑附即多输阴。……得食毋食"等来看，似为说明"四可食"的原因。

从全文的内容来看，不能食谷物的人，可以服食石韦汁。如果出现身体不适，便行气练功。并谈到食气中的忌讳，如注意四时气候的变化，避免寒暑浊气的伤害和选择有利时刻等。

《却谷食气》中的"朝霞"既见于《楚辞·远游》，也见于《陵阳子明经》，前者如"轩辕不可攀援兮，吾将从王乔而娱戏。食六气而饮沆瀣兮，漱正阳而含朝霞"。六气、沆瀣、正阳、朝霞等，是后世道家养生常用词。可见这种气功功法，远在东周或楚地已很流行。

第二节　辟谷导引养生方法

"辟谷"，又称绝粒，源自道家养生中的"不食五谷"，即不吃五谷杂粮，而以药食、吐纳等其他之物充腹，或在一定时间内断食，是古人常用的一种养生方式。辟谷，又称服气辟谷。服气，顾名思义就是服食空气，又称服食精气或天地元气。这是以气代食之功，服气辟谷修炼法是道家、医家、养生家重要的修炼过程。《陵阳子明经》则说："春食朝霞，朝霞者日始欲出，赤黄气也。秋食沦阴，沦阴者日没以后赤黄气也。冬饮沆瀣，沆瀣者，北方夜半气也。夏食正阳，正阳者南方日中气也。并天地玄黄之气，是为六气也。"宋代吴悮《指归集序》说："内丹之说，不过心肾交会，精气搬运，存神闭息，吐故纳新，或专房中之术，或采日月精华，或服饵草木，或辟谷休妻。""却谷食气"，主要来源于秦汉方士之说，其术式并为后来道家所继承。本辟谷养生方法由湖北中医药大学齐凤军教授根据《却谷食气》《辟谷养生功》《道藏》内辟谷方法总结而来，结合疾病特点，辟谷养生方法比较适合因饮食杂乱、饮食没有规律导致的各种疾病。经过辟谷养生练习，可以纠正不良饮食习惯和饮食方式，从而改善身体状况，提高身体素质。

一、辟谷养生方法介绍

（一）适应证

高血压，高脂血症，糖尿病，肥胖，高尿酸，各种癌症，肿瘤，胃炎，浅表性胃炎，萎缩性胃炎，胃息肉，胃溃疡，胃痛，食管炎，反酸，胃肠功能综合征，慢性肠炎，便秘，泄泻，痔疮，哮喘，咳嗽，慢性支气管炎，失眠，焦虑，恐惧，乙肝，甲肝，慢性肝炎，肾病综合征，子宫肌瘤，卵巢囊肿，痛经，月经不调，关节疼痛等。

（二）辟谷方法

1. 心理预期

练习辟谷要有心理准备，心平气和，不要恐惧，不要害怕，慢慢适应即可。

2. 心理疑问

现在生活条件好了，吃的食物很丰富，食品添加剂非常多，化学合成多，转基因多，地沟油多，导致食物不安全，吃得越多越有害，并且摄入热量严重超量，很多疾病都是由于食物超量、热量超量、有害物质超量导致健康问题。当下要减少食物摄入，保障正常热量即可。

3. 辟谷步骤

1）第1周开始，选择周六辟谷，保持心情舒畅，生活如常，该做什么就做什么，不要改变方式，只是一天不能吃任何主食，可以吃点水果，喝热水或茶水，不能吃代餐。

第 2 周、第 3 周按照第 1 周来。这时人很轻松，精神非常好，工作也有劲，没有疲劳感，睡眠改善。

2）第 4 周开始，经过 3 周适应，每周 1 次辟谷基本适应了，开始 1 周 2 次辟谷的生活，除周六辟谷外，再选择周二辟谷 1 天，不吃任何主食、蔬菜，只吃水果，喝热水或茶水，不能吃代餐。工作照常。

第 5 周、第 6 周按照第 4 周来。此时人很轻松，精神也非常好，工作也有干劲，没有疲劳感，或偶尔疲劳，睡眠改善，体重开始下降。

3）第 7 周开始，经过 6 周适应，每周 2 次辟谷基本适应了，开始 1 周 3 次辟谷的生活，除周六、周二辟谷 2 天，再选周四辟谷，共计 3 天，不吃任何主食蔬菜，只吃水果，喝热水或茶水，不能吃代餐。工作照常。

第 8 周、第 9 周按照第 7 周来。此时人依旧很轻松，精神非常好，工作依然有劲，没有疲劳感，或偶尔疲劳，睡眠改善，体重下降，神清气爽，没有焦虑，没有烦恼。

4）第 10 周开始，经过 9 周适应，每周 3 次辟谷基本适应了，开始 1 周 4 次辟谷的生活，除周六、周二、周四辟谷 3 天，再选周日辟谷，共计 4 天，不吃任何主食蔬菜，只吃水果，喝热水或茶水，不能吃代餐。工作照常。

第 11 周、第 12 周按照第 10 周来。此时人很轻松，精神依旧非常好，工作也有干劲，没有疲劳感，或偶尔疲劳，睡眠改善，体重开始下降，神清气爽，没有焦虑，没有烦恼。

完成上述，12 周百日筑基，身体各项指标基本得到很大改善，精气神旺盛，体重下降，没有不适应的症状发生，身心好似脱胎换骨。有志者可以如此循环，开始下一个周期辟谷养生训练。坚持 1～2 年，大部分疾病消失，体能恢复，精神面貌改善。

二、练功辟谷方法

（一）适应证

高血压，高脂血症，糖尿病，肥胖，高尿酸，各种慢性病，各种肿瘤，浅表性胃炎，萎缩性胃炎，胃息肉，胃溃疡，胃痛，食管炎，反酸，胃肠功能综合征，慢性肠炎，便秘，泄泻，痔疮，哮喘，咳嗽，慢性支气管炎，失眠，焦虑，恐惧，乙肝，甲肝，慢性肝炎，肾病综合征，子宫肌瘤，卵巢囊肿，痛经，月经不调，关节疼痛等。

（二）辟谷方法

自己选择练习功法，继续练习，克服心理障碍。可练习放松功、真气运行法、六字诀、八段锦、太极拳、易筋经、禅定、道家内丹术等功法。

练习功法同时结合"养生辟谷"方法操作，待"养生辟谷"方法熟练，百日筑基完成后，开始 7 天辟谷训练。7 天辟谷分阶段进行，前 3 天是不能吃东西的，每天只能吃点水果和喝热水或茶水大概 1 000 毫升。3 天之后如果再继续的话，就是吃少量的水果，但是每次不能超过 300 克，也是可以不吃东西，但是要喝 1 000 毫升以上的水，进入正式的辟谷状态。

一般人在辟谷的时候需要经过指导才可以在家里完成，一定要遵循正确的方法来辟谷，刚开始不适应，尤其是患慢病者，元气不充盈，不足以对抗饥饿，以及心理对食物的依赖，可以喝阴米大米粥（把米炒焦黄然后再煮稀饭）和大麦粥，或代餐。辟谷有的是半辟谷，有的是全辟谷，还有就是清水辟谷。

（三）服气辟谷的辅助食品

在服气辟谷的同时，道家特别强调添加辅助食品，如茯苓、大枣、胡麻、黄精、核桃、花生、松针、糯米、黑芝麻等。把这些食用中药制成丸剂，要经过 9 次蒸晒，制成水丸，或加蜜制成蜜丸，或煎制成膏剂，或再配成复方，制成"太清金液膏""茯苓膏""胡麻饭"等，随时加以服用。如晋朝人乐子长传"漱咽华池法"：常含枣核，如儿吮乳，久之乃满，咽其三分，而留二分。与气俱咽，可以周而复始。又如《神仙食气金柜妙录》中引隋朝京黑先生传辟谷法：先合口引之，再纳气咽之，满三百六十则止。这种咽气法，咽气越多越好。修行辟谷方法时，咽而食，则应日减一餐，10 日后不食。此后，气常入不出，意气常饱。如腹中感觉饥饿，或小便赤黄，取好枣 9 枚，饥饿时吃 1 枚、2 枚，一昼一夜，不过此 9 枚。如意中不念食者，可不含枣。练功者经常含枣核，令口中津液丛生，更有益处。

如陶弘景著有《断谷秘方》一卷，可惜已经失传，清人王士雄《随息居饮食谱》黑大豆条说："辟谷救荒，黑豆淘尽，蒸极透，晒干三次、九次更妙，磨细末，柿饼煮烂去蒂核，与豆末等分了捣丸，玛子大。每细嚼一丸，津液咽下，勿用扬水，可终日不饥。"

又，青大豆条载："兵荒救饥，豆青黄随用七斗，芝麻黑白不拘三斗，并淘尽即蒸，蒸过即晒，晒干去壳，再蒸再晒，三次，捣极烂，丸胡桃大。每细嚼一丸，可三日不饥，诸无所忌。"

（四）修炼自然辟谷

通过修炼而达到辟谷的状态，指练功有素，元气充盈，精神旺盛，内外安静，气和元气自至，元气滋润五脏，五脏滋润则百脉流通，百脉流通即津液上应，津液上应即不须五味。五味止绝，饥渴不生。三田成体，坚骨实肉，返老还童，道成则体满藏实，童颜长春矣。从而达到丹家所说自然辟谷。

第四章　《引书》与导引养生功法

第一节　《引书》

一、考释概述

1984 年在湖北江陵县张家山汉墓出土了一批汉代竹简，其中有两部医学著作《脉书》与《引书》。其中《引书》是一种导引术专著，是记述导引理论和方法的专书，全书内容丰富，体系严谨，共分 5 部分。《引书》的释文最初由整理小组发表于《文物》1990 年第 10 期，据整理小组的彭浩先生介绍，全书一共 3 235 个字，约西汉吕后二年（公元前 186 年）前抄写在 113 枚竹简上，出土之时，竹简的编绳已经朽烂，竹简相互错位，失去原编连次序，在整理中，依照简文文义，参考竹简出土时的位置，重新编连。原简自名为《引书》，书名题于书首竹简的背面，每一独立段落首简上端都有墨书圆点，少数竹简上端的墨书圆点已经脱落，书中无小标题。原简长 27.3 ～ 28 厘米、宽 0.4 ～ 0.5 厘米，

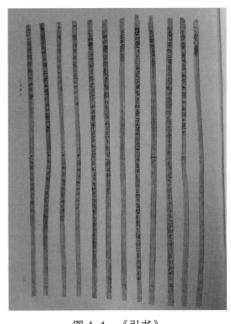

图 4-1　《引书》

根据墓葬年代推断，《引书》的抄写年代不会晚于西汉吕后二年（公元前 186 年），其中一简的下部有"口（右侧为"页"）吴"，应是抄写者之名。《引书》是一部传抄本，原作始于何时，尚无从查考竹简图片。（图 4-1）

二、学术价值

其内容由 5 部分组成。第 1 部分论述四季养生之道，篇首指出："春产（生）、夏长、秋收、冬藏（藏），此彭祖之道也。"接着依四季之序介绍各季的养生方法，这一部分的基本精神与《素问·四气调神大论》所载养生、养长、养收、养藏之道相同，即养生必须顺应自然界的运行规律。第 2 部分论述导引术式及其作用，共介绍了大约 41 种术式，以及至少

44 种疾病的导引治疗方法，涉及现代医学中内、外、骨伤、五官、口腔、精神各科。可见，汉初以前运用导引治疗疾病已经积累了相当丰富的经验，《引书》是对汉初之前医疗导引术的一次总结。《引书》所载导引术与马王堆帛画《导引图》相比较，两者风格相近，命名原则相同。而《引书》所载导引种数更多，内容更丰富，除了折阴、熊经、引膝痛、引聋和引颓 5 种导引名称相同（其中 3 种名同术异）外，帛画所载导引数只有《引书》的 2/5 左右，而且单个动作的静态画面很难反映导引的动态过程，更难描述呼吸、意念方面的要领，《引书》则可以弥补这些不足。总之，《引书》的发现为研究汉以前导引术提供了极为珍贵的资料。第 3 部分为导引治病处方，共 45 条，每条针对一种病症。第 4 部分为健身导引，锻炼身体所用；一套 24 个动作的导引操，后世流传的诸多导引术，包括著名的"五禽戏""六字诀""八段锦"等皆可从中找到雏形。第 5 部分叙述人生病的原因、防治方法以及养生理论等问题。最后谈到了哲学思想，"治身欲与天地相求，犹橐籥也，虚而不屈，动而愈出"。《引书》实际上就是一本当时的导引学教材。马王堆汉墓与张家山汉墓大体相同，均为汉初公元前 2 世纪左右。后来张仲景在《金匮要略》中对导引做了进一步的总结和推广。

《引书》是已知最早的导引气功专著，开创了导引学"一病一法"的体例，900 多年以后，第一部由官方出版的导引学专著《诸病源候论》与之完全相同，从先秦到隋以至于明，导引的方法、要领、术式一脉相承，改动不大，均涉及调形、调神、调息各方面内容。《引书》的出土是继马王堆三号汉墓的《导引图》之后，我国考古工作中第 2 次发现古代导引术的文献资料。《导引图》有图无文，而《引书》的部分内容刚好可以和《导引图》图文印证，使我们对先秦时期导引学的发展有了更深的认识，它的发现是继马王堆帛书之后祖国医学文献中的又一次重要发现。

除了导引术，《引书》中提到的四季养生之法从总纲原理到内容结构和《黄帝内经·四季调神大论》都极为相似，且两书在内容上都充满了阴阳思想，或许可以认为《黄帝内经》在成书过程中受到了《引书》的强烈影响，《黄帝内经》升华了导引的理论意义，《引书》丰富了《黄帝内经》的实践依据。

《引书》从理论和实践两个方面介绍了导引的功用，其方法以形体动作、牵引按摩和行气为主，且大多可徒手完成，简便易行，对中老年人强身保健和预防疾病具有非常实用的价值，是一份珍贵的医学文献。

【原文一】

春产、夏长、秋收、冬藏（藏）[1]，此彭祖[2]之道也。（图 4-2）

【考注】

[1] 春产、夏长、秋收、冬藏：产，生。春生、夏长、秋收、冬藏，是一年四季自然界的生长规律，高大伦在《张家山汉简＜引书＞研究》中注："本处借以比喻一年四季阳气的变化规律。"《灵枢·顺气·一月分为四时》："黄帝曰，'愿闻四时之气'；岐伯曰，春生、

夏长、秋收、冬藏，是气之常也。"张介宾注："春之生，阳气生也。夏之长，阳气盛也。秋之收，阳气降也。冬之藏，阳气伏也。是气之常皆以阳气为言也。"

[2] 彭祖：商朝大夫，四川彭山区人，善养生，据汉代刘向《神仙传》和晋代葛洪《抱朴子》记载，彭祖活了880岁。传说为颛顼帝玄孙，陆终氏第三子，姓籛名铿，尧封之于彭城，因其道可祖，故名彭祖。籛铿在商曾为守藏史，在周又任柱下史等职，其在商周的事迹都是神仙故事。《庄子》一书中数次提到彭祖，也见于刘向《列仙传》、葛洪《神仙传》等书。道，法则、规律。彭祖之道，彭祖的养生法则。

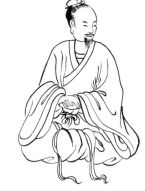

图4-2

【语释】

春生、夏长、秋收、冬藏，人体要与自然界的变化相适应，这就是彭祖的养生之道。

【原文二】

春日，蚤（早）起之后，弃水[1]，澡漱（漱）[2]，洒齿[3]，沟（敏）[4]，被（披）发[5]，游堂下[6]，逆（迎）露（露）之清[7]，受天地之精[8]，歙（饮）水一桮（杯），所以益雠[9]也。入宫从昏到夜大半止之[10]，益之伤气[11]。（图4-3）

【考注】

[1] 弃水：解小便。

[2] 澡漱：澡。《苍颉篇》："澡，盥也。"洗面；漱，洗涤；澡漱，指洗脸漱口。

[3] 洒齿：洒。《说文》："涤也。"洒齿，刷牙。

[4] 敏：读为呴，呼气。《汉书·王褒传》注："呴、嘘皆开口出气也。"《玉篇·口部》："呴，亦嘘，吹之也。"汉王褒《圣主得贤臣颂》："何必偃仰诎信（伸）若彭祖，呴嘘呼吸如乔、松，眇然绝俗离世哉！"

[5] 披发：放开头发。《灵枢·经脉》："肾足少阴之脉病，其疗法有缓带，披发，大杖，重履而步。"杨上善曰："披发，今灸肾病，须开顶被发，阳气上通，火气宣流。"本处虽非疗肾病，然亦为使阳气上通。

[6] 游堂下：游，同遊，行走。《古今韵会举要》："遊，行也。"《礼·曲礼上》："遊毋倨，立毋跛，坐毋箕，寝毋伏。"孔颖达疏："遊，行也。"堂，前室。《论语·先进》："由也，升堂矣，未入于室也。"皇侃疏："窗、户之外曰堂，窗、户之内曰室。"游堂下，在室（庭）前漫步。

[7] 迎露之清：清，冲和之气。《荀子·解蔽》："养之以清。"注："清，谓冲和之气。"《老子·德经》："万物负阴而抱阳，冲气以为和。"清，即阴阳冲和之气。

[8] 精：真气。古人认为存在于宇宙间的一种灵气。《春秋繁露·通国身》："气之清者为精。"《庄子·在宥》："吾欲取天地之精，以佐五谷，以养民人。"

[9] 雠：借为寿。

[10] 入宫从昏到夜大半止之：入宫，指房事；夜大半，西汉时称，夜半后一个时辰。

[11] 益之伤气：益，多，超过。气，体内元气，指人的精神，生命力的本原。它是在人体内流动着的富有营养，能使人体各个器官正常发挥功能的精微物质。

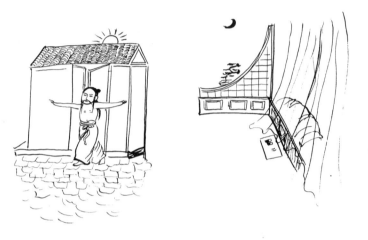

图 4-3

【语释】

春天，早起之后，解小便，洗脸刷牙，深呼吸，披散着头发，在厅堂漫步，迎接朝露中的清气，受取天地之精，再喝一杯水，这样做可以延年益寿。房事应在天黑至夜大半这段时间进行，超过这段时间就会损害人的元气。

【原文三】

夏日，数沐[1]，希浴[2]，毋莫[起][3]，多食采（菜）。蚤（早）起，弃水之后，用水澡漱（漱），疏[4]齿，被（披）发。步[5]足堂下，有闲[6]而饮水一棓（杯），入宫从昏到夜半止，益之伤气。（图 4-4）

【考注】

[1] 数沐：洗头发。《说文·水部》："沐，濯发也。"

[2] 希浴："希"通"稀"，少。浴，洗澡。

[3] 毋莫[起]：莫，读为暮，迟、晚。

[4] 疏：洗涤。

[5] 步：徐行。

[6] 有闲：闲，一会儿。高大伦《张家山汉简＜引书＞研究》注："过一会儿。"

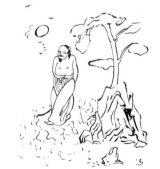

图 4-4

【语释】

夏天，要多洗头少洗澡，不要晚起，要多吃蔬菜。早起解小便后，洗脸刷牙，披散着

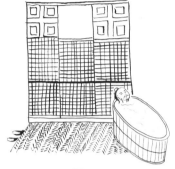

头发，在厅堂漫步一会儿，再喝一杯水。房事应在天黑至半夜进行，过了这段时间就会损伤元气。

【原文四】

秋日，数浴沐，歓（饮）食饥饱次[1]（恣）身所欲[2]。入宫，以身所利安[3]，此利道也。（图4-5）

【考注】

[1] 次：通"恣"，任凭。

[2] 欲：要，应该。

[3] 利安：利，适合、方便；安，停止。

【语释】

秋天，要多洗澡洗头，食量任凭身体需要而定，房事以身体适宜为限度，这是有益的方法。

图4-5

【原文五】

冬日，数浴沐，手欲寒，足欲温，面欲寒，身欲温[1]，卧欲莫[2]起，卧信（伸）必有足正（正）也[3]。入宫从昏到夜少半[4]止之，益之伤气。（图4-6）

【考注】

[1] 手欲寒，足欲温，面欲寒，身欲温：阐述人在冬季的生理特征及养生之道。

[2] 莫：读为暮。迟，晚。

[3] 卧伸必有足正（正）也：伸，伸直，伸展。

[4] 夜少半：西汉时称。夜半前一个时辰。

【语释】

冬天，要多洗头洗澡，手要凉些，脚要暖和，脸要凉些，身体要暖和，要晚一点起，睡觉时要把身体伸直。房事应在天黑至半夜这段时间进行，超过这段时间就会损害元气。

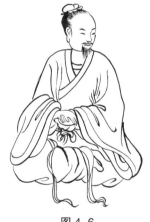

图4-6

【原文六】

举胻交股[1]，更[2]上更下三十，曰交股[3]。信（伸）胻诎（屈）指[4]三十，曰尺汙（蠖）[5]。（图4-7）

【考注】

[1] 胻：脚胫；股：大腿。《说文》："股，髀也。"

[2] 更：轮流交替。

[3] 交股：两腿相交。

[4] 指：本义为手指，此处借为足趾。

[5] 尺蠖：蛾之幼虫，体软而身细长，生长在树上，行动时身体一屈一伸地前进，像人用大拇指和中指量尺寸一样。此处指"伸胕屈指"的动作如同尺蠖行走的样子。

【语释】

抬小腿，交于大腿上，两腿轮流上下挥动 30 次，叫作交股。伸小腿，弯曲足趾 30 次，叫作尺蠖。

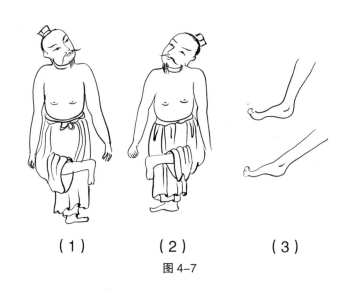

（1）　　　　　（2）　　　　　（3）

图 4-7

【原文七】

傅（附）足离翕（合）[1]，繇（蹈）[2] 三十，曰金指 [3]。信（伸）胕直踵 [4]，并繇（蹈）三十，曰埤堄 [5]。（图 4-8）

【考注】

[1] 傅：傅通附，读为拊，抚、拍。附足离合，意为前后脚底先后着地，拍打地面。

[2] 蹈：跳。

[3] 金指：金，用力多。指，借为趾。金指，意为脚趾用力。

[4] 踵：足后跟。

[5] 埤堄：《广雅·释宫室》，"埤堄，女墙也。"《释名·释宫室》："城上垣曰睥睨，言于其孔中睥睨非常也。"《墨子·号令》："各垣其两旁，高丈，为埤堄。"按，此条似以春筑垣墙比喻本导引动作。

【语释】

前后脚底先后着地拍击地面，跳 30 次，叫作金指。双腿伸直并拢跳动 30 次，叫作埤堄。

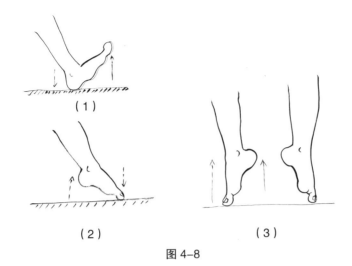

（1）

（2）

（3）

图 4-8

【原文八】

纍[1]足指（趾），上摇之，更上更下三十，曰纍童[2]。左右诎（屈）胻[3]，更进更退三十，曰袭前[4]。（图 4-9）

【考注】

[1] 纍：缠绕，高大伦《张家山汉简＜引书＞研究》注：此处指蜷缩、并拢。

[2] 纍童：当为纍重，意为叠积重出。

[3] 胻：此处指近膝之处。

[4] 袭前：袭，重复。袭前，疑指左右足重复交替前进。

【语释】

脚趾并拢，向上摇动，上下交替做 30 次，叫作纍重。双腿左右屈腿，交替进退 30 次，叫作袭前。

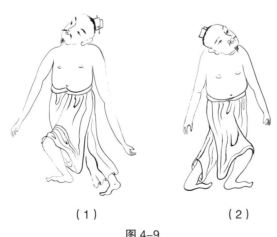

（1）

（2）

图 4-9

【原文九】

以足靡（摩）胕[1]，阴阳[2]各三十而更。正信（伸）两足三十，曰引阳筋。（图4-10）

【考注】

[1] 胕：胫骨上部，近膝之处。

[2] 阴阳：指小腿内外侧。

【语释】

用脚按摩小腿内外侧，各做30次再轮换，交替做两组。向前伸直，拉伸双脚30次，叫作引阳筋。

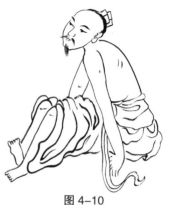

图4-10

【原文十】

靡（摩）足跗[1]各三十而更[2]。（图4-11）

【考注】

[1] 跗：脚背。《玉篇·足部》："跗，足上也。"

[2] 更：交替，再次。

【语释】

按摩左右脚背各30次，交替做两组。

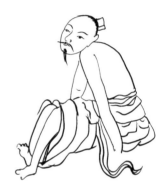

图4-11

【原文十一】

引肶（臀）[1]者，反昔（错）[2]手北（背）而前俯。阳见者，反昔（错）手北（背）而印（仰），后雇（顾）[3]。（图4-12）

【考注】

[1] 引臀：臀部。《说文》："臀，尻也。"《广雅》："臀也。"整理小组注："臀，臀部。"引臀，即导引臀部。

[2] 错：相互交错。《诗·小雅·楚茨》："为宾为客，献酬交错。"

[3] 顾：看。

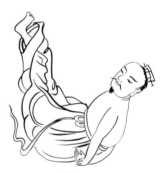

图4-12

【语释】

引臀：双手相交反背于后，身体向前弯曲。阳见：双手相交反背于后，身体向后仰，仰头向后看。

【原文十二】

穷视[1]者，反昔（错）手北（背）而俯[2]，后雇（顾）踵。则比[3]者，反昔（错）手北（背）而卑（顿）挨肩[4]。（图4-13）

【考注】

[1] 穷视：极力向远处看，或者近视或有眼疾，视力低下。

[2] 俯：屈身、低头。《玉篇·人部》："俯，谓下首也。"

[3] 则比：亦作厕比，后文有"厕比以利耳"。

[4] 頹捘肩：頹，头倾斜。《说文·页部》："頹，倾首也。"段玉裁注："玄应引《苍颉篇》云：'头不正也。'"捘，读为突，突出。頹突肩，倾头突肩。

【语释】

穷视：双手相交反背于后，身体向前弯曲，眼睛看向脚跟。则比：双手相交反背于后，并歪头耸肩。

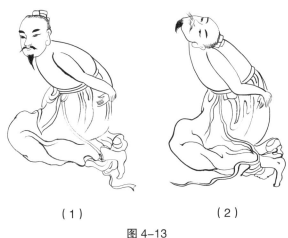

（1） （2）

图 4-13

【原文十三】

凫沃[1]者，反昔（错）手北（背）而挥[2]头。旋[3]信（伸）者，昔（错）手，挢[4]而后挥。（图4-14）

【考注】

[1] 凫沃：凫，野鸭。形状似家鸭而小，喜欢成群栖息于湖泽，善游冰，能飞。《集韵·虞韵》："凫，鸟名。"凫沃即凫浴，如凫之浴。道家导引养生术式。《淮南子·精神》："是故真人之所游，若吹呴呼吸，吐故纳新，熊经鸟伸，凫浴猨躩，鸱视虎顾，是养形之人也，不以滑心。"

[2] 挥：摇动。《广雅·释诂》："挥，动也。"

[3] 旋：转动。《说文·㫃部》："旋，周旋。"

[4] 挢：举手。《说文·手部》："挢，举手也。"朱骏声《通训定声》：《尔雅·释兽》，'人曰挢，谓人体倦眠辄欠伸举手以自适'。"

【语释】

凫沃：双手相交反背于身后，摇头。旋伸：双手相交，举起两手并向后挥动。

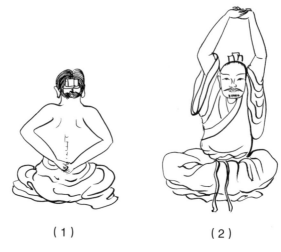

（1）　　　　　　　　（2）

图 4-14

【原文十四】

枭栗[1]者，反昔（错）手北（背）而宿（缩）颈亜头[2]。折阴[3]者，前一足，昔（错）手，俯而反鉤（钩）之。（图 4-15）

【考注】

[1] 枭栗：枭，西汉简帛中鸟字上半常作"自"形，故"枭"当为"枭"字。竹简整理小组注："疑应作枭栗。"

[2] 缩颈亜头：亜，读作"湮"，埋没，引申为缩头、低头。

[3] 折阴：竹简整理小组注，"此为活动腹部的术式"。《素问·金匮真言论》："背为阳，腹为阴。"帛书《导引图》第一列第六图题记"折阴"，作两臂一垂一举，双脚一前一后状，与本处略同。

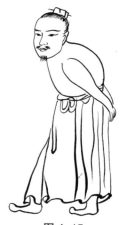

图 4-15

【语释】

枭栗：双手相交反背于身后并缩颈埋头。折阴：一脚在前，双手交叉，身体向前俯身下屈，反勾脚。

【原文十五】

回周[1]者，昔（错）两手而俯印（仰），并挥之。龙兴[2]者，屈前郄（膝），信（伸）后[3]，昔（错）两手，据郄（膝）而印（仰）[4]。（图 4-16）

【考注】

[1] 回周：回旋、反复。

[2] 龙兴：兴，升起，《礼记·乐记》："降兴上下之神。"孔颖达疏："谓降上而出下也。"龙兴，如龙之升腾。帛书《导引图》有"龙登"术式，作直立，两臂向外上方高举，与龙兴义同。晋葛洪《抱朴子·杂应》中有"龙蹻，虎蹻、鹿卢蹻"三法。龙蹻亦系仿龙腾跳之导引术式。

[3] 伸后：伸后膝（脚）之省。后膝，指右脚。前膝，指左脚。

[4] 据膝而仰：据，按着。仰，抬头、脸向上。

【语释】

回周：身体前俯后仰，同时双手交叉用力前后挥动。龙兴：一腿向前屈膝，一腿向后伸直，两手相交按在腿上，身体向后仰。

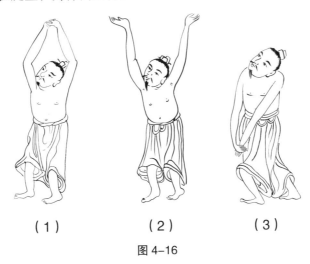

（1）　　　　（2）　　　　（3）

图 4-16

【原文十六】

引脄[1] 者，屈前郄（膝），信（伸）后，昔（错）手，挢而后旋。（图4-17）

【考注】

[1] 脄：读为脢，背部肌肉。

【语释】

引脢，弯曲前膝，伸直后脚，交错两手，举手而身体向后旋转。

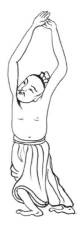

【原文十七】

蛇亜[1] 者，反昔（错）手北（背），啮而亜头[2]。（图4-18）

【考注】

[1] 蛇亜：亜，借为湮。湮，通甄。《庄子·天运》："无所湮者。"《释文》："湮，简文作甄。"蛇亜，即本书后文"蛇甄以利距脑"之"蛇甄"。

[2] 啮而亜头：啮，同齧。咬，啃。亜，读为湮，义同埋。埋，藏。《玉篇·土部》："埋，藏也。"

【语释】

蛇甄，双手相交，反背于身后，以口作噬状并缩头，把头部掩藏。

图 4-17

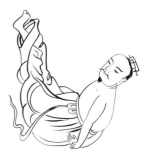

图 4-18

【原文十八】

□傅尻[1]，手傅□。大决者，两手据地，前后足出入间[2]。（图4-19）

【考注】

[1] 傅尻：傅，通拊，抚、拍。尻：臀部。傅尻：将手抚摩臀部。

[2] 前后足出入间：两脚先后出入于两手之间的地方。

【语释】

□抚摩臀部，以手抚摩□。大决者，两手按着地面，两脚先后出入于两手之间。

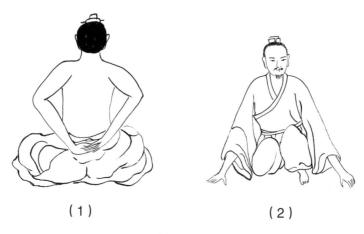

（1）　　　　　　　　　　（2）

图 4-19

【原文十九】

□□者，大决足[1]，右手据左足而俯左右。支落（？）[2]者，以手□要（腰），挢一臂与足□而屈（？）。（图4-20）

【考注】

[1] 大决足：决：同决，张开。《文选·杨雄<甘泉赋>》："开也。"大决足：尽力张开双腿。

[2] 支落：不详。后有"支落以利夜（腋）下"。

【语释】

□□者：尽力张开双腿，右手抓住左脚，俯身左右。支落：用手□腰部，举起一臂和一足而□弯曲……

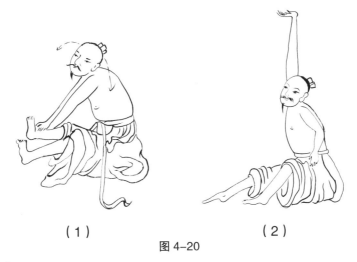

（1） （2）

图 4-20

【原文二十】

受据[1]者，右手据左足，挢左手负[2]而俯左右。参倍者，两手奉[3]，引前两旁轵之[4]。（图 4-21）

【考注】

[1] 受据：当为"爰据"，受为爰字之误，读为猿（猨）。《抱朴子》中有"猿据"，猿同猨，爰据即猨据。

[2] 负：通"伏"。

[3] 奉：即恭敬地捧着、拿着。后作捧。

[4] 引前两旁轵之：引，牵引。轵，推。

【语释】

猿据，右手按着左足，举起左手，将手低下，弯腰向左右。参倍：两手相捧，牵引向前方两旁而用力推拉。

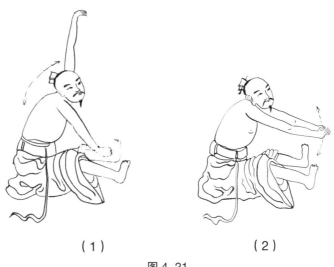

（1） （2）

图 4-21

【原文二十一】

县（悬）前者，俯[1]，挢两手而印（仰）[2]，如寻状[3]。榣（摇）弘（肱）[4]者，前挥两臂，如击状。（图4-22）

【考注】

[1] 俯：低头。

[2] 仰：后仰，此处指抬头。

[3] 如寻状：像寻找东西的样子。寻，搜求，找。

[4] 摇肱：摇，摆动。《说文·手部》："摇，动也。"肱，臂。《说文·又部》："厷，臂上也。"帛书《导引图》中有一图，题记为"鹞北（背）"，图像为一穿蓝色长服之人，两臂左右伸出，做准备击掌的姿态，与本书合。是"鹞北（背）"当为"摇肱"之误释。

【语释】

悬前：低头，举起两手而抬头，像寻找东西的样子。摇肱：向前挥动手臂，像击掌的样子。

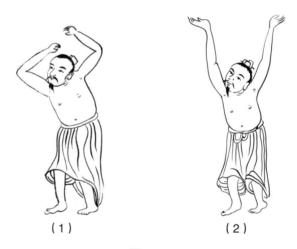

（1）　　　　　　　　　（2）

图4-22

【原文二十二】

反指者，并两手，挢而后匽（偃）[1]，极[2]之。其下者，屈前膝，信（伸）[3]后，危[4]挢一臂，力引[5]之。（图4-23）

【考注】

[1] 偃：仰。《广雅·释言》："仰也。"

[2] 极：穷，限。最大限度。

[3] 信：竹简整理小组注，"当为信字之误，读作伸"，伸直。

[4] 危：高。《庄子·盗跖》："使子路去其危冠，解其长剑。"陆德明释文："危冠，李云：'危，高也。'"

[5]引：拉。《韩非子·人主》："夫马之所以能任重引车致远者，以筋力也。"

【语释】

反指：两手相握上举，身体向后仰，做到最大限度为止。其下：一腿向前屈膝，一腿向后伸直，高高举起一侧手臂，并用力向上牵引。

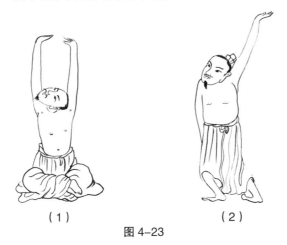

（1） （2）

图 4-23

【原文二十三】

虎引[1]者，前一足，危挢一臂而匽（偃）。引阴[2]者，反昔（错）挢手而俯，极之。（图4-24）

【考注】

[1] 虎引：模仿虎的动作。马王堆汉墓竹简《合阴阳》中有"虎游"，华佗"五禽戏"中有"虎戏"。

[2] 引阴：阴，从动作看，当指腹。竹简整理小组注："与后文阳相对应，其功用分别为活动腹部、背部。"

【语释】

虎引：一脚在前，跨一足，高高举起一侧手臂而后仰头。引阴：双手交叉反背于后并向上抬起，低头，身体向前弯曲，做到最大限度为止。

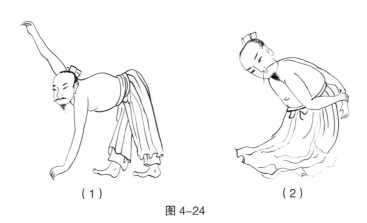

（1） （2）

图 4-24

【原文二十四】

引阳者[1]，前昔（错）两手而印（仰），极之。復鹿者[2]，挢两手，负而俯[3]，极之。（图4-25）

【考注】

[1] 引阳：阳，指背。引阳与前文引阴相对。

[2] 復鹿：復，借为伏。伏鹿，藏匿之鹿。

[3] 负而俯：负，借为伏，面向下卧。负而俯，面向下卧并低头。

【语释】

引阳：两手在前交叉而身体向后仰，做到最大限度为止。復鹿：举起双手，面向下卧并埋头，身体向前弯曲至最大限度。

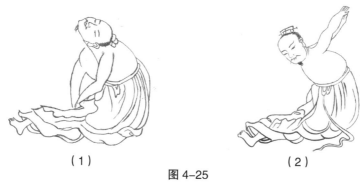

（1） 图4-25 （2）

【原文二十五】

虎匽（偃）[1]者，并两臂，后挥肩上左右。甬莫[2]者，并两手，左右上下挥之。（图4-26）

【考注】

[1] 虎偃：偃，倒伏。《字汇·人部》：“偃，仆也。靡也。”

[2] 甬莫：甬，读为踊，跳跃。即踊蟆，如蝦蟆之跳跃。《说文·足部》：“踊，跳也。”莫，读为蟆，蝦蟆。踊蟆，如蝦蟆之跳跃。《云笈七签》卷三十四有“蝦蟆行气法”，更早的马王堆汉墓竹简《合阴阳》中有“瞻（詹）诸”。蝦蟆即瞻（詹）诸之俗称。

【语释】

虎偃：两臂相并拢，向肩后上下左右挥动（活动肩部）。甬莫：两手相握并上下左右挥动。

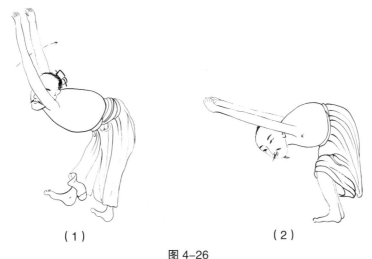

（1）　　　　　　　　　（2）

图 4-26

【原文二十六】

復车 [1] 者，并两臂，左右危 [2] 挥，下正 [3] 挥之。鼻胃 [4] 者，俯而左右抬两臂。（图 4-27）

【考注】

[1] 復车：疑当读为"覆车"，或"伏车"，或"驾车"。

[2] 危：强劲。《广韵·支韵》："危，疾也。"《考工记·弓人》："若是者为之危弓，危弓为之安矢。"郑玄注："危，犹疾也。"

[3] 正：正中。

[4] 鼻胃：鼻，疑借为比，和协。《广韵·脂韵》："比，和也。"《管子·五辅》："为人弟者，比顺以敬。"尹注："比，和也。"是"比胃"义即和协胃部。

【语释】

復车：并拢双臂向左右用力挥动，并向正下方挥动。鼻胃：身体向前弯曲并向两侧抬起两臂。

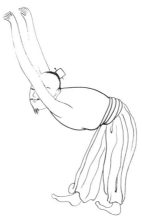

图 4-27

【原文二十七】

度狼[1]者，两手各无（抚）夜（掖）下，旋膺[2]。武指[3]者，前左足，右手前指，信（伸）臂。（图4-28）

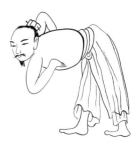

图4-28

【考注】

[1] 度狼：度，读为踱。踥踱，忽进忽退。高大伦《张家山汉简＜引书＞研究》注："即狼踱，帛书《导引图》中有狼顾。"

[2] 旋膺：旋，转动。膺，胸。《说文·肉部》："膺，胸也。"旋膺，扭转胸部。

[3] 武指：武，疑读为舞。《易·繫辞上》："鼓之舞之以尽神。"荀注："舞者，行也。"

【语释】

度狼：两手分别按摩两腋下，并扭转胸部。武（舞？）指：左脚向前伸出，右手指向前方，伸展手臂。

【原文二十八】

引内瘅[1]，危坐[2]，□（右半为"卩"）尻，左手无（抚）[3]项，右手无（抚）左手，上扼（？）[4]，俯，极，因徐纵而精昫（呴）之[5]，端印（仰）[6]而已，定[7]；有（又）复之五[8]而□左右皆十而已[9]。（图4-29）

【考注】

[1] 内瘅：瘅，通疸。王冰注："脾之为病，善发黄瘅，故发瘅也。"内瘅，即内黄，亦称阳黄。本病又见于与《引书》同墓所出《脉书》中。

[2] 危坐：端坐。

[3] 抚：用手按住。孔颖达疏："抚，谓以手按止之也。"

[4] 扼：抓住。

[5] 因徐纵而精昫（呴）之：因，于是；徐，慢慢地。纵，松缓。《说文》："纵，缓也。"精，《广雅·释诂》："精，小也。"昫，吹气。《庄子·刻意》："吹呴呼吸，吐故纳新。"因徐纵而精昫之，于是慢慢地放松并小口地吐出热气。

[6] 端仰：端，直。《说文·立部》："端，直也。"《广雅·释诂》："端，直也。"端仰，正仰着头。

[7] 定：停止。《尔雅·释诂》："定，止也。"《诗·小雅·采薇》："我戍未定，靡使归聘。"郑玄笺："定，止也。"战国《行气玉佩铭》云："行气，深则蓄，蓄则伸，伸则下，下则定，定则固。"

[8] 复之五：复，副词，相当于再。复之五，再做5次。

[9] 左右皆十而已：左，指"左手抚项，右手抚左手"。右，指"右手抚项，左手抚右手"。左右皆十而已，左右各做10次为止。

【语释】

导引治疗阳黄：端坐，□臀部，左手按扶着颈项部，右手抓住左手，并向上牵引，身体向前弯曲，做到最大限度为止，然后慢慢放松，并小口地吐出热气，身体向后仰做到极限并保持住，重复做5次，□左右两边做10次为止。

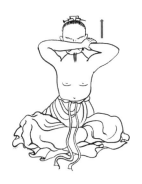

图 4-29

【原文二十九】

项痛不可以雇（顾）[1]，引之[2]，炎（偃）卧□目（？）[3]，信（伸）手足□□□而已[4]，令人从前举其头，极之，因徐直之[5]，休[6]，复之十而已；因□也，力拘毋息[7]，须臾之顷[8]，汗出走（腠）理[9]，极已。（图4-30）

【考注】

[1] 项痛不可以顾：病症。顾，回视。《脉书》云："肩脉，起于耳后，下肩，出肘内廉，出臂外馆上，乘手北（背）。是动则病，颈肿痛不可以顾，项痛不可以顾。"

[2] 引之：用导引术来治疗。

[3] 偃卧□目：导引术在未特别要求的情况下，均睁目进行，本处特别强调，故将缺字臆补为"闭"。偃卧闭目，仰身躺卧，闭合双目。

[4] 手足□□□而已："而"字前缺损字当指做动作的次数。

[5] 因徐直之：直，不弯曲。因徐直之，随后慢慢伸直。

[6] 休：停止，或停顿片刻。

[7] 力拘毋息：拘，制止。息，呼吸时进出的气。力拘毋息，用力屏住呼吸。

[8] 须臾之顷：须臾，片刻。须臾之顷，即过片刻时间。

[9] 腠理：皮肤、肌肉的纹理。有时又指皮肤和肌肉的交接处，合称皮腠。腠理是渗泄液体，流通和合聚元气的场所，有防御外邪侵袭的功能。

【语释】

颈项疼痛不能回头，用导引的方法来治疗：仰卧，闭眼，将手脚伸直□□□□为止，让人在前面用力抬起病人的头部，然后慢慢地放正，停止，反复做10次。因□也，用力屏住呼吸，过一会儿，就会有汗水从皮肤渗出，一直屏住呼吸到极限为止。

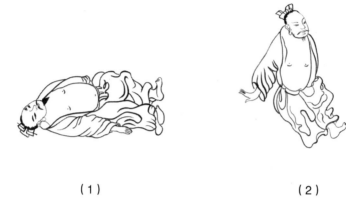

（1）　　　　　　　　　　　（2）

图 4-30

【原文三十】

引瘅[1]病之台（始）也，意回回[2]然欲步，体沝（浸）沝（浸）[3]痛。当此之时，急治八经之引[4]，急虖（呼）急昫（呴）[5]，引阴[6]。渍产（颜）以塞（寒）水如粲（餐）顷[7]，去水[8]，以两手据两簟[9]，尚[10]无（抚）产（颜）而上下榣（摇）之，口謼（呼）謼（呼），皆十而已。（图 4-31）

【考注】

[1] 瘅：通疸，黄疸病。

[2] 回回：迂回曲折貌。王逸注："心纡屈也。"即心中烦闷不安。

[3] 浸浸：逐渐，渐渐。

[4] 八经之引：帛书《导引图》中有"坐引八维"，其图像为"双膝微曲，双手向前后下方分开"，或疑即"坐引八经"之误。

[5] 急呼急呴：快速呼气，快速吹出温气。

[6] 引阴：牵动到腹部及会阴。

[7] 渍颜以寒水如餐顷：渍，浸渍；颜，额头；渍颜以寒水如餐顷，将额头浸渍在冷水中约一顿饭的时间。

[8] 去水：去，撤除，去掉。《广韵·语韵》："去，除也。"去水，去掉水。

[9] 簟：用竹或芦苇编成的席子。

[10] 尚：通上。

【语释】

导引治疗黄疸病初发：病人心中烦乱，坐立不安，想散步排忧，身体逐渐酸痛。这个时候，急用"八经之引"导引，快速呼出热气，牵动腹部及会阴。将额头浸泡在冷水中大约一顿饭的时间，将水倒掉，两手按住簟席，做如同抚摩额头的动作，同时头部上下摇动，口连续吹出温气，都做 10 遍为止。

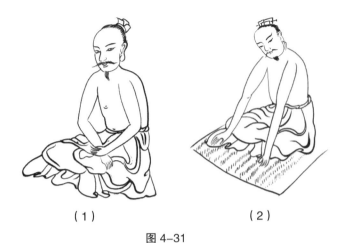

（1） （2）

图 4-31

【原文三十一】

病肠[1]之始也，必前张（胀）。当张（胀）之时，属[2]意少（小）腹而精炊（吹）[3]之，百而已。（图 4-32）

【考注】

[1] 病肠：即肠病，肠病的最初症状为腹胀。《诸病源候论·腹胀候》："腹胀者，由阳气外虚，阴气内结故也。阳气外虚，受风冷邪气。风冷，阴气也。冷结于脏腑之间不散，与脾气相壅，虚则胀，故腹满而气喘。"

[2] 属：聚集，专注。

[3] 吹：呼气，吐气。

【语释】

肠病开始的时候，一定会先腹胀，当感到腹部胀满的时候，意念集中于小腹，然后小口吐气，吐 100 次为止。

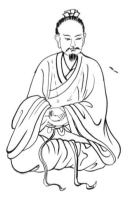

图 4-32

【原文三十二】

病瘘瘅[1]，引之之方，右手把丈（杖），乡壁[2]，毋息[3]，左足踱[4]壁，卷（倦）而休；亦左手把丈（杖），右足踱壁，亦卷（倦）而休。头气下流[5]，足不瘘瘅[6]，首不踵肌[7]，毋恒服之[8]。（图4-33）

【考注】

[1] 病瘘瘅：瘘，病。《集韵·屋韵》："瘘，病也。"瘅，字书无此字，字从广，从豊得声。瘘瘅，音义似与醪醴相关，疑为酒病，饮而无度，故多湿，有痿痹。

[2] 乡壁：乡，面向。乡壁，面对墙壁。

[3] 毋息：屏住呼吸。

[4] 踱：以脚踏地。

[5] 头气下流：头顶上的阳气往下流通。《脉书》中云："气者，利下而害上，从煖而去清，故圣人寒头而煖足。治病者取有徐（余）而益不足，故气上而不下，则视有过之脉，当环而灸之。"《脉书》所云"气"即指阳气。其理论与本书一致。

[6] 痿瘅：古痿，身体某一部分萎缩或失去功能，不能行动。《说文·广部》："痿，痹也。"段玉裁注："古多痿痹联言，因痹而痿也。"《素问·痿论》："居处相湿，肌肉濡渍，痹而不仁，发为肉痿。"瘅，殆为痹之讹，麻木。《玉菡山房辑佚书》引《苍颉篇》："痹，手足不仁也。"痿痹，肢体不能动作之病。

[7] 首不踵肌：踵，读为腫。《吕氏春秋·尽数》："郁处头则为腫为风，处鼻则为肌为窒。"是腫与窒当为头部疾病。肌，借为齂，鼻塞。《释名·释疾病》："鼻塞曰齂，齂，久也。涕久不通，遂至窒塞也。"

[8] 毋恒服之：服，实行。毋恒服之，没有事的时候要常常这样做。

【语释】

因饮酒无度而患痿痹，导引治疗的做法：右手握住木棍，面向墙壁，屏住呼吸，左脚踏墙壁，感到疲倦时就停止；再用左手握住木棍，右脚踏墙壁，同样感到疲倦时就停止。这样做可以使头上的阳气顺着经脉往下流通，脚就不会发生痿痹，头不会肿，鼻子不会塞、流清涕，空暇的时候要经常这样做。

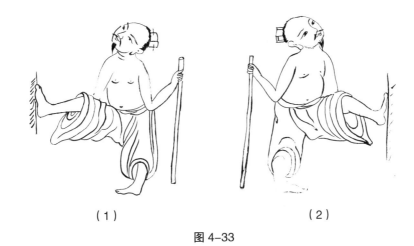

图 4-33

【原文三十三】

引诎（屈）筋[1]，夸（跨）立[2]，据两股，壹倚左[3]，信（伸）右股[4]，郄（膝）傅（附）地；壹倚右，信（伸）左足股，郄（膝）傅（附）地，皆三而已。（图 4-34）

【考注】

[1] 屈筋：筋肉萎缩，筋急而成曲急也。一说，筋挛，筋肉拘挛。《灵枢·刺节真邪篇》："虚邪搏于筋，则为筋挛。"又，"脉弗荣则筋急。"

[2] 跨立：跨，骑。跨立，相当于今天所说的骑步。

[3] 壹倚左……，壹倚右……：壹……，壹……，犹云一……，一……。倚，偏斜。

[4] 伸右股：本段下文有"伸左足股"与"伸右股"相对，故疑股前夺"足"字。伸右足股，伸直右腿足。

【语释】

导引治疗筋脉挛缩：两腿分开跨步站立，双手按在两腿上，先重心偏于左腿，伸展右腿，右膝附着于地；再重心偏于右腿，伸展左腿，左膝附着于地，都做 3 次为止。

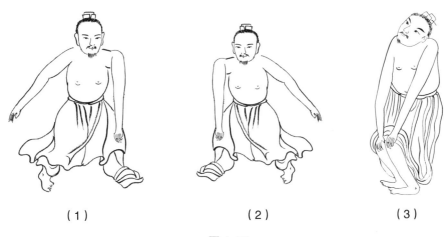

图 4-34

63

【原文三十四】

苦两足步不能钩（均）而郄（膝）善痛[1]，两肑[2]善塞（寒），取木善削之[3]，令其大把，长四尺，系其两端，以新纍[4]县（悬）之，令其高地四尺，居[5]其上，两手空（控）纍而更蹶[6]之，朝为千，日中为千，莫（暮）为千，夜半为千，旬而已。（图4-35）

【考注】

[1] 苦两足步不能均而膝善痛：苦，病。此句意为，病两足不能均匀行走，膝部常常疼痛。

[2] 肑：小腿。

[3] 取木善削之：善，好好的。帛书《五十二病方》："善伐米大半升。""善削瓜壮者。"取木善削之，选取木条好好地修治加工。

[4] 纍：绳索。《说文·系部》："纍，大索也。"《广雅·释器》："纍，索也。"

[5] 居：坐。

[6] 蹶：踢，踏。

【语释】

两脚行走步态不均衡且膝盖多疼痛，两小腿经常发凉：选取一根木条好好地刮削，使木条大约手握般粗细，长4尺，用新绳索拴住木条的两端，将其悬吊起来，使其离地面4尺高，人坐在木条上，两手抓住绳索，交错踢动两脚。早上做1 000次，中午做1 000次，傍晚做1 000次，半夜做1 000次，连续做10天为止。

【原文三十五】

引踝[1]痛，在右足内踝，引右股阴筋[2]；在外踝，引右股阳筋[3]；在足内踝[4]，引左股阴筋；在外踝，引左股阳筋。此皆三而已。（图4-36）

【考注】

[1] 踝：踝骨，小腿和脚交接处，左右两旁凸起的部分。《说文·足部》："踝，足踝也。"段玉裁注："踝者，足左右骨隆然圜者也。在外者谓之外踝，在内者谓之内踝。"

[2] 引右股阴筋：高大伦《张家山汉简＜引书＞研究》注，"疑指前文'引阴筋'的术式"。

[3] 引右股阳筋：高大伦《张家山汉简＜引书＞研究》注，"疑指前文'引阳筋'的术式"。具体做法是"以足摩肑，阴阳各三十而更。正伸两足三十，曰引阳筋"。三十而更，正伸右足三十。

[4] 足内踝：足前缺一"左"字。

【语释】

导引治疗踝关节疼痛：如果痛在右脚内踝，就导引右大腿阴筋；如果痛在右脚外踝，则导引右大腿阳筋；如果痛在左脚内踝，就导引左大腿阴筋；如果痛在左脚外踝，则导引左大腿阳筋。都做 3 次为止。

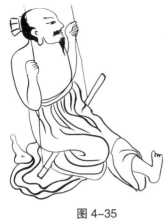 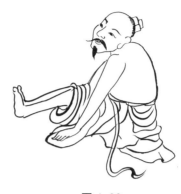

图 4-35　　　　　　　　　　　图 4-36

【原文三十六】

引䏝（膝）痛[1]，右䏝（膝）痛，左手据权[2]，内挥右足[3]，千而已；左䏝（膝）痛，右手据权，而力挥左足，千而已。左手句（勾）左足指（趾）[4]，后引[5]之，十而已；右（又）以左手据权，右手引右足指（趾），十而已。（图 4-37）

【考注】

[1]膝痛：亦见于帛书《导引图》，图像作屈膝之状。

[2] 据权：据，抓。权，本为木名，此泛指木柱。睡虎地秦墓竹简《封诊式》"经死"："丙尸县其室东内中北廦权。"据权，抓住木柱。

[3] 内挥右足：内，承下文"力挥左足"，内当为"力"之讹。

[4] 左手勾左足趾：承下文"右手引右足趾"，"左手勾左足趾"前夺"左以右手据权"句。

[5] 引：拉。《韩非子·人主》："夫马之所以能任重引车者，致远道者，以筋力也。"

【语释】

导引治疗膝痛：若右膝痛，则左手抓住木柱，用力摆动右脚，做 1 000 次；若左膝痛，则右手抓住木柱，用力摆动左脚，做 1 000 次。（右手抓住木柱）左手勾住左脚趾，向后拉，做 10 次；再左手抓住木柱，右手拉拽右脚趾，做 10 次。

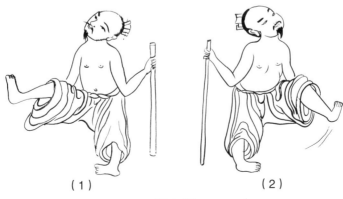

（1）　　　　　　　　　　　（2）

图 4-37

【原文三十七】

股□（左半为"阝"）□□（左半为"迷"）痛[1]，引之，端坐，信（伸）左足，挢右臂，力引之；其在右，信（伸）右足，挢左臂，而力引之，十而已。（图4-38）

【考注】

[1] 高大伦《张家山汉简＜引书＞研究》注："本句残泐过甚，但承上文已依次叙述'两足''引踝''引膝'推之，本条当指大腿疾病的导引治疗方法。"

【语释】

大腿……痛用导引法治疗：端坐，如果是左腿疾病，则伸展左腿，用力上举右臂；如果右腿疾病，则伸展右腿，用力上举左臂，都做10次。

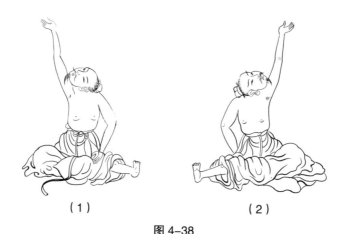

（1）　　　　　　　　　　　　（2）

图4-38

【原文三十八】

苦两手少气[1]，举之不鉁（钧）[2]，指端湍湍善痹（痹）[3]，贾（假）缚两胕于两胁[4]，而力挥之，朝、日中、夜半皆为千，旬而已。（图4-39）

【考注】

[1] 苦两手少气：苦，病。少气，无力也。

[2] 钧：均匀。

[3] 指端湍湍善痹：端，首。湍湍，本指水势急而旋。本症疑为手指挛急，俗称鸡爪风，是指手指拘急挛曲，难以屈伸，而腕部以上活动自如。手指挛急，常有麻木、酸楚、疼痛等症状。

[4] 假缚两胕于两胁：假，不真实。胕，同肘。《吕氏春秋·审时》："先时者，暑雨未至胕动，蚼蛆而多疾。"

【语释】

两手无力，抬手时两手上举力量、高度不一致、不均匀，指端拘急挛曲，难以屈伸，常感麻木、酸痛，想象将两肘捆绑在两胁部位，两肘贴着两胁用力摆动，早上、中午、半夜各做1 000次，做满10天为止。

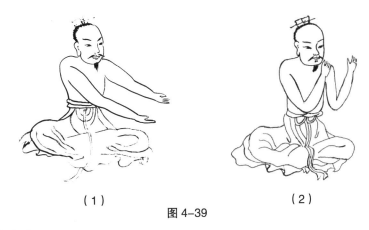

（1）　　　　　　　　（2）

图 4-39

【原文三十九】

引肠辟[1]，端伏[2]，加颐枕上[3]，交手颈下，令人践亓（其）要（腰），毋息[4]，而力举尻，三而已。亓（其）病不能自举者，令人以衣[5]为举亓（其）尻。（图4-40）

【考注】

[1] 肠辟：痢疾。于豪亮《居延汉简补释》注："肠辟即是痢疾。"

[2] 端伏：伏，面向下卧。端伏，直身面向下卧。

[3] 加颐枕上：加，放置。颐，下巴。加颐枕上，将下颏放置在枕头上。

[4] 毋息：屏住呼吸。

[5] 衣：同依，靠着。

【语释】

导引治疗痢疾：直身俯卧，将下巴放在枕头上，双手交叉放在颈部下方，让人踩踏病人的腰部，嘱病人屏住呼吸，并力上抬臀部，做3次，若病人病情严重不能自己抬起臀部，则依靠他人的帮助抬起臀部。

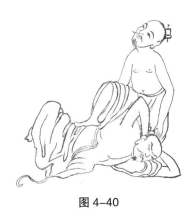

图 4-40

【原文四十】

引北（背）甬（痛），熊经十[1]，前据（?）十，端立，夸（跨）足[2]，前后俯[3]，手傅

（附）地[4]，十而已。（图 4-41）

【考注】

[1] 熊经：术式名，最早见于《庄子·刻意》："熊经鸟伸，为寿而已。"亦见于《淮南子》《导引图》。

[2] 跨足：做跨骑站立姿势。

[3] 前后俯：前俯后仰。

[4] 手傅（附）地：手触摸地面。

【语释】

导引治疗背痛：做熊经导引法 10 次，前据导引法 10 次，上身端正，两腿跨步站立，身体前俯后仰，手触摸地面，反复做 10 次为止。

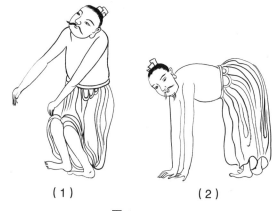

（1）　　　　　　（2）

图 4-41

【原文四十一】

引要（腰）甬（痛），两手之指夹脊[1]，力轵[2] 以印（仰），极之；两手奉尻，傅[3] 头，揗之[4]，头手皆下至踵，三而已。（图 4-42）

【考注】

[1] 夹脊：脊，字从肉，从责得声，通脊。夹脊，夹腰肾之俞也，可治腰痛，今亦常用之。

[2] 轵：借为尿。木络丝车之摇把，泛指曰柄。此引申为执持。本文尿做动词用。

[3] 傅：竹简整理小组注："疑为'俯'字之误"。通区。《荀子·非十二字》杨注引"傅霖"作"区瞀"。区，通句，弯曲。

[4] 揗之：揗，按摩。《说文·手部》："揗，摩也。"

【语释】

导引治疗腰痛：两手用力捏住腰脊两旁，同时尽力将身体向后仰，做到极限为止；双手捧住臀部，低头身体前屈，手顺着向下按摩，头和手都低垂到脚跟，反复做 3 次为止。

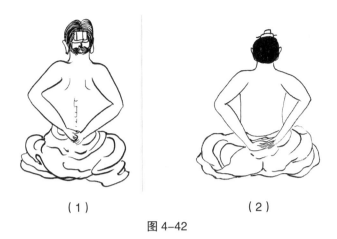

（1） （2）

图 4-42

【原文四十二】

支（肢）尻之上甬（痛）[1]，引之，为木鞠谈（蹋）[2]，卧以当甬（痛）者[3]，前后橹（摇）之，三百而休；举两足，指上[4]，手抚席，举尻以力引之，三而已。（图 4-43）

【考注】

[1] 肢尻之上痛：肢，本指人体两臀两腿，此处特指双大腿。尻，臀部。肢尻之上痛：腿臀之上疼痛。

[2] 木鞠蹋：鞠，古代一种用革制的球。《说文·革部》："鞠，蹋鞠也。"木鞠，木制的球。蹋，同踏。《说文·足部》："蹋，践也。"又，蹋，踢。《篇海类编·身体类·足部》："蹋，蹋鞠，踢球也。"

[3] 卧以当痛者：以，助词，相当于"其"。当，值。《广韵·唐韵》："当，值也。"《脉书》："当环而灸之。"

[4] 指上：指，指向。

【语释】

臀、腿以上部位疼痛用导引法治疗：制作一个木球，让病人躺卧并将木球顶在痛处，前后摇动木球，反复摇动 300 次；将双腿举向上方，双手按在簟席上，用力抬起臀部并向上牵引，反复做 3 次为止。

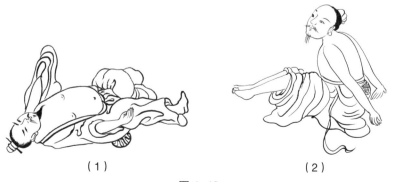

（1） （2）

图 4-43

【原文四十三】

益阴气[1]，恒坐夸（跨）股[2]，勿相悔食[3]，左手据地，右手把饭，垂[4]到口，咽吸饭气，极，因饭之，据两股，折[5]要（腰），信（伸）少（小）腹，力极之，勿欼[6]（歠）咽，有（又）复之，三而已。（图4-44）

【考注】

[1] 益阴气：益，增加。阴气，与阳气相对，指人体之营气。

[2] 恒坐跨股：恒，固定不交。恒坐跨股，保持固定坐姿，跨开双腿。

[3] 勿相悔食：高大伦《张家山汉简＜引书＞研究》注，"相，选择；悔，借为晦，月终，阴之尽。此句是说不能选择月终之日进食（及导引），因阴历每月最后一天，阴气殆尽，不利治疗'益阴气'"。

[4] 垂：将近。

[5] 折：弯曲。

[6] 欼：饮，食。

【语释】

导引增加阴气：保持张开双腿而坐的姿势不变，不能选择月终之日进食及导引，左手按在地上，右手端饭，将饭递到嘴边，先用力吸取饭菜散发出来的气味，然后把饭吃掉，双手按着大腿，向后弯腰，伸展小腹，用尽全力拉伸，嘴里不要吞咽食物，这样反复做2次，以上完整动作做3次。

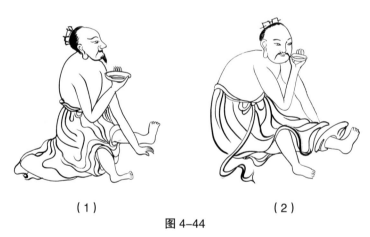

（1） （2）

图 4-44

【原文四十四】

引疝[1]，其在左，反左手头上[2]，右手句（勾）左手而力引之；其在右，反右手头上，左手而力引之[3]。危坐[4]，夸（跨）股，□手交指[5]以摩面，以下盾（揗）[6]之至股，而前轵[7]手，反而举之，而力引之，壹上壹下，壹左壹右而休。（图4-45）

【考注】

[1] 疝：某种病症，字残。

[2] 反左手头上：将左手反背在头上。

[3] 左手而力引之：据前文可知"手"字后应有"句（勾）右手"。

[4] 危坐：正坐，端坐。

[5] □手交指：高大伦《张家山汉简＜引书＞研究》注，"残损字拟补为两"。

[6] 揩：抚摩。

[7] 轵：推。

【语释】

导引治疗疝病：若病症在左侧，则将左手反背在头上，右手勾住左手并用力向下拉；若病症在右侧，则将右手反背在头上，左手勾住右手并用力向下拉。端坐，张开双腿，两手十指交叉按摩面部，并顺着向下按摩到大腿，然后保持双手交叉掌心向外，将手臂伸直，上举至头顶，并用力向上牵引，一上一下，一左一右而止。

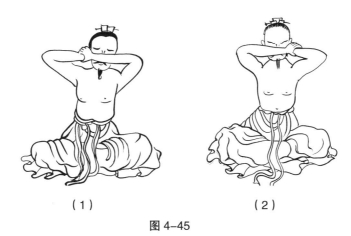

（1） （2）

图 4-45

【原文四十五】

引足下筋痛[1]，其在左足，信（伸）左足，右股危坐，右手据地，左手句（勾）左足指（趾）；其右也，信（伸）右足，左股危坐，左手据地，右手勾右足指（趾），力引之，三而已。（图 4-46）

【考注】

[1] 足下筋痛：即足及小腿转筋。

【语释】

导引治疗足下筋痛：若筋痛在左腿，则伸直左腿，右腿端坐，右手按地支撑身体，左手勾住左脚趾用力牵拉；若筋痛在右腿，则伸直右腿，左腿端坐，左手按地支撑身体，右手勾住右脚趾用力牵拉，反复做 3 次为止。

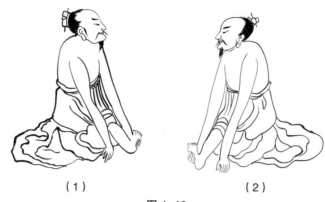

（1）　　　　　　　　　　　（2）

图 4-46

【原文四十六】

引蹶[1]，危坐，信（伸）左足，右足支[2]尻，右手抚[3]股，左手句（勾）左足之指（趾）而引，极之，左右皆三而已。（图 4-47）

【考注】

[1] 蹶：同厥。王冰注："厥，谓足逆冷也。"

[2] 支：支撑。

[3] 抚：用手按着。

【语释】

导引治疗腿脚行动障碍的疾病：端坐，伸直左腿，右腿支撑臀部，右手按着左腿避免其弯曲，左手勾住左脚趾用力往上拉到极限为止，左右都做 3 遍为止。

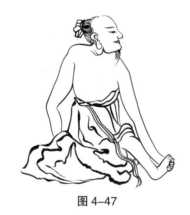

图 4-47

【原文四十七】

引瘴（癃）[1]，端立，抱柱，令人口（右半为"付"）其要（腰）[2]，毋息，而力引尻。（图 4-48）

【考注】

[1] 瘴（癃）：小便不利。《素问·宣明五气篇》："膀胱不利为癃。"

[2] □（右半为"付"）其腰：高大伦《张家山汉简＜引书＞研究》注，"残缺字疑为拊，拍、抚"。马王堆汉墓帛书《五十二病方》中有治瘿病用热臀部周围的治疗方法。整理小组按："《针灸甲乙经》所记载臀部附近的穴位多主治瘿病，如胞肓、秩边、八髎、委中等。"本病用导引治疗，"力引尻"与帛书和《甲乙经》义同。

【语释】

导引治疗小便不利：直立，双手抱柱，让人按住病人腰部，嘱病人屏住呼吸，用力将臀部向上提。

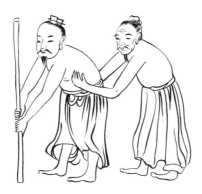

图 4-48

【原文四十八】

□（右半为"寺"）□（右半为"嵩"）上□（右半为"巨"）[1]，敦踵[2]，壹敦左，壹敦右，三百而已。信（伸）左足，右手据右郄（膝），左手抚左股，而引左之股三，有（又）引右股三；□[3]，因呴（呴）之三十，去卧，据[4]则精虖（呼）之三十，精呴（呴）之三十，炊（吹）三十[5]，端谈（偃），吸精气而咽之，膜[6]少（小）腹，以力引阴[7]，三而已。（图 4-49）

【考注】

[1] □□上□：高大伦《张家山汉简＜引书＞研究》注，"本句残缺过多，不知指何病，据后文'敦踵以利胸中'推之，疑指胸部病症"。

[2] 敦踵：敦，读为顿，以足叩地。

[3] □：高大伦《张家山汉简＜引书＞研究》注，"据后文'去卧'，此处缺损字拟补为'卧'"。

[4] 据：直项。高大伦《张家山汉简＜引书＞研究》注："直项。"

[5] 精呴之三十，吹三十：高大伦《张家山汉简＜引书＞研究》注，"小口吐出热气，小口吐出凉气"。

[6] 膜：胀起。

[7] 阴：前阴。

【语释】

导引治疗□□上□：用力顿足跟，一顿左，一顿右，左右都做 300 遍。伸直左腿，右手按在右膝上，左手按摩左侧大腿然后牵拉左腿 3 次，用同样的方法牵拉右腿 3 次；躺下，慢慢吐气 30 次，然后起身，直项，小口呼气 30 次，小口吐出热气 30 次，小口吐出凉气 30 次，直身仰卧，吸进精气并吞咽下去，使小腹胀起，用力提前阴，反复做 3 遍为止。

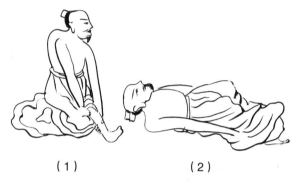

（1）　　　　　　（2）

图 4-49

【原文四十九】

引瘚[1]，卧，诎（屈）两郄（膝），直踵，并摇（摇）三十，日引（？）□[2]。（图 4-50）

【考注】

[1] 瘚：气逆，也作"厥"。《说文》："瘚，逆气也。"

[2] 日引□：高大伦《张家山汉简＜引书＞研究》注，"缺损字殆指导引次数"。日引□，每天导引□□次为止。

【语释】

导引治疗气逆：仰卧，弯曲两膝，伸直脚跟，同时摇动脚跟 30 次，每天导引（□次为止）。

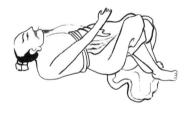

图 4-50

【原文五十】

□凫沃三十[1]，虎雇（顾）三十，有（又）复炎（偃）卧如前，二十而休；有（又）起，危坐，凫沃四十，虎雇（顾）四十，复炎（偃）卧如前，三十而休；因起[2]，凫沃五十，虎雇（顾）五十而已。（图 4-51）

【考注】

[1] □凫沃三十：高大伦《张家山汉简＜引书＞研究》注，"缺损内容不详，依本书体例，当有病症名，以导引术式和本书行文看，或指颈项部位患病"。

[2] 因起：随后起来。

【语释】

□做凫沃导引法 30 次，虎顾导引法 30 次，然后仰卧位做凫沃、虎顾 20 次；再起来，端坐，做凫沃 40 次，虎顾 40 次，再仰卧位做凫沃、虎顾 30 次为止；随后再起来，做凫沃 50 次，虎顾 50 次为止。

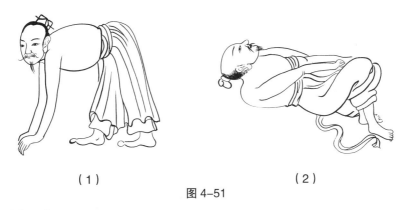

（1） （2）

图 4-51

【原文五十一】

引膌（膺）[1]痛，前膌（膺）后手[2]十，引信（伸）十，后反复十而已[3]。（图 4-52）

【考注】

[1] 膌：胸部。

[2] 前膌后手：胸往前挺，手向后摆。

[3] 后反复十而已：后者反复做 10 次为止。

【语释】

导引治疗胸痛：胸往前挺，手向后摆，连续做 10 次，牵引伸展上半身做 10 次，然后如前法反复做 10 次停止。

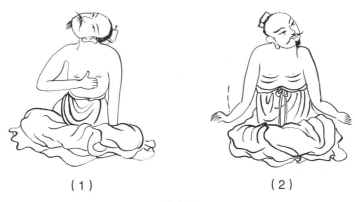

（1） （2）

图 4-52

【原文五十二】

夜日卧厥[1]，学（觉）心腹及匈（胸）中有痛[2]者，无（抚）之以手而精炊（吹）之，三十而已。（图4-53）

【考注】

[1] 厥：病名，指气闭、晕倒，或四股僵直。

[2] 觉心腹及胸中有痛：此为太阳、少阴脉厥病的症状。《素问·厥论》：“阴厥逆胕急挛心痛引腹。”“少阴之厥则口干尿赤腹满心痛。”

【语释】

白天或者晚上睡觉时突发厥病，感觉心腹及胸中疼痛：用手按抚痛处，然后缓慢地小口吐热气，做30次。

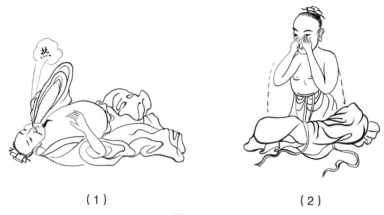

（1）　　　　　　　　　　（2）

图 4-53

【原文五十三】

引心痛，系纍长五寻[1]，系其衷（中）[2]，令其高丈，两足践板，端立，两手空（控）纍，以力偃[3]，极之，三而已。一曰：夸（跨）足，折要（腰），空（控）丈（杖）而力引之[4]，三而已。一曰：危坐，手操左捐（腕）[5]而力举手，信（伸）臂，以力引之，极，因下手摩面，以下印[6]两股，力引之，三百而已。（图4-54）

【考注】

[1] 系纍长五寻：系，连属。纍，绳索。寻，古代长度单位，八尺为一寻。《说文·寸部》：“度人两臂为寻，八尺也。”西汉一尺约合今23厘米，五寻约9.2米。系纍长五寻，连缀一根长约五寻的绳索。

[2] 系其中：系，连接。系其中，拴住中间。

[3] 偃：通“按”。按，抑。

[4] 控杖而力引之：用木杖作为导引或治病的器械，在汉初常见，如帛书《导引图》“以杖通阴阳”，图像为一人两手握木杖状。《脉书》中又有“大杖重履”疗少阴之脉病的说法。

[5] 手操左腕：操，握持。《说文·手部》："操，把持也。"段玉裁注："把者，握也。"手操左腕，用右手握住左腕。以下无"手操右腕"语者，因心在左故也。

[6] 印：同按，往下压。马王堆汉墓帛书《老子甲本·德经》："高者印之。"今本《老子》作"高者抑之"。

【语释】

导引防治心痛：连缀一根长五寻（大约 10 米）的绳子，系住绳子的中央，使绳子离地面一丈高，病人两脚踩在木板上，身体直立，两手拉着绳子，用力向后仰，达到极限为止，做三次。一种说法是：跨开双腿，弯腰，手握木棍而用力向前牵引，做 3 次。另一种说法是：端坐，右手握住左腕用力举至头顶，伸直手臂，用力往上牵引，到极限为止，然后将手放下，用手按摩面部，顺着往下按摩至两腿，并用力按两腿，做 300 次。

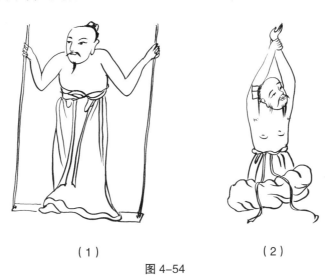

（1） （2）

图 4-54

【原文五十四】

引阴[1]，端坐，张两股，左手承下[2]，右手无（抚）上[3]，折要（腰），信（伸）少（小）腹，力引尻。（图 4-55）

【考注】

[1] 阴：高大伦《张家山汉简＜引书＞研究》注，"据后文'力引尻'，本条似为引后阴，约为痔疮、脱肛、子宫脱垂一类病症"。

[2] 左手承下：下，足下，地下。承，捧着，托着。

[3] 右手抚上：上，头上。

【语释】

导引治疗阴部病症：端坐，张开双腿，左手托捧足下，右手抚摩头上，向后弯腰，伸展小腹，用力将臀部向上提。

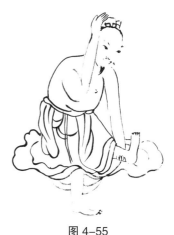

图 4-55

【原文五十五】

引颓（穨）[1]，肠穨及筋穨[2]，左手据左股，诎（屈）左郄（膝），后信（伸）右足，诎（屈）右手而左雇（顾）三；有（又）前右足，后左足，曲左手，雇（顾）右，三而已。有（又）复挢两手以偃，极之三；挢左臂以偃，极之；挢右臂，左手据左尻以偃，极之，此皆三而已。（图 4–56）

【考注】

[1] 颓（穨）：通隤，阴部病，即疝气。

[2] 肠穨及筋穨：肠穨，狐疝，是指站立或行走时小肠外出腹腔滑入阴囊，平卧时又缩回腹腔的病症，如狐之出入无常。筋穨，即筋疝，是指阴茎疼痛急缩，或痒或肿，或溃破流脓，或兼阳痿，并有白色黏液随尿排出的病症。多由肝肿湿热、房室劳伤所致。

【语释】

导引防治疝疾（疝气），治狐疝和筋疝：左手按在左腿上，弯曲左膝，向后伸直右腿，弯曲右手，向左转头 3 次；再弯曲右腿，右手放在右腿上，向后伸直左腿，弯曲左手，向右转头 3 次。再举起双手并后仰至极限，做 3 次；举起左臂后仰至极限；举起右臂，左手按住左臀而后仰至极限，以上都做 3 次。

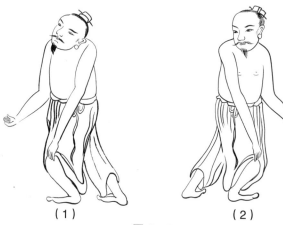

（1）　（2）

图 4–56

【原文五十六】

引腹甬（痛），县（悬）纍版（板）[1]，令人高去地尺，足践其上，手空（控）其纍，后足，前应[2]力引之，三而已。因去伏[3]，足距[4]壁，固箸（着）[5]少（小）腹及股郄（膝）于席，两手据，揆[6]上，稍举头及膺而力引腹，极，因徐直之；已，有（又）复之，三而已。因力举尻，极，三而已。（图 4–57）

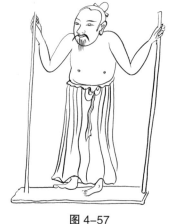

图 4–57

【考注】

[1] 悬纍板：悬，吊挂。《正字通·心部》："悬，挂也。"悬挂板，用绳索吊挂木板。

[2] 前应：应，当读作"膺"。后足前膺：脚向后蹬，胸往前挺。

[3] 伏：趴着。

[4] 距：通拒，抗拒。

[5] 固着：固，坚固。着，著之俗字。

[6] 挨：疑读为突，突起之物。竹简整理小组注："读为枕。"

【语释】

导引治疗腹痛：用绳子悬吊一块木板，使其离地一尺高，让病人站在木板上，两手抓住绳子，脚向后蹬，胸往前挺，用力牵引，做3次。然后离开木板，俯卧，双脚抵着墙壁，将小腹及腿紧贴在席子上，双手按住席子，往上突起，稍微抬起头和胸而用力牵引腹部，做到极限，然后慢慢直起身子；休息一会儿，再从头开始做，做3次。接着用力抬起臀部，达到极限，做3次。

【原文五十七】

苦腹张（胀）[1]，夜日谈（偃）卧[2]而精炊（吹）之三十；无益[3]，精虖（呼）[4]之十；无益，精昫（呴）之十；无益，复精炊（吹）之三十；无益，起，治八经之引[5]。去卧，端伏，加两手枕上，加头手上，两足距壁，兴心[6]，印颐[7]，引之，而贾（固）箸（着）少（小）腹及股郄（膝），三而已。去卧而尻壁，举两股，两手绚（钩）两股而力引之，极之，三而已。□吴[8]。（图4-58）

【考注】

[1] 苦腹胀：苦，病。腹胀，病名。《诸病源候论·腹胀候》："腹胀者，由阳气外虚，阴气内积故也。阳气外虚，受风冷邪气。风冷，阴气。冷积于腑脏之间不散，与脾气相壅，虚则胀，故腹满而气喘也。"

[2] 夜日偃卧：夜晚、白天都要仰卧。

[3] 无益：益，利益。无益，无益于病，即病情不见好转。

[4] 呼：吐气，使气从口或鼻中出来，与"吸"相对。

[5] 八经之引：导引术式。也见于帛书《导引图》第37图，原释作"坐引八维"。彭浩《张家山汉简＜引书＞初探》疑"维"系"经"之误释。图像作"裸上体，兰裳，赤足，双膝微曲，双手向前后下方分开"之状。按：《导引图》不误而《引书》误。"八维"释见前。

[6] 兴心：心，动。兴心，发动心，即心情愉悦。

[7] 印颐：印，读为抑，按。颐，下巴。印颐，按着下巴。

[8] □吴：彭浩《张家山汉简＜引书＞初探》认为系抄写者之名。

【语释】

患腹胀，白天和晚上仰卧并小口吐凉气 30 次；病情不见好转，小口呼热气 10 次；病情不见好转，小口吐凉气 10 次；病情不见好转，再小口吐凉气 30 次；病情不见好转，起身，用八经（维）导引法来治疗。端直俯卧，将双手放在枕头上，头压在手上，两脚抵着墙壁，保持心情愉悦，用力往下压下巴，同时将小腹及腿紧贴在席子上，做 3 次。再取仰卧位，将臀部抵触墙壁，举起双腿，用双手勾住双腿并用力牵拉至极限，做 3 次。□吴。

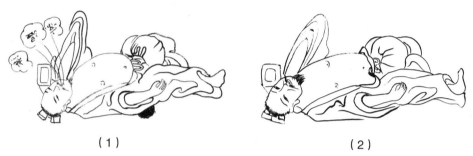

（1）　　　　　　　　　　　　　　（2）

图 4-58

【原文五十八】

引虖[1] 及欬（咳），端立，将壁[2]，手举颐，稍去壁，极而已。（图 4-59）

【考注】

[1] 虖：本义为虎吼。《说文》："虖，哮虖也。"此处指哮喘。

[2] 将壁：将，扶。《广雅·释言》："将，扶也。"

【语释】

导引治疗哮喘及咳逆：直立，扶着墙壁，和墙壁保持一点点距离，用手将下巴抬起至极限。

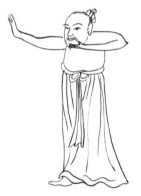

图 4-59

【原文五十九】

引肩痛，其在肩上，爰行[1] 三百；其在肩后，前据[2] 三百；其在肩前，后复[3] 三百；其在腋下，支落[4] 三百；其在两肩之间痛危，坐夸（跨）股，把捾（腕），印[5] 股，以力摇（摇）肩，百而已。（图 4-60）

【考注】

[1] 爰行：爰，通猨。猨即猿。猿行，如猿行走之貌，为导引术式。帛书《导引图》中有"爰墟"，图像为着蓝色长服，束腰，右手向上斜伸，左手向下斜展，似啸呼状。

[2] 前据：当为导引术式，动作内容不详，疑与"后复（覆）"相对。

[3] 后复：复，当读为覆。后覆为导引术式名。

[4] 支落：导引术式，动作为"以手□要（腰），挢一臂与足□而屈（？）"。

[5] 印：读为抑，按。

【语释】

导引治疗肩痛：若肩上痛，则做猿行导引术 300 次；若肩后痛，则做前据导引术 300 次；若肩前痛，则做后覆导引术 300 次；若腋下痛，则做支落导引术 300 次；若两肩之间痛，则端坐，跨开两腿，一手抓住另一手手腕，按在大腿上，并用力摇动肩部，做 100 次。

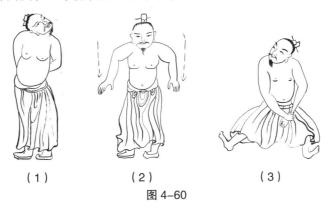

（1） （2） （3）

图 4-60

【原文六十】

引瘛[1]，其在胁[2]，左手据壁，右手据尻，前左足，诎（屈）其郄（膝），信（伸）右足而力引之，极；因前右足，诎（屈）其郄，信（伸）左足，各三而已。（图 4-61）

【考注】

[1] 瘛：瘛瘲，即抽风。《素问·玉机真藏论》："病筋脉相引而急，病名曰瘛。"

[2] 其在胁：病痛在胁。《五十二病方》："婴儿瘛者，目繲邪然，胁痛，息嘤嘤然，矢不化而青。"

【语释】

导引治疗筋脉拘急抽搐：若病痛在胁，则左手按在墙上，右手按着臂部，左腿在前屈膝，右腿向后用力伸展，尽力牵拉，做到极限；随后又向前迈右足并弯曲膝部，伸展左足，尽力牵拉，各做 300 次为止。

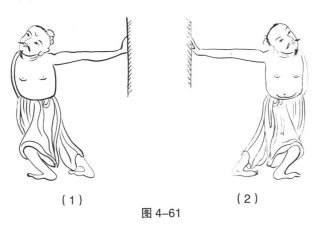

（1） （2）

图 4-61

【原文六十一】

引辟[1]，在 [左] 颊[2]，右手据右颤（？）[3] 之发，信（伸）左手而右手引之；在右颊，引之如左，皆三而已。厕比十，阳见十，凫沃十。端立，被（披）发，敦踵三百，却步[4]三百而休。（图 4-62）

【考注】

[1] 辟：读为僻。邪也，旁也。似指口眼㖞斜一类病症。《庄子·田子方》："口辟焉而不能言。"

[2] 在左颊：言口眼㖞斜于左面。

[3] 颤：头不正。《说文·页部》，"颤，头不正也。"本与头有关，此处据原文当指头侧部位。

[4] 却步：殆指回旋折转地行走。

【语释】

导引治疗口眼㖞斜：若病在左侧脸颊，则用右手抓住右侧头顶的头发，伸出左手协助右手（向上）牵拉；若病在右侧脸颊，导引方法同左侧，都做 3 次。做厕比导引术 10 次，阳见导引术 10 次，凫沃导引术 10 次。直立，披散着头发，顿足跟 300 次，却步（回旋折转地行走）300 次为止。

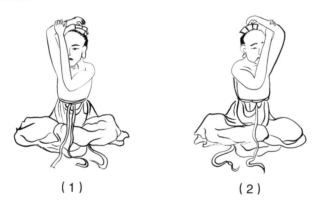

（1）　　　　　　　　（2）

图 4-62

【原文六十二】

引瞋（喉）痹[1]，无（抚）乳，上举颐，令下齿包上齿，力印（仰），三而已。其病甚，令人骑其北（背），无（抚）颥[2]（颜）举颐而印（仰）之，亟（极）而已。（图 4-63）

【考注】

[1] 瞋（喉）痹：喉中闭塞不通，是咽喉肿痛病症的统称。

[2] 颥：额头，即发际以下眉以上两额骨间的部分。

【语释】

导引治疗喉痹：双手按在胸乳部，向上抬举下巴，让下牙齿包住上牙齿，用力向后仰，做 3 次。对于病情严重的病人，让人骑在其背上，按住其额头，然后让病人抬举下巴并向后仰头，做到极限为止。

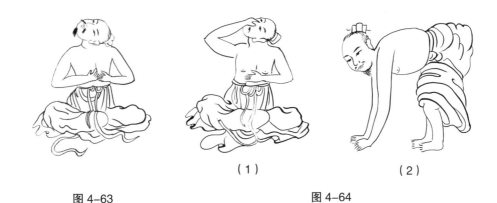

（1）　　　　　　（2）

图 4-63　　　　　　图 4-64

【原文六十三】

引齀[1]，危坐，以手力循（揗）[2]鼻以印（仰），极，无（抚）心，以力引之，三而已。去立，夸（跨）足，以俯据地，极之，三而已。（图 4-64）

【考注】

[1] 齀：鼻塞，鼻部疾病。《释名·释疾病》："鼻塞曰齀，齀，久也，涕久不通，遂至窒塞也。"

[2] 揗：抚摩，按摩。

【语释】

导引治疗鼻塞不通：端坐，用力地捏住鼻子并向后仰至极限，按摩心胸，用力导引，做 3 次。站立，跨开双足，俯身，尽力用手触摸地面，做 3 次。

【原文六十四】

引口痛，两手指内（入）口中，力引之；已，力张口，力张左辑[1]，有（又）力张右辑，乇（吒）[2]而勿发，此皆三而已。（图 4-65）

【考注】

[1] 力张左辑：辑即"噱"，颌骨。力张左辑，意为用力张开左边上下颌骨。

[2] 乇：同吒，发怒声。《说文》："吒喷，吒怒也。"乇而勿发：高大伦《张家山汉简〈引书〉研究》注，"口腔和喉咙做出发怒的动作，但不能发出声音"。

【语释】

导引治疗口痛：将两根手指放入口中，用力向两边牵拉，停止，用力张大嘴巴，用力张开左侧颌骨，再用力张开右侧颌骨，口腔和喉咙做出发怒的动作，但不能发出声音，各做 3 次。

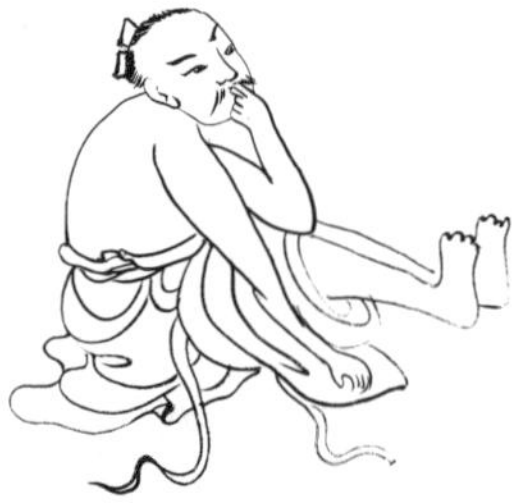

图 4-65

【原文六十五】

失欲口不合[1]，引之，两手奉其颐，以两拇指口中壓[2]，穷耳而力举颐，即已矣。（图 4-66）

【考注】

[1] 失欲口不合：欲，《说文》，“歠也”。失欲口不合：指下颌关节脱臼而口不能闭合。

[2] 壓：《广雅・释诂》，“按也”。

【语释】

导引治疗下颌关节脱臼口不能闭合：让人用双手捧住病人的下巴，两拇指伸入病人口中并向下推按下颚，极尽耳根时再用力抬举下巴，便可立即复位。

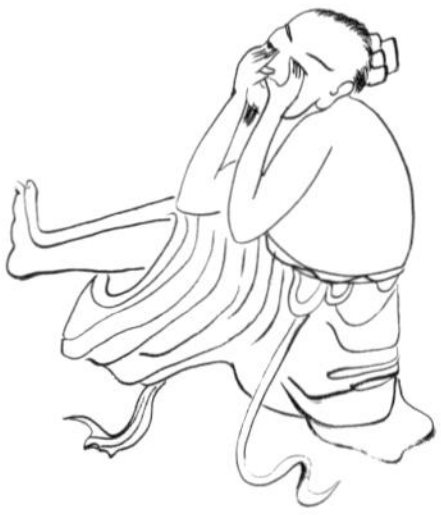

图 4-66

【原文六十六】

引肘痛，□□三百，□□三百。其捾（腕）痛在左，右手把左捾（腕）而前后榣（摇）之，千而休；其在右，左手把右捾（腕）前后榣（摇）之，千而休。其在右手[1]，左手把右捾（腕），前后榣（摇）之，千而休。其左手指痛，右手无（抚）[2]左手指，反引之；其右手指痛，左手无（抚）右手指，力引之，十而休。（图 4-67）

【考注】

[1] 其在右手：前疑缺“其在左手，右手把左捾（腕），前后榣（摇）之，千而休；”句。

[2] 抚：握持。

【语释】

导引治疗肘痛：□□ 300 次，□□ 300 次。若左手腕痛，则右手握左手腕前后摇动，做

1 000次为止；若右手腕痛，则左手握右手腕，前后摇动，做1 000次为止。若左手痛，则右手握左手腕，前后摇动，做1 000次为止；若右手痛，则左手握右手腕，前后摇动，做1 000次为止。若左手指痛，则右手握住左手指，反向牵拉手指；若右手指痛，则左手握住右手指，用力牵拉，做10次为止。

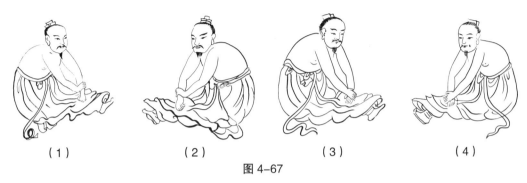

（1） （2） （3） （4）

图 4-67

【原文六十七】

引目痛，左目痛，右手指瘳内脉[1]，左手指无（抚）颠（？）而力引之，三而已；右如左。一曰：两手之指瘳两目内脉而上循（揗）之，至项，十而已。一曰：起卧[2]而危坐，摩两手，令指热，以循（揗）两目，十而已。（图 4-68）

【考注】

[1] 右手指瘳内脉：瘳，按压；内脉，内眦，即内眼角。《灵枢经·癫狂》："目眦外决于面者为锐眦，在内近鼻者为内眦。"

[2] 起卧：起床。

【语释】

导引治疗目痛：若左眼痛，则用右手指压

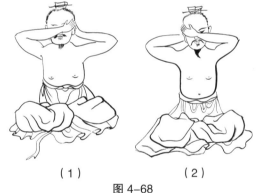

（1） （2）

图 4-68

住左内眼角，左手指用力按揉脸颊，做3次为止；若右眼痛，导引方法同左眼。一种说法是：用手指压住两侧内眼角并向上按摩，一直按摩至后颈项，做10次为止。一种说法是：起床后端坐，摩擦双手使其发热，然后用手按摩双眼，做10次为止。

【原文六十八】

引瘰[1]，其在右恒阳之胕（附）脉，视左足之指（趾），俯力引之；其在左，引之如右。其在右则（侧）阳筋胕（附）脉，视左肩，力引之；其在左则（侧）阳筋胕（附）脉，如右。其在左则阴筋胕（附）脉，雇（顾）右足踵，力引之；其在右则（侧）阴筋胕（附）脉，亦如左。其在前阴筋，两手无（抚）乳上，以力举颐，此物皆十而已。（图 4-69）

【考注】

[1] 瘰：瘰疬，即淋巴结核。《说文》："瘰，颈肿也。"《脉书》："在颈，为瘰。"《灵

枢·寒热》:"寒热瘰疬在于颈腋者,……此皆鼠瘘寒热之毒气也。"瘰疬之病,多发于颈项及耳之前后,病变可限于一侧,也可两侧同时发生,其形状累累如珠,历历可数,故名。

【语释】

导引治疗瘰疬病:若病在右侧恒阳附脉,则看左脚趾,俯身,用力提拉;病在左侧,导引方法同右。若病在右侧阳筋附脉,则看左肩,用力提拉;病在左侧阳筋附脉,导引方法同右。若病在左侧阴筋附脉,则回头看右脚跟,用力提拉;病在右侧阴筋附脉,导引方法同左。若病在前阴筋,双手按在胸乳上,用力抬起下巴,以上都做10次为止。

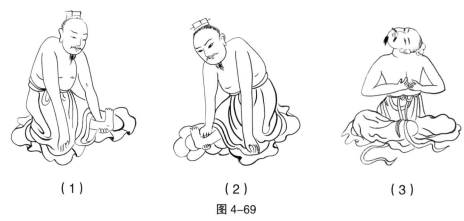

（1） （2） （3）

图 4-69

【原文六十九】

引聋[1],端坐[2],聋在左,信(伸)左臂,挢母(拇)指端,伸臂,力引颈与耳;右如左。(图4-70)

【考注】

[1] 引聋:聋,听觉失灵或迟钝。竹简整理小组注:"《导引图》中亦有'引聋',但图像与本术式不同。"

[2] 端坐:正坐。此作坐势,与《诸病源候论》引"养生方导引法"同,而有别于《导引图》的站势。

【语释】

导引治疗耳聋:端坐,若左耳聋,则伸直左臂,举起拇指,伸展手臂,用力牵引颈项及耳部;右耳的导引方法同左耳。

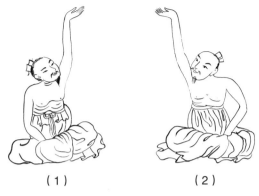

图 4-70

【原文七十】

引耳痛，内（入）指耳中而力引之，壹[1]上下，壹前后；已，因右手据左肩，力引之；已，左手据右肩，力引之，皆三而已。（图 4-71）

【考注】

[1] 壹：一；或。

【语释】

导引治疗耳痛：将手指插入耳中而用力按摩耳道，一上一下，一前一后按动；停止，然后右手按住左肩并用力导引；停止，左手按住右肩并用力导引，都做 3 遍。

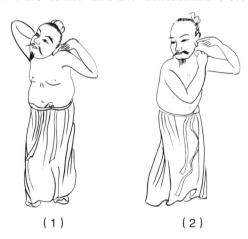

图 4-71

【原文七十一】

苦頞及颜痛[1]，渍以寒水如餐顷，掌安（按）颤[2]，指据发，更上更下而諕（呼）乎乎，手与口俱上俱下，三十而已。（图 4-72）

【考注】

[1] 頞及颜痛：頞，颧部；颜：额头，眉以上两额之间的部分。

[2] 颤：《说文》，"头不正也"。高大伦《张家山汉简＜引书＞研究》注："本处指头侧。"

【语释】

患面颊和前额部疼痛：将疼痛的部位放在冷水中浸渍约一顿饭的时间，用手掌按住头部一侧，手指抓起同侧的头发，两手交替上下，口中发出呼呼的嘘声，手和口的动作相互配合，做 30 次为止。

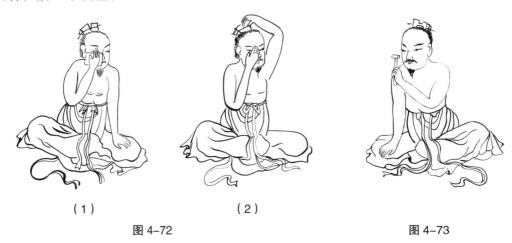

（1）　　　　　　　　　　（2）

图 4-72　　　　　　　　　　　　　　　　　　图 4-73

【原文七十二】

学（觉）以涿[1]齿，令人不龋[2]。其龋也，益涿之。（图 4-73）

【考注】

[1] 涿：叩击。

[2] 龋：龋齿，即蛀牙。

【语释】

睡觉醒来后叩击牙齿，可以防止龋齿，若已经患了龋齿，则更应该叩击牙齿。

【原文七十三】

闭息以利交筋[1]，堂落以利恒脉[2]，蛇甄以利距脑[3]，凫沃以利首辅[4]，周脉循奏（腠）理以利踵首[5]，厕比以利耳，阳见以利目，启口以印（仰）以利鼻，耗（吒）而勿发以利口，抚心举颐以利喉胭（咽），桌栗以利树[6]项，虎雇（顾）以利项尼[7]，引倍以利肩锦[8]，支落以利夜（腋）下，鸡信（伸）以利肩婢[9]，反摇（摇）以利心，反旋以利两肢，熊经以利脄[10]背，复据[11]以利要（腰），禹步[12]以利股间，前厥[13]以利股都（膝），反腹挈[14]以利足蹄，跌指以利足气[15]，敦踵以利匈（胸）中，此物[16]皆三而已。（图 4-74）

【考注】

[1] 闭息以利交筋：闭息，屏住呼吸；交筋，在马王堆汉墓竹简《合阴阳》中指妇女阴蒂，高大伦《张家山汉简＜引书＞研究》注："此处泛指男女前阴"。

[2] 堂落以利恒脉：高大伦《张家山汉简＜引书＞研究》注，"堂落，疑通'螳螂'，其术式疑为本书前的'□□者，大决足，右手据左手而俯左右'；恒脉，疑即'引癃'中'其

在右恒阳之胕脉'"。

[3] 距脑：即钜脑，大脑。头为诸阳之所会。

[4] 辅：同轴，病。首辅，头部病。

[5] 周脉：遍身经脉；循：顺着，沿着；踵首：足和头。

[6] 柎：通拊，保护。

[7] 虎顾以利项尼：虎顾，像虎一样回头看。尼：通屒，臀部。《淮南子·精神》："鸱视虎顾。"帛书《五十二病方》："蛊者，烝（蒸）羊尼（屒）。"整理小组注："屒，臀部。"

[8] 肩锦：即肩甲，肩胛，胳膊上边靠着脖颈的部分。

[9] 睥：通臂，手臂。肩臂，指手腕至肩部。

[10] 腜：读为脢，背肉也。《说文》："背肉也。"

[11] 复据：导引术式名，动作不详。复，疑通"覆"。

[12] 禹步：帛书整理小组注，"行巫术时的一种步伐。"《法言·重黎》："昔姒氏治水土，而巫步多禹。"李轨注："禹治水土，涉山川，病足，故跛行也……而俗巫多效禹步。"《玉函秘典》："禹步伐闭气，先前左足，次前右足，以左足并右足，为三步也。"《五十二病方·癫》："操柏杵，禹步三，曰……"与本书"禹步以利股间"相合。

[13] 前厥：厥，触碰；与下文"反擘"相对，前仆、前跳。

[14] 擘：竹简整理小组注，"又作'声'，牵也。"反擘：后退。

[15] 跌：用力将脚趾并拢。利足气：有利于脚下阳气流通。

[16] 物：类。

【语释】

屏住呼吸有益于前阴，堂落导引术有益于恒脉，蛇甄导引术有益于大脑，凫沃导引术有益于治疗头部疾病，顺着腠理抚摩全身经脉有益于头和脚，厕比导引术有益于耳，阳见导引术有益于眼睛，张口仰头有益于鼻，口腔和喉咙做出发怒的动作但不发出声音有益于口，按着心胸抬举下巴有益于咽喉，臬栗导引术有益于保护颈项，虎顾导引术有益于颈项及臀部，引背导引术有益于肩胛，支落导引术有益于腋下，鸡伸导引术有益于肩臂，反摇导引术有益于心腹，反旋导引术有益于两胁，熊经导引术有益于背部肌肉，复据导引术有益于腰，禹步导引术有益于腿间肌腱，前厥导引术有益于腿膝，反擘导引术有益于脚，夹趾导引术有益于足下阳气流通，敦踵导引术有益于胸中，以上各种术式都做3次。

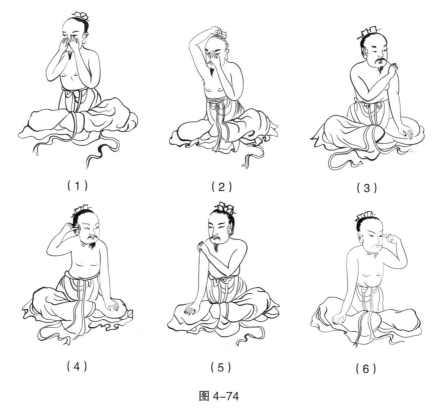

图 4-74

【原文七十四】

人之所以得病者，必于暑湿风寒雨露，奏（腠）理启阖（合），食饮不和，起居[1]不能与寒暑相应，故得病焉。是以春夏秋冬之间，乱气相薄遝[2]也，而人不能自免其间，故得病。是以必治八经之引，炊（吹）呴（呴）虖（呼）吸[3]天地之精气，信（伸）复（腹）直要（腰），力信（伸）手足，竎踵曲指[4]，去起宽亶[5]，偃治巨引[6]，以与相求[7]也，故能毋病，偃卧炊（吹）呴（呴），引阴，春日再[8]呴（呴），壹虖（呼）壹炊（吹）；夏日再虖（呼），壹呴（呴）壹炊（吹）；冬日再炊（吹），壹呴（呴）壹虖（呼）。人生于清（情），不智（知）爱其气[9]，故多病而易死。人之所以善蹶[10]，蚤（早）衰于阴[11]，以其不能节其气也。能善节其气而实其阴，则利其身矣。（图 4-75）

【考注】

[1]起居：作息，举止，谓日常生活。

[2]乱气相薄遝：乱，混杂；薄遝：即迫及。

[3]吹呴呼吸：最早见于《庄子·刻意》。吹，吐出凉气；呴，吐出热气。呼，吹出温气。吸，入息，与呼相对。

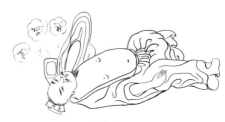

图 4-75

[4]竎踵曲指：竎，推。竎踵曲指，推进足跟，弯曲手指。

[5]去起宽亶：去起，不解，疑释为卧，起。亶：读作"袒"，大也。《广韵·旱韵》：

"亶，大也。"宽亶，即宽大，度量宽大，能容人，或可释为"宽祖"。

[6] 偃治巨引：巨，极，或释为"大"。

[7] 求：感应。

[8] 再：两次。

[9] 气：元气，本元之气。

[10] 蹶：昏厥。《广雅·释言》："病也。"

[11] 早衰于阴：阴，男女生殖器官，古人认为阴之衰竭实即肾之衰竭。马王堆汉墓竹简《十问》："尧曰，人有九缴（窍）十二节，皆设而居，何故阴与人具（俱）生而先身去？舜曰，饮食弗以，谋虑弗使，讳其名而匿其膲（體），亓（其）使甚多而无宽礼，故興（與）身俱生而先身死。"《素问·上古天真论》："男不过八八，女不过七七，而天地之精气皆竭矣。"《素问·阴阳应象大论》："年四十而阴气自半也。"

注："阴气自半，此指肾气。自半，自然耗减一半。"马王堆汉墓竹简《天下至道谈》："气有八益，有（又）七孙（损）。不能用八益，去七孙（损），则行年卌而阴气自半也。"

【语释】

人之所以会患病，必定是因为暑湿风寒雨露，肌肤腠理启合失常，饮食不和，日常生活不能与寒暑变化相适应，因而会染上疾病。所以，一年四季春夏秋冬之间，阴阳失和之气不断迫及，人们生活在这样一种环境之中，自身又无法避免（阳阳失和之气），因此会患病。所以，要经常做"八经（维）之引"导引术，吹呴呼吸天地的精气，伸展小腹，挺直腰身，用力舒展手足，推进脚跟，弯曲手指，睡眠和起床后穿着都要宽祖，偃治巨引，这都是为了与天地相感应，因此不会得病。仰卧深呼吸，导引阴部，春天要两吐热气，一吹温气，一吐凉气；夏天要两吹温气，一吐热气，一吐凉气；冬天要两吐凉气，一吐热气，一吹温气。人受情感的影响，又不知道爱惜自己的元气，所以经常会生病且容易死亡。人之所以容易昏厥，生殖器官的功能过早衰退，是因为人们不能节制身体中的元气啊。若能好好地节制元气而充实身体的功能，则有益于身体健康。

【原文七十五】

贵人之所以得病者，以其喜怒之不和[1]也。喜则阳气多，怒则阴气多[2]，是以道者[3]喜则急呴（呴），怒则剧炊（吹），以和之。吸天地之精气，实其（阴），故能毋病。（图4-76）

贱人之所以得病者，劳卷（倦）饥渴，白汗夬绝[4]，自入水中，及卧寒突之地[5]，不智（知）收衣，故得病焉；有（又）弗智（知）呴（呴）虖（呼）而除去之，是以多病而易死。

【考注】

[1] 喜怒之不和：和，和协。不和，不和协，不平衡。

[2] 喜则阳气多，怒则阴气多：《素问》，"百病生于气也。""人有五脏化五气，以生喜怒

忧伤，故喜怒伤气，寒暑伤形，暴怒伤阴，暴喜伤阳。"

[3] 道者：得养生之道者。

[4] 夬绝：夬，通决。决绝，断绝。

[5] 寒突之地：突，孔，洞。寒突之地，寒冷通风的地方。

【语释】

富贵的人之所以会得病，是因为他们不能和协喜怒。欣喜，则阳气旺盛，发怒，则阴气过多。所以懂得养生之道的人，一旦欣喜就会快快地吐出热气，而逢发怒则会急剧吐出凉气，使身体达到喜怒的平衡。吸取天地之精气，充实身体之功能，便不会生病。地位低下之人生病的原因是，他们经常劳倦饥渴，流汗过多耗损津液，用冷水洗澡，睡在阴冷空旷的地方，不知道添加衣服，所以得病；患病后又不知道用呼吸导引术来驱逐邪气，所以他们多病且容易死亡。

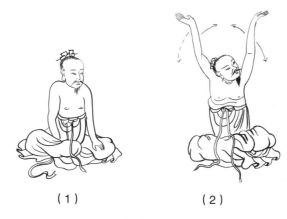

（1）　　　　　　　（2）

图 4-76

【原文七十六】

治身欲与天地相求，犹橐籥也，虚而不屈，动而俞（愈）出[1]，闭玄府，启缪门[2]，合五脏，逢九窍[3]，利启合奏（腠）理，此利身之道也。燥则娄（数）虖（呼）娄（数）卧，湿则娄（数）炊（吹），毋卧、实阴，暑则精娄（数）昫（响），寒则劳身，此与燥湿寒暑[4]相应之道也。（图 4-77）

【考注】

[1] 治身欲与天地相求，犹橐籥也，虚而不屈，动而愈出：本句语出《老子》，"天地之间，其犹橐籥，虚而不屈，动而愈出。"橐籥：鼓风的排橐，其内部空虚而不屈曲，当其运动越快，鼓出的风也越多。

[2] 闭玄府，启缪门：玄府，气门，即汗孔。缪门，高大伦《张家山汉简＜引书＞研究》注："疑为'命门'，指下丹田。"

[3] 逢九窍：逢，疑为"通"字之讹。九窍，九孔。《周礼・天官・医疾》："两之以九窍之变。"注："阳窍七，阴窍二。"阳窍七，指眼、耳、鼻、口，阴窍二，指大、小便处。

[4] 燥湿寒暑：中医术语。

【语释】

保养身体要做到和天地运行规律相适应，如同排橐一祥，虽然空虚但并不弯曲，鼓动越快，排出的风越多。闭合气门，开启缪（命）门，开九窍，合五脏，有益于启闭腠理，这就是养身之道。干燥时，应频频吹出温气，多多躺卧；潮湿时，应频频吐出凉气，不要躺卧，充实阴器；暑热时，应小口不断吐出热气；寒则多活动身体。这就是人体与燥湿寒暑不同气候相适应的法则。

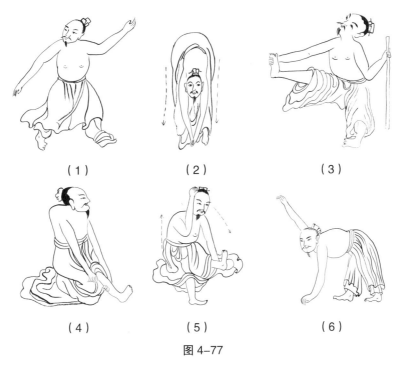

（1） （2） （3）

（4） （5） （6）

图 4-77

附：《引书》导引名词对照解释（表 4-1）

表 4-1 　《引书》导引名词对照解释

名称	内容
交股	抬起双腿相互交叉，更替上下挥动
尺汗（蠖）	伸腿屈趾
金指	左右脚交替单脚跳
埤堄	双腿伸直并拢跳跃
繁童	脚趾并拢上下摇动
袭前	双腿交替前屈，或用脚按摩小腿内外侧
引阳筋	拉伸双脚，或按摩脚背
引肥（眉）	背手俯身
阳见	背手后仰向后看

名称	内容
穷视	背手俯身看脚跟
则比	背手歪头耸肩
鬼沃（浴）	背手摇头
旋信（伸）	双手交叉高举后挥
臬栗	背手缩颈埋头
折阴	一脚在前，双手交叉，身体向前弯勾脚
回周	身体前俯后仰，同时双手交叉用力前后挥动
龙兴	弓步，双手交叉按在腿上，身体向后仰
引脈	弓步，双手交叉上举，身体向后旋转
蛇垔	背手缩头咬牙
大决	两手按在地上，两脚先后出入于两手之间
□□	尽力张开双腿，右手抓住左脚，俯身左右
支落	动作不明
爰据	右手抓住左脚，举起左手，俯身左右
参倍	捧手前伸，手臂向前推
悬前	俯身举手抬头，像寻找东西的样子
榣（摇）弘（肱）	前挥手臂如击掌
反指	并手高举，身体向后仰
其下	弓步，高举一侧手臂
虎引	一脚在前，高举一侧手臂并后仰
引阴	背手高举，身体前屈至最大限度
引阳	双手交叉，身体后仰至最大限度
复鹿	举手，身体前屈至最大限度
虎匽（偃）	两臂相并，向肩后上下左右挥动
甬（踊）莫（蟆）	两手相握并上下左右挥动
复车	并拢双臂向左右及正下方用力挥动
鼻胃	身体向前弯曲并向两侧抬起双臂
度（踱）狼	两手分别按摩两腋下，并扭转胸部
武指	左脚向前伸出，右手前指伸直手臂

第二节 导引养生功法

《引书》导引养生功法是湖北中医药大学齐凤军教授根据《引书》《五禽戏图谱》《八段锦图谱》《易筋经图》、陈希夷《二十节气导引图势》《敬慎山房导引图》《延年九转摩腹图》《服气祛病十七式功夫图》《天下气功第一奇书》等文献资料编写，将深奥难懂的《引书》变成可以操作、可以练习的养生功法，将《引书》分为 5 个部分演练，第一部分为四季养生，第二部分为模仿动物导引养生，第三部分为导引保健养生，第四部分为常见疾病导引治疗，第五部分为生病的原因及防治之道、防治方法以及养生理论等，让失传千年的《引书》大放异彩，服务于广大人民群众。

一、《引书》四季导引养生

1. 四季导引原则（原文 1）

【导引方法】

春天，阳气发生；夏天，阳气隆盛；秋天，阳气收敛；冬天，阳气闭藏。春生、夏长、秋收、冬藏，养生与自然变化有着密切的关系。只有顺应自然物候的更替和变化，才能真正做到合理养生、益寿延年。这是彭祖的养生长寿法则。（图 4-78）

【注意事项】

（1）春季多风，而风邪是春季患病的主要外感因素，它可能引发各种传染性、流行性疾病。春季是冬夏转换交替的季节，冷暖气流互相交争，时寒时暖，乍阴乍晴，天气变化无常。气候

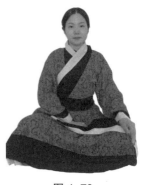

图 4-78

的不稳定使对气候敏感的人有诸多不适应，对此，敏感之人要注意起居调摄。

（2）夏季烈日酷暑，要消夏避暑，这样既使人心旷神怡，又可锻炼身体。

（3）秋季在燥气中还暗含秋凉。机体各组织系统均处于水分相对贫乏的状态，如果这时再受风着凉，极易引发旧病或诱发新病。

（4）冬季在抵御寒气的同时，要避免大风、大寒、大雪、雾露。也要注意冬季进补，散寒助阳的温性食物往往热量偏高。

【功理作用】

（1）春天气候变暖，气血活动也随之加强，人体新陈代谢活跃起来。对此变化，健康的人能够很快适应，体弱多病者以及老人和孩子则不容易适应，使旧病复发或病情加重，因此春季在疾病的防治上要早做准备。

（2）夏天气候炎热，腠理开泄，汗液外泄，汗为心之液，心气最易耗伤，夏季要做到神清气和，快乐欢畅，胸怀宽阔，使心神得养。

（3）秋季阳气渐收，阴气生长，故保养体内阴气成为首要任务，而养阴的关键在于防燥。

（4）冬季严寒，阳气潜藏，阴气盛极，草木凋零，蛰虫伏藏，人体的阴阳消长代谢也处于相对缓慢的水平，阴盛于外，阳藏于内，成形胜于化气。冬季养生之道，应注意顾护阳气，着眼于一个"藏"字。

2.春天导引（原文2）

【导引方法】

春天，早上早起之后，先解小便，洗脸漱口，散开头发，在庭内散步。叩击牙齿36次，舌头搅动9次，口中津满，分3次咽，反复4次舌搅咽津，迎接那晨露中的冲和之气，深呼吸36次，吸取天地之精，然后喝一杯温开水，这样做可以延年益寿。房事应安排在晚上9—11点进行，超过这段时间行房事会损害人体内的元气。（图4-79）

【注意事项】

（1）排空小便，洗漱完毕，宽衣散发，悠闲地在庭院散步。

（2）心情放松，四肢放松。

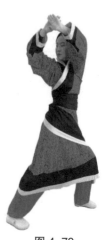

图4-79

【功理作用】

春天气候变暖，万物生发，人体气血活跃，新陈代谢逐渐加快。早上要早起在庭院活动、散步、慢跑、打拳，活动筋骨，深呼吸，有益于健康。

3.夏季养生（原文3）

【导引方法】

夏季，要多洗头，少洗澡，不要睡懒觉，黎明即起。要多吃蔬菜。解完大小便后，用水洗澡，洗涤牙齿，松散头发，在庭中缓缓步行。叩击牙齿36次后，舌头再搅动9次，津满分3次咽，反复4次舌搅咽津，深呼吸36次，过一会儿喝一杯水。房事应安排在晚上9—11点进行。过了这段时间行房事会损伤元气。（图4-80）

【注意事项】

（1）夏季是一年中阳气最为旺盛的季节，作息规律与日俱兴。

（2）天热多饮水，不睡懒觉，身心放松。

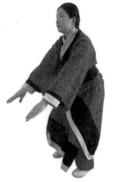

图4-80

【功理作用】

夏季气温升高，人体阳气逐渐旺盛，早上宜早起在庭院活动，散步，饮食需要清淡，多摄入蔬菜水果，要避免损伤元阳的生活习惯。

4.秋季导引（原文4）

【导引方法】

秋季，要多洗头洗澡，饮食适量，不能太饱。早上起床不要太早，起来后洗漱完毕，在庭院适度舒展筋骨，叩击牙齿36次后，舌头再搅动9次，津满分3次咽，反复4次舌搅咽津，深呼吸36次，过一会儿喝一杯水。房事应安排在晚上9—11点进行，一周2～3次，以身体适宜为限。这就是益身之道。（图4-81）

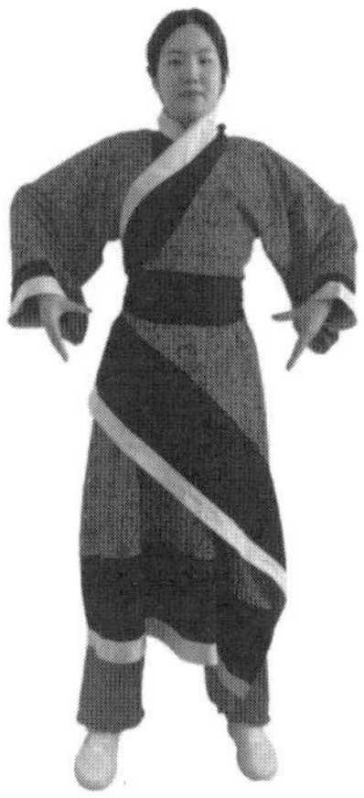

【注意事项】

（1）秋季阳气收敛，重在养阴润燥，多洗澡洗头，饮食要适度。

（2）秋季不宜过早起床，洗漱完后，叩齿纳津，顾护津液。

【功理作用】

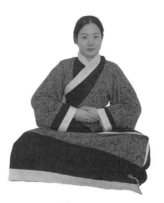
图 4-81

秋主金，为肃杀之气，阳气逐渐收敛，以顾护津液为重点，调整作息时间，这样养阴液才能滋养五脏六腑、延年益寿。

5.冬季导引（原文5）

【导引方法】

冬季，要多洗头洗澡，手要保持寒冷，足要保持温暖，面部要保持寒冷，身体要保暖。宜早睡，起床要晚。睡觉时间一定要充足，按照冬季作息，平时站立时间也不能太久，久立伤骨，必须遵循自然规律。早上起床不宜太早，起来后洗漱完毕，在庭院适度舒展筋骨，叩击牙齿36次后，舌头再搅动9次，津满分3次咽，反复4次舌搅咽津，深呼吸36次，过一会儿喝一杯水。房事应安排在晚上9—11点进行，一周1～2次，以身体适宜为限，超过这段时间会损伤元气。（图4-82）

图 4-82

【注意事项】

（1）注意足部及身体的温暖，以封藏人体的阳气，不使其外散。

（2）避免久站，肾主骨，久站伤骨损伤肾气，不利于冬季养生。

【功理作用】

冬季气候寒冷，万物收藏，养生时应该遵循封藏阳气的原则，早卧晚起，适度运动，保持足部及身体的温暖，维持正气内存，防止外邪侵入人体。

二、《引书》仿生导引养生功

1.凫浴导引（原文13）

【导引方法】

如凫（凫 fú，又叫野鸭、鹜，生长在江河湖泊中）在水中戏水，不停扇动翅膀，双腿自然盘坐，双手在腰部相交叉，背要直，左右转头各9次（最大幅度左右转头，转到有阻力可以停顿一下），身子不动。然后左右旋转身体各9次（头和身体一起转），同时交叉的双手尽量举过头顶，然后双手在头顶向后摆动9次，如同凫扇动翅膀一样。（图4-83）

【注意事项】

模仿野鸭戏水的动作，要轻盈和缓，柔和舒展。

【功理作用】

扩展胸廓，促进呼吸通畅，通过头部、肩关节、腰背部左右及前后的摆动，加强脊椎侧向运动，增强人体灵活性与柔韧性。

2. 枭栗导引（原文14）

【导引方法】

如枭栗（雕枭、鸺鹠、猫头鹰），双足自然站立，两脚分开与肩同宽，双手相交，反背于身后，稍弯胸背，头颈向前伸展，瞭望远处，然后颈项向后缩，头向下勾埋，头颈反复伸展－回缩－勾头9次。接着右脚向前迈，双臂外展抬起超过头，掌心向上，双臂下垂在体侧，同时翻掌，掌心向下，一上一下外展下垂9次，左右脚交替，如枭展翅一上一下扇动。最后，收回迈出的脚，两脚分开站立，在胸前双手十指交叉，弯腰下屈，双手下按，然后再直起腰，双手翻掌，掌心向上，与胸平，反复9次。（图4-84）

【注意事项】

模仿猫头鹰的动作，具备机警的双眼，灵活的翅膀，强力的腿爪，随时寻找猎物的心态。

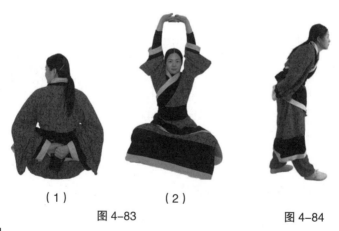

（1）　　　　　（2）

图4-83　　　　　　　　　图4-84

【功理作用】

（1）通过模仿猫头鹰的动作舒展脖颈，缓解颈部肌肉的紧张僵硬；双臂一上一下外展下垂，可有效锻炼四肢灵活度。

（2）下腰按掌起身可牵拉腰背部及下肢后侧肌群，缓解久坐后劳累。

3. 龙兴导引（原文 15）

【导引方法】

双足自然站立，两脚分开与肩同宽，双手十指相交于胸前，抬起翻掌上举，掌心向天，尽力向上推举，然后向左扭转身体到最大程度，再向右扭转身体到最大程度，做 9 次。接着身体转正，双手交错，向前弯腰，手掌心尽量着地，再交合双手抬起，到头顶，双手交叉，手臂和背向后仰，并用力向后摇动，俯仰做 9 次。两脚呈弓步，左脚在前，左膝屈膝90°，右腿向后伸直，双掌缓慢从身体侧前方抬起，掌心斜向上，两臂呈"一"字形，目视前方，双手尽量高过头，身体微向前倾，吸气，然后翻掌心向下，垂于身体两侧，呼气，双臂抬起、下垂 9 次，如龙升腾一样。接着双手交叉按于左膝关节上，身体向后仰，深吸气，向前俯，深呼气，反复 9 次。（图 4-85）

【注意事项】

（1）模仿龙兴风作浪的状态，可以飞龙在天，也可以潜龙勿用，左右环视，漠视一切的雄伟远大的心态。

（2）根据自身年龄及柔韧性状况，可选择全蹲或半蹲。手掌外展提踵下看时，保持重心平衡，全身尽量伸展。

（3）两掌上举时，意念从脚大趾（隐白穴）上行，经膝关节内侧（阴陵泉穴）至腋下（大包穴）。

【功理作用】

（1）两臂伸展，通畅"三焦"，有利于祛除胸闷、气郁、气喘等身体不适。

（2）提踵而立可增强小腿后肌群力量，拉长足底肌肉、韧带，提高人体平衡能力。

（3）伸展屈蹲，舒展全身，有利于改善颈、肩、腰、腿部运动不适。

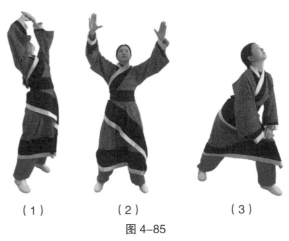

（1）　　　　（2）　　　　（3）

图 4-85

4. 蛇甄导引（原文 17）

【导引方法】

如蛇一样抬头扭动身体，练习者坐于凳子上，或席地盘坐，双手相交，反背于身后，身体弯曲如蛇,向前,闭口咬齿,向前、向左、向后、向右、向前,顺序划圈摆动头颈部,身体随头转动,向左转9次,然后再向右转9次。(图4-86)

【注意事项】

模仿蛇运动扭动的姿态,活动身躯,扭转弯曲各关节。

【功理作用】

(1)扭动身体,模仿蛇的动作可提高胸椎、腰部灵活性。闭口咬齿,可强齿固肾。

(2)颈部划圈转动头颈部、肩部,可锻炼颈部、肩部肌肉群,提高其延展性、柔韧性、稳定性。

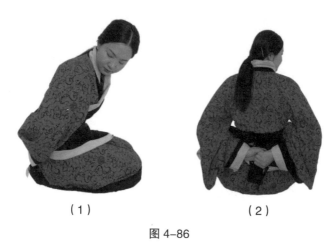

（1）　　　　　　　　　　（2）

图4-86

5. 猿行导引（原文20）

【导引方法】

如猿猴一样攀爬。练习者席地而坐,双下肢向前自然伸直,用右手按着左脚,同时举起左手,然后将手稍放低点,弯腰向左转到最大程度,再向右转,接着换左手按右脚,举右手,然后手稍低点,弯腰向左转、向右转,反复练习9次;接着双手如捧物状,掌心朝上,向前用力平推出去,身体在外力牵引作用下稍向前倾,然后双手向两边用力分开到身体两侧,再向前合拢,用力收回于两胁,反复做9次。(图4-87)

【注意事项】

模仿猿猴攀爬,练习四肢关节、脊椎、手脚的韧性和灵活性。

【功理作用】

(1)猿戏可以提高肢体的协调性与灵活度。

(2)猿行导引还可练心,心主血脉,练心可养脑益智。

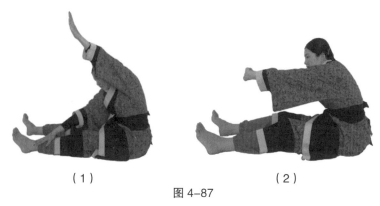

（1） （2）

图 4-87

6. 虎行导引（原文 23）

【导引方法】

如老虎走路。练习者，向右前方跨一只脚，右手臂高举如虎掌（五指充分展开；手指第一、二关节弯曲，掌心外凸，成虎爪；随后手臂内旋，小指先弯曲，其余四指依次弯曲握紧拳），左手如摸地爬行，头仰起，向前看，接着迈左脚，右手向前划弧，如向前爬势，左手臂向前抬起，尽量上举，高举一臂而仰头前行，左右各 9 步。然后，直起身体，双手虎掌一上一下向上抓，挺腹，反复 9 次。再将双手交叉于背后并向上抬起，弯腰低头，左右虎视眈眈，左顾右盼，到最大限度为止，左右各做 9 次。（图 4-88）

【注意事项】

模仿猛虎走路的威猛之势，处处警觉，锻炼四肢关节、韧带的韧性、霸力、刚劲。

【功理作用】

（1）练习虎戏可益气壮骨生髓。强健筋骨，培元固本，增强四肢力量。

（2）模仿虎行，激荡周身运动，意守命门，舒展筋骨。

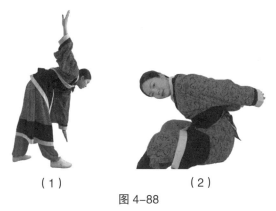

（1） （2）

图 4-88

7. 鹿行导引（原文 24）

【导引方法】

练习者坐位或站立，双手交叉背后，后仰头部，塌腰做到最大限度为止。如伏鹿一样

运尾闾，练习者双手交叉背后，面向下方若卧状，头要埋在两腿之间，做到最大限度为止。（图4-89）

【注意事项】

模仿鹿欢跳、转颈、仰头颈，运尾闾，交媾任督二脉，以意运气。

【功理作用】

鹿戏主木，练习鹿行导引可强壮腰部，伸筋松骨，运行气血，条达肝胆气机至四肢百骸。

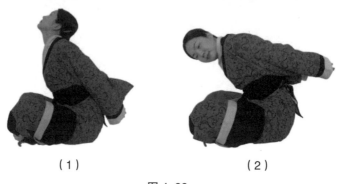

（1）   （2）

图 4-89

8. 虎偃导引（原文25）

【导引方法】

如虎前腿站起仰头奔跑势，练习者站立，弯腰，右脚向前，并拢两臂向前上方举起，接着向下划弧，向肩背后上方挥动，走9步，挥动上肢上下9次。再像跳跃的蛤蟆一样，弯腰，并拢合掌两手，夹住头，向左右上下挥动3次。（图4-90）

【注意事项】

模仿猛虎奔跑扑食，处处用劲，意守命门，仰头奔跑势，上下挥动上肢。

【功理作用】

虎奔可强壮腰部，疏通督脉。督脉为阳脉之海，久练通达督脉，强健筋骨，阳气旺盛，益精聚神。

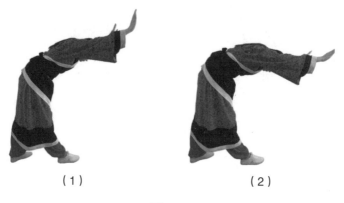

（1）   （2）

图 4-90

9. 踱狼导引（原文 27）

【导引方法】

如踱狼一样运动。练习者站立位，先将两手各自抚摩同侧腋下，各 9 遍。然后分别扭转胸部向两侧，头也随之扭转。左手五指分开扶住左侧腋下，左足向前迈出一步，右手指向前方，尽量伸展右手臂。然后迈出右脚，伸出左手臂，胸部向右侧扭转，头也随之扭转，右手臂收回，手掌五指分开扶助腋下，一前一后各走 9 步。（图 4-91）

【注意事项】

模仿踱狼前行，机警寻找猎物，谨慎运动。呼吸吐纳，和缓匀细。

【功理作用】

通过抚摩腋下疏通胁肋部郁结之肝胆气；扭头迈步，可舒展肩背部肌肉，兼清上焦之火。

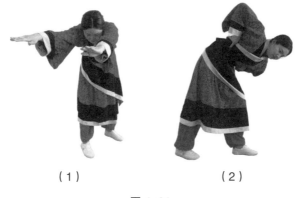

（1） （2）

图 4-91

10. 熊经导引（原文 40）

【导引方法】

导引背痛，做熊经导引 10 次。习练熊戏时，需仰卧，两手抱膝抬头，躯体向左、右倾着地各 7 次，然后蹲起，双手左右按地，向左右掫转腰臀不息。前据导引 10 次，习练者马步而立，身体弯腰向前合，腰要塌，手按着地；身体后仰，手掌离地抬起，反复做 10 次。（图 4-92）

【注意事项】

模仿熊走路姿势，不紧不慢，踏实稳重；沉稳扭转晃体，以得到螺旋式的拧劲。

【功理作用】

熊戏沉稳，模仿熊的形象，取其体笨力大敦厚之性。练习时，意随形动，形随意动，达到形意一体。熊戏主脾胃，练熊戏能起到令四肢筋腱、肌肉发达、增长力气、灵活关节、强身壮体的作用。

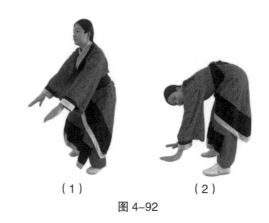

（1）　　　　　　　　　（2）

图 4-92

三、《引书》四肢骨关节导引养生功

1. 足部导引一（原文 7）

【导引方法】

练习者坐凳子上或站立，先用脚前底拍打地面，然后用脚后跟拍打地面，脚尖翘起，前脚掌和后跟反复跳动 30 次，叫作金趾。再接着站立位，伸脚直踵，脚尖着地，弹跳 30 次，叫作埻（坄）。（图 4-93）

【注意事项】

使用脚的前后部分拍打地面，拍打时要适当用力，勾起脚尖，使前侧足部及下肢有牵拉感，弹跳时注意轻快柔和，避免扭伤。

【功理作用】

通过拍打足部，疏通足底经络，尤其刺激肾及膀胱经经气的通达，翘起脚尖弹跳，可锻炼足踝部筋肉，提高下肢力量及稳定性。

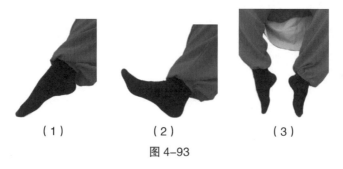

（1）　　　　　　（2）　　　　　　　（3）

图 4-93

2. 足部导引二（原文 10）

【导引方法】

练习者坐凳子上或盘坐，用右足掌摩擦左足背，左右交替各 30 次，交替反复做两遍。（图 4-94）

【注意事项】

足掌相对足背，互相摩擦，以微微发热发胀为度，左右交替，促进足部血液循环。

【功理作用】

刺激足底经络，沟通阴阳经气，引火归原，温煦命门之火。

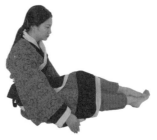

图 4-94

3. 下肢导引一（原文 8）

【导引方法】

练习者坐凳子上或站立，并拢足趾，向上转摇，左右脚趾交替上下转摇 30 次，叫作累重导引。左右做屈腿导引，一前一后交替前进，左右交替进退 30 次，叫作袭前导引。（图4-95）

【注意事项】

足趾并拢，下肢放松，向上轻快摇动，使下肢肌肉有牵张感。

【功理作用】

通过足趾及腿部的屈曲摇动，拉伸筋骨，疏通气机，健运肝脾之脉。

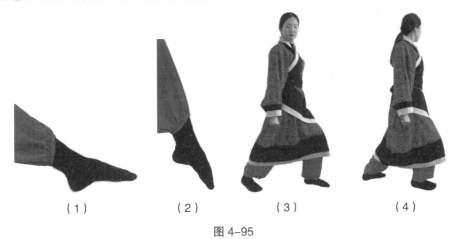

（1） （2） （3） （4）

图 4-95

4. 下肢导引二（原文 6）

【导引方法】

练习者站立或盘坐或坐凳子上，抬起右侧小腿，放在左大腿上，然后，放下右小腿，抬起左小腿放置在右大腿上，两腿轮流上下挥动 30 次，叫作交股。接着伸直两小腿或一侧小腿尽力背屈踝关节、足背、足趾，然后跖趾屈，每次背屈、跖屈、弯曲停留 1～2 秒，做 30 次，这个方法如蛹虫行走一样蛹动，叫作尺蠖。（图4-96）

【注意事项】

（1）左右交互小腿，可以锻炼下肢髋关节、膝关节、踝关节灵活性、柔韧性。增强大腿内侧肌群牵伸感，循序渐进，避免拉伤。

（2）伸直小腿或背屈足踝，使颈、背、腰及下肢后侧有牵拉感，停留片刻后放松。

【功理作用】

（1）缓解颈部及腰部疼痛，尤其对坐骨神经痛有明显缓解。

（2）拉伸膀胱经，固表祛风，强肾利水，对感冒初期、前列腺增生、素体易感等均有良好防治作用。

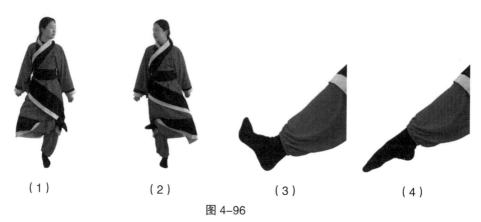

（1）　　　　　　（2）　　　　　　（3）　　　　　　（4）

图 4-96

5. 下肢导引三（原文 9）

【导引方法】

练习者坐凳子上或站立，用右足掌摩擦左侧小腿内外侧，左右交替摩擦各做 30 次，交替重复做两遍。然后伸直小腿、踝关节、两足跖 30 次，叫作引阳筋。（图 4-97）

【注意事项】

（1）以对侧足掌摩擦本侧小腿内外侧，以微微发热、皮肤稍红为度。

（2）交替完备后用力牵拉伸直小腿。足跖屈时要缓慢，避免踝关节扭伤。

【功理作用】

振奋三阳经经气，调达肝胆，健运脾胃，引火下行，对肝炎、黄疸、胆囊炎、胁肋胀痛、胃脘胀满、食欲下降有治疗作用。

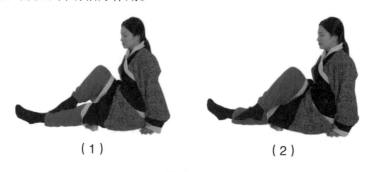

（1）　　　　　　　　　（2）

图 4-97

6. 腰臀导引（原文 11）

【导引方法】

练习者坐凳子上或盘坐，导引臀部，双手外交叉，反背于后，交叉双手护着腰部，身体向前弯腰。接着向后仰头（阳见），双手仍然相交，反背于后，仰起头，尽量向后看。如此前俯弯腰、后仰、仰头后看9次。（图4-98）

【注意事项】

（1）双手交叉护腰，然后向前弯曲约45°，弯腰切忌暴力。

（2）将头后仰，尽量向后看，使颈前微有牵拉感，如犀牛望月状。

【功理作用】

（1）缓解颈、肩、腰、腿疲劳，疏通气血，经气得畅。

（2）治疗情志内劳（喜伤心，怒伤肝，悲忧伤肺，思伤脾，惊恐伤肾）。

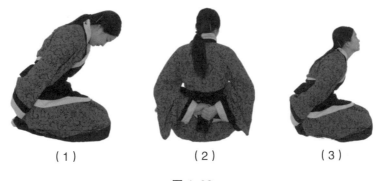

（1）　　　　　　　（2）　　　　　　　（3）

图 4-98

7. 胸椎导引（原文 16）

【导引方法】

胸椎导引方法：练习者自然站立，双脚分开与肩同宽，左脚向左移动，左膝关节弯曲，呈左弓步，右脚尖内旋扣，右腿向后伸直，双手十指外交叉，举起交叉双手，超过头顶，而向右后旋转，身体也随之向右后旋转，高举交叉双手、身体再向左旋转，左右扭转各9次。然后左脚后退一步，呈右弓步，左脚尖内旋扣，左腿向后伸直，双手十指外交叉，举起交叉双手，超过头顶，而向左后旋转，身体也随之向左后旋转，高举交叉双手和身体再向右旋转，左右扭转各9次。（图4-99）

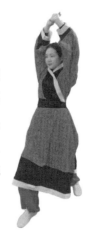

图 4-99

【注意事项】

（1）自然站立与肩同宽，然后转换为弓步，一侧膝关节屈曲不超过足尖。

（2）双手交叉，举过头顶，同时缓慢向后旋转，身随手转，扭转腰部，眼光随手而动。

【功理作用】

缓解腰部僵硬疼痛等不适，同时提升一身之气机。肝气得升，疏通调达；肺气得宣降，左升右降。

8. 腰臀臂导引（原文 18）

【导引方法】

练习者席地而自然盘坐，双手分别抚摩按揉同侧臀部、腰部、骶部，以手抚摩按揉大腿内侧、外侧、前部、后侧。力量大的练习者（大决者），席地而自然盘坐，以两手掌按住地面，靠上肢支撑起人体，悬空而起的小腿和足可以在两手之间晃动。（图 4-100）

【注意事项】

（1）双手抚摸按揉同侧臀、腰、骶以及下肢，抚摸适轻柔，按摩时以掌带动肌肉局部移动。

（2）借助重力在手部支撑下晃动身体时不可蛮力，要量力而行。

【功理作用】

松解下肢软组织，缓解腰臀及下肢的酸痛不适，力量大者还可锻炼上肢力量。

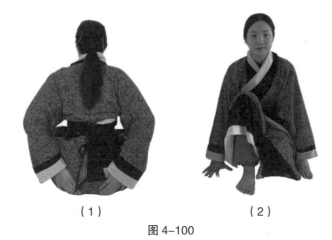

（1）　　　　　　　　　　　（2）

图 4-100

9. 腰椎导引（原文 19）

【导引方法】

腰椎导引法，练习者席地而坐，竭力分开两腿和两足，右手按住左手于小腹部前，先向左，弯腰向前俯身，低头，抬起；再向右，弯腰向前俯身，低头，抬起，左右各 9 次。接着，以左手护住腰，右手臂抬起超过头顶和右足一起抬起，腰背弯曲，向前俯；再以右手护住腰，左手臂抬起超过头顶和左足一起抬起，腰背弯曲，向前俯，左右各做 9 次。（图4-101）

【注意事项】

（1）两腿尽可能分开，以大腿内侧及腹股沟牵拉感可耐受为度，循序渐进。

（2）弯腰俯身时，保持双腿分开不合拢。

（3）左手护腰，右臂抬起举过头顶和右足随之抬起。

【功理作用】

强腰固肾，通过颈部、腰部与上肢的配合活动，锻炼腰部核心肌群，提高腰椎的稳定性与灵活度。

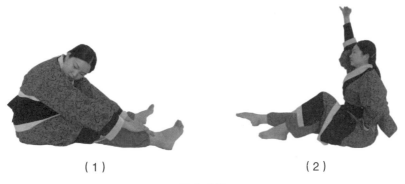

（1） （2）

图 4-101

10. 上肢导引（原文 21）

【导引方法】

悬前导引，练习者站立位，先弯腰低头（如擂鼓醉态），然后举起两手如挥舞鼓槌，抬起超过头部，而顺势抬头，又像寻找东西的样子。接着摇转上肢 3 圈，突然向前挥动两臂，像突然抛物击物的姿态。如一个击鼓人如痴如醉的擂鼓状态，反复 9 次。（图 4-102）

【注意事项】

（1）如擂鼓醉态，由静转动，弯腰低头后举手抬头，抬头时微微左右张望状。

（2）摇转上肢，突然向前挥动两臂，须用力舞动，如同击打擂鼓。

【功理作用】

牵拉上肢，提高肩关节灵活度，锻炼上肢力量，对颈椎病、肩周炎、胸椎病具有良好的治疗效果。

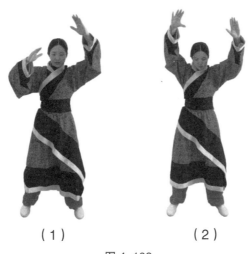

（1） （2）

图 4-102

11. 胸椎及下肢导引（原文 22）

【导引方法】

练习者站立位，双脚与肩同宽，目视前方，双手食指外交叉，并拢两手掌，掌心合拢，举手超过头部向后仰，做到最大限度为止，反复后仰 9 次。接着左腿向前弯曲屈膝，右腿后伸直，一手掌心朝天高高上举，并用力往上提拉，另一手掌心向下按，协同用力，左右手交替各做 9 次。（图 4-103）

【注意事项】

（1）手上举时尽量将手臂伸直，头后仰，保持身体平衡，避免摔倒。

（2）弓步时，一手上举，一手下按，柔和并伸展自然。

【功理作用】

（1）双手上举头后仰可充分拉伸上肢和躯干，调理气机、疏通经络、调和气血，可用于治疗颈、肩、背、腰部疼痛。

（2）两臂撑展，通畅"三焦"，有利于祛除胸闷、气郁、气喘等症状。

（3）弓步一腿屈膝，一腿向后伸直，可拉伸腿部肌肉、经筋、韧带，有利于治疗腰腿痛、膝痛。

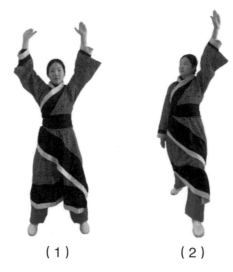

（1）　　　（2）

图 4-103

12. 復车导引（原文 26）

【导引方法】

此导引势如驾驭车的车夫（復车），挥鞭赶马车样，练习者坐位或站立弯腰势，双手臂合拢，先向左侧挥舞双臂，然后用力向右侧挥动双臂，各 9 次，接着，抬起双臂向上挥舞，再向正前下方挥动，9 次。比如持甲胄（鼻胃），要弯腰，抬动左右两臂用力抵挡。（图 4-104）

【注意事项】

练习者如车夫驾车挥鞭，保持身体稳定性，弯腰、合拢双臂，左右上下四个方向用力挥动，不可过急，不可过猛。

【功理作用】

（1）上下左右挥动双臂，可以充分活动肩关节，有利于缓解肩颈部疼痛。

（2）双臂左右挥动时带动躯体扭动，有利于疏通经络，调理气机，可治疗胸闷、咳嗽、气喘、恶心等气机不畅病症。

（3）通过扭动腰部，有利于缓解腰背部疼痛。

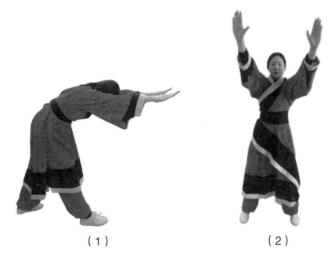

（1）   （2）

图 4-104

13. 拉筋导引（原文 33）

【导引方法】

导引屈筋势，练习者双膝分开呈半蹲马步（骑步）站立，双手分别按住两腿膝关节处，身体向左侧倾斜，伸展右腿足，左侧膝盖贴地，然后身体向右侧倾斜，伸展左腿足，右侧膝盖贴地，左右各做 3 遍。（图 4-105）

【注意事项】

（1）身体向一侧倾斜，同侧腿弯曲，膝盖贴地，充分伸展对侧腿，感受腿部筋脉拉伸感。

（2）一定要慢慢拉伸，忍受疼痛，一点一点加大力度，不可用暴力，避免拉伤。

【功理作用】

（1）拉筋导引可充分拉伸腿部筋脉，有利于治疗筋脉拘急挛缩，缓解腿部疼痛。

（2）导引活动膝关节，有利于改善膝关节屈伸不利。

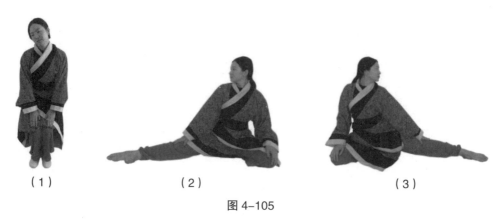

（1）　　　　　　（2）　　　　　　　　（3）

图 4-105

14. 眼部导引（原文 12）

【导引方法】

练习者坐凳子上或盘坐，双目平视前方，极力向远处看，双手相交，反背于后，身体稍前弯，坚持 9 分钟。接着左右转头以目后视脚跟，各 9 次。然后，反背交错双手，头歪向右侧看，头部尽量突出右肩部，再将头向左侧歪，尽量让头部突出左肩部，左右各 9 次。（图 4-106）

【注意事项】

（1）双手相交，反背于后，尽量向上抬，不可强力抬举，避免拉伤。

（2）左右转头以眼睛能看到脚后跟为止。头歪向两边看，尽力将头向后转。

【功理作用】

此导引法充分拉伸双臂，活动头颈部，有利于疏通经络、调和气血、活动筋骨、滑利关节，可以治疗肩周炎、颈椎病等引起的颈肩部疼痛。

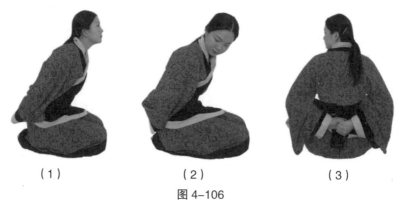

（1）　　　　　　（2）　　　　　　　　（3）

图 4-106

15. 叩齿导引（原文 72）

【导引方法】

练习者醒来后叩击牙齿 36 次，不患龋齿。若已患龋齿，则应多加叩击。（图 4-107）

【注意事项】

叩击力度适中，轻轻相叩，不可过猛，以免损伤牙齿。

【功理作用】

叩齿是最古老的健牙法，当患有龋齿时，叩齿可以用来治疗龋齿，对于寒热刺激等其他原因引起的齿痛也有效；若没有龋齿，叩齿可以用来保护牙齿，固肾摄精，强健筋骨。

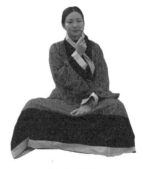

16. 下肢养生导引（原文 56）

【导引方法】

练习者准备一个木板，（木板）离地约一尺，木板两头用绳子悬吊如秋千，练习者足踏木板上，两手控制绳索，后足抬起踏下，前足呼应，用力在踏板上踩踏，反复做 3 次。随后离开木板，席地俯卧，双足紧抵墙壁，将小腹及腿膝紧贴在席子上，两手按住席子，往上用力，略抬头和胸，用力提拉腹部，要用尽全力，随后慢慢直起身子，又再从头做起，做 3 次为止。最后两手按住席子，用力抬起臀部，反复做 3 次为止。（图 4-108）

图 4-107

【注意事项】

（1）悬吊的木板一定要固定牢固，前足呼应，用力抬起踏下，不可用力过猛，要保持平衡。

（2）拉伸腹部时一定要将小腹及腿膝紧贴在席子上，将头和胸慢慢向上抬起。

【功理作用】

（1）双脚用力踩踏木板，有利于下肢气血的运行，疏通经络，可以治疗腿部疼痛、活动不利。

（2）俯卧拉伸腹部可以治疗腹胀、腹痛等脾胃疾病；同时可调理气机，治疗恶心、反胃、咳喘等气机不利病症。

（3）抬臀可以加强腰臀部肌力的训练，对于腰臀腿疾患有治疗作用。

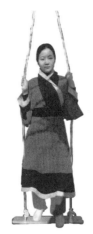

图 4-108

17. 导引防治心痛（原文 53）

【导引方法】

用一根长约 10 米的绳子，系住绳子的中央，使绳子离地面 3 米高，病人两脚踩在木板上，身体直立，两手拉着绳子，用力向后仰，达到极限为止，做 3 次。一种说法是：跨开双腿，弯腰，手握木棍而用力向前牵引，做 3 次。另一种说法是：端坐，右手握住左腕用力举至头顶，伸直手臂，用力往上牵引，到极限为止，然后将手放下，用手按摩面部，顺着往下按摩至两腿，并用力按两腿，做 300 次。（图 4-109）

【注意事项】

（1）站在秋千上，双手握紧绳子，后仰，切勿摔跤。

（2）用力向后牵引，尽力前推、上举。

【功理作用】

（1）保持身体平衡，锻炼心脏适应特殊应激环境。

（2）尽力俯腰，向前推伸，可以疏通心包经、心经。上举可以扩胸，改善肺功能，促进心脏血液循环。

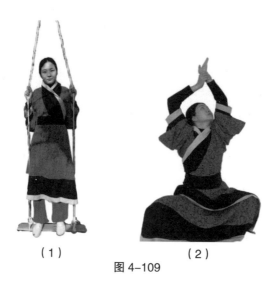

（1） （2）

图 4-109

四、《引书》常见病导引功

1.颈项痛（原文 29）

【导引方法】

颈项痛不可以回视，用导引法治疗。病人仰卧，闭合双目。上肢放置身体两侧，下肢伸直，然后让操作者站立病人头侧用双手抬举病人的头部，用尽全力往上抬，抬到大约 80°，随后慢慢放下摆正，停止，反复抬起、放下 10 次为止。病人用力屏住呼吸，过一会儿，汗水就会从皮肤的汗孔中冒出，屏住呼吸到极限为止。（图 4-110）

【注意事项】

（1）身心放松，仰卧，闭合双目，上肢放置身体两侧，下肢伸直。

（2）操作者用双手抬举病人的头部，一般抬到大约 80°，但需依据病人可耐受的最大程度而定，避免出现头昏、头痛、恶心呕吐等不适。

（3）病人用力屏住呼吸到极限，使身体发汗。

【功理作用】

上抬颈部可使相应关节、韧带、肌肉得到舒缩、伸展，缓解肌肉痉挛，提高颈部肌肉的力量和耐力；改善颈椎活动度，减轻或消除病变组织对椎管内容物的挤压；疏通经络、调和气血、活动筋骨、滑利关节。

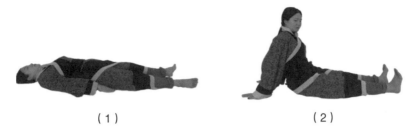

（1） （2）

图 4-110

2. 背痛（原文 40）

【导引方法】

导引背痛，做熊经导引 10 次：练习熊戏时，需仰卧，两手抱膝抬头，躯体向左、右着地各 7 次，然后蹲起，双手左右按地，向左右捩转腰脊不息。前据导引 10 次：习练者马步而立，身体弯腰向前合，腰要塌，手按着地；身体后仰，手掌离地抬起，反复做 10 次为止。（图 4-111）

【注意事项】

（1）身体放松，导引动作达到个人极限为止，避免摔倒、拉伤。

（2）做熊经导引时，双手抱膝，尽量贴近前胸，身体向两侧倾斜，尽量着地达到最大限度。

（3）做前据导引时，身体前俯，不要翘屁股，一定要将腰部塌下去，拉伸整个腰背部。

【功理作用】

（1）熊戏沉稳，模仿熊的形象，取其体笨力大敦厚之性。练习时，意随形动，形随意动，达到形意一体。熊戏主脾胃，练熊戏能起到四肢筋腱、肌肉发达、增长力气、灵活关节、强身壮体的作用。

（2）前据导引可使整个腰背部得到伸展，改善肌肉紧张度，通畅气机，调和气血，有利于缓解肩、背、腰部疼痛不适。

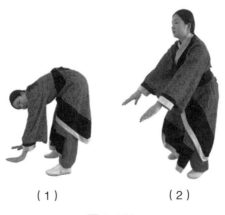

（1） （2）

图 4-111

115

3. 腰痛（原文 41）

【导引方法】

腰痛导引法：双腿盘坐，两手夹持腰脊部，用力按住，然后仰身向后，尽力仰到极限为止。接着两手捧住臀部，弯曲头部。手从臀部抚摩到脚跟，头尽量低垂到脚跟处，反复做 3 次为止。（图 4-112）

【注意事项】

（1）双手按抵住腰部，身体尽力后仰，达到个人极限为止，避免摔倒。

（2）手从臀部抚摩到脚跟处，可配合按压涌泉穴。

（3）急性腰部疾病不要急于导引，导引要慢、要稳，并配合呼吸。

【功理作用】

肾主腰腿，肾脏虚损，风冷乘虚而入，侵袭足少阴肾经和督脉，使经脉阻滞，经气不畅而腰痛。此导引法以运转腰部和行气为主，运动腰部有助于增补肾气、消除瘀滞，行气有助于疏通经脉，使气机通畅。

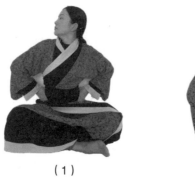 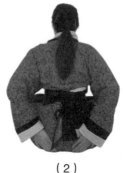

（1）　　　　　　　　　　（2）

图 4-112

4. 腿臀之上疼痛（原文 42）

【导引方法】

腰臀腿疼痛病人，用导引法治疗。先制作一个可以踢的木球、小皮球、小的足球或网球，病人仰卧位，用木球顶住腰部、臀部、大腿或小腿痛处，病人前后摇动木球，反复摇动 300 次；接着仰卧位抬起两足，趾尖向上方，双手按住床，挺起臀部并用力往上提拉，反复做 3 次为止。（图 4-113）

【注意事项】

（1）身体要放松，用球顶在疼痛部位，反复摇动 300 次，保持身体平衡。

（2）仰卧位，两足跟着地，双手放在身体两侧，尽力抬起臀部至极限，一定是腰部用力向上抬，避免靠手臂发力。

（3）保持呼吸均匀，避免屏息、岔气。

【功理作用】

（1）用球顶住疼痛部位并摇动有益于调畅气机，行气活血，降低局部肌肉的紧张度，可明显缓解疼痛。

（2）臀桥有助于提升腰臀部核心肌群的力量及耐力，使活动时肌肉发力更准确，减轻肌肉劳损。

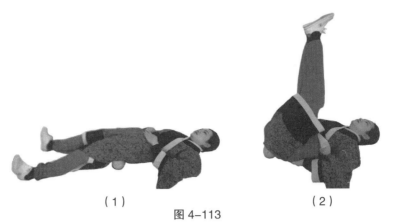

（1） （2）

图 4-113

5. 下肢疼痛（原文 48）

【导引方法】

用力顿足跟，一顿左，一顿右，左右各做 300 遍。伸直右腿，左手按在左膝上，右手按摩右侧大腿然后牵拉右腿 3 次，用同样的方法牵拉左腿 3 次；躺下，慢慢吐气 30 次，然后起身，直项小口呼气 30 次，小口吐出热气 30 次，小口吐出凉气 30 次，直身仰卧，吸进精气并吞咽下去，使小腹胀起，用力提前阴，反复做 3 遍为止。（图 4-114）

【注意事项】

（1）用力顿足跟，力量适度，不可用力过猛。

（2）吐气时要细微，徐徐吐出，不能大口吐气。

【功理作用】

（1）拉伸下肢肌肉，缓解下肢僵硬，疏通下肢气血。

（2）呼吸锻炼可以气沉丹田，提升元气，培补肾气，强壮筋骨。

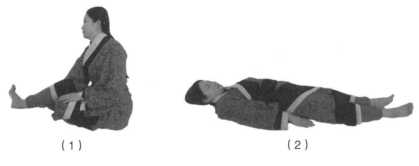

（1） （2）

图 4-114

6.膝部疼痛（原文34）

【导引方法】

病人两足不能均匀行走，膝部常感疼痛，两腿常常感到寒冷。导引方法：选取一根4尺长，10厘米粗的棒子，削治加工光滑，把棒子两头拴住，用新绳索将木条横着悬挂起来，使木棒离地面约4尺高，人坐在木棒上，足部悬空，交替踢动两脚。早上踢动1 000次，中午踢动1 000次，傍晚踢动1 000次，半夜踢动1 000次。连续做10天为止。（图4-115）

【注意事项】

（1）木棒一定要足够结实，用绳索悬吊木棒一定要固定牢固，也可坐在高凳上将腿悬空。

（2）病人坐在木棒上交替踢动双腿，踢动时要保持平衡。

（3）双手一定要抓紧绳索避免摔倒。

【功理作用】

（1）屈膝踢动双腿，可使关节囊分泌更多滑液，润滑膝关节，改善膝关节活动度。

（2）活动双腿可疏通经络、调和气血，帮助消散局部结节，使其得到气血的滋养、温煦，从而缓解疼痛、怕冷等症状。

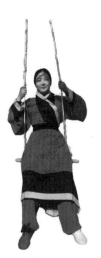

图 4-115

7.膝痛（原文36）

【导引方法】

导引膝痛，若病人右膝痛，左手抓住木柱，用力挥动右足，反复挥动1 000次为止；若左膝痛，右手抓住木柱，用力挥动左足，反复挥动1 000次为止。接着右手抓木柱，左手抓住左足趾，向后拉拽，直到拉不动为止，再放松，再后拉，反复做10次为止；又用左手抓住木柱，右手拉拽右足趾，如上反复做10次为止。（图4-116）

【注意事项】

（1）先放松患侧腿部肌肉，再用手尽力将患腿向后慢慢拉，切忌突然暴力向后拉拽，导致肌肉拉伤。

（2）每天拉伸限度以个人极限为止，并配合呼吸。

【功理作用】

膝痛的致病原因主要是风湿积滞，导引法主要在于祛风湿，消积滞。用力挥动左右足，以及勾引拉伸足趾就是通过疏通经络、调和气血、消除积滞达到通则不痛的目的。

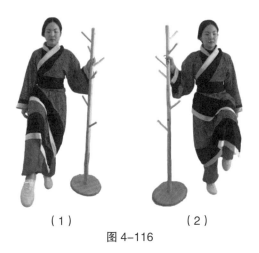

（1） （2）

图 4-116

8. 大腿、小腿痛（原文 37）

【导引方法】

病人大腿、小腿左边痛，用导引法治疗。席地正坐，左手撑臀后地上，向前伸展左足，然后向上高高举起右臂，身体也有拉伸感，仰头看着右手；若大腿、小腿右边痛，则向前伸展右足，右手撑臀后地上，左手臂高高举起，并用力拉身体向上，仰头看着左手。左右各做 10 次为止。（图 4-117）

【注意事项】

（1）尽力伸展患腿，极力拉伸舒展身体，感受到上半身和患腿有拉伸感。

（2）每次导引需慢慢将动作做到个人极限，配合均匀呼吸。

【功理作用】

极力拉伸躯体和患腿有益于放松肌肉，缓解肌肉的紧张度；同时可促进血液循环，疏通经络，调和气血，避免气血瘀滞、不通则痛。

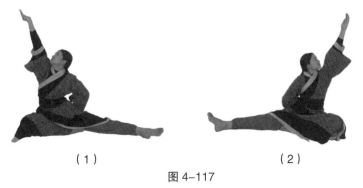

（1） （2）

图 4-117

9. 踝关节疼痛（原文 35）

【导引方法】

导引治疗踝关节疼痛：如果痛在右脚内踝，就导引右大腿阴筋（大腿内侧大筋），坐位屈髋屈膝，然后右足踝、小腿、大腿向外旋并伸直，反复做3次，或站立位扶树或墙，屈髋屈膝，外旋转并伸腿、伸踝，反复3次；如果痛在右脚外踝，则导引右大腿阳筋（大腿外侧大筋），坐位屈髋屈膝，然后右足踝、小腿、大腿向内旋转并伸直，反复做3次，或站立位扶树或墙，屈髋屈膝，内旋转并伸腿、伸踝，反复3次。如果痛在左脚内踝，就导引左大腿阴筋；如果痛在左脚外踝，则导引左大腿阳筋，如右侧导引都做3次为止。（图4-118）

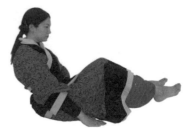

图 4-118

【注意事项】

（1）坐位或站立，屈髋屈膝各90°，然后旋转伸直拉伸。足踝也随之向内或向外旋转伸直。

（2）慢慢拉伸阴筋、阳筋，感受阴筋或阳筋的拉伸感，配合均匀呼吸。

【功理作用】

通过拉伸大腿内侧阴筋和外侧阳筋，可以平衡阴筋和阳筋的力学，同时导引可以加强足三阴经筋、足三阳经筋的张力，缓解足踝部筋膜、经筋的粘连挛缩；通过拉伸导引，促使下肢气血的运行。

10. 足下筋痛（原文45）

【导引方法】

足下筋痛导引法：病人席地而坐，若左足筋痛，则伸左足，右腿端坐，右手按地，左手抓住左足趾；若右足筋痛，则伸展右足，左腿端坐，左手按地，右手抓住右足趾，用力往上提拉。反复做3次为止。（图4-119）

【注意事项】

（1）坐位，伸直患腿，用手抓住患足并用力向上拉伸，感受患侧足底筋膜拉伸感。

（2）慢慢拉伸足底筋膜至个人极限，配合均匀呼吸。

【功理作用】

足下筋痛为足底筋膜粘连挛缩所致，通过拉伸足底筋膜可有效缓解筋脉挛缩、粘连，从而促进气血的运行。

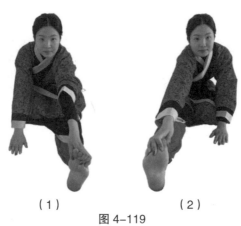

（1）   （2）

图 4-119

11. 风湿关节炎（痹证）（原文 32）

【导引方法】

患痹证，导引治疗的方法是：右手握住木杖，面向墙壁，不要呼吸，左足踏墙壁，直到疲倦时为止；又用左手握住木杖，右足踏墙壁，同样到疲倦时为止。这种导引法可以使头上阳气往下流通，下肢、膝部、足不会发生痿痹，头不会肿、疼痛，鼻不会堵塞，空闲时要常常这样做。（图 4-120）

【注意事项】

（1）屏住呼吸需经过一段时间的训练，先形成深长的腹式呼吸再过渡至不呼吸，不可强行闭息，否则会出现头昏、气短、胸闷等不适。

（2）用患侧脚踢墙壁，直到身体感觉疲惫为止，不需要用力过猛、过大，避免受伤。

【功理作用】

（1）训练深呼吸、屏息，有益于培育元气，涵养精、气、神，节能储能，正气足则不易被外邪侵犯。

（2）踢墙有助于全身气血的运行及阳气的流通，帮助排出体内风、寒、湿邪，经络疏通，气血调和则痹证除也。

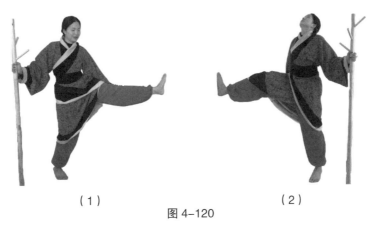

（1）　　　　　　　　　　　　　　（2）

图 4-120

12. 上肢无力（原文 38）

【导引方法】

病人两手无力，指端或手指或腕部或前臂回旋疼痛，经常感到手指、手掌麻木不仁。方法：意念把两肘捆绑于两胁上，并用力挥动两上肢，分别向前、向左、向右挥动，在早上、中午、半夜各做 1 000 次，做满 10 天为止。（图 4-121）

【注意事项】

（1）将意念集中于双臂，保持双肘固定于身体两侧。

（2）用力挥动双上肢，可以累积计数，力量不可过猛，不可劳损，共做 10 天。

【功理作用】

双手无力为气血不通，无法得到充分的温煦和滋养所致，每天用力挥动双上肢，调动气血运行，且将意念集中于双臂，更有益于此处气血流通，便能祛除手麻、无力等症状。

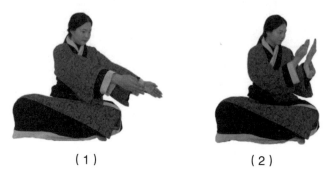

（1）　　　　　　　　　　　　（2）

图 4-121

13. 肩臂痹（原文 44）

【导引方法】

肩臂痹导引法（疝）：席地而坐，若肩臂痹在左侧，则将左手反背头上，右手勾住左手并用力提拉；若肩臂痹在右侧，则将右手反背头上，左手勾住右手并用力提拉。接着端坐，大腿分开，双手十指并拢，抚摩面部，顺着向下抚摩颈部、胸部、腹部、小腹部到大腿，接着双手掌向前推，掌心向外上反手而推举向上，用力向上提拉伸展，一上一下，随呼吸，双手掌向左再向右侧拉伸而止。（图 4-122）

【注意事项】

（1）患侧手臂反背于头后并在个人可耐受限度内慢慢拉伸，逐渐增加拉伸强度，不可突然暴力拉伸。

（2）双手交叉掌心向外并向上举，最好举至头顶，不能举至头顶者应尽力举至最大限度，使肩臂得到充分拉伸。

（3）一定要配合呼吸，且需要长期坚持。

【功理作用】

（1）拉伸肩臂部可逐步松解粘连、挛缩的韧带、肌肉等软组织，消除局部炎症，进而缓解疼痛。

（2）抚摩全身并配合呼吸，均可起到调畅气机的作用。

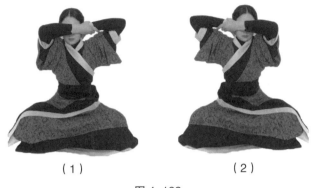

（1）　　　　　　　　　（2）

图 4-122

14. 肩痛（原文 59）

【导引方法】

肩痛导引法：若病人肩上疼痛，应该如猿行，前臂向上攀爬 300 次，病人上肢向上摇动 300 次；若病人痛在肩后，则应该上肢向前摇动 300 次；若病人痛在肩前，则上肢向后摇动 300 次；若痛在腋下，则上肢外展下垂摆动 300 次；若痛在后背部（两肩之间），则自然盘坐，两腿分开，右手抓住左手腕，并按住左大腿，用力摇动肩部，带动背部摇动，然后左手抓住右手腕，并按住右大腿，用力摇动肩部，带动背部摇动，左右各百次为止。（图 4-123）

【注意事项】

（1）猿行需模仿猿四肢着地向前爬行，充分拉伸肩部。

（2）肩上痛向上摇动手臂；腋下痛向外下摇动手臂；肩后痛向前摇动手臂；肩前痛向后摇动手臂；两肩之间痛带动后背一起摇动。

（3）此方法需忍受疼痛，长期坚持。

【功理作用】

拉伸肩部、肩胛部、背部肌群，逐步松解粘连、挛缩的韧带、肌肉等软组织，消除局部炎症，进而缓解疼痛；疏通肩部、背部、臂部经络，调和气血，活动筋骨，滑利关节。

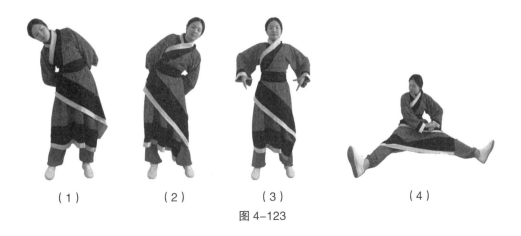

（1）　　　　（2）　　　　（3）　　　　　　　（4）

图 4-123

15. 上肢疼痛（原文 66）

【导引方法】

上肢疼痛导引法：病人肘痛，若左肘疼痛，则右手握住左肘部，前后旋转摇动 300 次；若右肘疼痛，则左手握住右肘部，前后旋转摇动 300 次。若为左手腕痛，则右手握左腕，前后摇动，做 1 000 次为止；若为右手腕痛，左手握住右腕，前后摇动，做 1 000 次为止。若为左手痛，右手握住左手，前后摇动，做 1 000 次为止；若右手痛，左手握住右手，前后摇动，做 1 000 次为止。若左手指痛，右手握住左手指，反向拉手指，做 10 次为止；若右手指痛，左手握住右手指，用力牵拉，做 10 次为止。（图 4-124）

【注意事项】

（1）摇动手肘、手腕或者拉伸手指都需忍受疼痛，慢慢活动，使动作做到位，不可快速强力转动（超大力拉伸），也不可降低摇动（拉伸）幅度，需以个人可耐受为限度。

（2）需要完成规定的动作次数，不能一次完成者，可分次完成，且需要长期坚持。

【功理作用】

肢体疼痛多为筋脉拘急、挛缩、气血瘀滞、不通则痛，通过摇动或者牵伸疼痛部位，可促使局部气血运行，疏通经络，松解粘连的软组织，达到通则不痛。

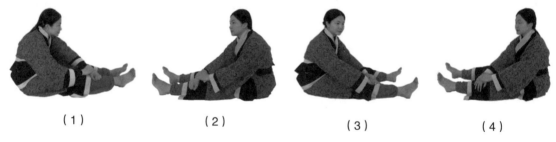

（1）　　　　　　（2）　　　　　　（3）　　　　　　（4）

图 4-124

16. 脊背病（原文 50）

【导引方法】

脊背疾病，凫浴 30 次，虎顾 30 次，又如前一样仰卧，反复做 20 次，再起来，正坐，凫浴 40 次，虎顾 50 次，又如前一样仰卧，反复做 20 次；随后起来，凫浴 50 次，虎顾 50 次为止。（图 4-125）

【注意事项】

（1）凫浴导引：双腿自然盘坐，双手在背后腰部相交叉，腰要直，左右摇头各 9 次（最大幅度左右转头，转到有阻力可以停顿一下），身子不动。然后左右旋转身体各 9 次（头和身体一起转），同时交叉的双手尽量举过头顶，然后双手在头顶向后摆动 9 次，如同凫扇动翅膀一样。

（2）虎顾导引：最大限度地向后扭转颈部和躯体。

【功理作用】

（1）凫浴导引的核心动作是以腰为核心发力，带动左右旋转腰部及摆动头部，有益于脊柱的充分运动，可滑利关节，纠正小关节错位，并放松周围的肌肉、韧带，调和气血，有助于防治脊背、腰部运动不适之症。

（2）虎顾导引通过充分向后扭转脊柱，从而对相应关节、肌肉、韧带起到调节、松解、牵伸作用，缓解脊背部疼痛不适。

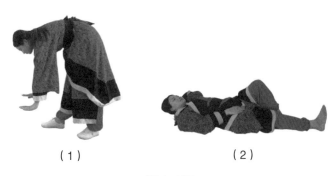

（1）　　　　　　　　　　（2）

图 4-125

17. 黄疸病（瘅病）（原文 30）

【导引方法】

在黄疸病（瘅病）初发之际，心中烦闷不安，想散步排忧，身体渐渐疼痛，赶快用八维的导引术式：病人双膝微屈自然盘坐，双手放置大腿上，快速呼气，快速吹气，气沉丹田，提肛收腹（引阴）。用冷水浸泡湿毛巾敷在头部、前额、脸部，约30分钟，接着去掉湿毛巾，两手抓住地上草席，然后向上按着额头，上下摇动头部10次，每摇动一次口中吐出温气，做10遍为止。（图4-126）

【注意事项】

（1）此导引方法适用于黄疸发病之初，心烦不安、口干口苦、恶心呕吐等。

（2）快速呼气、吹气，气沉丹田，提肛收腹。

（3）用湿毛巾冷敷头部、前额、脸部降温。

（4）上下摇动头部时配合呼吸，每摇动一次，口中吐出温气。

【功理作用】

瘅病多为湿热等邪气瘀滞所致，初期会出现烦热不安、口干口苦、默默不欲饮食等症状，此时用八维导引术式，吹响呼吸天地之精气，祛除体内烦热浊气，纳清吐故，促进体内气血化生，并用冷毛巾帮助降温，辅助祛除邪气，使阴阳平衡。

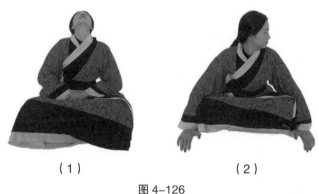

（1）　　　　　　　　　　（2）

图 4-126

18.导引治疗阳黄（原文 28）

【导引方法】

席地而坐，垫高臀部，左手按扶着颈项部，右手抓住左手，并向上牵引，身体向前弯曲，做到最大限度为止，然后慢慢放松，并小口地吐出热气，身体向后仰做到限度并保持住，再重复做 5 次，身体向左右两边倾斜各做 10 次为止。（图 4-127）

【注意事项】

（1）席地而坐，颈部向上伸展，身体向前俯下，调理任督二脉。

（2）小口徐徐吐出热气，不要发出声音。

【功理作用】

（1）保持心情安宁，俯身、伸颈可以锻炼任督二脉、胆经、肝经。

（2）吐出热气，泻肝胆湿热之毒。

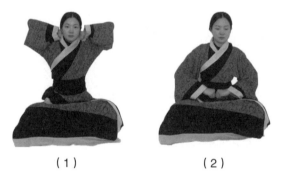

（1）　　　　　　　　（2）

图 4-127

19.肠病（原文 31）

【导引方法】

病人自然盘坐，双手掌心交叠（男左手在外，女右手在外）对着小腹，专念于小腹（意在小腹），慢慢吸气，口唇要小，噏口慢慢吐出凉气，吐 100 次为止。（图 4-128）

【注意事项】

（1）肠病最先感觉到的症状一般是腹胀。当腹胀不适时需警惕肠病，可练习此导引术式预防和治疗肠病。

（2）自然盘坐，双手掌心交叠（男左手在外，女右手在外）对着小腹。

（3）将意念集中于小腹，慢慢深呼吸。

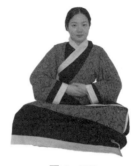

图 4-128

【功理作用】

（1）双手叠放于小腹部，并将意念集中于小腹，感受腹部随深呼吸起伏，有益于腹部气血运行，调和气血，平衡阴阳。

（2）呼吸导引（慢慢吸气，噘口慢慢吐气）可对五脏六腑进行按摩，纳清吐故，促进体内气血化生，治疗腹胀、腹痛等肠道不适病症。

20. 痢疾（原文 39）

【导引方法】

病人患痢疾，俯卧，将下巴放在枕头上，手交叉放在颈项下，医者一脚踏踩病人腰部，病人屏住呼吸，自己用力挺起臀部，反复做 3 次。若病人病情严重而不能自己抬举的，则应依靠他人帮助抬起臀部，或医者双手抓住病人双踝，并用力提拉，使臀部抬起。（图4-129）

【注意事项】

（1）俯卧，将下巴放在枕头上，手交叉放在颈项下。

（2）他人帮忙固定腰部，病人屏住呼吸，用力将臀部抬起，无法自己抬起者，可依靠他人帮助，感受腹肌发力将腹部悬空。

（3）每次将臀部抬起后保持住，依据个人可承受的时间而定。

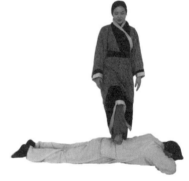

图 4-129

【功理作用】

冷热痢疾是由肠胃虚弱，素有寒积，外来热邪，冷热相乘所致。多见有腰痛，大便带脓血或白冻。抬举臀部，促进腹部和腰部气血运行、化生，消除瘀滞，配合呼吸导引，纳清吐故，促进体内气血化生。

21. 阴气虚证（原文 43）

【导引方法】

增加阴气导引方法：席地稳坐，跨开双腿，不要在月终之日进食导引。右手按地，左手端饭，将饭递到嘴边，吞咽饭散发出的气味，要用尽全力吞咽，随后吃饭。吃完饭后，双手分别按住左右大腿，弯腰，伸展小腹，用尽全力提拉，嘴里不要吞咽食物，如此反复两次，以上都做 3 次为止。（图4-130）

【注意事项】

（1）阴历每月最后一天阴气殆尽，不要在月终之日做"益阴气"导引术式。

（2）先吸食饭菜散发出来的香味，调动全身五脏六腑，再吃饭。

（3）尽力伸展小腹做到极限，慢慢拉伸，避免受伤。

【功理作用】

此导引方法为增加阴气的导引法，要席地而坐，吞咽饭菜气味，吸收天地万物之精，伸展小腹，均匀呼吸，促进体内气血化生，调和阴阳。

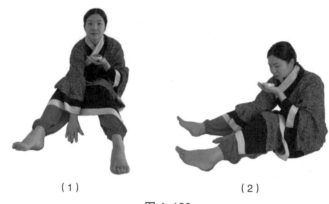

（1）　　　　　　　　（2）

图 4-130

22.四肢厥逆（蹶病）（原文 46）

【导引方法】

蹶病导引法：病人席地端坐，伸展右下肢、右足，左足单盘坐支撑臀部，左手撑地，右手抓住右足趾用力往上拉到极限为止，左右两方各做 3 次而止。（图 4-131）

【注意事项】

（1）腿脚麻木、疼痛、行动障碍的疾病适合练习此导引术式。

（2）保持腿伸直，不要弯曲膝盖，慢慢拉伸，达到个人能耐受的程度即可，不必强力拉伸，避免肌肉拉伤。

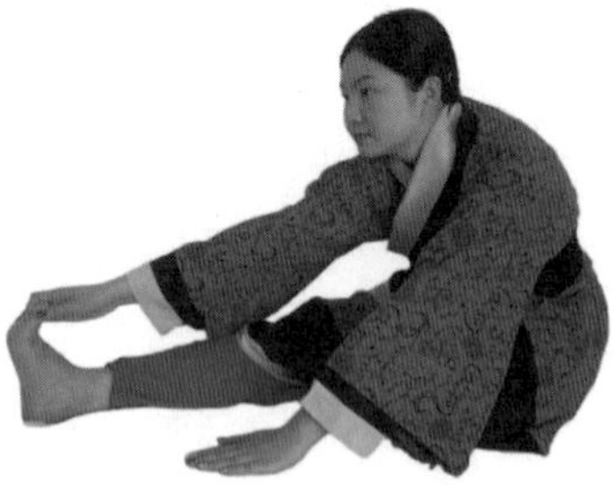

【功理作用】

王冰注："厥，谓足逆冷也。"《素问·五藏生成篇》：

图 4-131

"卧出而风吹之，血凝于足者为厥。"蹶病泛指腿脚麻木、疼痛、行动障碍的疾病。拉伸患肢可以疏通经络、调和气血、平衡阴阳，肢体得到滋养和温煦，从而缓解麻木、疼痛等不适。

23.癃病（原文 47）

【导引方法】

癃病导引法：病人直身站立，双手抱住木柱，让人抚摩腰部，屏住呼吸，用力提拉臀部。（图 4-132）

【注意事项】

（1）屏住呼吸需经过一段时间的训练，先形成深长的腹式呼吸再过渡至不呼吸，不可硬闭而出现头昏、气短、胸闷等不适症状。

（2）将意念集中于腹部，用力提臀、提肛。

【功理作用】

（1）癃病即小便不利，与肾密切相关，按摩腰部，补益肾阳，调节肾与膀胱气化之功，使小便易于排出。

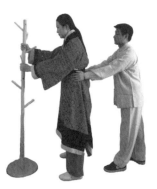

图 4-132

（2）屏住呼吸，将意念集中于小腹部，提臀提肛，调和阴阳，适于治疗癃病等肠腹病症；且《针灸甲乙经》记载臀部附近的穴位多主治癃病，如胞肓、秩边、八髎、委中、中髎等，按摩刺激诸穴位调和阴阳、理气通闭。

24. 气逆证（厥）（原文 49）

【导引方法】

厥（气逆）导引法：病人仰卧躺下，弯曲两膝，伸直足跟，摇动 30 次，每天导引 2 次。（图 4-133）

【注意事项】

（1）病人仰卧躺下，弯曲两膝，伸直足跟，尽量将脚绷直。

（2）快速摇动身体，配合深呼吸。

【功理作用】

气逆的发生主要是气机升降出入反常，气机上逆或者是横逆的病理变化，颜师古注："厥者，气从下起，上行叉心胁也。"仰卧摇动身体，配合深呼吸，有助于促进体内气血运行、化生，疏通经络，调理气机，消除积滞，消除咳喘胸闷、恶心嗳气、头痛眩晕等反逆之症。

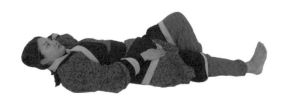

图 4-133

25. 胸痛（原文 51）

【导引方法】

胸痛导引方法：病人胸前挺，双臂向后扩胸摆动，连续做 10 次；接着双臂向外上伸展 10 次，后者反复做 10 次为止。（图 4-134）

【注意事项】

（1）扩胸运动，尽量将胸前挺，双手臂向后夹，感受前胸及手臂拉伸感，后背紧缩感。

（2）手臂外展同时将胸部前挺，拉伸前胸，并配合深呼吸。

（3）此导引术式适用于轻度胸痛者，急性严重者还需及时就医。

【功理作用】

扩胸有助于调畅气机，调和阴阳，疏通经络，使得气血循行通畅，通则不痛，缓解胸痛不适，扩胸运动还可锻炼胸肌的力量和耐力。

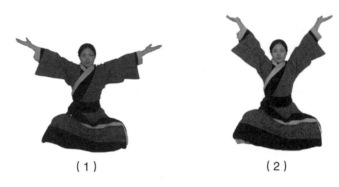

（1）　　　　　　　　　（2）

图 4-134

26. 心胸疼痛（胸痹）（原文 52）

【导引方法】

胸痹导引方法：病人躺卧突发厥病，心腹和胸中有痛感的，以手抚摩痛处，缓慢吐出热气，反复做 30 次。（图 4-135）

【注意事项】

（1）用手按压胸痛部位，慢慢抚摩，并配合深呼吸。

（2）适用于轻度胸痛或者暂时缓解胸痛，急性严重者还需及时就医。

【功理作用】

胸痹是由于正气亏虚，气滞、寒凝、血瘀等导致心脉痹阻，及时按抚疼痛部位有助于调畅气机，调和气血，配合深呼吸，抚摩五脏六腑，调节阴阳，使心脉畅通。

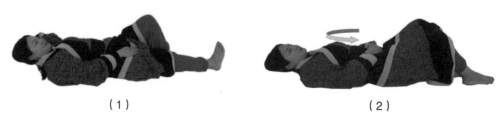

（1）　　　　　　　　　　（2）

图 4-135

27. 肛门病（后阴病）（原文 54）

【导引方法】

后阴病导引法：病人坐凳子上，直身而坐，张开两腿，左手承足下，右手抚摩头上，弯腰，伸展小腹，尽力提拉臀部。（图 4-136）

【注意事项】

（1）病人坐凳子上，直身而坐，张开两腿，左手承足下，右手抚摩头上。

（2）将注意力集中于会阴部，慢慢弯腰，尽力伸展小腹，同时提臀提肛。

（3）保持身体平衡，避免摔倒。

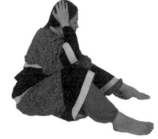

图 4-136

【功理作用】

后阴病多指痔疮、脱肛一类的病症，提肛运动对肛提肌、括约肌有良好的保养和锻炼功能，此导引法具有健脾补肾、益气固脱的作用，每次练习时需思想集中、心情愉悦，长期坚持，方可见效。

28. 疝气（阴部病）（原文 55）

【导引方法】

阴部疝病（气）导引方法：病人狐疝和筋疝，左手按住左腿，弯曲右膝，右足向后伸，弯曲右手，向左看。又，向前迈右足，向后伸左足，弯曲左手，向右看，反复做 3 次。又，抬举两手，仰身，用尽全身力气反复做 3 次。举左臂，仰身，用尽全力做，举右臂，左手按住左臀，竭尽全力做，以上各做 3 次为止。（图 4-137）

【注意事项】

（1）腿后伸时要保持身体平衡，尽量将腿伸直。

（2）看向侧方时，头尽量转向一侧，眼睛向远方看。

（3）身体向后仰时，一定要保持身体平衡，避免摔跤，建议在他人保护或者有防护措施时进行。

【功理作用】

疝气是由于体质虚弱、中气不足，寒气、湿气、浊气等乘虚进入，导致气血运行受阻、滞留，腹腔内压力增大，迫使腹腔内脏器游离。通过导引疏通经络，尤其是环绕阴器的肝经，调和气血，消除积滞，并且益气固脱。

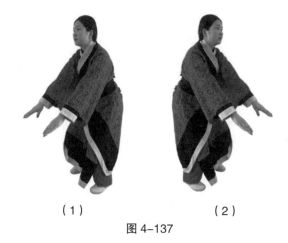

（1）　　　　　　　　（2）

图 4-137

29. 腹胀（原文 57）

【导引方法】

病人腹胀导引法：仰卧位，小口吐出凉气 30 次；病情不见好转，小口吐出温气 10 次；病情不见好转，小口吐出热气 10 次；病情不见好转，再小口吐出凉气 30 次；病情不见好转，起身，用八经（维）导引法来治疗。接着翻身直身俯卧位，将两手仰掌放在枕头上，再将头放在手上，两足抵住墙壁；用意念导引（发动心），双手托住下巴，用意念力往下导引，想着头部紧贴着小腹和腿；然后抬起两小腿，两手抓住两小腿，用力往上提拉，尽力到极限，做 3 次为止。（图 4-138）

【注意事项】

（1）吐气时，小口慢慢吐气，将气全部吐出。

（2）八经（维）导引法：病人双膝微屈自然盘坐，双手放置大腿上，快速呼气，快速吹气，气沉丹田，提肛收腹，吹呴呼吸天地精气。

（3）意念导引时，要求注意力集中，先起动心胸部，然后双手托住下巴，活动胸腹部，保持小腹及双腿固定不动，想象着头部往小腹和腿贴近。

【功理作用】

腹胀主要是"阳气外虚，阴气内积"所致，冷积于脏腑之间不散，与脾气相壅，虚则胀。通过导引益气健脾、消食导滞、温运中阳、温补脾胃，增强脾胃功能，从而缓解腹满肠鸣、不思饮食等症状。

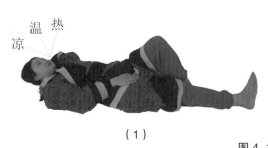
温 热
凉

（1）

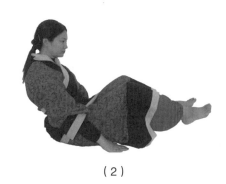

（2）

图 4-138

30. 哮喘及咳嗽（原文 58）

【导引方法】

哮喘及咳嗽导引法：病人直身站立，双脚分开与肩同宽，一手掌扶住墙壁，一手掌抬下巴，人要略微离开墙壁，用尽全力做到极限为止，左右手交替，各9次。（图 4-139）

【注意事项】

（1）一手扶墙壁，保持身体平衡，避免摔倒，老年人最好有他人在身边保护。

（2）抬下巴时一定要尽力往上抬，感受颈部拉伸感。

（3）配合深呼吸，可适当屏息。

【功理作用】

咳嗽、哮喘均是由于肺气上逆所致，治疗当祛邪利肺，顺应肺之生理，使肺气宣畅。此导引法通过仰头抬颏并配合呼吸，调节肺气升降出入，吐故纳清，促进体内气血运行、化生，祛除邪气，调畅气机。

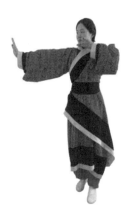

图 4-139

31. 惊风抽搐（瘛疭病）（原文 60）

【导引方法】

惊风抽搐（瘛疭病）导引法：若病人左侧胁部、腰部惊风抽搐，痛在胁部或腰部，则将左手按住墙壁，右手按住臀部，向前迈左足并弯曲膝部，伸展右足，用力牵拉，到最大限度为止；随后又向前迈右足并弯膝，伸展左足，用力牵拉，做到极限。各做3次为止。（图 4-140）

【注意事项】

（1）做此导引时一定要扶住墙壁，保持身体平衡。

（2）一腿向前弓步屈膝，另一腿极力向后牵拉，感受腿部拉伸感，慢慢将筋拉长。

（3）将意念集中于胁、腰部，配合深呼吸，感受气在身体内循行。

【功理作用】

筋脉拘急抽搐，不通则痛，尽力慢慢牵拉，缓解肌肉、筋脉痉挛、拘急抽搐，并配合深呼吸，调畅气机，气血通畅，便可减轻因筋脉拘急抽搐导致的疼痛。

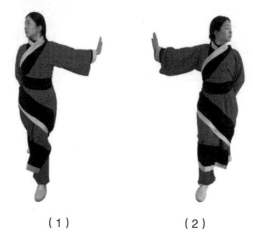

（1） （2）

图 4-140

32. 面瘫（周围性面瘫、面肌痉挛）（原文 61）

【导引方法】

面痹（僻病）导引方法：病人病在左面颊，右手按住右侧毛发，伸左手，牵拉右手；病人病在右面颊，左手按住左侧毛发，伸右手，牵拉左手；各做 3 次为止。厕比 10 次，阳见 10 次，凫浴 10 次。接着双脚自然分开直立，松散头发，交替顿左右足跟 300 次，倒走（退步）300 次为止。（图 4-141）

【注意事项】

（1）厕比：双手相交，反背于后，倾头突肩。

（2）阳见：双手相交，反背于后，仰头，向后看。

（3）凫浴：双手相交，反背于身后，摇头。

（4）顿足、倒退时要松散头发，全身放松，感受全身气血循行。

【功理作用】

面瘫多由风邪入中面部，痰浊阻滞经络，筋脉失养所致。此导引法通过牵拉面部，缓解肌肉痉挛，同时疏通经络，消除积滞，使得面部气血循行通畅，筋脉得以滋养；松散头发，放松身体，顿足跟也是为了调和气血，补益正气。

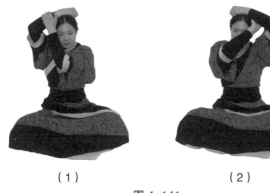

（1） （2）

图 4-141

33. 喉痹（咽喉炎、咽喉水肿）（原文 62）

【导引方法】

喉痹导引方法：病人自然席地而坐，右手按住左侧乳部，向上抬举下巴，左手尽力上举，使下门齿包上门齿，用力后仰身子，左右交替，各做 3 次为止。若是病情严重的病人，医者骑在背上，医者双手扶住病人面颊，使其尽力仰头，做到极限为止。（图 4-142）

【注意事项】

（1）身体后仰时一定要保持身体平衡，避免摔倒。

（2）感受颈部、前胸部拉伸感。

（3）配合深呼吸。

【功理作用】

喉痹的原因:《素问·厥论》曰，"手阳明，少阳厥逆，发喉痹，嗌肿"。导引法以活动颈项为主，手阳明大肠经和手少阴三焦经均上循至颈项，在大椎穴与督脉相交，因而转动颈项可充分调畅阳气，扶正祛邪，同时舒展颈部肌肉。

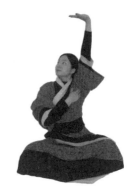

图 4-142

34. 鼻渊（鼻炎）（原文 63）

【导引方法】

鼻渊（鼻炎）导引方法：病人席地端坐，右手拇指和食指捏住鼻子，用力推擦鼻梁 9 次，同时头部尽力向后仰，鼻孔尽量朝上，同时左手抚摩心胸 9 次，然后鼻子用力向上唆气 9 次，嗌口吸气 9 次导引，并发出哨声。接着病人站立，两脚分开，弯腰俯身按住地面，鼻子用力唆气 9 次，嗌口吸气 9 次导引，并发出哨声，尽力做 9 次为止。（图 4-143）

【注意事项】

（1）捏住鼻子用力推擦鼻梁，感受鼻子发热。

（2）头部尽力向后仰，鼻孔尽量朝上，保持身体平衡。

（3）闭嘴，鼻子突然呼气，并发哼哨声，再用嘴巴吸气，嗌口很小，突然吸气，并发出哨声，感受气流下行至丹田。

【功理作用】

鼻炎多因脏腑功能失调，邪气侵袭鼻窍所致，外邪久客，化火灼津而痰浊阻塞鼻窍。用力推擦鼻梁使其发热，可以促进气血运行，疏通经络，宣通鼻窍。呼吸导引（口吸鼻呼）也可以推动气血运行，宣通诸窍，疏通经络；还可对五脏六腑进行按摩，调节脏腑功能，达到标本同治。

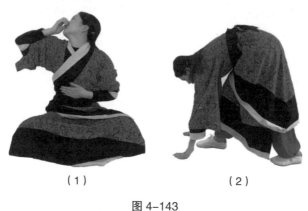

（1） （2）

图 4-143

35. 口痛（原文 64）

【导引方法】

口痛导引：病人将两手食指放进口中，用力向两边拉，停止，用力张嘴，并且做出怒吼的动作，但不要发出声音。（图 4-144）

【注意事项】

（1）用力张大嘴巴，有习惯性下颌关节脱位者不要随意练习。

（2）张嘴的同时想象做出怒吼的动作，但不发声。

【功理作用】

口痛包括口腔黏膜疼痛和牙齿疼痛，火热之邪上灼口腔或者经络不通、气血瘀滞抑或失于滋养均为导致口痛的原因，导引极力将口张开，有助于疏通经络，促进气血运行，也使口腔得到滋养和温煦；怒吼状则可帮助排出浊气。

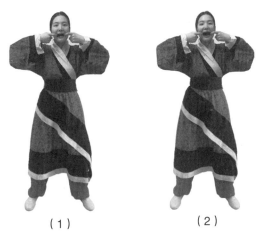

（1） （2）

图 4-144

36. 颞颌关节紊乱（原文 65）

【导引方法】

颞颌关节紊乱导引法：病人口张而不能闭合，用导引法治疗，病人两手捧住下腮，两拇指压住口下齿床，用力向下按压，然后用力向后推直抵耳部，用力抬下腮部，失之口就能复原了。（图 4-145）

【注意事项】

（1）用两拇指向下压下齿床，然后再向后推，最后将下颌部向上抬。

（2）操作时一定要注意迅速将拇指抽出口腔，避免闭嘴时咬到拇指。

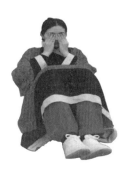

【功理作用】

下颌关节脱位导致嘴巴不能闭合，只需用外力将脱位的关节复位即可，但需注意复位后尽量避免过度张大嘴巴，防止再次脱位。

图 4-145

37. 目痛（原文 67）

【导引方法】

目痛导引方法：病人左目痛，用右手食指中指按压揉内眼角经脉，左手用力按住左脸颊，做 3 次为止；右目痛，用左手食指中指按压揉内眼角经脉，右手用力按住右脸颊，做 3 次为止。一种说法：两手之食指中指按压住两眼内眼角经脉，向上循经络按摩，经过头顶，一直到达颈项，做 10 次为止。另一种说法：早晨起床后，端坐于床上，双手掌摩擦，直到掌和手指发热，然后用手掌和指分别抚摩两目 10 秒钟，双掌再摩擦，使手掌和指发热，两掌热敷两目，反复做 10 次为止。（图 4-146）

【注意事项】

（1）按揉内眼角睛明穴。

（2）将手掌搓热，热敷并按摩双目。

【功理作用】

五脏六腑的阴阳精气均注于目，导引法中的按、揉、热敷等都有助于疏通经络，调和气血，保养肝气，祛除邪气，不仅可以治疗目痛，而且可以保养和加强眼睛的视力。

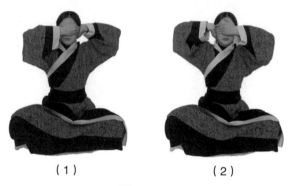

（1）　　　　　　　　　（2）

图 4-146

38. 瘰疬病（颈部淋巴结炎）（原文 68）

【导引方法】

瘰疬病导引法：病人席地而坐，病在右侧脖颈阳脉，双目注视着左足趾，俯身用力提拉左足趾；若病人病在左侧脖颈阳脉，双目注视着右足趾，俯身用力提拉右足趾。病在脖颈右侧阳筋附脉，双目注视左肩，用力提拉右侧胸锁乳突肌群；病在脖颈左侧阳筋附脉，双目注视右肩，用力提拉左侧胸锁乳突肌群。若病在脖颈左侧阴经附脉，双目看着左足跟，用力提拉左踝部；若病在脖颈右侧阳经附脉，双目看着右足跟，用力提拉右踝部。若病在脖颈前面阴经，两手按在乳房上，用力抬举下巴。以上都做 10 次为止。（图 4-147）

【注意事项】

（1）病在阳脉，注视对侧足趾，并俯身用力提拉对侧足趾。

（2）病在阳筋附脉，双目注视对侧肩膀，用力提拉对侧胸锁乳突肌群。

（3）病在阴经附脉，双目看着同侧足跟，并用力提拉同侧踝部。

（4）病在脖颈前面阴经，两手按在乳房上，用力抬举下巴。

【功理作用】

瘰疬主要是由于痰火凝结于颈部所致，导引法通过拉伸患处筋脉，起到疏通经络、调和气血、行气至患处而散结的作用，从而达到治病的目的。

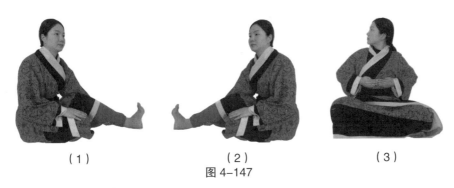

（1） （2） （3）

图 4-147

39.耳聋（原文 69）

【导引方法】

耳聋导引方法：病人席地自然正坐，若左耳聋，伸展左臂，抬举左拇指尖，用力牵引颈项与耳朵。若右耳聋，伸展右臂，抬举右拇指尖，用力牵引颈项与耳朵。左右各做 9 次。（图 4-148）

【注意事项】

（1）用力牵引颈项与耳朵，感受其拉伸感。

（2）配合调息，可以屏息。

【功理作用】

耳聋与肾精亏虚密切相关，且手太阳小肠经、手少阳三焦经、足少阳胆经等皆循行过耳。导引法牵引颈项与耳朵可直接刺激耳部气血充盈，增强听力；若配合调息，有利于脏腑经络精气灌注于头面五官，起到滋养的作用。

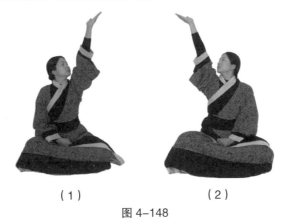

（1） （2）

图 4-148

40.耳痛（原文 70）

【导引方法】

耳痛导引方法：病人左耳疼痛，用左手食指指端插入耳中，用力导引，在耳内一上一下，一左一右按揉，停几秒钟。随后右手按住左肩，用力导引，转动左肩，停几秒钟。右耳疼痛，接着左手按右肩，用力导引，转动右肩。都做 3 次为止。（图 4-149）

【注意事项】

（1）注意将手指插入耳朵时要剪指甲，不要插入过深。

（2）用力按揉患耳同侧肩颈，感受发热感。

（3）配合调息。

【功理作用】

耳痛多由火热邪毒侵犯耳部，经络气血不畅所致。导引法按揉耳部及肩颈部都是为了疏通经络，使气血循行通畅，配合调息，纳清去浊，祛除邪气。

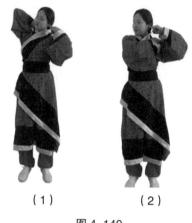

（1）　　　（2）

图 4-149

41. 头疼（原文 71）

【导引方法】

三叉神经疼痛导引方法：病人颧部或额头痛，将痛的部位用冷水浸渍约一顿饭时间，用手掌按住疼痛侧脸颊，另一手指抓住患侧头发，两手交替上下，口中发出"呼、呼"嘘声，做满 30 次为止。（图 4-150）

【注意事项】

（1）将头痛的部位用冷水浸渍约一顿饭时间。

（2）一手按住疼痛侧脸颊，一手抓住患侧头发，两手交替上下揉动。

（3）配合呼气，口中发出"呼、呼"嘘声。

【功理作用】

头痛内因为肝阳上亢，或瘀血阻络，或头目失荣；外因为外邪上扰清窍，壅滞经络，络脉不通。双手推揉患侧脸颊可帮助疏通经络，有利于气血循行，消除瘀滞，使头面部得到滋养和温煦；配合呼吸，口中发出"呼、呼"嘘声，有助于纳清去浊，祛除邪气。

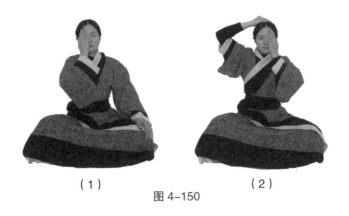

（1） （2）

图 4-150

五、《引书》天人合一养生

1. 导引养生（原文73）

【导引方法】

"闭息"（屏住呼吸）有利于房事（交筋），"堂落"（螳螂导引）有利于"恒脉"（瘘疮），"蛇甄"有利于"钜脑"，"凫浴"有利于头部病，遍及周身经脉，顺着肌肤腠理有利于头。"厕比"有利于耳，"阳见"有利于眼睛，开口并仰头有利于鼻子，"呵斥"但不发出声音有利于口，按住心口抬举下巴有利于咽喉，"枭栗"有利于颈项，"虎顾"有利于项下，"引背"有利于肩胛，"支络"有益于腋下，"鸡伸"有益于肩臂，"反摇"挥动有利于腹心，"反旋"扭转有利于两胁，"熊经"有利于后背，"覆据"有利于腰，"禹步"有利于股腿间，"前厥（跳）"有利于腿膝，"反踏"有利于足底，"夹趾"有利于足下阳气流通，"顿踵"有利于胸中，以上各种术式都做3次为止。（图 4-151）

【注意事项】

此导引操包含了 24 个导引术式，每一个术式都对应有保养身体的某个部位，此导引操可在每天早上，在空气清新的地方进行锻炼，并且配合调息及冥想。根据情况可以做 1 ~ 2 个动作，熟练后可多做几个动作。

【功理作用】

24 式导引操几乎涵盖了从头到脚所有部位的导引术式，坚持锻炼可以补益正气，强身健体，益五脏，通六腑，避免患病。

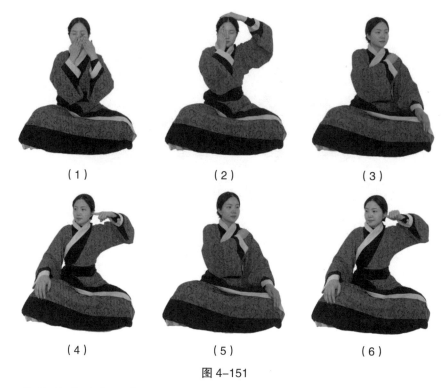

图 4-151

2. 四季导引（原文 74）

【导引方法】

人之所以会生病，必定是因为暑湿风寒雨露，肌肤腠理启合，饮食不和，日常生活不能与寒暑变化相适应，因此患上疾病。春夏秋冬之间，阴阳失合之气不断迫及，人们生活在环境之中，自身又无法避免（阴阳失和之气），"气"机失调，患上疾病。所以，必须用八经导引方法来治疗。吹呴呼吸天地之精气，伸展小腹，挺直腰身，用力舒展手足，推足跟弯曲手指，去起宽裹，偃治巨引，这些都是为了与天相感应，偃卧吹呴，导引阴部。春天要一次吐出温气，一次吐出凉气；秋天要一次吐出热气，一次吹出凉气；夏天要一次吐出热气，一次吹出温气。因为人生长在感情之中，不知道爱惜身体中的元气，所以常常得病且容易死亡。人为什么容易昏厥？生殖器官的功能为什么会过早衰退呢？那是因人们不知节制身体中的元气。能够好好地节制元气而充实阴器，则有益于身体。（图 4-152）

【注意事项】

（1）春季是冬夏转换交替的季节，冷暖气流互相交争，时寒时暖，天气变化无常，此时需一次吐出温气，一次吐出凉气。

（2）夏季烈日酷暑，要消夏避暑，需一次吐出热气，一次吹出温气。

（3）秋天收敛津液，不可出汗多，要一次吐出热气，一次吹出凉气。

（4）冬季要抵御寒气，需一次吐出热气，一次吹出温气。

【功理作用】

一年四季邪气不断迫及人体，若人体不能抵御邪气，就会患病。经常做"八经（维）之引"导引术，可以吸取天地之精气，与天地相感应，节制身体中的元气，扶正祛邪，保持心情舒畅，避免生病。

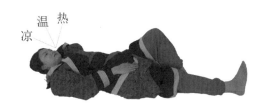

图 4-152

3.养生则健康（原文 75）

【导引方法】

富贵的人为什么会患病呢？那是因为他们的喜怒不能和谐。欣喜，则阳气旺；发怒，则阴气多。所以懂得养生之道的人，遇喜就会快快吐出热气，遇怒则会急剧吐出凉气，使身体达到喜怒平衡。吸取天地的精气，充实阴气，所以不会患病。

贫贱的人为什么会患上疾病呢？那是因为他们劳动倦怠，又饿又渴，流汗太多。为图凉爽而跳入冷水中洗澡，躺卧在寒冷通风的地方，不知道及时加衣，所以会患病，患病后又不知道用响呼行气的方法来排除疾病，因此，他们多病而且患病后很容易死亡。（图 4-153）

【注意事项】

（1）对养生认识不足的人容易生病，等到生病了再治疗就晚了。

（2）不善养生之人容易违背养生常识和生活规律，所以容易患病。

【功理作用】

吹响呼吸的"八经（维）之引"导引术可以吸取天地之精气，与天地相感应，节制身体中的元气，扶正祛邪，保持心情舒畅，避免生病。

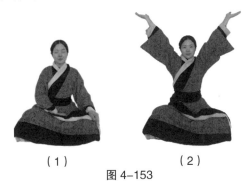

（1）　　　　　　（2）

图 4-153

4. 天人合一养生（原文76）

【导引方法】

保养身体需要和天地相适应，如同排橐一样，虽然空虚但并不弯曲，鼓动越快，排出的风越多，关闭气门，开启妙（命）门，合拢五脏，开通九窍，有利于启合肌肤腠理，这就是益身之道啊。干燥时，应多次吹出温气，多多躺卧。潮湿时，应多次吐出凉气，不要躺卧，以充实阴气。暑热时，应小口吐出热气。当寒冷时，应勤劳身体，这就是使身体和燥湿寒暑相适应的原则啊。（图4-154）

【注意事项】

（1）天气炎热干燥，腠理开泄，汗液外泄，汗为心之液，易耗伤心气，此时应减少活动，多次吹出温气。

（2）天气潮湿，湿邪困阻气机，湿邪困脾，此时应减少躺卧，多活动，调畅气机，将湿气排出体外，要多次吐出凉气。

（3）暑热伤精耗气，要小口吐出热气。

（4）寒冷易损伤阳气，气血瘀滞，要多活动身体，使气血运行通畅，补益阳气。

【功理作用】

燥性干涩，易伤津液；湿性重浊，易阻气机；热邪炎上，易伤精耗气、扰乱心神；寒性凝滞，易伤阳气。只有顺应自然界六气，扶助正气，与风寒暑湿燥热相适应，才能抵御外邪，避免生病。

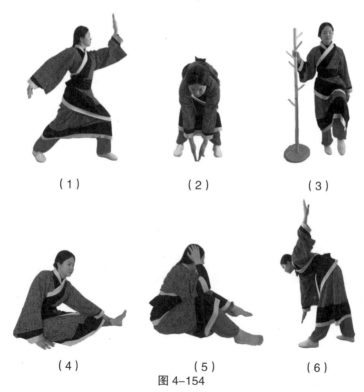

（1）　　　　　　　（2）　　　　　　　（3）

（4）　　　　　　　（5）　　　　　　　（6）

图4-154

第五章 《伤寒杂病论》论按摩

第一节 作者概要及学术价值

一、传承概要

张仲景（150—154 年～ 215—219 年），名机，字仲景，东汉南阳涅阳县人（今河南省邓州市穰东镇张寨村）。东汉末年著名医学家，被后人尊称为医圣。张仲景广泛收集医方，写出了传世巨著《伤寒杂病论》。它确立的辨证论治原则，是中医临床的基本原则，是中医的灵魂所在。《伤寒杂病论》也做出了巨大贡献，创造了很多剂型，记载了大量有效的方剂。这是中国第一部从理论到实践、确立辨证论治法则的医学专著，是中国医学史上影响最大的著作之一，是后学者研习中医必备的经典著作，广泛受到医学生和临床医生的重视。《伤寒论》《金匮要略》主要以诊断治疗和方药治疗为主，按摩内容言及较少，但腹诊按摩诊断是其特色，属中医切诊之一。在中医四诊辨证中有着重要地位，历来备受重视。《黄帝内经》《难经》早有记载，至汉代张仲景运用于六经辨证中，体现了四诊（问、望、闻、切）的完整性、科学性。其后不少医家对腹诊专著研究、发挥，如清代有张振鋆的《厘正按摩要术》、俞根初的《通俗伤寒论》，近代有刘文巨的《中医与汉方医腹诊》、王琦的《中国腹诊》。腹诊之所以受到重视，是因其在辨证中起着重要的作用。

二、学术价值

纵观《伤寒论》《金匮要略》关于按摩及按诊在腹诊中的临床应用，有下列颇有临床价值的学术特色值得继承。

1. 按摩腹诊在《伤寒论》中的应用概述

在《伤寒论》398 条原文中涉及腹诊内容者有 114 条，即书中有 1/4 的条文讲述了腹诊。《金匮要略》亦多论述，常被作为辨证论治的一项依据，有时甚至是重要依据，如《金匮要略·腹满寒疝宿食病》曰："按之心下满痛者，此为实也，当下之，宜大柴胡汤。"

（1）用于分析病因病机:《伤寒论》第 137 条，"太阳病，重发汗而复下之，不大便五六日，舌上燥而渴，日晡所小有潮热，从心下至少腹硬满，而痛不可近者，大陷胸汤主之。"第 157 条:"伤寒汗出，解之后，胃中不和，心下痞硬，干噫食臭，胁下有水气，腹中雷鸣，下利者，生姜泻心汤主之。"《金匮要略·水气病》："气分，心下坚，大如盘，边如旋杯，水饮所作。"

（2）用于诊断或鉴别诊断：《伤寒论》第 138 条，"小结胸病，正在心下，按之则痛。"第 149 条："若心下满而硬痛者，此为结胸也……但满而不痛者，此为痞。"《金匮要略·疮痈肠痈浸淫病》："肠痈者，少腹肿痞，按之即痛如淋。"

（3）用于辨别病位、病情：《伤寒论》第 340 条，"病者手足厥冷……小腹满，按之痛者，此冷结在膀胱关元也。"《金匮要略·痰饮咳嗽》："水在心下，心下坚筑……水在肝，胁下支满……水在肾，心下悸。"《金匮要略·腹满寒疝宿食病》："病者腹满，按之不痛者为虚，痛者为实。"

（4）用于指导治疗：《伤寒论》第 106 条，"太阳病不解，热结膀胱……外解已，但少腹急结者，乃可攻之，宜桃核承气汤。"第 255 条："腹满不减，减不足言，当下之，宜大承气汤。"《金匮要略·痰饮咳嗽病》："病者脉伏，其人欲自利，利反快，虽利，心下续坚满，此为留饮欲去故也，甘遂半夏汤主之。"《金匮要略·呕吐哕下利病》："下利三部脉皆平，按之心下坚者，急下之宜大承气汤。"

（5）用于判定疾病转归和预后：《伤寒论》第 167 条，"病胁下素有痞，连在脐傍，痛引少腹，入阴筋者，此名脏结，死。"《金匮要略·黄疸病》："膀胱急，少腹满，身尽黄，额上黑，足下热，因作黑疸，其腹胀如水状，大便必黑，时溏，此女劳之病，非水也，腹满者难治。"张仲景把腹诊运用于临床，目的是准确辨证。

2. 常需腹诊判别之症

（1）心下痞：心下指剑突下的上中腹、胃脘部。心下痞是以自觉心下痞塞、满胀不适为主要症状的病症。心下痞有虚实之分，其鉴别主要靠腹诊，即以手按之柔软不痛者为虚痞，按之硬痛者为实痞。如《伤寒论》第 149 条："伤寒五六日，呕而发热者，柴胡证具，而以他药下之，柴胡证仍在者，复与柴胡汤……若心下满而硬痛者，此为结胸也，大陷胸汤主之；但满而不痛者，此为痞，柴胡不中与之，宜半夏泻心汤。"张仲景论述的心下痞硬亦分虚实，如《伤寒论》第 159 条："伤寒服汤药，下利不止，心下痞硬。"是指中虚水停的虚痞。又如，第 67 条："伤寒若吐、若下后，心下逆满（痞硬），气上冲胸，起则头眩，脉沉紧，发汗则动经，身为振振摇者，茯苓桂枝白术甘草汤主之。"指的亦是虚痞，即是说判断痞的虚实不一既要依据腹诊，亦要结合脉证。张仲景所论虚痞多数指有人参证的痞满，如半夏泻心汤、生姜泻心汤、甘草泻心汤、旋覆代赭汤、桂枝人参汤等方证。但有时为与实痞相对而言，如第 154 条："心下痞，按之濡，其脉关上浮者，大黄黄连泻心汤主之。"这里的腹诊"按之濡"，是与大承气汤证"硬满痛"对比而言，腹诊时可感到热重，乃里实热证之实痞，不是人参证的虚痞，腹诊时感到热轻或凉。

（2）胸胁苦满：亦称胸胁胀满，证分虚实，主要由腹诊鉴别。按之痛或拒按者为实。

胸胁苦满可见于小柴胡汤和大柴胡汤方证，其鉴别主要靠腹诊，如《伤寒论》第96条："伤寒五六日，中风，往来寒热，胸胁苦满，嘿嘿不欲饮食，心烦喜呕……小柴胡汤主之。"腹诊时胃脘及两胁下软、痛不明显。又如，第165条："伤寒发热，汗出不解，心下痞硬，呕吐而下利者，大柴胡汤主之。"腹诊时胃脘及两胁下硬满且痛甚。日本的经方派对胸胁苦满的腹诊有了进一步的研究，尤其对虚证的胸胁苦满进行过探讨。手指按压两胁腹部明显硬和痛者为实证，手指深按胁下出现酸痛不适者为虚证。

（3）腹胀满痛：腹痛和胀满是临床常见证候，《伤寒论》叙述为腹胀、腹满、腹痛、腹中痛、腹拘紧、腹挛急等，常与心下痞混称。病人感到胀满痛，辨证论治关键是依赖腹诊辨清寒热虚实。《伤寒论》有详尽论述，其属寒者，如大建中汤证"腹满痛甚，上下痛不可触近"，腹诊腹部皮肤温度低，与大承气汤证有别。其属实热者，如大承气汤证"腹满而喘"，腹诊时腹部温度高，且可摸到大便形状物。其实者，如大黄牡丹皮汤证"少腹肿痞，按之即痛如淋"，如抵当汤证"少腹当硬满，小便自利"。其虚者如，小建中汤证"腹中急痛"，如黄芪建中汤证"虚劳里急"，如桂枝加芍药汤证"腹满时痛"，又如厚姜半甘参汤证"腹胀满"。腹诊时，按之濡软。可知腹诊在辨别寒热虚实上起着重大作用。

3. 腹诊应用与发展

经方派对腹诊历来重视，不但对其继承而且予以弘扬。其特点是腹诊专著多，对腹诊更具体精细化，而且发展为辨方证。

（1）辨胸胁苦满，进而辨方证：胸胁苦满，腹诊腹部皮肤拘急者，为柴胡桂枝汤或四逆散方证；胸胁苦满，腹诊腹部动悸者，为柴胡加龙骨牡蛎汤方证；胸胁苦满，腹诊腹部动悸、心下振水音者，为柴胡桂枝干姜汤方证；胸胁苦满，腹诊小腹硬满、心下振水音者，为加味逍遥散方证；胸胁苦满，腹诊腹部皮肤拘急、心下振水音者，为柴芍六君子汤方证；胸胁苦满，腹诊心下振水音者，为柴苓汤方证。

（2）辨腹拘急，再辨方证：腹诊小腹硬满，心下振水音者，为当归芍药散方证；腹部皮肤拘急，腹部动悸者，为抑肝散合二陈汤方证；腹部皮肤拘急，腹诊心下振水音者，为真武汤方证；右侧腹部皮肤拘急，心下振水音者，为小青龙汤方证；右侧上部腹部皮肤拘急者，为麻杏石甘汤方证。

（3）辨腹肌力，再辨方证：藤平健把腹肌肌力分为9级而辅助辨方证。①软甚，可能为四逆汤方证（结合其他脉证）；②软，可能属人参汤或真武汤方证；③偏软，可能属柴胡桂枝干姜汤方证；④微软，可能属柴胡桂枝汤方证；⑤中等软，可能属小柴胡汤方证；⑥微实，可能属桃核承气汤方证；⑦偏实，可能属大柴胡汤方证；⑧实，可能属柴胡加芒硝汤方证；⑨实甚，可能属大承气汤方证。其对腹肌强弱的辨别、探讨十分重视，这一研究已引起了我国中医界同行的关注，如上海中医药大学的柯雪帆教授也进行过探讨，其将9级简化为5级，更便于临床应用。

综上所述，后世医家对腹诊的重视，并着力于应用、研究、发展，说明腹诊在中医辨证论治中有着重要价值，尤其是对辨八纲和方证尽显其作用，我们应进一步重视和研究。

第二节 《伤寒论》论按摩

一、辨太阳病脉证并治（上）

【原文】

问曰：证象阳旦，按法治之而增剧，厥逆，咽中干，两胫拘急而谵语。师曰：言夜半手足当温，两脚当伸，后如师言。何以知此？答曰：寸口脉浮而大，浮为风，大为虚，风则生微热，虚则两胫挛，病形象桂枝，因加附子参其间，增桂令汗出，附子温经，亡阳故也。厥逆，咽中干，烦躁，阳明内结，谵语烦乱，更饮甘草干姜汤。夜半阳气还，两足当热，胫尚微拘急，重与芍药甘草汤，尔乃胫伸。以承气汤微溏，则止其谵语，故知病可愈。（原文三十）

二、辨太阳病脉证并治（中）

【原文】

发汗过多，其人叉手自冒心，心下悸，欲得按者，桂枝甘草汤主之。（原文六十四）

伤寒，若吐、若下后，心下逆满，气上冲胸，起则头眩，脉沉紧，发汗则动经，身为振振摇者，茯苓桂枝白术甘草汤主之。（原文六十七）

伤寒五六日中风，往来寒热，胸胁苦满，嘿嘿不欲饮食，心烦喜呕，或胸中烦而不呕，或渴，或腹中痛，或胁下痞硬，或心下悸，小便不利，或不渴，身有微热，或咳者，小柴胡汤主之。（原文九十六）

太阳病不解，热结膀胱，其人如狂，血自下，下者愈。其外不解者，尚未可攻，当先解其外。外解已，但少腹急结者，乃可攻之，宜桃核承气汤。（原文一百零六）

三、辨太阳病脉证并治（下）

【原文】

问曰：病有结胸，有脏结，其状何如？答曰：按之痛，寸脉浮，关脉沉，名曰结胸也。（原文一百二十八）

伤寒六七日，结胸热实，脉沉而紧，心下痛，按之石硬者，大陷胸汤主之。（原文一百三十五）

太阳病，重发汗，而复下之，不大便五六日，舌上燥而渴，日晡所，小有潮热。从心

下至少腹便满而痛，不可近者，大陷胸汤主之。（原文一百三十七）

小结胸病，正在心下，按之则痛，脉浮滑者，小陷胸汤主之。（原文一百三十八）

太阳与少阳并病，头项强痛，或眩冒，时如结胸，心下痞硬者，当刺大椎第一间、肺俞、肝俞，慎不可发汗；发汗则谵语，脉弦，五日谵语不止，当刺期门。（原文一百四十二）

伤寒五六日，呕而发热者，柴胡汤证俱。而以他药下之，柴胡证仍在者，复与柴胡汤。此虽已下之，不为逆，必蒸蒸而振，却复发热汗出而解。若心下满而硬痛者，此为结胸也，大陷胸汤主之；但满而不痛者，此为痞，柴胡不中与之，宜半夏泻心汤。（原文一百四十九）

太阳少阳并病，而反下之，成结胸，心下硬，下利不止，水浆不下，其人心烦。（原文一百五十）

脉浮而紧，而复下之，紧反入里，则作痞。按之自濡，但气痞耳。（原文一百五十一）

太阳中风，下利呕逆，表解者，乃可攻之。其人漐漐汗出，发作有时，头痛，心下痞硬满，引胁下痛，干呕短气，汗出不恶寒者，此表解里未和也。十枣汤主之。（原文一百五十二）

心下痞，按之濡，其脉关上浮者，大黄黄连泻心汤主之。（原文一百五十四）

伤寒，汗出解之后，胃中不和，心下痞硬，干噫食臭，胁下有水气，腹中雷鸣下利者，生姜泻心汤主之。（原文一百五十七）

伤寒中风，医反下之，其人下利日数十行，谷不化，腹中雷鸣，心下痞硬而满，干呕心烦不得安。医见心下痞，谓病不尽，复下之，其痞益甚。此非结热，但以胃中虚，客气上逆，故使硬也。甘草泻心汤主之。（原文一百五十八）

伤寒服汤药，下利不止，心下痞硬。服泻心汤已，复以他药下之，利不止。医以理中与之，利益甚。理中者，理中焦，此利在下焦，赤石脂禹余粮汤主之。复利不止者，当利其小便。（原文一百五十九）

伤寒吐下后，发汗，虚烦，脉甚微，八九日心下痞硬，胁下痛，气上冲咽喉，眩冒，经脉动惕者，久而成痿。（原文一百六十）

伤寒发汗，若吐若下，解后心下痞硬，噫气不除者，旋覆代赭汤主之。（原文一百六十一）

伤寒发热，汗出不解，心中痞硬，呕吐而下利者，大柴胡汤主之。（原文一百六十五）

病如桂枝证，头不痛，项不强，寸脉微浮，胸中痞硬，气上冲喉咽，不得息者，此为胸有寒也。当吐之。宜瓜蒂散。（原文一百六十六）

病胁下素有痞，连在脐傍，痛引少腹，入阴筋者，此名脏结，死。（原文一百六十七）

太阳少阳并病，心下硬，颈项强而眩者，当刺大椎、肺俞、肝俞。慎勿下之。（原文一百七十一）

四、辨阳明病脉证并治

【原文】

阳明病，心下硬满者，不可攻之，攻之利遂不止者死，利止者愈。（原文二百零五）

发汗不解，腹满痛者，急下之，宜大承气汤。（原文二百五十四）

腹满不减，减不足言，当下之，宜大承气汤。（原文二百五十五）

第二节 《金匮要略》论按摩

一、《金匮要略》卷上

（一）脏腑经络先后病脉证第一

【原文】

若人能养慎，不令邪风干忤经络，适中经络，未流传脏腑，即医治之，四肢才觉重滞，即导引、吐纳、针灸、膏摩，勿令九窍闭塞，更能无犯王法，禽兽灾伤，房室勿令竭乏，服食节其冷、热、苦、酸、辛、甘，不遗形体有衰，病则无由入其腠理。腠者，是三焦通会元真之处，为血气所注；理者，是皮肤脏腑之纹理也。

（二）血痹虚劳病脉证并治第六

【原文】

夫失精家，少腹弦急，阴头寒，目眩（一作目眶痛），发落，脉极虚芤迟，为清谷亡血失精。脉得诸芤动微紧，男子失精，女子梦交，桂枝加龙骨牡蛎汤主之。

虚劳里急，悸，衄，腹中痛，梦失精，四肢酸疼，手足烦热，咽干口燥，小建中汤主之。

虚劳里急，诸不足，黄芪建中汤主之。

虚劳腰痛，少腹拘急，小便不利者，八味肾气丸主之。

五劳虚极羸瘦，腹满，不能饮食，食伤、忧伤、饮伤、房室伤、饥伤、劳伤、经络营卫气伤，内有干血，肌肤甲错，两目黯黑，缓中补虚，大黄䗪虫丸主之。

（三）胸痹心痛短气病脉证治第九

【原文】

胸痹，心中痞，留气结在胸，胸满，胁下逆抢心，枳实薤白桂枝汤主之。人参汤亦主之。

心中痞，诸逆，心悬痛，桂枝生姜枳实汤主之。

心痛彻背，背痛彻心，乌头赤石脂丸主之。

（四）腹满寒疝宿食病脉证治第十

【原文】

跌阳脉微弦，法当腹满，不满者必便难，两胠疼痛，此虚寒从下上也，当以温药服之。

病者腹满，按之不痛为虚，痛者为实，可下之。舌黄未下者，下之黄自去。

腹满时减，复如故，此为寒，当与温药。

病腹满，发热十日，脉浮而数，饮食如故，厚朴七物汤主之。

按之心下满痛者，此为实也，当下之，宜大柴胡汤。

腹满不减，减不足言，当须下之，宜大承气汤。

腹中寒气，雷鸣切痛，胸胁逆满，呕吐，附子粳米汤主之。

心胸中大寒痛，呕不能饮食，腹中寒，上冲皮起，出见有头足，上下痛而不可触近，大建中汤主之。

寒疝，腹中痛，及胁痛里急者，当归生姜羊肉汤主之。

二、《金匮要略》卷中

（一）五脏风寒积聚病脉证并治第十一

【原文】

肝着，其人常欲蹈其胸上，先未苦时，但欲饮热，旋覆花汤主之。

问曰：病有积、有聚、有槃气，何谓也？师曰：积者，脏病也，终不移；聚者，腑病也，发作有时，展转痛移，为可治。槃气者，胁下痛，按之则愈，复发为槃。诸积大法，脉来细而附骨者，乃积也。寸口，积在胸中；微出寸口，积在喉中；关上，积在脐旁；上关上，积在心下；微下关，积在少腹。尺中，积在气冲；脉出左，积在左；脉出右，积在右；脉两出，积在中央；各以其部处之。

（二）痰饮咳嗽病脉证并治第十二

【原文】

假令瘦人，脐下有悸，吐涎沫而癫眩，此水也，五苓散主之。

病者脉伏，其人欲自利，利反快，虽利，心下续坚满，此为留饮欲去故也，甘遂半夏汤主之。

腹满，口舌干燥，此肠间有水气，己椒苈黄丸主之。

膈间支饮，其人喘满，心下痞坚，面色黧黑，其脉沉紧，得之数十日，医吐下之不愈，木防己汤主之。虚者即愈，实者三日复发，复与不愈者，宜木防己汤，去石膏，加茯苓芒硝汤主之。

卒呕吐，心下痞，膈间有水，眩悸者，小半夏加茯苓汤主之。

青龙汤下已，多唾，口燥，寸脉沉，尺脉微，手足厥逆，气从小腹上冲胸咽，手足痹，其面翕热如醉状，因复下流阴股，小便难，时复冒者，与茯苓桂枝五味甘草汤，治其气冲。

（三）水气病脉证并治第十四

【原文】

师曰：病有风水，有皮水，有正水，有石水，有黄汗。风水，其脉自浮，外证骨节疼痛，恶风；皮水，其脉亦浮，外证胕肿，按之没指，不恶风，其腹如鼓，不渴，当发其汗。正水，其脉沉迟，外证自喘；石水，其脉自沉，外证腹满，不喘。黄汗，其脉沉迟，身发热，胸满，四肢头面肿，久不愈，必致痈脓。

寸口脉沉滑者，中有水气，面目肿大，有热，名曰风水。视人之目窠上微肿，如蚕新卧起状，其颈脉动，时时咳，按其手足上，陷而不起者，风水。

师曰：诸有水者，腰以下肿，当利小便，腰以上肿，当发汗乃愈。

风水，脉浮，身重，汗出恶风者，防己黄芪汤主之。腹痛加芍药。

风水恶风，一身悉肿，脉浮，不渴，续自汗出，无大热，越婢汤主之。

里水者，一身面目黄肿，其脉沉，小便不利，故令病水。假如小便自利，此亡津液，故令渴也。越婢加术汤主之。

皮水之为病，四肢肿，水气在皮肤中，四肢聂聂动者，防己茯苓汤主之。

厥而皮水者，蒲灰散主之。方见消渴中。

水之为病，其脉沉小，属少阴。浮者为风，无水虚胀者为气水，发其汗即已。脉沉者宜麻黄附子汤；浮者宜杏子汤。

问曰：黄汗之为病，身体肿（一作重）。发热，汗出而渴，状如风水，汗沾衣，色正黄如蘗汁，脉自沉，何从得之？师曰：以汗出入水中浴，水从汗孔入得之，宜芪芍桂酒汤主之。

黄汗之病，两胫自冷。假令发热，此属历节。食已汗出，又身常暮盗汗出者，此劳气也。若汗出已，反发热者，久久其身必甲错；发热不止者，必生恶疮。若身重，汗出已，辄轻者，久久必身𥆧，𥆧即胸中痛，又从腰以上必汗出，下无汗，腰髋弛痛，如有物在皮中状，剧者不能食，身疼重，烦躁，小便不利，此为黄汗，桂枝加黄芪汤主之。

气分，心下坚，大如盘，边如旋杯，水饮所作，桂枝去芍药，加麻辛附子汤主之。

心下坚，大如盘，边如旋盘，水饮所作，枳术汤主之。

（四）黄疸病脉证并治第十五

【原文】

黄家，日晡所发热，而反恶寒，此为女劳得之。膀胱急，少腹满，身尽黄，额上黑，足下热，因作黑疸。其腹胀如水状，大便必黑，时溏，此女劳之病，非水也。腹满者难治，硝矾散主之。

（五）惊悸吐血下血胸满瘀血病脉证治第十六

【原文】

病人胸满，唇痿舌青，口燥，但欲漱水不欲咽，无寒热，脉微大来迟，腹不满，其人言我满，为有瘀血。

（六）呕吐哕下利病脉证治第十七

【原文】

哕而腹满，视其前后，知何部不利，利之即愈。

干呕，哕，若手足厥者，橘皮汤主之。

下利后更烦，按之心下濡者，为虚烦也，栀子豉汤主之。

（七）疮痈肠痈浸淫病脉证并治第十八

【原文】

肠痈之为病，其身甲错，腹皮急，按之濡，如肿状，腹无积聚，身无热，脉数，此为肠内有痈脓，薏苡附子败酱散主之。

肠痈者，少腹肿痞，按之即痛。如淋，小便自调，时时发热，自汗出，复恶寒。其脉迟紧者，脓未成，可下之，当有血。脉洪数者，脓已成，不可下也。大黄牡丹汤主之。

三、《金匮要略》卷下

（一）妇人杂病脉证并治第二十二

【原文】

问曰：妇人年五十所，病下利数十日不止，暮即发热，少腹里急，腹满，手掌烦热，唇口干燥，何也？师曰：此病属带下。何以故？曾经半产，瘀血在少腹不去。何以知之？其证唇口干燥，故知之。当以温经汤主之。

妇人经水闭不利，脏坚癖不止，中有干血，下白物，矾石丸主之。

妇人六十二种风，及腹中血气刺痛，红蓝花酒主之。

妇人腹中诸疾痛，当归芍药散主之。

妇人腹中痛，小建中汤主之。

（二）杂疗方第二十三

【原文】

救自缢死，旦至暮虽已冷，必可治；暮至旦小难也。恐此当言忿气盛故也。然夏时夜短于昼，又热，犹应可治。又云：心下若微温者，一日以上，犹可治之。方：

徐徐抱解，不得截绳。上下安被卧之，一人以脚踏其两肩，手少挽其发，常弦弦勿纵之。一人以手按据胸上，数动之。一人摩捋臂胫，屈伸之。若已僵，但渐渐强屈之，并按其腹。如此一炊顷，气从口出，呼吸眼开，而犹引按莫置，亦勿苦劳之。须臾，可少桂枝汤及粥清含与之，令濡喉，渐渐能咽，及稍止。若向令两人以管吹其两耳，采好，此法最善，无不活也。

凡中暍死，不可使得冷，得冷便死。疗之方：

屈草带，绕暍人脐，使三两人溺其中，令温。亦可用热泥和屈草，亦可扣瓦碗底按及车缸以着暍人，取令溺，须得流去。此谓道路穷，卒无汤。当令溺其中，欲使多人溺，取令温。若汤，便可与之，不可泥及车缸，恐此物冷。暍既在夏月，得热泥土，暖车缸，亦可用也。

第六章 《肘后备急方》论膏摩按摩导引

一、传承概要

葛洪（284—364），东晋道教理论家、医学家、炼丹术家。著名道士葛玄从孙。字雅川，自号抱朴子。丹阳句容（今江苏）人。少好神仙养生之法。曾任司马睿路议，参军。因镇压石冰领导的农民起义有"功"，赐爵关内侯。于湖北鄂城传道、炼丹、制药多年，求长生不老之术，一时学道求术者甚多。今鄂州市葛店、葛山、洪港、洪道乡等地均因他而得名。世传其炼丹处凡十有三，今玄妙观有井，其遗迹也。后携子侄至广州罗浮山，炼丹而卒。其思想是以神仙导养为内，儒术应世为外，对我国化学、医学发展均有一定贡献。著作有《抱朴子·内篇》《抱朴子·外篇》《肘后备急方》四卷、《金匮药方》一百卷、《神仙传》等，还托名刘歆撰《西京杂记》。

二、学术价值

1. 按摩急救止痛

葛洪以指针法即以手代替毫针，不仅能使医者在未带针具时仍能救急，还可为病人自我保健、自我治疗、自我急救提供方便。如"闭气忍之数十度，并以手大指按心下宛宛中，取愈"。首次用抄腹法治疗卒腹痛："使病患伏卧，一人跨上，两手抄举其腹，令病患自纵重轻举抄之，令去床三尺许，便放之，如此二七度止。拈取其脊骨皮深取痛引之，从龟尾至顶乃止。未愈，更为之。"

2. 药及酒摩

葛洪在《肘后备急方》首次用蜘蛛子治疗面瘫（蜘蛛子就是昆虫激素，相当于激素疗法），"若口㖞僻者，取蜘蛛子摩其偏急颊车上，候视正则止。亦可向火摩之。"葛洪也是用汤酒摩膏最早的医家，"治风头及脑掣痛不可禁者，摩膏主之。取牛蒡茎叶捣取浓汁二升，合无灰酒一升，盐花一匙头，火煎令稠成膏，以摩痛处，风毒散自止。亦主时行头痛。摩时须极力，令作热，乃速效。冬月无叶，用根代之亦可。""转上入腹，便发气，则煞人。治之多用汤酒摩膏。"

3. 摩治痈肿诸病疮

痈肿诸病疮是按摩禁忌证，葛洪用摩法治疗痈肿诸病疮，如"四肢有病，可摩，痈肿诸病疮，皆摩敷之。夜行及病冒雾露，皆以涂人身中，佳"。

4.膏摩法广泛应用

膏摩法是一种将药膏涂于患处并配以相应温热手法的一类治疗方法，"膏摩"一词最早见于《金匮要略》，在《肘后方》所载10余首膏摩方，用药共计50余味，经统计，按出现频次高低排名前10味依次为：附子、花椒、乌头、细辛、当归、莽草、川芎、雄黄、朱砂、干姜。膏摩法在《肘后备急方》记载仅10余方，但涉及治疗内、外、妇、五官等科的急症，如《治瘴气疫疠温毒诸方第十五》中着重介绍了用此法治疗头风痛的经验，如历代广为流传的赵泉黄膏方："大黄、附子、细辛、干姜、椒桂各一两，巴豆八十枚，去心皮，捣细，苦酒渍之，宿腊月猪膏二斤。煎三上三下，绞去滓，密器贮之，初觉勃色便热，如梧子大一丸，不瘥，又服亦可，火炙以摩身体数百遍，佳，并治贼风，走游皮肤，并良，可愈合之，便服即愈也。"陈元膏疗百病方："密器贮之，腹内病，皆对火摩病上日两三度，从十日乃至二十日，取病出瘥止。四肢肥肉，风瘅，亦可酒温服之，如杏子大，一枚。"还如在《治中风诸急方》第十九治风头及脑掣痛不可禁者，摩膏主之，对于急性的头脑疼痛、膏摩治疗有很好的效果。膏摩法现今应用较为广泛，与推拿手法相互配合，对软组织损伤以及一些内科疾病有显著疗效。

三、原文选录

（一）救卒中恶死方第一

【原文】

又方，令爪其病人人中，取醒。不者，卷其手，灸下文头，随年。

（二）治卒心痛方第八

【原文】

治卒心痛。桃白皮煮汁。宜空腹服之。

又方，闭气忍之数十度，并以手大指按心下宛宛中，取愈。

（三）治卒腹痛方第九

【原文】

治卒腹痛方。书舌上作风字，又画纸上作两蜈蚣相交，吞之。

又方，使病患伏卧，一人跨上，两手抄举其腹，令病患自纵重轻举抄之，令去床三尺许，便放之，如此二七度止。拈取其脊骨皮，深取痛引之，从龟尾至顶乃止。未愈，更为之。

又方，令卧枕高一尺许，拄膝使腹皮踧（皱）气入胸，令人抓其脐上三寸便愈。能干咽吞气数十遍者弥佳。此方亦治心痛，此即伏气。

（四）治卒霍乱诸急方第十二

【原文】

若转筋方，烧铁令赤。以灼踵白肉际，上近后当纵铁。以随足为留停，令成疮，两足皆尔，须臾间，热入腹，不复转筋，便愈。可脱刀烧虾尾用之，即瘥。

又方，煮苦酒三沸以摩之，合少粉尤佳，以絮胎缚，从当膝下至足。

（五）治瘴气疫疠温毒诸方第十五

【原文】

赵泉黄膏方，大黄、附子、细辛、干姜、椒、桂各一两，巴豆八十枚，去心皮，捣细，苦酒渍之，宿，腊月猪膏二斤。煎三上三下，绞去滓，密器贮之，初觉勃色，便热，如梧子大一丸，不瘥，又服亦可，火炙以摩身体数百遍，佳，并治贼风，走游皮肤，并良，可愈合之，便服即愈也。

（六）治中风诸急方第十九

【原文】

若口㖞僻者。

又方：取蜘蛛子摩其偏急颊车上，候视正则止。亦可向火摩之。

《篋中方》治风头及脑掣痛不可禁者，摩膏主之。取牛蒡茎叶，捣取浓汁二升，合无灰酒一升，盐花一匙头，煻火煎令稠成膏，以摩痛处，风毒散自止。亦主时行头痛。摩时须极力，令作热，乃速效。冬月无叶，用根代之亦可。

（七）治风毒脚弱痹满上气方第二十一

【原文】

脚气之病，先起岭南，稍来江东，得之无渐，或微觉疼痹，或两胫小满，或行起忽弱，或小腹不仁，或时冷时热，皆其候也，不即治，转上入腹，便发气，则煞人。治之多用汤、酒、摩膏，种数既多，不但一剂，今只取单效，用兼灸法。

（八）治卒呕啘方第三十

【原文】

葛氏，治卒干呕不息方。

又方，“痛爪眉中夹间气也。”

又方，但闭气仰引之。

（九）治痈疽妒乳诸毒肿方第三十六

【原文】

若风肿多痒，按之随手起，或瘾疹方。

但令痛以手摩捋，抑按，日数度，自消。

（十）治癣疥漆疮诸恶疮方第三十九

【原文】

《千金翼》疗丹瘾疹方。酪和盐热煮，以摩之，手下消。

（十一）治百病备急丸散膏诸要方第七十二

【原文】

裴氏五毒神膏，疗中恶暴百病方：雄黄，朱砂，当归，椒各二两，乌头一升，以苦酒渍一宿。猪脂五斤，东面陈芦，煎五上，五下，绞去滓。纳雄黄，朱砂，末，搅令相得，毕。诸卒百病，温酒服，如枣核一枚，不瘥，更服，得下即除。四肢有病，可摩，痈肿诸病疮，皆摩敷之。夜行及病冒雾露，皆以涂人身中，佳。

苍梧道士，陈元膏疗百病方：当归、天雄、乌头各三两，细辛、川芎、朱砂各二两，干姜、附子、雄黄各二两半，桂心、白芷各一两，松脂八两，生地黄二斤，捣，绞取汁，十三物，别捣，雄黄，朱砂为末，余㕮咀，以酽苦酒三升，合地黄渍药一宿，取猪脂八斤，微火煎十五沸。白芷黄为度，绞去滓。纳雄黄，朱砂末，搅令调和，密器贮之。腹内病，皆对火摩病上，日两三度，从十日乃至二十日，取病出，瘥。止四肢肥肉，风瘭，亦可酒温服之，如杏子大，一枚。

莽草膏，疗诸贼风，肿痹，风入五脏，恍惚方。

莽草一斤，乌头、附子、踯躅各三两，四物切，以水苦酒一升，渍一宿。猪脂四斤，煎三上三下，绞去滓。向火以手摩病上，三百度，应手即瘥，耳鼻病，可以绵裹塞之，疗诸疥，癣，杂疮。

《隐居效验方》云，并疗手脚挛，不得举动，及头恶风，背胁卒痛等。

蛇衔膏，疗痈肿，金疮，瘀血，产后血积，耳目诸病，牛领，马鞍疮。

蛇衔、大黄、附子、当归、芍药、细辛、黄芩、椒、莽草、独活各一两，薤白十四茎。十一物苦酒淹渍一宿，猪脂三斤，合煎于七星火上，各沸，绞去滓，温酒服如弹丸一枚，日再。病在外，摩敷之。耳以绵裹塞之。目病，如黍米注眦中，其色缃黄，一名缃膏，□人又用龙衔藤一两，合煎，名为龙衔膏。

丹参膏，疗伤寒时行贼风恶气。

在外，即肢节麻痛，喉咽痹，寒入腹，则心急胀满，胸胁痞塞。内则服之，外则摩之。并瘫痪不随风湿痹不仁。偏枯拘屈，口喝，耳聋，齿痛，头风，痹肿，脑中风动，且痛，若痈，结核漏，瘰疬坚肿，未溃，敷之，取消，及丹疹诸肿无头，欲状骨疽者。摩之令消，及恶结核，走身中者，风水游肿，亦摩之，其服者，如枣核大，小儿以意减之。日五服，数用之，悉效。

　　丹参、荫藋各三两，莽草叶、踯躅花各一两，秦艽、独活、乌头、川椒、连翘、桑白皮、牛膝各二两，十二物。以苦酒五升，油麻七升，煎令苦酒尽，去滓用如前法。亦用猪脂同煎之，若是风寒冷毒，可用酒服。若毒热病，但单服。牙齿痛，单服之，仍用绵裹嚼之，比常用猪脂煎药，有小儿耳后疬子，其坚如骨，已经数月不尽，以帛涂膏贴之。二十日消尽，神效无比，此方出《小品》。

　　神明白膏，疗百病，中风恶气，头面诸病，青盲，风烂眦鼻，耳聋，寒齿痛，痛肿，疽痔，金疮，癣疥，悉主之。

　　当归、细辛各三两，吴茱萸、川芎、蜀椒、白术、前胡、白芷各一两，附子三十枚，九物切，煎猪脂十斤。炭火煎一沸，即下，三上三下。白芷黄，膏成，去滓，密贮。看病在内，酒服如弹丸一枚，日三，在外皆摩敷之。目病，如黍米纳两眦中，以目向天风可扇之，疮虫齿，亦得敷之。耳内底着亦疗之，缓，风冷者，宜用之。

第七章 荆楚小儿推拿按摩

第一节 小儿按摩推拿传承渊源

一、小儿按摩传承脉络

（一）唐代王超《仙人水镜图诀》

王超，唐代湖北竟陵（今天门市）人，精于儿科。据《新唐书·艺文志》载，他撰有《仙人水镜图诀》一卷。该书为诊断学专著，是论述诊察小儿指纹脉形法的早期著作。原书已佚，但有些佚文保存在后世医书中。宋绍兴间刘昉《幼幼新书》引《仙人水鉴》文曰："夫小儿托质胎，胎成形，血气诞生之后，三岁之间，十日之内，荣卫未调，筋骨轻软，肠胃微细，凡于动静，易获惊伤，至于夭亡，得不伤哉。余著书之暇，留心医术，措意诸方，编成小儿疾候之源，成一家捷径之说。三关之脉，取类而歌；五脏之疾，穷太而脉。目曰：《小儿脉经要诀》贻于后代，深可指迷耳。"小儿指纹脉法是为3岁以下小儿脉搏细数、诊脉难凭而创，诊病时视小儿虎口及食指风、气、命三关的静脉形色变化来判断病之寒热虚实。此法在北宋后逐渐流行，后世医家多奉此三关脉法，至今仍有一定的参考价值，故王超对中医望诊的贡献是不应忽视的。小儿指纹望诊为小儿按摩发展提供了诊断学保障，历代小儿推拿著作都记载了望三关诊法，并且在临床上得到发展，形成小儿推拿望三关指纹脉络特色诊法。

小儿指纹诊法是通过观察小儿食指桡侧显露的脉络（又名"脉纹""脉形""虎口纹"），亦即皮下浅表静脉的浮沉、颜色、部位和形状的变化，来辨别疾病的表里、寒热、虚实和轻重的一种方法。这种方法是由《灵枢》诊鱼际络脉法演变而来的，唐代医家王超在其所著《仙人水镜图诀》中最早记载并发展了这一方法，为后世儿科医家以"虎口三关（食指近掌部的第一节为风关，第二节为气关，第三节为命关）"脉纹形色辨别疾病的先声。

其具体方法是将患儿食指伸直，从指端向指根部轻推，使指纹显示出来，以观察它的颜色、充盈度和长度等。小儿正常指纹红黄相间隐于皮下，向远端延伸也不超过连掌的第一指节。如指纹浮现，多属表证；深沉多属里证；色淡多属虚证、寒证；紫红多属热证；青紫见于惊风、风痰；黑色多属于血瘀。指纹在风关是邪浅病轻，纹透气关是邪较深，纹达命关则病尤重，若指纹延伸至指端为"透关射甲"，则病更重。

现代医学研究表明，指纹充盈度的变化主要与静脉压有关。心力衰竭、肺炎等患儿，大多数向命关伸延，这是由于静脉压升高所致。静脉压愈高，指纹充盈度就愈大，也就愈向指尖方向延伸。指纹的色泽在某种程度上可反映体内缺氧的程度，缺氧愈甚，血中还原血红蛋白量就愈多，指纹的青紫就愈明显。因此，肺炎、心力衰竭的患儿多出现面色青紫，或青紫的指纹。贫血的患儿由于红细胞及血红蛋白减少，指纹也就变淡。望小儿指纹对幼儿疾病的观察有一定的参考价值，但必须结合其他诊法进行综合分析，才能做出全面正确的判断。

（二）万密斋《万氏秘传片玉心书》

万密斋（1488—1578），原名万全，号密斋。生于罗田（今属湖北）大河岸，比湖北蕲春的李时珍大20岁，时称万密斋的医术，李时珍的药。万密斋是我国明代嘉靖至万历年间与李时珍齐名的著名医学家，以儿科、妇科、痘诊科享有盛誉，在养生保健理论和实践方面独树一帜，誉满鄂、豫、皖、赣，名噪隆庆万历年间，后被清康熙皇帝嘉封为"医圣"。

万密斋所传医术来源于"叙万氏幼科源流"，曰："粤自先祖杏城翁，豫章人，以幼科鸣，第一世。蚤卒。先考菊轩翁，孤，继其志而述之。成化庚子客于罗，娶先姚陈氏，生不肖，乃家焉。其术大行，远近闻而诵之万氏小儿科云，为二世。罗有巨儒张玉泉、胡柳溪，讲明律历史纲之学。翁知全可教，命从游于夫子之门而学焉，颇得其传。翁卒矣，顾其幼科之不明不行也。前无作者，虽美弗彰；后无述者，虽盛弗传，不肖之责也。故予暇日，自求家世相传之绪，散失者集之，缺略者补之，繁芜者删之，错误者订之。书成，名《育婴家秘》，以遗子孙，为三世。惜乎有子十人，未有能而行之者。其书已流传于荆、襄、闽、洛、吴、越之间，莫不曰此万氏家传小儿科也。余切念之：治病者法也，主治者意也。择法而不精，徒法也；语意而不详，徒意也。法愈烦而意无补于世，不如无书。又著《幼科发挥》以明之者，发明《育婴家种》之遗意也。吾不明，后世君子必有明之者。不与诸子，恐其不能明，不能行，万氏之泽，未及肆世而斩矣。与门人者，苟能如尹公得庾公之斯而教之，则授受得人，夫子之道不坠。若陈相虽周孔之道，亦失其传也。诸贤勖之哉。"

万密斋所著《万密斋医学全书》对临床医学具有较高的参考价值，子目有《万氏秘传片玉心书》。诊小儿疾病有"指掌行图""入门候歌三首""辨虎口指脉纹诀""额、印堂、山根论歌""年寿论歌""鼻准论歌""正口论歌""承浆、两眉论歌""两眼论歌""风池、气池、两颐论歌""两脸论歌""两颐、金匮、风门论歌""观形察色总论""五位所属""部位歌""观形察色西江月""小儿脉法""脉候西江月""小儿治法""哑科西江月"等，对小儿临床诊断、指纹观察进行了详细的论述。万密斋与马郎应该是同一个时代的人，但《万氏秘传片玉心书》早于《马郎按摩》。

（三）明代《马郎按摩》

马郎乃明弘治年间（1488—1505）湖北房县民间异士，据《黄贞甫推拿秘旨》记载，明楚王宫良医所，明世宗朱厚熜尚在襁褓之中突患惊风，危在旦夕，无人能医，遂贴榜求贤。天帝怜悯世子，敕令太白金星化身马郎揭榜。马郎以推拿之术救世子性命于危难之际，并传仙术于内廷，自此小儿推拿之术开始盛行于宫廷内外，造福世间婴孩。马郎著有《马郎按摩》一书应该在1507年之前已经产生，确立了小儿按摩不可动摇的、有确切疗效的学术地位。嘉靖年间马郎成为宫廷御医，小儿按摩在宫廷得到空前发展，凡御医吏目对《马郎按摩》都有所了解并推广。但是嘉靖帝去世，朱载坖继位，改年号隆庆，隆庆帝大胆改革"革除前朝弊政"，于1571年按摩科出现"隆庆之变"，明世宗朱厚熜第三子，朱载坖早年受封裕王，其父嘉靖帝迷信"二龙不相见"。嘉靖四十五年十二月即位，改元隆庆。嘉靖帝迷信方士，好长生不老之术。在遭到隆庆帝"革除前朝弊政，废除炼丹，医事改革，删除按摩科、祝由科二科"后，由此"按摩"易名为"推拿"，但随后的万历年间，许多医家重视小儿按摩著作的搜集、整理，陆续参订，刊行于世，形成小儿推拿的"万历兴盛"现象。可见，《马郎按摩》在小儿推拿学术史中占有重要的学术地位，有必要对此书进行系统考证。

（四）《马郎按摩》与楚王府

袁洪仁对《马郎按摩》一书的产生年代、学术溯源与传承、治疗方法、手法进行考证。如明代泰昌元年（1620），黄贞甫所著《黄贞甫推拿秘旨》"壶天逸叟序"曰："推拿之书，非金函石室之秘，亦非岐黄《内经》之传，然遇哑症，得能手治之，无不效捷桴鼓，如响斯应。其术之传，昉自弘治年间，楚藩诞育兴世子，储龙在抱，惊风危急，国母忧祷，上苍感格。天帝敕令太白金星临凡救济，显化马郎，揭榜文进王府，立救潜邸无恙。后因武宗乏嗣，迎继大统，是为世宗皇帝。而马郎先生显赫当时，遂授仙术于内廷，普救婴孩于区宁。"由此可知，马郎先生是楚人（今湖北省房县人），以小儿按摩为医至少是在明代弘治年间至世宗皇帝在位的嘉靖年间，《马郎按摩》最迟出现于1505年之前。另外，《黄贞甫推拿秘旨》"壶天逸叟序"载：黄贞甫，好学博览，曾游学于湖北襄阳，得赵某授以马郎救婴之按摩秘术，后满心研究而精于此术，1620年著《黄贞甫推拿秘旨》。此外，1958年献出祖传秘本《马郎推拿小儿要诀》的余鼎兴是湖北省蕲春县中医师。这些佐证了马郎先生是湖北省房县人，《马郎按摩》曾在楚地广为流传。

（五）《马郎按摩》与《万寿仙书》

《马郎按摩》书名见于《万寿仙书·自序》，《万寿仙书》上卷专论小儿推拿的"按摩目"传习了《马郎按摩》，这由明代天爵堂主人陆嘉谷在《万育仙书·跋》中所言得到佐证："曹子若水先生身体力行，内莹外澈，其信心明悟处，必谘异人异书，湛潜印证，笔之简端。""知其传习最真，订止最确，因发其箧，付而梓之。"《万育仙书》"按摩目"目次与止文内容不全一致，说明《万育仙书》"按摩目"是在《马郎按摩》一书的基础上校订、增辑而成的，故"按摩目"署名为"金沙曹无极若水氏订定"，不同于"导引目"署名为"金沙曹无极若水氏手辑"。最有可能是《马郎按摩》中内容的是《万育仙书》"按摩目"中的"马郎手掌歌"，考"马郎手掌歌"的内容，取材于《小儿按摩经》中"阳掌图各穴手法仙诀""阴掌图各穴手法仙诀"和"要诀"，并有所发挥。由此推断《小儿按摩经》源于《马郎按摩》。

（六）《马郎按摩》与《针灸大成·小儿按摩经》

杨继洲生于明世宗嘉靖元年（1522），卒于明光宗泰昌元年（1620）。其出身世代医家，家学渊源，其祖父杨益曾任太医院御医，声望很高，著有《集验医方》刊行于世。由于杨氏家中珍藏有各种古医家抄本，以及丰富的秘方、验方与医学典籍，这些家藏医学"宝典"，使杨继洲得以博览群书，通晓各家学说，博学绩文，奠定了他坚实的医学基础。因其祖辈丰富的从医经历，加上杨继洲善于躬身实践，总结临证经验，在进入太医院供职之时，已经声名卓著。他注重针、药并重，尤其精擅针灸技法，其一生行医46年，历经嘉靖、隆庆、万历三朝，历任楚王府良医所（武昌九龙井处）和太医院御医，治好了许多疑难杂症，医术可谓高超。他远至福建建宁行医，用针灸给人们治病有据可查的事例最早是在1555年。杨继洲应该在1555年后进入楚王府良医所，才有机会接触《马郎按摩》一书，马郎应该在1522年随世宗继位而进入圣济殿太医院。杨继洲在隆庆二年（1568）入圣济殿太医院。经过长期实践，杨继洲积累了丰富的治疗经验，他将家传秘方与自己的经验结合起来，编成了3卷《卫生针灸玄机秘要》，希望为更多的人解除病痛，但未能刻版发行。后来，他以《卫生针灸玄机秘要》为基础，以《素问》《难经》为宗主，汇集了《神应经》《古今医统》《医学入门》《针灸节要》等针灸论著，又搜集了民间流传的疗法，编成了10卷20余万字的《针灸大成》，由赵文炳作序，公元1601年该书正式刊行。杨继洲在楚王宫良医所、太医院都看到了《马郎按摩》，不可能与马郎同朝为官，只是在宫廷受到马郎按摩的影响，但是其本人不会做马郎按摩，其附《小儿按摩经》内容就是《马郎按摩》一书的翻版，并注明是"四明陈氏小儿按摩经"。四明陈氏究竟为何人却不详。在《针灸大成》中，所引诸书凡已知其名的作者，均已在卷一"针道源流"中写明，唯《小儿按摩经》只云"四明陈氏著集"，可见《针灸大成》的著者亦不知"四明陈氏"为何人。《小儿按摩经》"秘传看惊掐筋口授手法论"，也是来源于《马郎按摩》，在此基础上有所发挥，并且把湖北房县地区用灯心草"燋"法、"煅"法，改为艾灸描述的"壮"法，但没有说明是用艾灸。其实湖北十堰房县、神农架、恩施少数民族流传的"燋"法、"煅"法与艾灸"壮"法不同，说明杨继洲或四明陈氏不懂得"燋"法或"煅"法。再者"秘传看惊掐筋口授手法论"为32惊，杨继洲补4惊，补齐《马郎按摩》秘传看惊掐筋36惊，其他小儿按摩没有补，说明杨继洲得到《小儿按摩经》不全，因为在湖北房县流行36数理规律，房县地区男子祝寿从36岁开始，很多以36为节点，杨继洲把《小儿按摩经》32惊补足4惊共计36惊，说明杨继洲受到房陵文化的影响。

（七）《马郎按摩》与《补要袖珍小儿方》

徐用宣《袖珍小儿方》十卷，书成于永乐年间（1403—1424），并于嘉靖十一年（1532）重刊，其书并没有"秘传看惊掐筋口授手法论"。同时期万密斋（1499—1582）《万氏儿科》也没有记载按摩内容及掐惊方法。庄应琪当时是御医组织吏目，于1574年编辑整理《补要袖珍小儿方论》（刊于明万历二年），有"秘传看惊掐筋口授手法论"记载，但与《小儿按摩经》不同，其内容保留"燋"法，而不是《小儿按摩经》称之为"壮"法。其所著《补要袖珍小儿方论》的后五卷为增补内容，包括秘传看惊掐惊口授手法诀、穴道诀、男左女右图、穴道脚面图、家传秘诀、总穴图、辨证穴法、入门看法秘诀、杂症诀法、消肿方等。以上都是受宫廷马郎按摩影响而不是受《小儿按摩经》的影响。

（八）《马郎按摩》与《小儿推拿秘诀》

明代湖北蒲圻周于蕃，出生于嘉靖年间，其编著《小儿推拿秘诀》是明代万历年间3次刊刻的小儿推拿专著，是后世小儿推拿发展的重要蓝本，清代张廷玉总编的《明史·艺文志三·子部》载："周于蕃《小儿推拿秘诀》一卷。"

首次和二次刻书由当地官员协助，其中第二次刊刻时周氏作序落款为"于蕃载播署"。载播，汪氏认为是周于蕃的字，而岳夫为周于蕃的号。笔者认为，载播应是周于蕃的号，盖古人幼时命名，成年（男20岁、女15岁）取字，字和名有意义上的联系。字是为了便于他人称谓，对平辈或尊辈称字出于礼貌和尊敬。古人之名由父亲或尊长取定；号，一般只用于自称，以显示某种志趣或抒发某种情感。载播正表达了周于蕃志在记载和传播推拿活婴之术的情感，此情感在"重刻幼科小引"中跃然纸上："因再梓之以广其传，其间手法口诀，有非笔舌所能摹拟者，更为图之注之。"据周于蕃三刻的作序地点和首刻、二刻的协助者身份，可知周氏应是万历年间的公职人员。

明代万历年之前的小儿推拿书，影响最大者当是嘉靖年之前成书的《马郎按摩》，马郎在弘治年间揭榜进楚王府救治后来成为明世宗的储龙之惊风，并在世宗皇帝在位的嘉靖年间于宫廷传授小儿推拿术，该医术当时被神化为仙术，马郎揭榜进楚王府施行小儿推拿术被神化为太白金星之传令，正如《秘传男女小儿科推拿秘诀》中"原序"尾所载："诗曰，朝纲大乱绝人踪，云汉光芒掣电虹，太白金星传关会，马郎请下救孩童。又曰：此诀神仙降救星，分明说与世间人，展开指掌阴阳法，管取沉疴效如神。"故《小儿推拿秘诀》原名为"小儿科推拿仙术秘诀"，源自《马郎按摩》，在此基础上，周氏"细心历访诸方士暨凡业此术者，陆续参订"而成。

（九）《马郎按摩》与《医学研悦·小儿推拿》

李盛春，字太和，明代湖北江陵人，后移居枣阳，初业举，后改习医。父燕山、弟占春皆为名医。李盛春于明代天启丙寅（1626）孟冬汇编《医学研悦》一部，计函 10 册。卷八为《小儿形症研悦》，卷九为《小儿研悦方》，卷十附《小儿推拿》。盛春集其父燕山多年经验之传述，并与弟占春考古证今，审运察气，远宗仲景、节庵之训，近采青阳、立斋之说，据家传"悦诸心，研诸虑，施之有验者"汇编而成。《医学研悦》为海内珍本医籍，对医学理论和临床实践都有指导意义。

该书开篇《论推拿之由》有"太白金星，怜其陷罹苦途，指点手法，付马郎救济孩童，无论初病沉疴，举手奏效"。古人无论著书，还是技艺，都常常托圣贤或神仙之名。太白金星显系托词，但所托付之人马郎则为明代实实在在的医家，而且以小儿按摩出名。李盛春《医学研悦·小儿推拿》是在《马郎按摩》的基础上，吸收《小儿推拿秘诀》的内容，又对《马郎按摩》进行总结创新，如"诸惊症候并推治法"没有"燋"法，只有手法治疗；也没有《小儿按摩经》里的"壮"法。

《医学研悦》强调小儿推拿的特点为"手足血脉，赖之乎节宣流通"。即推拿的特色在于影响血脉。治疗的最高境界和原则为"节""宣""流通"。节为调节，使之不会太过和不及。宣为宣散（发），提升与祛邪。流通则是使经络血脉通畅。该书并不主张小儿服中药，认为"彼世之妄投汤剂，不惟无益，究且匕剂稍瘥，害从其后，悔之无及，可胜悼哉！志此者，尤当于推拿一法留意焉"。

《医学研悦》强调推拿操作程序，原文："任是惊风痰热，及一切内外等证，一以后法行之（男子推上三关为热，女子退下三关为热。男子退下三关为凉，女子推上三关为凉）。若能循经推掐，按穴运行，无不顷刻立应者，诚不刊之书，救世之诀也。"特别提到"循经推掐"，有一定启发性。即临床判明某脏腑病症之后，应取某经，沿经络一路推来，以调理相关脏腑和经络。

本书独立一幅图，名为《背上六推骨节法》。正文中并无"六推"内容。图中右上角明确标示顺时针和逆时针图案。规定顺时针为补，逆时针为泻。这应该是最早的小儿推拿方向补泻的标准。

本书的最大贡献和主要成就是建立了脏腑归经论治模式。明代陈氏《小儿按摩经》、龚云林《小儿推拿活婴秘旨全书》和周于蕃《推拿妙诀》均有脏腑证治歌诀。相互之间大同小异，区区一句顺口溜而已。李盛春将其扩展为三。其一介绍脏腑病症的主症和诊断，其二介绍歌诀，其三设立处方。处方有主穴，也有配穴，君臣配合，确保疗效。

中医以脏腑为中心。各脏腑之间在症状、病机、治法方面肯定不同。但同一脏腑，由于建立在共同的解剖、经络、生理功能、五行属性和气血特质等基础之上，因而，同一个脏腑的病症可以通过相同的方法进行防治。这一思维和具体内容值得借鉴和学习。

湖北名医李盛春在小儿推拿中采取了针对主诉（症状）进行调治的方法。主诉是病人就诊的缘由，针对主诉，研究主诉，攻克或缓解主诉成为医生的立足之本。为此，该书几乎将所有儿科症状罗列出来，提供一个或几个确有疗效的穴位，为我们防治儿科病症提供了方法论和治疗经验。

（十）《马郎按摩》与《马郎回春小儿推拿》

古本《马郎按摩》原书已佚，都是手抄本，在传抄过程中不免因为个人爱好，每一个传承人传承抄写侧重点不同，传承内容也不同，流传房县的《马郎回春小儿推拿》应该是其原本缩影，具备楚地特色文化，以诗歌形式展示，便于记忆唱诵。在传承抄写、颂唱过程中有些内容遗失取舍，也不能反映《马郎按摩》全貌，现在流传房县的《马郎回春小儿推拿》是由马郎后人把小儿推拿术传给了房县肖氏。后经清初年间的肖武爷发扬光大，传医于郧、房、竹百姓。名医"神武爷""肖武爷"，传马郎医术于侄子肖六郎，肖六郎再传之子肖唐让，让得父真传。始融合天文地理、阴阳八卦、周易理学，将肖氏小儿推拿术进一步发扬光大，其乐善好施，行医济贫的医德医风，赢得"让爷"尊号。"让爷"传肖西业和肖本柱，再传肖龙军。经肖龙军整理完成，参考以《马郎按摩》为祖本的《小儿按摩》《医学研悦·小儿推拿》《万育仙书·小儿推拿》《小儿推拿秘诀》等小儿按摩传承典籍，以及唐代王超所著的《仙人水镜图诀》，流传楚地房陵。楚地苗人以楚人文化、楚人信仰、楚人习惯、楚人崇拜、楚人唱诵诗词歌赋为背景知识，创新小儿推拿特色疗法、灯心草燋法、燌法。根据上述发源地文献，尽量完善楚人马郎著的《马郎按摩》祖本遗珍，从而展现于世人。

综上所述，楚地小儿推拿的发展脉络是《马郎按摩》《袖珍小儿方·秘传看惊掐筋口授手法论》《小儿按摩经》《万育仙书》"按摩目"，《小儿推拿秘诀》《医学研悦·小儿推拿》等，尤其万历年间三刻的《小儿推拿秘诀》是后世小儿推拿发展的重要蓝本。

二、小儿按摩彰显楚地风俗和信仰特色

楚，最早兴起于地处古荆州的楚部落，最终在公元前 223 年为秦国所亡。族姓芈（mi），以祝融为始祖。楚国诗人屈原在其《离骚》中开篇即说明楚人的先祖是"帝高阳之苗裔兮，朕皇考曰伯庸"。荆，也为楚国之别称，因为有很多先秦的古书直接称楚为荆；另有一说是因为在商代，殷人称祝融部落集团为"荆"。无论是最早的自然崇拜，还是以后的图腾崇拜或祖先崇拜，楚国都有着与中原地区不同的文化特征。楚立国约 800 年，对中华民族的融合、长江黄河流域文明的延续、南北两地政治体制的统一和文化科学技术的交流做出了巨大的贡献，也为中医药学的发展留下了不可磨灭的功绩。1973 年，在湖南长沙马王堆三号汉墓出土的帛书《五十二病方》即是明证。全书有 9 911 字，保存着历史早期古代楚之先民长期与疾病斗争所积累起来的方药、治法经验，充分反映了春秋战国时代楚国医药学的水平，是现知最古老的医学方书，也是中医药学的一个重要组成部分。《五十二病方》与同时同地出土的其他 14 种古医学文献一样，是流传于长江流域并随着楚国的疆土变迁涵盖两

广、巴渝、豫鲁、皖赣、吴越等地的古代楚医药文化的集锦，由此可以得出中医药学体系的形成与楚医药文化有着紧密的联系的结论。在《五十二病方》中就有很多关于导引和按摩的内容。如果我们试把周于蕃的自序和《五十二病方》中的按摩导引记述结合起来看的话，就可以知晓古代楚医药文化与小儿推拿以及按摩导引有着非常紧密的联系，也可以推测小儿推拿原本来自荆楚或南国之地。

查诸多有关古代楚文化的书籍可以得知，楚人最早是以拜日崇火尊凤的图腾崇拜和祖先崇拜为原始信仰，逐渐转为"信巫鬼、重淫祀"。这种多元化信仰和楚地风俗也反映在可能诞生于楚地的小儿推拿之中。李强对小儿按摩起源于楚地楚人进行考证，深得海内外同仁认同。

（一）楚人尊凤，凤为图腾，故小儿推拿复合手法多以"凤"命名

楚人崇凤其实是东夷人尊鸟的延续。楚人崇凤与其先祖祝融有关，楚人尊祝融为先祖，凤是祝融的化身。而祝融本身也有"驩兜"或"丹朱"的叫法，这些都是鸟名。也就是说楚国崇凤是图腾崇拜和祖先崇拜的结合。据已故张正明先生的研究，在1982年发掘出土的湖北江陵马山一号楚墓的21幅衣物的刺绣纹样当中，以凤纹为翘楚，龙纹位次，而虎纹特少。其中有10幅是有凤有龙，7幅有凤无龙，1幅有龙无凤；在凤龙俱出的10幅纹样当中，有8幅为凤龙相斗，2幅为凤龙相戏；在凤龙相斗的8幅当中，又有5幅是凤进龙退或凤胜龙败，3幅是势均互角。故可以说楚俗以凤为图腾，由此楚人尊凤尚龙畏虎。《离骚》曰："吾令凤鸟飞腾兮，继之以日夜。"湖北荆门包山二号楚墓出土的凤鸟双连杯和江陵马山一号楚墓出土的凤鸟肖像印均可佐证楚人尊凤。翻检各种早期小儿推拿专著，确实有不少以"凤"命名的复合手法。如《马郎按摩》赤凤摇头；《小儿按摩经》赤凤摇头、凤（凰）单展翅、丹凤摇尾、凤凰鼓翅；《小儿推拿方脉活婴秘旨全书》双凤单展翅、凤凰鼓翅、赤凤摇头；《小儿推拿秘诀》双凤展翅、凤凰展翅、赤凤摇头；《医学研悦·小儿推拿》赤凤摇头、双凤展翅；《万育仙书·小儿按摩》赤凤摇头、凤凰单展翅、凤凰鼓翅等手法。

（二）楚人尚龙，在小儿推拿有以"龙"字命名的手法

楚人崇凤是毋庸置疑的，楚人崇龙的原因则相对复杂。小儿推拿以"龙"命名的手法比较多，被历代小儿推拿书籍记载，如《马郎按摩》乌龙摆尾、双龙摆尾、二龙戏珠及龙胆汤、龙骨散等。《小儿按摩经》二龙戏珠。《小儿推拿方脉活婴秘旨全书》乌龙摆尾、双龙摆尾、黄龙入洞、二龙戏珠。《小儿推拿秘诀》苍龙摆尾、二龙戏珠。《医学研悦·小儿推拿》双龙摆尾、二龙戏珠。《万育仙书·小儿按摩》二龙戏珠、苍龙摆尾等。

众所周知，对于太极的认识有"太极生两仪"之说法，华夏文化中的两仪是龙与虎，楚文化之中的两仪则是凤和龙，这正是以楚国为中心的荆楚文化和以秦国为中心的中原文化的相异之处，所以这种差异也可以反映在小儿推拿中以凤和龙为主命名的复合手法之中。

（三）楚人先祖尚丹朱，在小儿推拿则有以"赤"或"丹"字命名的复合手法

屈原《远游》："祝融戒而跸御兮，腾告鸾鸟迎宓妃。"《白虎通·五行》："祝融者……其精为鸟，离为鸾。"鸾鸟、鸾，亦即凤，可见楚先民视祝融与凤为一体，是图腾崇拜的反映。童书业说："楚之先祖为祝融，近人多以为即兜，亦即丹朱，本为日神，即'日中之鸟'，'兜'与'丹朱'亦鸟名，则楚人似本亦鸟为图腾之族。"由于楚人把凤视为火神祝融的化身，故凤的本领神通广大，赋予楚人以极大的精神力量。楚地出土的文物，凤的图像特别多，如江陵雨台山出土的虎座鸟架鼓和虎座立凤、江陵马山出土的凤龙虎纹绣、安徽寿县出土的凤龙青铜塑像等。

在楚国 800 余年的历史中，约有一半的时间楚都均设在丹阳流域，尽管今人仍对其地望疑莫能考，颇有争执。确实，史上的楚国和周边的诸国穷兵相见，战争不断，弓箭胜负之间，首都流迁不定，但是，楚之后代始终胶着丹阳，还不如说是念着一个"丹"字。当然，也可能由于楚地盛产丹粟即丹砂，1988 年发掘的湖北当阳赵巷四号楚墓是一座春秋中期的楚国贵族墓，在其陪葬棺内就曾发现有成片的丹砂。如此而已，楚人固执"丹"字，乃至崇尚"赤"俗也不是没有可能的。在小儿推拿的专著中，则有一些以"赤"或"丹"字命名的复合手法，如有"赤凤摇头""丹凤摇尾"等，这可以被认为是受了楚俗尚赤的影响。

（四）楚人崇火，在小儿推拿施用时则多用"燋"法、"煅"法、"炮"法或"灸"法

湖北房县、恩施地区自古民间有用炮灯火治疗各种疾病的传统，用灯心草粘桐油，点燃在小儿穴位或治疗部位上，或在治疗部位、穴位上敷一张桑皮纸，进行快速烧灼，随着发出"啪"的一声响，火突然灭掉，然后快速离开皮肤，烧灼后会有小伤痕。也称之为"燋"法、"煅"法或"炮"法，在各种小儿推拿专著中可以见到，特别是《马郎按摩》在治疗惊风时多用"燋"法、"煅"法或"炮"法，就是典型的楚地炮灯火治疗方法传承。针灸大家杨继洲将《小儿按摩经》收入其著《针灸大成》的第十卷，同时把"燋"法、"煅"法或"炮"法改为"壮"法。《小儿按摩经》"治小儿诸惊推揉等法"载有："第八、肚膨惊，因食伤脾土，夜间饮食太过，胃不克化，气吼肚起，青筋膨胀，眼翻白，五脏寒。推三关一百，推肺经一十，推脾土二百，运八卦、分阴阳各五十，将手揉脐五十，按弦搓摩、精宁穴一十。青筋缝上煅四壮；如泻，龟尾骨上一壮；若吐，心窝上下四壮；脚软，鬼眼穴一壮；手软、曲池侧拐各一壮；头软，天心、脐上下，各一壮；若不开口，心窝一壮。"周于蕃《小儿推拿秘诀》中"燋"法和"煅"法比较少。

清光绪十三年（1887），张言礼抄录保存了散见于民间的《小儿推拿要诀》。清光绪十四年（1888），张振鋆将张言礼抄本增补校订，多所厘剔，遂纂辑为四卷，并易名为《厘正按

摩要术》。《厘正按摩要术》既总结了周于蕃《小儿推拿要诀》的基本学术观点，也反映了小儿推拿本来就具有的楚风南俗之属性，其在推拿史上的研究价值不言自明。

《厘正按摩要术》"卷二·立法·十四·焠法"中有："焠法，楚人多用之。取肥白灯芯，截三四寸长，微蘸麻油，烘干，燃着。右手平持灯芯，以尾下垂，按穴焠之。一近皮肤即提起，煏煿有声，须手法灵捷，勿致灼伤肌肉。夏禹铸所谓'元宵火'也。"此处所言的焠法即《小儿按摩经》里的煅法，《马郎按摩》里的燋法或煅法。《小儿推拿广意》则不用"煅"字，径直使用"灯火"一词，比如："月家惊……青筋缝上灯火七燋，气急脐上七燋。"现在看来，这种治法颇似于壮医和土家族医的灯火灸，可能同属于壮族和土家族医药学的范畴。正如《汉书·地理志》曰："本吴粤（越）与楚接比，数相并兼，故民俗略同。"

今人对《马郎按摩》以及其他小儿推拿著作出现的"燋""煅""壮"或"焠"字的重要意义似乎认识不清，有例为证。有人对龚廷贤《小儿推拿方脉活婴秘旨全书》进行注释，对曾在《小儿按摩经》中出现的"煅"字按原本不做校对，直录成"断"字。而考"断"字并无"火"之意，如是初入推拿之门的人必定会被这里的"煅"和"断"字搞得一头雾水。近年以来，国内对古代推拿专著的注释进行了一些有益的工作，值得赞许。但是类似上述的对同音异字的误注还有不少，画龙不点睛，斠理不到家，令人扼腕。作为斯界中人，颇有一点儿悴悴然，更感到无奈。"辨章学书、考镜源流"之古训对于整理古代中医药文献是非常重要的，当然，推拿文献的整理工作也不可以例外。

（五）楚人尚左，左为阳为先，构建小儿推拿多以先左后右治疗顺序

在小儿推拿操作程序中有"男左女右""男先左后右""女先右后左""先左后右"之法。正如《小儿按摩经》"三关"所载："夫小儿出生，五脏血气未定，呼吸至数太过，必辨虎口色脉，方可察病之的要，男以左手验之，女以右手验之。盖取左手属阳，男以阳为主，右手属阴，女以阴为主。然男女一身，均具此阴阳，左右两手，也须参看。"另外，《小儿按摩经》"掐足诀"记有："凡掐，男左手右足，女右手左足。"《小儿推拿广意》"卷上·入门候歌"曰："男左女右手，分明仔细详。""卷上·入门试法"云："男左女右，看关纹时，即掐中指节，舌出者死，吸而痛者生。"《小儿推拿广意》"卷上"还载有"男推左手三关六腑图"和"女推右手三关六腑图"。这种男女左右有别的治疗原则也偶见于针灸之中，比如《小儿推拿广意》"卷上·拿法"中就有："角弓反张人惊怕，十二惊中急早针。肩井颊车施莫夺，荆汤调水服千金。此后男人从左刺，女人反此右边针。"

（六）楚人的四象说，建构了小儿推拿特定穴命名

在古代，天文学家们将二十八星宿分为4个方向的星象，称之为"四宫"或"四陆"，即东宫青龙、西宫白虎、南宫朱雀、北宫玄武。这种四象说在《楚辞》中多有反映，"九辩"中就有："左朱雀之芬芬兮，右苍龙之跃跃。"小儿推拿特定穴中的"六筋穴"，即赤筋、青

筋、总筋、白筋、黑筋、赤丹黄筋，复合手法中的苍龙摆尾、乌龙摆尾、黄蜂（龙）入洞、赤凤摇头等，都是以四神配四色以及引申为五行配五色的原则来命名。类似这种命名法并不多见于针灸手法、成人按摩手法或者众多的经穴的名称之中。在经穴名称的命名方面，有取象于天文、地理、方位、形态，也有取义于人体的内脏、功能以及音律、哲学，更多的命名根据应该在于一个"神"字。正如《千金翼方》云："凡诸孔穴，名不徒设，皆有深意。……穴名府者，神之所集；穴名门户者，神之所出入；穴名宅舍者，神之所安；穴名台者，神所游观。穴名所主，皆有所况，以推百方，庶事皆然。"这从另一个侧面说明小儿推拿与基本上起源于华夏地区的针灸按摩疗法有着根本的区别。

（七）楚人信仰周易八卦，确立小儿推拿穴位八卦位置

小儿推拿在手掌和手背按照八卦定穴位（图7-1～图7-4），即受到《周易》思想影响，《马郎按摩》阳掌诀法记载了八卦位置，并且还记载了挑山掌八卦图。周于蕃《小儿推拿秘诀》阳掌诀法曰："运八卦，除胸膈迷闷，肚胀呕吐，气喘，饮食不进，打嗝，用之。"字法解："运者，亦医人以右手大指推也。但如八卦，自乾上推至兑上止，周环旋转，故谓之运。"《万育仙书·小儿按摩》："运八卦，以大指，自乾上周围旋转，推至兑上止，主开胸化痰。到离宫，轻轻带过恐动火。又法。从坎往艮，顺运九次；从坎往乾，逆行三次，九转三回。"《针灸大成·小儿按摩经》阳掌图各穴手法仙诀："掐肺经，二掐离宫起至乾宫止，当中轻，两头重，咳嗽化痰，昏迷呕吐用之。""运八卦，除胸肚膨闷，呕逆气吼噫，饮食不进用之。"《医学研悦·小儿推拿》阳掌有内八卦排列位置："运八卦，用九经三重之法，凡胸膈饱闷，痰气喘急，饮食不进者，以此法用之，咳嗽用离乾，饮食不进用坎艮，肾水枯竭气喘，用坤兑，泄泻用震巽。"

总之，从古代楚地房陵文化，楚地苗人、土家人风俗习惯和小儿推拿疗法的楚地共性特征出发，对楚俗尊凤、楚人尚龙、楚俗尚赤、楚俗崇火、楚俗尚左、楚人尚易和楚人四象说进行考证，小儿按摩起源于楚地毫无疑问，同时小儿推拿的一些复合手法和特定穴的命名多以楚文化为主，外治方法也具有楚地特色，如燋法、煅法、灸法的多用（其他小儿推拿称之为"断"法、"壮"法是错误的，不理解楚地疗法），手法操作"先左后右"具有明显楚文化特色，小儿按摩内容均与楚俗或楚文化及信仰有密切关系。小儿推拿和按摩疗法的中医学体系的形成与楚文化有过紧密的关系这一点是无可非议的。从小儿推拿中具有的诸多古代荆楚医药文化特征以及古代江汉地区曾经是三苗腹地，可以推测小儿推拿的形成与三苗文化以及原本居住在荆楚之地的苗、瑶、土家、壮、侗等少数民族有关。

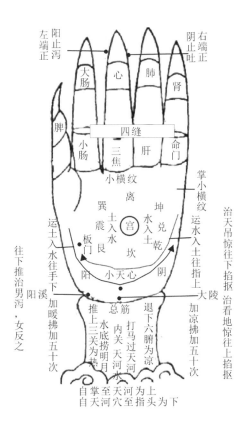

图 7-1 男子左手正面

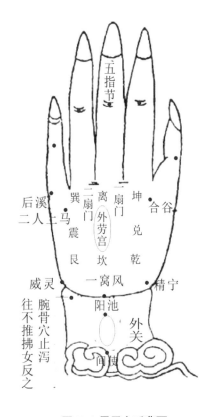

图 7-2 男子左手背面

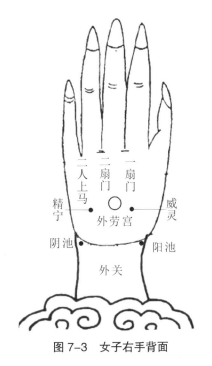

图 7-3 女子右手背面

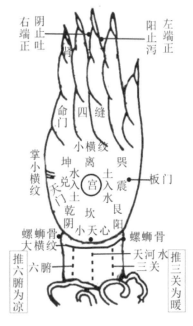

图 7-4 女子右手正面

第二节 《马郎回春小儿推拿》

一、传承概要

房县肖氏小儿推拿术的主要传承人肖龙军祖居地在房县姚坪乡白石村。该村位于南水北调主要水源区黄龙滩库区腹地，自古借堵河之便，成为西接川陕、东达汉水的交通要道。秦岭、神农架、武当山合围形成的宜药气候环境，造就了中华本草疗法传承的文化空间。其特殊的地理位置，让历代肖氏小儿推拿术传承人能够汲取秦巴荆楚中原医药文化之精要，广纳百川，兼容并蓄，受惠受宜颇多。

据从祖上传下来的医学古籍考证，《马郎回春小儿推拿》《医宗金鑑》《壹盤珠》《萬盛堂號》《本草纲目·石部》《经验良方卷》等手抄本、刻印本相关篇目，都有"房县肖氏小儿推拿术源于明代御医马郎"的记载。考证是马郎后人把小儿推拿术传给了房县肖氏。后经清初年间的肖武爷发扬光大，并传医于郧、房、竹百姓。名医"神武爷"肖武爷，传马郎医术于侄子肖六郎，肖六郎再传之子肖唐让，唐让得父真传。始融合天文地理、阴阳八卦、周易理学于小儿推拿之中，并将肖氏小儿推拿术进一步发扬光大，其乐善好施，行医济贫的医德医风，赢得"让爷"尊号。"让爷"传肖西业和肖本柱，再传肖龙军。

肖龙军结合现代西医疗法，去弊存利，汰伪留真，自立门户，开堂设诊，经 10 余年临床实践，又将传统的小儿推拿术与中药内服、外敷相结合，治疗效果得到广泛认可，浙江、武汉、襄阳、宜昌各地病人慕名而来。房县肖氏小儿推拿术历经数代族内发展，至当代已自成一派，惠及一方。

二、学术价值

纵观《马郎回春小儿推拿》的学术内容，有下列颇有临床价值的学术特点值得继承。

1. 继承了楚地唱诵诗歌文化载体

《马郎回春小儿推拿》传承本没有正式出版，为手写传抄本，古代缺乏纸张，传承多半靠记忆背诵，如"认筋生死歌""推部位歌""推法妙诀歌""小儿推拿入门表里一掌谨记""察颜观色辨死症日期歌""五脏六腑歌""吐法歌""脐风灯火歌""诸惊总灯火歌""男女诸般症候治法歌""接看指歌诀""观颜察色歌"等，基本都是以歌诀形式传承唱诵流传下来。诗歌特点鲜明，便于记忆、念诵，容易流传普及，但容易丢失一些内容，很多传承人在唱诵过程中因为个人喜好而传承，不喜欢的内容没有得以传承，慢慢失传。一边手法操作，一边唱颂也是一种治疗方法，如同唱颂歌谣对小儿起到暗示作用。文字书本传承比较好，不管个人爱好与否都可以保留下来。

2. **传承楚地文化，贯穿小儿推拿**

楚地房陵文化（宫廷文化），楚地少数民族风俗习惯和楚俗尊凤、楚人尚龙、楚俗尚赤、楚俗崇火、楚俗尚左、楚人尚易和楚人四象，小儿推拿手法借助于凤、龙、赤、火等给手法或穴位命名，以及《周易》在小儿推拿中的应用，尤其是挑山掌（图7-5）在食指、中指、无名指上的八卦定位，书中没有明确说明，楚人依靠尊崇信仰的文化力量，应用到小儿推拿中，起到"太白金星神力助，马郎留下救婴孩，后学殷勤参妙诀"的作用。

3. **小儿推拿穴位奠定了小儿推拿基础**

最早记载小儿推拿穴位的《万氏秘传片玉心书》和《马郎按摩》，流传本《马郎回春小儿推拿》保持了小儿按摩穴位，如"掌面推法总穴歌""手背穴图歌""足穴歌""分阴阳、推三关、退六腑""六筋"，以及"推拿穴位代药法"等，丰富了经络穴位，扩大了穴位特性，小儿推拿的穴位具有点状穴、线状穴、面状穴、体状穴等，极大地提高了临床疗效，从而解决了小儿服药难问题，直接通过穴位配合手法达到药物治疗的效果，并且效果神速、立竿见影，在民间得到广泛流传。

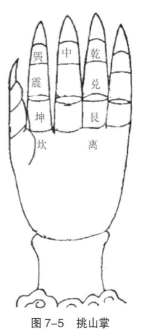

图7-5　挑山掌

4. **三关、察颜观色等诊查是诊断哑科的重要手段**

小儿科又称哑科，只有望、闻、问（家长），望诊显得尤为重要，尤其是通过观察小儿面色、身上颜色和三关颜色，以及筋的形态学变化来诊断疾病。唐朝王超《仙人水镜图诀》一卷流行于楚地，是论述诊察小儿指纹脉形法的早期著作。原书已佚，但有些佚文保存在后世医书中。《马郎按摩》也应该受到楚地王超《仙人水镜图诀》诊察小儿指纹脉形法的影响，而来源于《马郎按摩》的《小儿按摩经》《增演万育仙宗》《医学研悦》中保留了望三关诊病、三关纹及形态辨识，在其他小儿著作中只有简单三关纹诊断，并不系统。目前流传本《马郎回春小儿推拿》也保留了部分三关纹诊病知识和歌谣，整理完善了三关纹诊断和脉络辨识。

5. **五脏六腑歌诀确立脏腑辨证**

脏腑辨证是小儿推拿的核心内容，《马郎回春小儿推拿》已经建立脏腑归经论治模式，其一介绍脏腑病症的主症和诊断，其二介绍歌诀，其三设立处方。处方有主穴，也有配穴，君臣配合，确保疗效。并且各脏腑之间在症状、病机、治法方面不同。但同一脏腑，由于建立在共同的经络、五行属性和气血特质等基础之上，因而同一个脏腑的病症可以通过不同或相同的方法进行防治。

6.楚地炮灯火燋是小儿推拿特色

炮灯火是楚地少数民族的特色疗法，用灯心草粘桐油，点燃在小儿穴位或治疗部位上，或在治疗部位、穴位上敷一张桑皮纸，进行快速烧灼，随着发出"啪"的一声响，火突然灭掉，然后快速离开皮肤，烧灼后会有小伤痕，通常3天不粘水，即可自愈，一般1次即可，效果良好。《马郎回春小儿推拿》详细记载了"诸惊总灯火歌""脐风灯火歌""脐风风灯火歌""用火口诀""集成神火歌""三十六惊症燋法"等，并且36惊症都用"燋法"或"煅法"或"炮法"治疗，楚人尚火，治疗小儿疾病多用灯心草燋法治疗。如何用火有严格要求，每一种病"燋"哪些穴位、"燋"几下都有规定。由此可见《马郎按摩》是最早比较详细记载灯心草炮灯火治疗的专书。

7."惊"是小儿诸病之源

小儿疾病比较简单，一个受外邪，一个受饮食，再就是"惊吓"导致，并且"惊吓"是小儿疾病的主要根源。母亲在孕育胎儿时，胎儿在母体内已经具备肉胎和神志结合体，此时五脏不全，神志寄居肾脏，待出生后，五脏六腑履行功能活动，方可逐渐寄居五脏六腑，一般3岁、6岁、12岁逐步完成牢固结合。小儿在12岁之前很容易受到惊吓，因为受惊吓导致神、魂、魄、意、志丢失或分离，从而出现发热、痉挛、抽搐、哭闹等症状。《马郎按摩》总结了36惊，36是楚地幸运数字，房县、恩施等地区至今还保留从36岁开始过生日的习俗，从36岁开始即是成人壮年象征。《马郎回春小儿推拿》现在还保留30惊，根据《小儿按摩经》《医学研悦》等完善补充了《马郎回春小儿推拿》，总结了36惊及治疗方法，这是楚地《马郎按摩》的最大特色，也是小儿推拿的灵魂和精髓。

三、纂録捷法《马郎回春小儿推拿》选录

目录

（一）认筋生死歌

囟门八字世非常，筋透三关会必亡。初关乍入宜推退，次节相侵亦可妨。

筋赤必然因食积，筋青端被水惊伤。筋连大指是阴证，筋若生花主不祥。

筋带悬针主吐泻，筋走关外命难当。四肢瘫软腹膨胀，吐乳皆因食乳伤。

鱼口雅声併气急，犬吠人吓自紧张。诸风此症宜推早，如若推迟命必凶。

（二）推部位歌

井灶五十通五脏，眉心三八上印堂。复茫眉心分左右，太阴太阳九十止。

平推大肠到虎口，何愁泄痢再汪洋。脾土五十饮食散，曲补脾土亦如常。

好把阴阳分二面，三关六腑列两傍。寒者三关多推些，热者六腑一样行。

男女只分左右手，莫把三关另立方。诸筋大纲例如此，节目看症自主张。

（三）推法妙诀歌

三关发汗行经络，发汗行气是为先。大肠平推到虎口，止泻止痢断根源。

脾土曲补真为先，饮食此为妙绝也。疟疾羸瘦并水泄，心胸痞满也难医。

一掐心经节与离，推离至乾当要轻。胃风咳嗽并吐泄，此经推动抵千金。

肾水一纹是后溪，推上为补下为清。小便闭塞清上妙，肾经虚便补为奇。

补肾二人上马穴，威灵起死可回生。六腑需治脏腑热，遍身潮热大便结。

人事昏沉怎可推，去病好比汤泼雪。总筋天河水阴热，口吐热气并括舌。

心经积热火眼攻，推之即好真妙诀。　五经能通脏腑热，八卦开胸化痰逆。
心胸痞满最难医，不是知音其可接。　阴阳能除寒与热，二便不通并水泻。
人事昏沉痫疾攻，急救须当用此方。　天门虎口须当竭，肸肘拿之顺生血。
要掐掌中五指节，惊风须知必被吓。　小天心能生肾水，肾水虚少要小心。
板门喘治气发攻，发汗扇门宜通热。　肚痛先擦一窝风，又宜重擦横纹穴。
止泄多揉外劳宫，小肠诸气亦快治。　吼气虽在精灵仙，四横纹上多有宜。
头痛病属阳池穴，更当外劳宫用意。　小儿眼睛往上撑，总筋掐至小天心。
若是两眼低相下，天心掐至总筋边。　涌泉左揉吐即止，右转揉之泄自息。
大敦穴掐急惊症，鞋带对掐要速迎。　惊若来时往前扑，委中向下掐之真。
若是两眼往后仰，儿眼掐之向下正。

（四）小儿推拿入门表里一掌谨记

小儿发汗如何说，当在三关用手诀。　只掐心经与劳宫，大汗立至何愁雪。
不出重推二扇门，猛如淋雨舞体歌。　若沾痢疾并久泄，重推大肠经一节。
侧推虎口见工夫，再把阴阳分寒热。　若问男女咳嗽诀，要在肺经知法则。
乾宫推至兑宫止，中间一节轻轻些。　一运八卦开胸膈，四横纹推和气血。
五脏六腑气窍闭，运动五经开真塞。　饮食不进人作吓，推动脾土就吃得。
饮食不进人瘦弱，诀补脾土何须说。　若还小便兼赤白，小横纹与肾水节。
往上推而为之清，往下推而为之热。　小儿若受风和吓，推运五经指后节。
大便闭塞久不通，皆因六腑多有热。　小横纹上手法推，必须宜掐肾水节。
口中热气心中热，只要天河水清切。　总筋掐倒向上推，疾病之中都用得。
虽通遍身不退热，外劳宫上多揉些。　若问大潮并大热，重揉额头又生血。
黄蜂入洞治阴证，冷气冷痰皆用得。　阳池穴上治头痛，肚痛必须窝风穴。
威灵穴救卒暴死。精灵穴上止噫呃。　男女眼若往上撑，重按天心就醒些。
饮食不进并久泄。九转三回有定穴。　运动八卦分阴阳。乾离艮震当分别。
男左三关推发汗。退下六腑冷如铁。　女右六腑推上凉。退下三关又是热。
后学拳拳宜谨记。此是推拿真口诀。

（五）察颜观色辨死症日期歌

囟门肿起作深坑，目直视人不转睛。　汗出如珠虚舌长，此是心绝命难存。
若问死期是何日，壬子癸亥赴三阴。　面青目闭泪流连，发乱如麻两会缘。
黑血竭来常不往，此是肝绝命难留。　但看庚申辛酉也，父母哀哀哭不休。
五心肿胀又会纹，面目浮黄泻不宁。　脐突兼裹宫没缩，脾经已绝亦归阴。
日临甲乙和寅卯，两耳难闻哭子声。　面白皮粗鼻入输，忽然异口作鸦声。

啼时痰入喉中响，此病皆因肺绝凶。已午丙丁三四日，断肠人送断魂人。

齿如豌豆面如云，两耳时时冷如冰。反复呻吟腰似折，肾经已绝不堪伸。

若逢戊己兼辰戌，忍见荒山又见坟。

（六）五脏六腑歌

心经有热定痴迷，天河水过到洪池。掌中水底捞明月，六腑生凉那怕痴。

肝经有病人多闭，推动脾土病即退。脾经有病食不进，重揉脾土妙似神。

再加大指而旋推，推动脾土病必应。肺受风寒咳嗽多，可把肺经久按摩。

肾经有病小便塞，横纹板门推可救。命门有病元气虚，脾土太阳八卦推。

三焦有病生寒热，天河六腑神仙诀。膀胱有病作淋痌，肾水八卦过天河。

胆经有病口作苦，只从妙诀推脾土。口苦医人何处知，合口频频左右扭。

胃经有痰寒气攻，脾土肺经能去风。

（七）汗法细看

小儿寒热或鼻流清涕或昏迷不醒、急慢惊风等症用姜葱汤，医人以左手大指面蘸汤，两鼻孔看实，擦洗数十次。随由鼻梁山根，推上印堂数十次，其推法用两手中小指扳转病人，两耳向前掩其耳门，而以两大指从印堂推上。左右手分抹眉额耳郭各数十次。至太阳擦掐十次。随将全指摩推其囟门，头脑数十次。然后又将两大指拿住二太阳，两中指拿住后脑下两风池，此穴在头项之上后脑之下，两边软处是也。四指一齐作力拿摇一会，小者令其哭，必有汗出。又或用手擦其俞，凡擦要带汤，轻擦恐伤其皮。又有揉一窝风，揉外劳宫，掐二扇门，亦可取其汗。此三穴载下，则当因病症推拿。如风寒之症得汗，即减其大半也。盖面部气通脏腑。

此取汗之法，不拘何症。凡遇病亦可通用，其除病之要术也。若来推而自汗之，多推脾土亦救之，亦用取之法，以止其汗。或因取汗而有汗者。亦有困闭而虚汗者。各照其症而另用方法。

歌曰：男擦发汗太阳边。女擦发汗太阴前。太阴男擦汗即止。太阳擦之女亦然。

（八）吐法歌

小儿风寒并水湿，伤乳伤食呕吐逆。昏沉不爽胸中饱，饮食不进咳嗽疾。

更有急与慢惊风，不论久暂伤寒感。以上诸般宜取汗，汗毕吐法又当随。

旋将左手托后脑，令头向前好施为。右手中指插入喉，按至舌根便呕吐。

即有乳者便吐乳，有痰有食一并吐。初感一吐病即减，照症推之无不效。

或遇儿童有牙齿，又有儿童牙关紧。须用拿法拿牙闭，拿着牙关自开口。

临时竹管填牙根，然后入手不被咬。此系吐法第一方，投胜汗法效尤速。

予每以此救人多，儿童不过伤乳食。用此能通脏腑滞，看到吐法又会穴。

两推横纹板门上，不如按舌本为奇。

（九）下法

凡遇小儿不能言，偶然恶声不止叫。即是肚痛不须疑，抱着小儿于膝上。
竟于医人对面坐，医将左手搂肚皮。双手着力久久擦，俨如搓衣擦服汗。
又将手拿擦其脐，左右旋转数有余。每转擦推三十六，愈多推揉愈多效。
随将两手擦膀胱，百余之后推胸急。从心推下小肚边，下泄之法自然息。
更有泄法可并用，横纹推向板门穴。医家兼用自然消，俱要如法莫虚说。

（十）脐风灯火歌

三朝之内多脐风，舌强撮口十分难。发际眉心人中处，承浆太阳不可斩。
再用灯火烧脐六，带火一灸定回生。犹恐脐带未脱落，燃火熏之莫惮烦。

（十一）诸惊总灯火歌

发际亦灸两阴阳，眉心肺俞合谷上。痰将胃口灸一燋，鞋带内外要精详。
麻痘诸筋总灯火，若不回头莫胡行。乍好乍哭脐品火，大便泻痢龟尾上。
小儿身上烧不退，涌泉各三自然凉。此是医家真妙诀，谨藏箧中细思量。

（十二）接看指歌诀

一进门居左边，看小儿三口气，将手揉心中窝，凉热看手掌。
若热跳是嚇；若冷是水寒；若热不跳见风吐。

（十三）观颜察色歌

观形察色认因由，阴弱阳强发硬擦。若是伤寒双足冷，浑身皆热是伤风。
肠肚发热掌难遇，上热下寒伤食积。热而掣跳着惊嚇，凉而眼翻水惊伤。
鼻冷便是疮疥也，耳冷应知是风热。啼而不哭痛而疑，哭而不啼惊气瘰。
心不安为及寒热，身不安为及烦渴。先寒后热并头痛，痘病相连不定瘥。
夜热昼冷肚腹痛，食积相连又无疑。此是入门审候诀，神仙留下莫难看。

（十四）看指定诀

五指梢头冷，惊来不可当。若逢中指热，必是伤寒症。
小指独自冷，麻痘正相传。男左女右手，分明只细祥。
儿心热跳是着唬，热而不跳伤风说，凉而翻眼是水惊，此是入门探候诀。

（十五）男女诸般症候治法歌

四肢乱舞见着嚇，须掐心经五指中。四肢掣跳作寒热，五指阴阳不须说。
四肢向后推脾土，肺经摆尾是法则。若是冷弱推三关，推动脾土何须说。

天河为主止口渴，口歪肺经五指节。天河六腑捞明月，若吐痰涎推肺经。
鼻流清水亦可得，临晚啼哭心经热。须要天河水清切，哭声不出分阴阳。
心经常掐威灵穴，若还号叫无休歇。阴阳心经为妙诀，眼偏左右又翻白。
上马天心急救得，眼自肾水运八卦。眼闭气虚肾水迫，黄则有痰清肺经。
再推脾土为良策，如向上时分阴阳。运水入土肾水诀，看地不起补肾水。
四横文掐和气血，眼翻三关五指节。三关涌泉身寒掣，面白肉红脾土虚。
掐不知病脾指节，掐入心经退六腑。干呕只掐精灵穴，头偏左右遍身掣。
阴阳补脾五指节，肚痛肚角一窝风。到晚昏迷肺经穴，气吼潮热乳食伤。
脾土肾水八卦验，肚胀咬牙并吐乳。连补脾土阴阳穴，大小便少清肾水。
十有六腑退有便，陡起中风拿合谷。威灵穴上要贴贴，痰迷心窍要开口。
肺经吐法两相节，一掣一跳心经治。五指之节是妙诀，青筋裹肚脾五指。
脸青当肺须当竭，唇白补脾本会妙。医家须当清此业，更宜随部用神功。
推拿斟酌为第一。

（十六）四肢认细看

1. 四肢诸症

四肢乱舞掐五指节，清心经为主。

四肢掣跳乃寒热不均，掐五节，分阴阳为主。

四肢向后，推脾土，肺经摆尾为主。

四肢冷弱，推脾土三关为主。

手摇，推心经，退六腑为主。

干呕，掐威灵为主。

2. 头面五官

口渴是风虚，推天河水为主。

口歪有风，推肺经，掐五指节为主。

口中弄舌，心经有热，退六腑和海底捞明月，清天河水为主。

哑口无言即是痰迷心窍，推心经为主。急用吐法。

鼻流鲜血，哭声不出，清心经和分阴阳，掐威灵穴为主。

哭声号叫，推心经，分阴阳为主。

眼翻白，推左右手，二人上马，小天心为主。

眼白推肾水，运八卦为主。

眼不开气血虚，推肾水为主。

眼黄有痰，清肺经，推脾土为主。

眼向上，分阴阳和推肾水，运水入土为主。

两眼看地，补肾水，掐四横纹为主。

眼翻白，推三关，掐五指节为主。

面虚肉红白，推脾土肾水为主。

头偏左右有风，分阴阳，掐五指节为主。

脸青，推三关，肺经为主。

唇白气血虚，补脾土为主。

面黄多食积。

3. 腹及全身诸症

身寒掣，推三关，揉涌泉为主。

掐不知痛有风吹，推脾土，掐五指节为主。

遍身掣有风，掐五指节，补脾土为主。

肚痛，掐一窝风并拿肚角穴为主。

到晚昏沉，推肺经为主。

气吼虚热，补脾土，推肾水为主。

遍身潮热乳食所伤，推脾土，肾水为主。

肚胀气虚血弱，推脾土，分阴阳为主。

大小便少，退六腑，清肾水为主。

陡起中风并急惊，拿合谷，掐威灵穴为主。

一掣一跳心惊，掐五指节，补脾土为主。

青筋过肚有风，补脾土，掐五指节为主。

（十七）此看症拿法

凡医者入门见病人骤感而轻，可不必拿，若久感而成重者，必须一拿而试之。

又有一等平日无病，陡然眼翻上，手足乱舞，目闭不作声，口流白沫或乱动或抓人，此名急惊。

又有受病已久无眼翻或偏视，四肢摆动，此为慢惊。俱不可不拿。

（十八）拿法

凡有急惊之症，医用左右手，两大指，跪于小儿总筋穴上，以两中指至一窝风，对着大指，四指一同着力。尽力拿之，自然即醒。

（十九）三关细辨

1. 看筋过三关

凡小儿未及五六岁者，难以诊脉，五脏血气未定，呼吸至数太过，必辨虎口色脉；方可察病之要，男以左手验之，女以右手验之。盖取左手属阳，男以阳为主；右手属阴，女以阴为主。然男女一身，均具此阴阳，左右两手，亦须参看，左手之纹应心、肝，右手之纹应脾、肺，于此消息，又得变通之意。唯以男左女右，食指三节，分为三关。第一节曰风关，无红紫青筋则无病，有亦易治。二节曰气关，有红紫青筋，病虽重犹可治。三节曰命关，有红紫青筋，病深难治。（图7-6）

三关观病候：风关易治，气关难治，命关死候。

三关定脏腑：左手应心肝，右手应脾肺，男主左女主右。

三关定地支：三关者，手食指三节也。初节为风关，寅位；二节为气关，卯位；三节为命关，辰位。

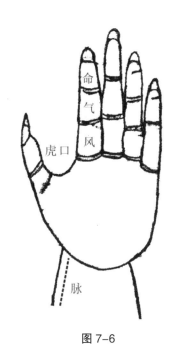

图7-6

歌曰：

虎口有三关，风气命相连，青红惊急病，黄黑水伤残，紫色生惊搐，青红热在肝，关中存五色，节节见纹斑。虎口乱纹多，须知气不和，色青惊积聚，下乱泻如何，青黑慢惊发，入掌内钩多，三关忽过度，此病定沉疴，风关通九窍，色色是风纹，关中青与白，定是食伤生。

气关从气论，因气便成形，未过中关节，相逢可保生。命关生死路，青黑定热凶，过了三关节，良医总是空。

2. 三关辨惊

补风气命三关说（根据《医学研悦·小儿推拿》《小儿按摩经》）。

凡小儿三关青，四足惊；三关赤，水惊；三关黑，人惊。有此通度三关候脉，是急惊之症，必死。余症可知。

181

风关青如鱼刺易治，是初惊，色黑难治。气关青如鱼刺，主疳劳身热易治，用八宝丹，每服加柴胡、黄芩；色黑难治。命关青如鱼刺，主虚风邪附脾，用紫金锭，每服加白术、茯苓；色黑难治。

风关青黑色如悬针，乃水惊，易治。气关如悬针，主疳，兼肺脏积热，用保命丹，每服加灯心、竹叶。命关有此是死症。

风关如水字，主膈上有痰，并虚积停滞，宜下。气关如水字，主惊风入肺，咳嗽面赤，用体前丹。命关如水字，主惊风疳症，极力惊，用芦荟丸。通过三关，黑色不治。

风关如乙字，主肝惊风。气关如乙字，主急惊风。命关如乙字，主慢惊脾风。青黑难治。

风关如曲虫，主疳病积聚。

3. 三关色定传变

初交病纹出虎口，或在初关，多是红色，传至中关，色赤而紫，看病又传过其色紫青，病热深重；其色青黑，青而纹乱者，病势益重，若见纯黑，危恶不治。凡在初关易治，过中关难治，直透三关不治。古人所谓，初得风关病犹可，传入气命定难陈，是也。

4. 三关定色断病

色红者风热轻，赤者风热盛，紫者惊热，青者惊积。青赤相半，惊积风热俱有，主急惊风。青而淡紫，伸缩来去，主慢惊风。紫丝青丝或黑丝，隐隐相杂，似出不出，主慢惊风。若四足惊，三关必青。水惊，三关必黑。人惊，三关必赤。雷惊必黄。或青或红，有纹如线，一直者，是乳食伤脾及发热惊。左右一样者，是惊与积齐发。有三叉或散，是肺生风痰。或似鼾声，有青，是伤寒及嗽。如红火是泻，有黑相间，加渴不虚，虎口脉纹乱，乃气不和也。

5. 纹形识病（《小儿按摩经》《万育仙书·小儿推拿》）

盖脉纹见有五色，黄、红、紫、青、黑，黄红有色无形，即安宁脉也。有形即病脉，由其病盛，色脉加变，黄盛作红，红盛作紫，紫盛作青，青盛作黑，至纯黑则难治，又当辨其形。（图7-7）

（1）流珠形：（只一点红色）主饮食所伤，宜消食。主膈热，三焦不和，饮食所伤，欲吐泻，肠鸣自利，烦躁啼哭。宜消食，补脾胃。

（2）环珠形：（较流珠稍大）主脾虚，停食，宜健脾，兼消食。主脾虚停食，胸腹胀满，烦渴发热。宜健脾胃，消食调气。

（3）长珠形：（圆而长，一头大一头尖）主积滞腹痛，宜先消后补。主脾伤饮食，积滞腹痛，寒热不食，宜消食健胃。

（4）来蛇形：（似长珠下头粗大）主脾胃湿热，疳邪作矣。宜先消疳，后补脾。主脾胃湿热，中脘不利，干呕不食，是疳邪内作。宜克食，健补脾胃。

（5）去蛇形：（上头粗大）主脾虚冷积，宜先健脾消积，次调补胃气。主脾虚冷积，吐泻烦渴，气短神困，多睡不食。宜健脾胃，消积，先止吐泻。

（6）弓反里形：（弯向中指）主感冒寒邪，宜先祛外邪，次养心血，助胃气，若外邪解，而惊悸指冷，脾气受伤，必至闷乱，气粗喘促，气哽难治。主痰热，心神恍惚作热，夹惊夹食，风痫。凡纹向内者吉，向外者凶。

（7）弓反外形：（弯向大指）主痰热心神恍惚，夹惊夹食，风痫痰盛，宜先祛外邪，次调中气。

（8）枪形：（枪形直上）主风热生痰作搐，宜消风化痰，不应专调和脾胃。

（9）鱼骨形：（鱼骨分开）主惊痰发热，宜清肝补脾。痰盛发搐，或不食，乃肝盛克脾，宜逐惊。或吐痰下痰，再补脾制脾。

（10）水字形：（三脉并行）主惊风食积，宜先消风化痰，次补脾以平肝。主烦躁顿闷少食，夜啼，痰盛，口噤搐搦，此脾虚积滞，木克土也。又曰："水字，肺疾也，谓惊风入肺也。"

（11）针形：（过关一二粒米）主心肝热极，宜先祛风痰，次平肝实脾。主心肝热极生风，惊悸顿闷，困倦不食，痰盛发搐。又曰："悬针，主泻痢。"

（12）鱼刺：初关主惊，气关主痫，命关主虚，难治。

（13）乙字：初关主肝惊，二关主急惊，三关主慢惊脾风。

（14）曲虫：肝病甚也。

（15）如环：肾有毒也。

（16）曲向里：主气疳。

（17）曲向外：主风疳。

（18）斜向右：主伤寒。

（19）斜向左：主伤风。

（20）勾脉：主伤寒。

（21）长虫：主伤冷。

（22）虬文：心虫动也。

（23）透关射指形：（向里为射指）主惊风痰热，聚于胸膈，乃脾肺亏损，痰邪乘聚。宜先化痰以清脾肺，次补脾土，益肺金。

（24）透关射甲形：（向外为射甲）乃肝木克脾土，主惊风恶症，受惊传于经络。风热发生，十死一生。宜先温补脾胃，便阳气回，而得生矣。（用药对症亦有生者，不可轻弃。）青白紫筋，上无名指三关难治，上中指三关易治。

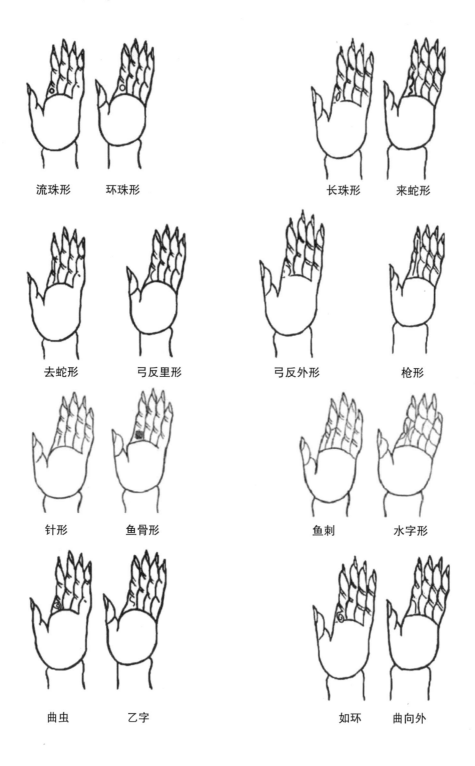

流珠形　　环珠形　　　　　　　　　长珠形　　来蛇形

去蛇形　　弓反里形　　　　　　　弓反外形　　枪形

针形　　鱼骨形　　　　　　　　　鱼刺　　水字形

曲虫　　乙字　　　　　　　　　　如环　　曲向外

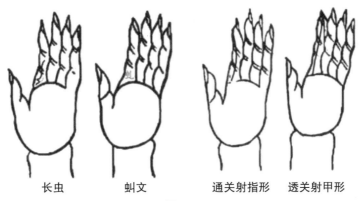

长虫　　蚵文　　　通关射指形　透关射甲形

图 7-7

附：纹形歌诀（《万育仙书·小儿推拿》）

形似流珠主膈热，三焦不和心烦结。吐泻肠鸣自利下，六和汤中真口诀。

环珠长珠两样形，脾胃虚弱心胀膨。积滞不化肚腹痛，消食化气药堪行。

来蛇去蛇形又别，冷积脏寒神困极。必须养胃倍香砂，加减临时见药力。

（以上形主内邪）

弓反里形纹外形，感寒邪熬少精神。小便赤涩夹惊风，痫症相似在人明。

枪形鱼刺水字纹，风痰发搐热如焚。先进升麻连翘散，次服柴胡大小并。

针形穿关射指甲，一样热惊非鼽呷。厉风通圣凉膈同，次第调之休乱杂。

（以上形主外邪）

（二十）推辨分解

凡医者以左手大指面蘸汤，如其穴处向前推谓之推。

如阴阳有分之说，推三关推上者向如膊，推六腑剑诀下推下者向如掌，推脾土有泄之说。

医用左手大指食指掌病人手指头。

男左女右，正其指面推。

故曰：泄取消食之意，屈其指面推。

故曰：补取进食之意。至于运八卦自乾起至兑上止。

周流旋转，故谓之运水入土，自肾水推至脾土，运土入水，自脾土推至肾水止。

（二十一）用水法

（1）凡推俱用指蘸汤水，太湿推不着，太干伤皮肤，不干不湿得宜。

（2）凡推数十次，在人心上，活法下数不厌多，愈效。

（3）推在面，先起汗法，喉中取痰法，数于手上，分阴阳，推三关，退六腑。

（4）然有应先推之者，如饮食先推脾土，泄泻先推脾土。

（5）伤风先推肺经，小便涩先推肾水，而后起八卦横纹，板门，天河水之类，其应推之穴不妨多推。

（6）凡是推拿有每次者盖病轻重，人有大小，如初生者曰婴儿，五六岁者曰小儿，十二岁者曰童子，皆可用推拿。

（7）根据小儿大小，婴幼儿轻者推一两次或三四次即愈，重者或推拿数十次即愈。小童或三五次即愈，大者做数十次愈，人有大小，病有轻重，故曰按此也。

（二十二）十二拿法（图7-8）

一拿太阳穴，属阳明经能醒神。

二拿耳根穴，属肾去风。

三拿肩井穴，属肾经能出汗。

四拿奶傍穴[1]，属胃止吐。

五拿曲池穴，属太阳能止泻。

六拿肚角穴，属太阳止吐。

七拿百会穴，属四肢能正惊。

八拿琵琶穴[2]，属肝醒精神。

九拿总位穴[3]，开关窍。

十拿鱼肚穴[4]，属小肠止泻。

十一拿膀胱穴[5]，小便涩能通。

十二拿阴交穴[6]，通血脉。

【注释】

[1] 奶傍穴：乳房旁边。

[2] 琵琶穴：肩胛部，肩井穴下，巨骨旁，约当锁骨外侧端前缘，喙突上缘凹陷处。左右二穴。又皮罢穴，肝记穴，位于大指端爪甲内。

[3] 总位穴：绝位穴，又合骨穴，合谷穴。

[4] 鱼肚穴：位于小腿内侧面，约当内踝与膝连线中点。

[5] 膀胱穴：大腿内侧近腹股沟处，向上推通小便。

[6] 阴交穴：下腹部，前正中线上，当脐中下1寸，为冲、任、足少阴三阴交会处。

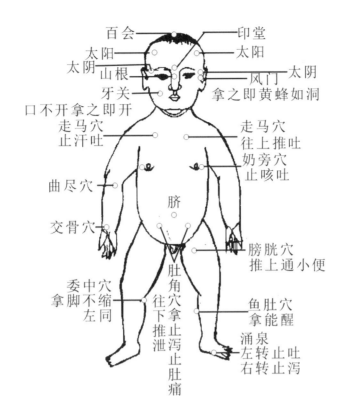

百会　　　印堂
太阳　　　太阳
太阴　山根　　　风门　太阴
牙关　　　拿之即黄蜂如洞
口不开拿之即开
走马穴　　　走马穴
止汗吐　　　往上推吐
　　　奶旁穴
　　　止咳吐
曲尽穴
脐
交骨穴
膀胱穴
推上通小便
委中穴　肚角穴　鱼肚穴
拿脚不缩　往下推泄　拿能醒
左同　止泻止肚痛　涌泉
　　　左转止吐
　　　右转止泻

图 7-8　周身穴位推拿

（二十三）掌面推法总穴歌（见图 7-1，7-4）

（1）分阴阳止风寒、水湿、泄痢、潮热、臌胀、呕吐用之。

（2）擦心经发寒发热用之。若汗不出再掐二扇门，擦手心微汗即止。

（3）推食指侧虎口，泄泻、痢疾、肚胀用之。

（4）推脾土人瘦肚起青筋，饮食不进。

（5）肚胀不清，因食伤脾。

（6）推肺经、运八卦乾起兑止。

（7）当中轻两头重，咳嗽化痰，昏迷用之。

（8）推肾水，小横纹，退六腑。

（9）大小便闭涩结，昏迷粪黄者用之。

（10）肾水短少则补，赤红热。

（11）四肢乱掣，夜间啼哭用之。

（12）运八卦胸膈迷闷，肚胀气喘。

（13）饮食不进，打噎呃用之。

（14）运五经，通五脏，血气不和。

（15）四肢掣，寒热往来，此宜用之。

（16）推四横纹和瘦弱不进饮食，头偏左右，手足掣用之。

（17）运水入土，水盛土枯，五谷不化，痢疾用之。

（18）运土入水，脾土太旺，水谷不分，外火未精用之。

（19）掐天心，眼翻白，偏左右，肾水闭结用之。

（20）掐大指面，头迷闷，气吼干呕用之。

（21）板门推上横纹则吐，横纹推入板门则泄。

歌曰：

手上阴阳左右分，风寒暑湿此穴认。喘治泄痢并潮热，肚腹膨胀呕吐用。

擦掐心经内劳宫，三关发热发汗用。汗若不出扇门掐，重擦掌心微汗通。

食指侧推到虎口，泄泻吐胀痢疾用。推脾之中有补泄，人若瘦弱肚青筋。

饮食不进补肾脾，肚胀不消泄脾土。肾水横纹六腑退，大小便塞昏迷用。

肾水短少急宜补，赤红则泄粪门用。天河水兼擦总筋，口内生疮潮热大。

四肢掣跳宜用之，夜间啼哭难入眠。通五脏须运五经，肚胀血气不和用。

四肢掣跳宜早用，寒热往来宜当清。推拿必宜运八卦，胸膈迷闷肚胀用。

呕吐又兼气喘急，饮食不进打呃用。四横纹上和气血，瘦弱不思饮食充。

头偏左右无休息，手足皆掣亦用之。运土入水清外火，脾土太旺水谷分。

运水入土代五谷，水盛土枯痢疾攻。天心掐至眼翻白，肾水闭结左右偏。

横纹推入板门泄，板门推上横纹吐。寒多分阳令热生，热多分阴有凉生。

掌上二十四歌诀。谨记心中大有功。

（二十四）手背穴图歌（图7-2，7-3）

威灵穴依虎口下是穴，擦暴死症，掐拿擦即醒，不醒者不活。

一窝风在手背尽处是腕中是穴，肚痛或急慢惊风俱掐此穴。

二人上马左傍骨边有小凸骨定穴，二人上马补肾水肚痛用之。

精灵穴在四指五指夹根下二寸许掐中定穴，能治痰黑气促。气急、气攻、久掐、久擦有效。

一扇门在二指三指夹根，二扇门在三指四指夹根，定穴擦久有汗出矣。

外劳宫治潮热肚痛。青筋拿合谷。肚痛揉扇门。

发汗用阳池。止头痛一窝风。

止肚痛眼翻白，一哭一死用精灵穴。

治干呕，气吼亦皆威灵穴。

治中风死，急惊却宜，指节风水惊，

四肢掣面青，手皆入歌穴，学者谨记心。

附1：六筋（补）（参照《小儿按摩经》《万育仙书·小儿推拿》）

手六筋：（一浮、二阳、三心、四总、五阴、六肾，从大指边向里数）

第一赤筋，乃浮阳属火，以应心与小肠主霍乱，外通舌，反则燥热，却向乾位揾之；又于横门下本经揾之，则阳自散去。

第二青筋，乃阳属木，以应肝与胆。主温和，外通两目。反则赤涩多泪，向坎揾之，则两目自然明矣。

第三总筋，位居中属土，总五行，以应脾与胃。主温暖，外通四大服门。反则主肠鸣霍乱泻痢等症。在中界揾之，则四肢舒畅。

第四赤淡黄筋，居中分界，土火兼备，以应三焦。主半寒半热，外通周身。反则主壅塞之症。却向中宫（中指）揾之，则元气流通，除其壅塞之患矣。

第五白筋，乃浊阴属金，以应肺与大肠。主微凉，外通鼻孔。反则胸膈胀满，在界后揾之。

第六黑筋，乃重浊纯阴，以应肾与膀胱。主冷气，外通两耳。反则主尫羸昏沉，在坎位揾之。

内热外寒，揾浮筋。作冷，揾阳筋。惊风，揾总筋。作寒，揾心筋，即转热。作热，揾阴筋即转凉。内热外寒，揾肾筋。

附2：背上六推骨节法（补）（参照《医学研悦·附刻小儿推拿》）（图7-9）

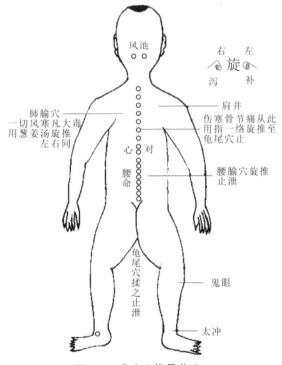

图7-9　背上六推骨节法

附3：马郎手掌歌（补）（参照《小儿按摩经》《万育仙书·小儿推拿》）

（1）婴儿发汗有神诀，只在三关用手法。（三关，即寸关尺，从此推至曲池止。）

（2）再掐心经与劳宫，大汗立至何愁雪。（心经，系中指稍节，劳宫在掌中心。）

（3）不然重掐二扇门，汗出如雨便休歇。（二扇门，在手背中指，根节高骨两边。）

（4）若患痢疾并水泻，重掐大肠经一节。（大肠经，在食指根节。）

（以上穴俱宜先掐，后久久揉之。）

（5）侧推虎口见功夫，再推阴阳分寒热。（虎口，在大指食指之叉，推自食指稍止。）

（6）要知婴儿咳嗽多，肺经一节须掐捏。（肺经，在名指稍节，先掐后揉。）

（7）再运八卦开胸膈，中间却应轻些些。（四横纹，推之和气。四横纹，在四指根节，以大指往来推之。）

（8）五脏六腑气不和，运动五经开其塞。（五经，在五指中节。）

（9）饮食不进儿着吓，推动脾土便吃得。（脾土，在大指稍节，从稍推至三关，谓之清。）

（10）饮食若进人事瘦，只补脾土功即奏。（将大指屈曲，从三关推至大指尖，谓之补。）

（11）若是小便赤兼涩，小横纹与肾水节。（小横纹，在小指根节。肾水，在小指稍节。）

（12）往上推而谓之清，往下推而谓之补。（即五指表节。）（小指节推至中指根，谓之上。六腑下推至小指曲处，谓之下。）

（13）小儿若被风水吓，掐运两手五指节（即五指表节。）大便闭塞久不通，盖因六腑有积热。横纹肚脐施功用，更掐肾水下节施。（小指根节，即膀胱穴。先掐后揉，大便自通。）

（14）口出热气心经热，只用天河水清切。（天河，在三关六腑，口正口中指。）

（15）总筋上掐往上推，万病之中都用得。（往上推者，将中指中节背屈，转从天河上推至曲池。几大，推至肩井。）

（16）若是遍身不退热，外劳宫掐多揉些。（外劳宫，在掌背中心。）

（17）不论大热与大潮，更加水里捞明月。（小指根下，上马穴，系膀胱水经，在正中手心内运旋，故曰"水里捞明月"，手法详后。）

（18）天门虎口肘肘穴，重掐顺气又生血。（天门，在大指尖侧。肘肘，在手肘外曲转处。）

（19）黄蜂入沿治阴证，冷气冷痰俱灵应。（黄蜂穴，在中指根两边，将大指掐而揉之。）

（20）阳池穴能治头痛，一窝风治肚痛积。（阳池，在手肘背螺蛳骨右，曲自有一窝。一窝风，在阳池之上，掌背尽正中，有一虚穴。）

（21）威灵可救卒暴亡，精宁穴治打逆呃。（威灵，在小指侧下掌尽处。精宁，在虎口下掌尽处。）

（22）男女眼若往下撑，重掐大小天心穴。（小天心，在劳宫下，坎宫上。大天心，在眉心中。）

（23）二人上马补肾水，即时主见症状轻。（上马穴，在无名指小指根下，对人中。）

（24）饮食不思并咳嗽，九转三回有口诀。（手面八卦上运之。）

（25）运动八卦分阴阳，离坎乾震有分别。（阳在大指边，阴在小指边。）

（26）男左三关推发热，退下六腑冷如铁。（三关，在手肘大指边。六腑，在小指边。）

（27）女右六腑退下热，推上三关为凉讫。

（28）马郎留下救婴孩，后学殷勤参妙诀。

又歌：

口中插舌心经热，退下六腑捞明月。更有天河水要清，此是神仙真妙诀。

虚来面白与唇红，气吼加之虚热逢。潮热遍身伤乳食，补脾推肾一般同。

哭声不出清心经，分阴阳兮掐威灵。或然推肺四横擦，此是仙家又一说。

口唇俱白气血虚，妙法千金只补脾。四肢冷弱推三关，更补脾土四横纹。

（二十五）足穴歌

仆参脚掣口常咬，左揉止泄右止吐。鱼肚止泻清神妙，委中拿治足不缩。

鞋带穴上内吊惊，膝盖发汗并晚眼。涌泉止吐又止泻，承山喘的泊气吼。

解溪吐惊池掐止，大敦治疝爪左揉。止吐用解溪穴也，又惊又吐掐即止。

（二十六）掐足歌（图7-10）

大敦穴：治鹰爪惊掐之即揉。

中廉穴：治惊来即掐之即揉。

解溪穴：治内吊惊往后仰掐之即揉。

涌泉穴：治泄泻一掐左转揉吐即止，右转揉泄即止，左转不揉吐，右转不揉泄，男依此女反之有效。

仆参穴：治足掣跳，口咬一掐就揉，左转补吐，右转补泄，又惊又吐又泄掐此穴及脚中指有效。

承山穴：治气吼揉之有效。

委中穴：治小儿往前仆掐之有效。

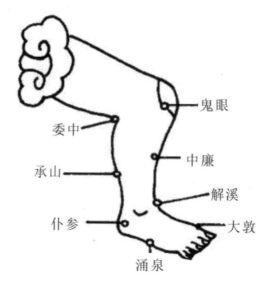

图 7-10

（二十七）增补面部五色歌

面黄多食积。面青乃惊风。白色多成痢。伤风面颊红。

渴来唇带赤。热甚眼朦胧。痢疾眉头皱。不皱定伤风。

面带青红色。必是鬼神冲。紫兼黑是热。白色是痛症。

黑色肾脏病。黄病在脾中。秘诀传千古。观察定吉凶。

又歌：

面赤为风热。面青筋可祥。心肝形此见。脉症办温凉。

脾怯黄疳积。虚寒皎白光。若逢生黑气。肾败命须凶。

（二十八）看死候歌

目会精光夜死。面青唇白昼凶。啼而不哭是痛。哭而不啼惊殃。

熬煎不定是烦躁。熬煎不安是神飏。

（二十九）死症十五歌

眼肿赤脉，下视瞳人。囟门肿起，或作深坑。鼻干口燥，肚大青筋。

目多直视，露不转睛。指甲黑色，忽作鸦声。虚舌入口，牙齿咬人。

鱼口气急，啼不出声。蛔虫出口，俱是死形。用药速效，十会一生。

（三十）推拿代药法

前人忽略。推拿儒医今来一赋。寒热温平药之四性。推拿揉掐性于药同。用推拿即是用药。不明何可乱推。（图 7-11）

（1）推上三关代却麻黄、肉桂，去寒发表。

（2）退下六腑代来滑石，羚羊角，退热去烧。

（3）水底捞明月便是黄连，犀角退热。

（4）天河水入洪池同芩柏，连翘退热。

（5）大指脾土曲推似以人参，白术为补。

（6）伸指推为泄，泻之则为灶土，石膏。

（7）大肠平推为泄，侧推虎口，犹如诃子，炮姜止呕吐并消食，反之则为大黄，枳实。

（8）涌泉左转不揉朴硝何异。一推一揉右转，参术无差。

（9）食指泻肺，功并橘皮，桔梗。旋推止嗽，效争五味，冬花。

（10）精灵拿紧宣羡牛黄，贝母。肺俞重揉慢夸半夏，南星。

（11）黄蜂入洞召示防风，羌活。摇身摇头远过生地，木香。

（12）五指节上轻揉去风之苍术。大敦，解溪拿紧实定掣之钩藤。

（13）后溪推上分。何谢猪苓，泽泻。小指补肾分宣滄[1]杜肿，地黄。

（14）涌泉左揉可代砂仁，藿香。外劳宫旋推堪夸白芍，川芎。

（15）无名指肺经捷径推咳嗽，胜似桑皮，桔梗。

（16）精灵威灵二穴起羡牛黄，化痰似推药功并仙丹。

（17）病知表里虚实。黄症回无不审。

　　推拿揉掐乱用便速一凶。代药五十八言，自右无人道及，终无格致之。功德亦过真宗之赋。

【注释】

[1] 滄：同"餐"。

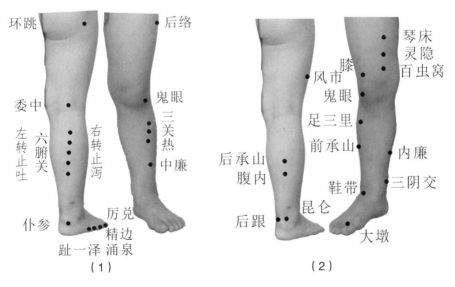

图 7-11 下肢男左女右

（三十一）分阴阳

推三关，退六腑，此方真推真诀也。

男女有恙俱由阴寒阳热之失调及医之当首也。

先为分阴阳，次即推三关，退六腑，其次各载在前。

如寒多则宜热之，多分阳边与推三关。

如热多则宜凉之，多分阴边与退六腑。

然阴阳寒热必须相济，不可偏寒偏热。

如要热分阳边一百下则分阴边二三十下。

要凉分阴边一百下则分阳边二三十下。

此亦变理阴阳之义。推三关，亦然为不寒不热则各半。

分平推在人之活变其真也。

男用左手右脚，女以右手左足分之，必要谨记于心。

（三十二）手法治病歌

水底捞明月最凉，清心止热此法强。飞经走气能走气，赤凤摇头助气良。

黄蜂入洞最为热，阴证白痢并水泄。发汗不出后用之，须教孔窍皆通池。

又一歌曰：

按弦走搓摩，动气化痰多。二龙戏珠法，温和可用之。

打马过天河，止呕兼平泄。揉内劳宫片刻汗出，揉外劳宫顷刻生凉。

一窝风肚痛立止，揉龟尾泄泻即安。中风掐精灵，打嗳并用此法有奇功。

腹胀疼痛掐威灵，头痛一治反掌。

（三十三）掐惊起止穴诀（补）（《增演万育仙书》）

凡惊风先自中穴道掐起，至劳宫、板门、横门、六腑、内关、八卦、尺泽、三里、肩井、百会、印堂、人中、承浆。又自左右太阳耳根，然后转至右肩井、五里、尺泽、八卦、内关、板门、劳宫，中穴道完。又掐背上，百劳穴起，至椎骨节，而下至尾闾。又掐揉至膏肓、腰俞，然后至下身委中承山、昆仑、仆参、涌泉、大敦止，各穴皆掐皆揉，俱要四十九度。男从左转，女从右转，外有推退等法，看纹脉面色用之。

（三十四）如常推拿法（补）（《增演万育仙书》）

先自印堂，密掐至百会，又自印堂，各分开眉尖上，密掐至两太阳穴，揉之。男自左转，女自右转大眼角，双手挤之，至人中、承浆、颊车，揉之，密掐至眉尖，揉之。

又，男左女右手腕中掐起，至掌根横纹，用手推下数次。又，密掐中指稍，并五指俱掐。

又，自百劳穴起，至尾闾尖止。掐揉膏肓与后心。又揉尾闾穴，分开两腰下臀上是穴。后于前面心推下数次，再揉两奶傍以手心揉丹田。

又，男从左脚，拿脚弯委中穴揉之，三里、承山、三阳、脚后跟涌泉、大指肉甲半，俱揉掐之，五指皆援之。

女子自右手，照前穴道掐至左手，如前穴道。若昏迷，不省人事，照前穴道，以灯心密点式五心、百会及脐，更多炮之。但是骨节处，头摇处动处，俱转动，使血脉活动可也。若省人事则已，不然以火酒刷牙。开关用松萝为末，约一升许，炒热以绢包熨各穴道。先用姜葱、面粉、香油，各经先揉后熨之。

其灯火炮时，用生薄荷叶捣汁，以灯火炮之，取水火既济之意。凡掐惊，须于指节缝内先掐一下，动其血脉，即揉数下，调其元气，所谓先冲后补也。揉掐身上穴道，亦然。

凡儿遍身掣跳，即推肾经一节，照后四心揉之。

喉中气响，先掐大指第一节。

有痰，掐中指背后第一节。

眼光直视，中指第一节掐三下。

垂视，是肺不安，掐手足四心。

又云，掐惊先从手足十指头、指甲根里外掐遍，后依前穴道掐之，何也？经络之脉，六阳六阴，手足指各三阴三阳，其阴脉在手足指甲根里面，其阳脉在手足指甲根外面，每一指里外，管二经一脉络。凡患伤风、闭结、急症，须轮掐十指，疏通气脉，然掐须将两指夹儿指头，里外指甲根一掐一放，又放又掐，一轻一重为妙。

（三十五）主病经络拿法（补）（《增演万育仙书》）

小儿口眼㖞邪，左医从右手穴道逐一掐之，并掐面上穴道，口眼随转右，至右掐左，并面上亦然。

又有闭目不言，于面上穴道掐之，随笑语。

又有手足牵缩者，医从足大指至鞋带穴，脚胫、脚膝跨周回掐之，随即起步何妙至此？凡患急慢惊风，皆由胃经及肝胆三焦经之所至也，寻本经穴道，掐之即愈。

面上穴道：太阳、发际、颊车、客主、人迎、承浆、山根。以上穴道自太阳掐起，至承浆；又从承浆至太阳，轮流掐之。

手上穴道：少商、三间、鱼际、经渠、大陵、尺泽。

肩上穴道：在肩头尖陷中。

背上穴：在第三椎骨下。

以上穴道，自大指头掐起，至指筋前，至掌背关前，至手掌屈伸处，至背节，轮流掐之。初动再掐。此专掐手牵缩。

脚上穴道：三毛、内庭、陷管膈、解溪、三里。

以上穴道，自足大指掐起，至鞋带处，脚胫膝下，至尾庄骨，轮流掐之，此端掐足牵缩。

（三十六）增补七推拿做法穴图

1. 打马过天河之图（图7-12）

歌曰：打马过天河，止呕兼平泄。左者拿孩手，右揉曲池穴。

（右手食指、中指并拢，从腕横纹连续拍打至肘横纹处，接着两指揉曲池。）

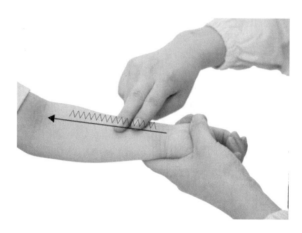

图7-12

2. 黄蜂入洞之图（图7-13）

歌曰：黄蜂入洞手发热，白痢阴症并水泄。医将右手揉曲骨，左手揉离二指穴。

（从总筋、离卦穴上起按揉，遂步而形，跳至曲池肘窝，一掐若蜂之如洞也，能化寒取热两手并行。）

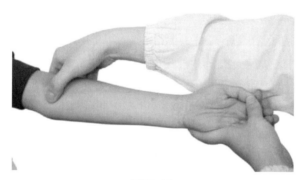

图7-13

3. 飞经走气之图（7-14）

歌曰：飞经并走气，传送周身气。左手高骨二指揉，右手肩井二指是。

（医者左手拿患儿左手四指不动，将右大指到患儿总筋立住，去将食指、中指、无名指，彼此递向前移，从内关形至肘窝数次，医者接着再用右手拇指、食指按揉阴池、阳池二穴，最后右手食指、中指二指并拢按揉肩井穴。）

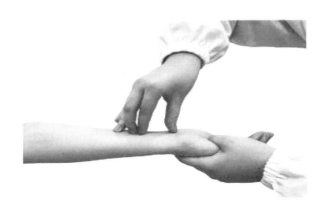

图 7-14

4. 双龙摆尾之图（图 7-15）

歌曰：双龙摆尾拿脾胃，能医浮热须臾定。左转重胃左生凉，右转重脾左热净。

（左手托小儿肘，右手拿其食指、小指扭摇。）

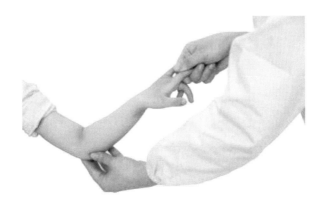

图 7-15

5. 海底捞明月之图（图 7-16）

歌曰：海底捞明月最凉，作吐清心此法强。左手大小指向右，右手揉起天河止。

后将总离二指揉，揉向尽处大指掐。再揉总离二指位，口气微吐热气退。

（医者先以左手持患儿四指，再以右手食指、中二指指固定患儿拇指，然后以拇指自患儿小指根推至小鱼际边缘，再推至小天心处，再转入内劳宫处为一遍，边推运边吹气。）

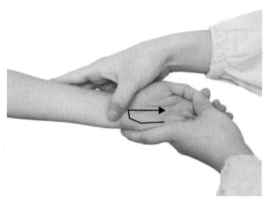

图 7-16

6. 天门入虎口之图（图 7-17）

歌曰：天门虎口揉（抖）肘，生血顺气是妙手。左手掐乾脾入虎，右食揉肘住左右。

（医者用左大指，压屈患儿大指，从食指命关推起，至虎口止，又将大指掐住虎口，又或从大指尖推入虎口。）

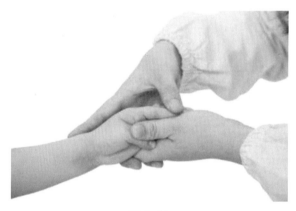

图 7-17

7. 二龙戏珠之图（图 7-18）

歌曰：将儿中指屈如珠，无名食指相摇戏。能疗便闭与惊风，手足掣跳皆堪治。

（医者以左手持患儿之手，使手心向上，前臂伸直，右手食指、中指二指自患儿总筋穴起，以两指端交互向前按之，直至曲池为止。寒证重按阳池穴，热证重按阴池穴，另一指拿捏患儿食指、无名指并摇动。）

曰：施注七拿推手诀经法其然穴名甚多知者观之。

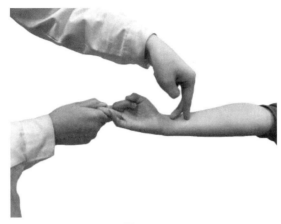

图 7-18

（三十七）发明推拿手法

（1）三关六腑穴：女子内下为三关，外上为六腑。男子外上三关，内下为六腑。

（2）六腑做法：先掐心经，后点劳宫，男子退下六腑退热。加清凉。女反此推上为凉也。

（3）三关做法：先掐心经，后点劳宫，男子推上三关退寒加暖热，女反此退下为热也。

（4）黄蜂入洞做法：大热，先掐心经，后点劳宫，先推三关，后以左右两大指，先分阴阳，二大指并向前，两小指一撮一上，至关中离坎上掐穴，发汗可用。

（5）海底捞明月做法：大寒，先清天河水，后以五指皆跪，中指向前跪，四指随跪。双运劳宫以凉气呵[1]之退热可用。若先取天河至劳宫左转呵暖气发汗赤属热。

（6）赤凤摇头做法：助脾和血气。此法将一手拿小儿中指，一手五指攒住小儿肟肘将中指摇摆，中指属心本色赤故也。或以两手捉儿头而摇之，其处在耳前少上，治惊也《小儿按摩经》。

（7）乌龙摆尾：开闭结，此法用手拿小儿五指，一手攒住肟肘，将小儿摇动如摆尾之状，小指属肾色黑故也。

（8）二龙戏珠：温和。此法用二大指，二指并向前，食指在右傍，徐随前进退，小指两边掐穴，半表半里也。或以两手摄儿两耳叶戏之，治惊。眼向左吊则右重，右吊则左重；如初受惊，眼不吊，两边轻重如一，如眼上则下重，下则上重《小儿按摩经》。

（9）飞经走气：行气化痰。先运五经纹，后做此法，用五指开张，一滚一笃做至关用手打拍关乃行也。乃运气行气也，治气可用。又以一手推心经，至横纹住，以一手揉气关，通窍也（参考《小儿按摩经》）。

（10）按弦走摩：化痰。此法先运八卦，后用二大指搓病掌三关，各一搓二指拿病人掌，轻轻慢慢而摇，化痰甚效。

（11）猿猴摘果：消导化痰。此法用左手大指食指交动慢动，右手大指食指快上至关中转至总筋，左边右上至关。又法用两手扯儿螺丝骨皮摘之。

（12）打马过天河：温凉。以三指左上马穴边，从手背推到天河头上与捞明月相似，络以指甲弹响过天河者非也。弹内关、阳池、间使，天河边，生凉退。

（13）天门入虎口：顺气。此法用右手大指掐小儿虎口，中指掐住天门，食指掐住总筋以五指攒住胛肘，轻轻慢慢而摇，生气顺气也。又法:自乾宫经坎艮入虎口按之，清脾。

（14）孤鸟游飞：治黄肿。用大指掐脾土外边推去惊，三关、六腑、天门、劳宫边，还主脾土，亦治黄肿也。

（15）老仆扳缯：此法以一手掐大指根骨，一手摇脾经，摇之治痞也。

（16）单凤展翅：温热。用右手大指掐总筋，四指翻在大指下，大指又起又翻，如此做至关中，五指取穴掐之（参考《小儿按摩经》补）。

（17）丹凤摇尾：以一手掐劳宫,以一手掐心经，摇之。治惊（参考《小儿按摩经》补）。

（18）黄蜂入洞：屈儿小指，揉儿劳宫，去风寒也（参考《小儿按摩经》补）。

（19）凤凰鼓翅：掐精宁、威灵二穴，前后摇摆之，治黄肿也（参考《小儿按摩经》补）。

（20）运水入土：以一手从肾经推去，经兑、乾、坎、艮至脾土按之，脾土太旺，水火不能既济，用之，盖治脾土虚弱。

（21）运土入水：照前法返回是也。肾水频数无统用之。又治小便赤涩。

（22）胛肘走气：以一手托儿胛肘运转，男左女右，一手捉儿手摇动，治痞。（图7-19）

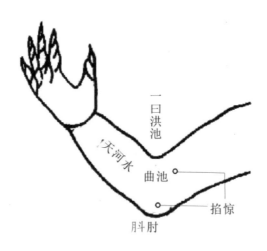

图7-19 胛肘图

（23）运劳宫：屈中指运儿劳宫也。右运凉，左运汗。

（24）运八卦：以大指运之，男左女右，开胸化痰。

（25）运五经：以大指往来搓五经纹，能动脏腑之气。

（26）推四横：以大指往来推四横纹，能和上下之气，气喘腹痛可用。

（27）分阴阳：屈儿拳于手背上，四指节从中往两下分之，分利气血。

（28）和阴阳：从两下合之，理气血用之。

（29）天河水：推者，自下而上也。按住间使，退天河水也。

（30）掐后溪：推上为清，推下为补，小便赤涩宜清，肾经虚弱宜补。

（31）掐龟尾：掐龟尾并揉脐，治儿水泻、乌痧、膨胀、脐风、月家、盘肠等惊。

（32）揉脐法：掐肐肘毕，又以左大指按儿脐下丹田不动，以右大指周遭搓摩之，一往一掐肐肘下筋，曲池上总筋，治急惊。

（33）止吐泻法：横门刮至中指一节掐之，主吐；中指一节内推上，止吐。

（34）辰砂姜蚕散：治噤口脐风锁肚，镜辰砂五分水飞、直僵蚕（灶土）五分、天竺黄五分、珍珠三分、元寸一分，为末，每用少许，蜜调，摸儿口中。

（35）龙胆汤：治身抽火、脐风、噤口，胆草、钩藤、柴胡、条参、炒京赤芍、炙草、荣桔梗、云苓各五分、川大黄、大枣三枚，水煎温服，每日三次。

（36）治噤口：用牛黄一分为末，竹沥调滴入口中。

（37）二豆散：治脐肿实，红饭豆、淡豆豉、天南星、白蔹各一两，芭蕉自然汁少，香油调药敷脐四傍，得小便自利即愈。

（38）龙骨散：治脐疮，石龙骨煅一匕、轻粉五分、川连一匕、枯矾一匕、为末干掺大效。

【注释】

[1] 呵：出气方式，张嘴慢慢哈一口气。

（三十八）脐风风灯火歌

脐风曰：初发吮乳必口松，两眼心处各总有黄色，宜急治之，最宜黄色到鼻治之，仍以到人中承浆治之稍难，口不噤微有吹嘘犹可治之。至唇目收锁，舌紧头强，治不必治矣，一见眉心、鼻准有黄色即用灯火治之。于囟门、人中、承浆，两大指少商各一燋，脐周绕脐六燋。（图 7-20、图 7-21）

脐带未落：于脐带口一燋。既落于落处一燋共十三燋，脐风便此黄即退。附于按古今灯火唯上全身灯火，有经有府有理有法，无出其右者。凡是火穴，多恐仓促之际。

在娴熟者不难，倘素未经徕[1]者，一时不能用。故附夏氏脐风火于此度，忙迫之时，可以济急此火，亦会经验茅[2]，不及全身灯火耳。

小儿初生惟脐风，为恶候，其证有三，曰脐风、曰噤口、曰锁肚矣。皆脐证而寒热自别治者宜祥。

【注释】

[1] 徕：见。

[2] 茅：毛躁，粗心大意。

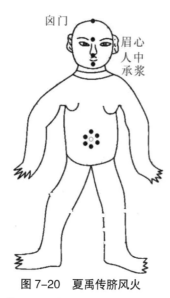

图 7-20　夏禹传脐风火

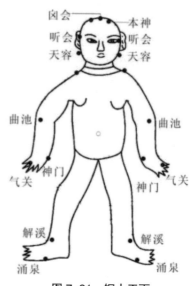

图 7-21　铜人正面

（三十九）用火口诀

夫婴儿全身灯火，诚幼科第一捷法。是有起死回生之功，火共六十四燋，阴符易数能疏风散表，以气利痰，解郁开胸，醒昏定搐，一切凶危之候，火到病除。用火之时，倘值寒冬，必于房中，燃烧明火，使儿不能寒，受灯草大小适中，以亦油染，用令老练。

妇人抱儿，解衣去帽，从右耳角孙起悉依后之歌诀用之，凡用火，不可姑息，勿谓火数太多。悯其难受，盖小儿受病中，其经络凝滞，脏气不舒，以火散之。正欲使其大叫大哭方得。脏气流通，浑身得汗，荣卫宜畅，五时见功，此火暗合同天，不可减少，少则效差，救脐风非此不可。

（四十）集成神火歌

仙传神火天然理。自始角孙瘈脉起。听宫曲鬓本神旁。次及天容仍有取。

囟会承浆左肩井。曲池合谷诸邪屏。气关已过至神门。右亦如之昏可醒。

左乳七燋根中始。右亦如之何待齿。脐下阴交续命关。平平三点凶危止。

脊中身柱至长强。肺俞阳陵承山当。昆仑解溪丘虚穴。涌泉左亦效之良。

【解释】

凡用灯火，无论男婴女婴，皆从左边起。角孙在耳尖上。瘈脉在耳后根，听宫在耳门前，曲鬓在鬓角旁。本神在须角，天容在耳轮根下。左边已完右亦为之。囟会承浆左肩井。曲池在肘弯上廉屈逢处。合谷在虎口连又骨处。气关在食指第二节。神门在掌后下廉锐骨之端。在完右亦如此之。自左乳根下起，从上至下七燋止。右乳根下亦为之，阴交肚脐下1寸。用火三燋，身柱项骨三节下，从上至下九燋至长强穴止。肺俞在两饭匙[1]（肩胛）骨缝中。阳陵泉在膝外边下三寸。承山在脚肚尽处。昆仑在外踝骨后。解溪在系鞋带处，丘墟在外踝骨前，涌泉在脚底中心，左脚燋完，右亦为之。即推之汤用盐五匕。以退热用醋五匕。

以破损行用香油，以润膝理，嫩枝皮及叶五匕，去风用桃皮叶七匕，去邪，而大和之象复矣。

又曰：春用槐桃皮煎水，夏用薄荷，秋用盐茶，冬用葱姜，通用葱姜汤亦用。

【注释】

[1] 饭匙：方言"肩胛"。

（四十一）小儿杂症治法

1. 胎月毒

上痛下胀，气吼，攒拳，身胎月毒。

推法：推三关二十，补肾水二十，推天河水一百，二龙戏珠一十，按弦走摩一十，四横纹二十，分阴阳二十。

2. 寒热虚痛

推法：推脾土二百，推三关二百，运八卦三十，清肾水一百，推肺经二百，二龙戏珠一百。

3. 治疟

先寒后热者，须先涌泉穴，黄蜂入洞，飞经走气，以汗为度，后掐大指、中指、心经、劳宫、肝经、天门入虎口，又掐肾经、六腑、天河。若病久心虚，须补外关，多存艮土。先热后寒，须先退六腑，清天河，飞经走气，掐中指、大指、心经、劳宫、肝经、合谷、天门入虎口，黄蜂入洞，以汗为度。不拘寒热疟，俱在中封三里穴截之。（久掐不起指，为截。）

4. 痰疟

喘咳不止，推三关二百，推脾土二百，推肺经二百，运八卦一百，天河水二百，退六腑三百，横纹二十，分阴阳五十，按弦二十，展翅二十，外劳宫、威灵穴（皆截疟）。桃叶捣敷足心。汗吐法要急用。

上用姜汤推之，忌生冷，桃叶研饼，敷涌泉穴。

5. 邪疟（往来不时为邪）

其来无时，分阴阳二百，推三关、天河水各二百，推肺经一百，脾土五十，掐五指节二十，推四横纹二十，运水入土五十，拿二扇门三十，揉内劳宫二十，运八卦、横纹、虎口、肘肘各五，捞明月十下，威灵、二扇门各五十，汗法要用。桃条、葱根汤推之。

上姜葱汤推，忌生冷，用独蒜一枚，杵烂隔夹纸敷内间使，大儿久敷小儿少敷，或桃叶捣敷涌泉穴。（内间使即天河水处。）

6. 食疟

每次分阴阳二百，推三关二百，推肺经二百，运八卦三十，四横纹一百，推脾土二百，退六腑一百，推肾水一百，天门入虎口二十，运八卦二十，揉内劳宫三十。汗法要用。

7. 痰疟

推法：推三关一百，推肺经一百，运八卦一百，补天河水一十，二龙戏水一十。

8. 虚疟

先头痛，后发热。三关、脾土、八卦、肾水、肺经、天河水各三百，自脚弯推至膝一百，阴阳一百，四横纹五十，飞经二十，二人上马十下，入虎口、肘肘各五十。葱姜汤推，忌风、生冷，用砂仁、香附末，敷脐及足心，蛤粉擦手心。或桃叶研敷脚心。

9. 冷疟

推法：推三关三百，运八卦一百，推大肠一百二十。

10. 热痢

推法：推六腑四百，推天河水一百，分阴阳五十，推大肠一百，推脾土一百，指顶脐及龟尾八十，二穴一百六十。噤口痢，是热甚，要清取微汗。葱姜汤推，艾椒末敷脐。

11. 红痢

每次分阴阳二百，推三关一百，退六腑二百，推大肠二百，运水入土一百，板门推向横纹五十，摩脐及腰根并龟尾各一百二十，推委中、后承山各五十。

上葱水推之，黄连、甘草各等分，煎汤与服。

12. 白痢

每次分阴阳二百，推三关二百，推脾土一百，退六腑八十，推大肠一百，运水入土一百，板门推向横纹五十，摩脐及腰根并龟尾各一百二十，推委中、后承山各五七十。

上用葱姜水推之，忌生冷，甘草、黄连各等分，煎汤服之。

13. 赤白痢

每次分阴阳二百，推三关一百，推脾土一百，退六腑一百，运八卦五十，推大肠一百，板门推向横纹五十，摩脐及腰根并龟尾各一百二十，推委中、后承山各五七十。

上葱姜水推之，忌生冷，艾叶、花椒研饼敷脐，以绢布护之，愈后去之。

14. 噤口痢

每次分阴阳二百，推三关一百，推脾土二百，退六腑一百，推大肠二百，板门推向横纹五十，摩脐及腰根并龟尾各一百二十，推委中、后承山各五七十。

15. 潮热

推法：推天河水一百，退六腑一百，运手掌一百，分阴阳一百，水底捞明月一百。

不拘口内生疮，五心烦热，将吴茱萸八分、灯心一束，和水捣烂成一饼，贴在男左女右脚心里，裹住，退药后，推三关十下。

16. 冷泄响

推三关二百，分阴阳一百，推脾土五十，黄蜂入洞、推大椎各一百，运八卦五十，赤风摇头、四横纹各五十，揉脐及龟尾各三百，天门入虎口、揉肚肘各三十。

17. 热泄

推三关二十，退六腑二百，天河水二十，水底捞明月一十，阴重阳轻五十。

18. 湿泄不响

退六腑、揉脐及龟尾各二百，分阴阳、推脾土各一百，水底捞月三十。

19. 冷气

推法：推天河水一十，分阴阳二十，推三关三百，推心经二百，运八卦二百，补肾水二百。

20. 黄肿（黄症）

推法：每次分阴阳二百，推三关一百，推心经、黄蜂入洞、运八卦、肚肘、猿猴摘果、单凤展翅、五指节各一百，推脾土三五百，运土入水一百，孤雁过江、天河水，分推膻中、三里，肾水一百，大肠一百，原书各穴未指定数。

上用姜葱汤推之，山楂煎汤不时服。

21. 走马疳

牙根上有白泡。每次分阴阳二百，推三关一百，退六腑二百，清天河水二百，捞明月五十，摇头三十，凤凰展翅五十。上用麝香水，或姜葱汤推之，五倍子烧灰存性，黄连罅底等份为末搽之（推后用黄连、五倍子煎水，鸡毛口中洗，以药吹之）。但搽药时，须于夜间、于日间睡着时，用物枕其颈，令仰卧张口，方便于用药。若是醒时搽药，必为涎水所流，终无益也。

22. 头痛

推三关，分阴阳，补脾土，揉大肠、太阳，掐阳池、肚肘、印堂、肺经、承浆，葱敷脐，艾敷头项。

23. 头肿

每次分阴阳二百，推三关二百，退六腑一百，推脾土一百，揉两太阳五十，运八卦二十，揉内劳宫三十。汗法要用。

上用姜水推之，用葱为饼，敷脐，忌乳食少用，或用艾饼敷头顶。

24. 疳积黄疸（面口白肌肤瘦，发稀肚大者是也）

每次分阴阳二百，推三关一百，推补脾土各二三百，退六腑一百，推肾水一百，抱肚揉一百，摩脐左右施各一百。

25. 肚疼

每次分阴阳二百，推三关一百，退六腑一百，推脾土一百，天门入虎口十，抱手揉肚二百，揉一窝风穴五十，掌心揉脐一二百，推大肠，掐承山。吐法可用，上滚水推，用艾捶饼贴脐，忌乳食，要常带饥。

26. 脱肛

每次分阴阳二百，推脾土一百，肺经一百，推三关一百，揉龟尾三百，掌心揉脐一二百，推大肠，掐承山（补推法，原缺）。枯矾（一分），百草霜（四分），敷之。

27. 痰迷心窍

每次分阴阳二百，推三关一百，按弦走搓磨，退六腑一百，推肺经一百，推心经五十，推四横纹五十，运八卦五十，揉内劳宫五十，天门入虎口五十，揉肘肘，掐五指节数次，揉脐。吐法急要用，酒洗口，吐痰。

上用麝香水，或姜葱汤推之，用吐痰法吐之，如重，用灯窝油，鸡毛蘸扫喉中即止。

28. 小儿遍身热，不退

用明矾一钱，鸡清调匀，涂四心即退。若不退，用桃仁七个，酒半盅，擂烂，贴在鬼眼便好。

29. 小儿四肢冷

用明矾一钱五分，炒盐三钱，黄蜡二钱，贴肚脐上。若气急，取竹沥服之。

30. 小儿肚胀作渴

每次分阴阳二百，推三关一百，退六腑一百，推脾土一百，抱手揉肚二百，掌心揉脐一二百，推大肠，掐承山（补推法，原缺）。

用生姜，葱白一根，酒半盅，擂烂吞下，则眼不光，又将雄黄不拘多少，烧热放在脐上，揉之即安。脚麻用散麻煎水，四心（两手心和两足心）揉之。

31. 小儿遍身肿

每次分阴阳二百，推三关二百，退六腑二百，推脾土三百，运水入土一百。

上用姜葱汤推之，忌盐，并生冷物，乳食少用。或用胡桃、糯米、绿豆各七粒，灶土七钱，醋一盅，通炒过，用袄包起，遍身揉之即消。

32. 气肿

每次分阴阳二百，推三关二百，退六腑二百，推脾土三百，运水入土一百，天门入虎口五十。将麝香杵螺蛳、车前草敷丹田。上滚水推，或淡醋亦可，要汗，戒见风。

33. 火眼

每次退六腑一百，清天河水三十，运八卦五十，推肾水一百，将田螺捣敷太阳穴。上用滚水推，或茶汤亦可。

34. 小儿眼光指冷

将醋一盅，皂角一片，烧灰为末，贴心窝。若吐即去药，用绿豆七粒，水浸研细，和尿碱为饼，贴囟门。

35. 小儿膀胱气

将黄土一块、皂角七个，焙为末，用醋和黄土炒过为饼，贴尾闾好。

36. 小儿不开口

将朱砂一钱研末，吹入鼻中即安。

37. 小儿咳嗽

掐中指第一节三下，若眼垂，掐四心。

38. 小儿身跳

推肾筋后四心揉之。

39. 小儿喉中气响

掐大指第二节。

以上诸症由于传承、抄写过程，失传内容比较多。按照楚人文化习惯信仰，参考《医学研悦》《小儿按摩经》补，治无遗法，犹恐学者忽略，以致叮咛，不厌重复也。

（四十二）计开三十六惊症推拿法

（1）天吊惊：两眼向上，四肢向下，名为天吊惊。（图7-22）

推法：推三关一百，推六腑一百，推天河水一百，推脾土一百，推大肠五十，运八卦一百，天门虎口揉肘一百。上用姜葱汤推之，禁乳食一时，如不止，用取痰法吐其痰。或姜水推，出汗，艾汤洗口，禁乳一时。

（2）马蹄惊：头向上，四肢乱舞头向上，名为马蹄惊。感风受嚇。推脾土为主。（图7-23）

推法：推三关五十，退六腑一百，推脾土二百，天河水二百，水底捞明月一十，推肺经六十，运八卦三十，揉五指三次。汗吐法先用。姜水推，捣葱敷脐，取汗。上用姜水推，将姜葱杵烂，敷膝腕，取微汗，用布裹之，一二时，忌乳食半日。

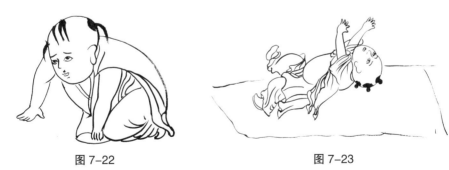

图7-22　　　　　　　　　　　　　　图7-23

（3）水风惊：两眼乱翻，身软腹痛，名为水惊。（图7-24）

推法：推三关二百，推脾土一百，推肺经一百，运八卦一百，推四横纹一百，二龙戏珠一十。

（4）潮热惊：因失饥伤饱，饮食不纳，脾胃虚弱，五心烦热，遍身热，气吼口渴，手足常掣，眼红。（图7-25）

推法：推三关一十，推肺经二百，推脾土、运八卦、分阴阳各一百，二扇门二十，要汗后，再加退六腑、水底捞月各二十。上葱水推之，忌乳食片时，如口中有疮，多清天河水，退六腑。

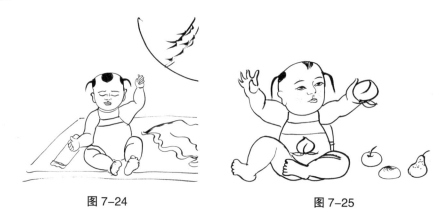

图 7-24   图 7-25

（5）乌鸦惊：因吃乳食受吓，或吃冷物，以伤荣卫，大叫一声，即死，眼闭口开，手足一掣一跳，即是乌鸦惊。心经有热，细茶洗口，蛤粉擦脑顶。（图 7-26）

推法：每次分阴阳二三百，推三关一二百，退六腑一百，推肺经二百，清天河水一百，脾土推补各二百，推肾水一百，运八卦五十，揉内劳宫二百。取微汗，如不醒拿合谷穴，或拿中指尖即醒，二拿法载前汗吐法中要用。若醒气急掐百劳穴，吐乳掐手足心，或脚来手来，用散麻缠之。将老鸦蒜晒干，为末，用车前草擂，水调，在儿心窝贴之，或令儿服之。

（6）夜啼惊：夜哭不止，一哭一死，再无住时，手足掣跳被吓，乳食过度之症，名为夜啼惊。（图 7-27）

推法：推三关一十，退六腑一百，清心经一百三，推肺经一百，水底捞明月一十。上用盐姜水推之。少与乳食。

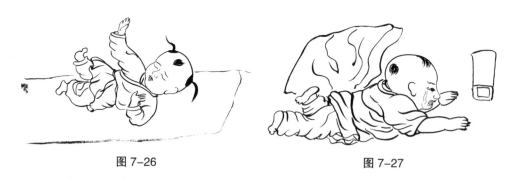

图 7-26   图 7-27

（7）膨胀惊：因饮食太过，胃中不能克化，气吼，肚膨青筋，眼翻白即是，五脏有寒。气吼（喘）腿黄，人身瘦弱，名为膨胀惊。（图 7-28）

推法：揉肚脐二十，推脾土三十，再推肺经二十，再运八卦二十，推天门虎口二十。在一指下，姜水推，取汗。捣葱，隔纸七层包脐，紧紧系住。

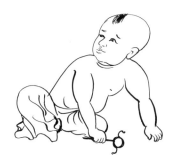

图 7-28

（8）急惊：两眼歪邪，冒风被吓，名为急惊。先拿合谷穴，或中指尖令醒，随用吐法（法俱见前）。（图 7-29）

推法：每次分阴阳三百，推三关二百，退六腑一百，推补脾土各一百，推肺经二百，掐五指节数十次，清天河水二百，运八卦一百，推肾水一百，揉内劳宫二百，水底捞明月五十，飞经走气一十。汗吐法第一要紧用。上葱椒研水推之，水调蛤粉搽头顶心太阳手足掌心，禁风，忌乳食。或在臁上阴阳掐之，姜水推，泻心汤洗口。

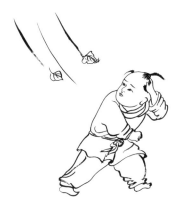

图 7-29

（9）慢惊：遂日被吓，无时惊恐咬牙口歪，名为慢惊。（图 7-30）

推法：每次分阴阳二百，推三关二百，退六腑二百，推补脾土各一百，推肺经一百，运八卦一百，摇头五十，推天河水五十，猿猴摘果一十，推肾水二百，小天心久揉之亦可。用吐法。此惊难救，掐住眉心，良久便好。两太阳、心演，用潮粉油推之，用灯火上下手足各四燋。上用麝香研水，或葱姜汤推之，米泔水洗口，蓖麻子研作饼，敷涌泉、两太阳穴。麝香水推三遍，不醒不治。

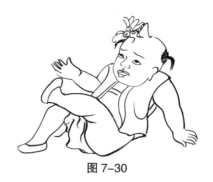

图 7-30

（10）内吊惊：两眼迷闭人事昏沉，手上掣跳，名为内吊惊。因当风睡卧，风火盛，哭声不止，遍身战动，脸青黄，向内掣，口歪掣跳是也。脾经受病。（图 7-31）

推法：推三关一十，推肺经一百，推天河水二百，推脾土二百，补肾水一百，双龙展翅一百。上用姜葱汤推之，忌风，节乳食，葱枝杵饼贴头顶心一时。或用竹沥与儿吞之，手缩用黄蜡（二钱），细茶（二钱），飞盐（一钱），擂为末，皂角末（五分），酒醋各半小盅，下铫内同黄蜡（二钱）化开成饼，贴心窝，一时去药甚妙。麝香水推，甘草汤洗口，禁乳一时。又法，用胶枣三枚、杏仁二十枚，银子磨水为饼，贴手足心。

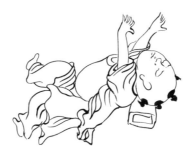

图 7-31

（11）弯弓惊：四肢向后两目迷闭，名为弯弓惊。（图 7-32）

推法：推三关四十，推天河水一百，补肾水四十，二龙戏珠一十，运八卦三十，推脾土四十，推横纹二十，打马过天河一十。上姜葱汤推之，水调蛤粉涂手足掌心四处。或麝香水推，薄荷汤洗口。推过。如旧，不治。

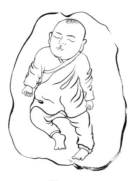

图 7-32

（12）担手惊：两目向上四肢垂下，口㖞眼斜，名为担手惊。因湿处多眠，或食毒物，乃伤脾土，手往后一担而死，眼黄口黑，人事皆迷，掐不知痛是也。盖因受吓。（图7-33）

推法：推三关一百，推肺经一百，推脾土一百，推横纹一百，推天河水一百，推虎口一百，飞经走气三十，运水入土一百，揉肘肘一百。姜水推，出汗，细茶洗口，麝香搽涌泉穴。

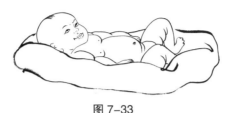

图7-33

（13）撒手惊：咬牙一掣一昏，名为撒手惊。因乳食不和，冷热不调，有伤五脏六腑，先寒后热，手足一掣一跳，咬牙，眼翻白，手一掣一处即是。（图7-34）

推法：退六腑一百，推肺经一百，推三关一百，推脾土一百，推横纹一百，运土入水五十，运八卦五十，赤风摇头五十，天门、虎口、揉肘肘一百，飞经走气三十。将两手相合，横纹侧掐之。若不醒，大指头掐之。上下气闭，人中穴掐之。鼻气不进出，吼气（口出气），寒热承山穴掐之。先推眉心，后用灯火煅，总筋两手背上各一燋。上葱水推之，忌乳食，细茶煎汤洗口，忌见风，节乳食。

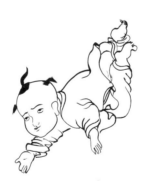

图7-34

（14）胎惊：胎惊落地，或硬或软，不开眼，不作声，名为胎惊，胎中多毒。（图7-35）

推法：每次分阴阳五七十，推三关五七十，退六腑五七十，推天河水一百，推脾土五七十，补肾水五十，二龙戏珠一十，赤风摇头一十。

上用热水推，如再不醒，用灯火于脑顶，并二涌泉穴，各一燋，又不醒，不治。或心下脐下燋之，醒不开口，用母乳将小儿后心窝揉之，即安。或又俗传呼其父之乳名即醒者，一试之可也。

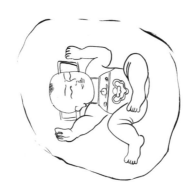

图 7-35

（15）盘肠惊：肚腹作胀，母腹受毒，名为盘肠惊。因乳母食生冷荤腥之物，伤于五脏六腑，肚腹冷痛，乳食不进，人事软弱，肚起青筋，眼黄手软即是。六腑有寒。（图 7-36）

推法：推三关五十，推肺经五十，推脾土三十，运八卦一百，二龙戏珠一十，赤风摇头一十。上姜葱汤推之，忌生冷，以艾绒敷脐，蓖麻子为饼敷两脚心。

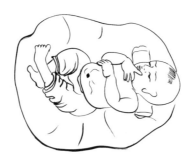

图 7-36

（16）看地惊（相地惊）：两目看地，口歪手拳，名为看地惊。因乳食受吓，或夜眠受惊，两眼看地，一惊便死，口歪手捏拳头，睡不起即是。（图 7-37）

推法：推三关三百，推天河水三百，赤风摇头十下，推脾土八下，推肺经七十，黄蜂入洞一十，水底捞明月一十，按弦搓摩二十，飞经走气二十。汗吐法急用。

上姜汤推之，皂角烧灰为末，童便，用火焙干，囟门贴之，即醒。或用神曲醋和敷脐上亦可。

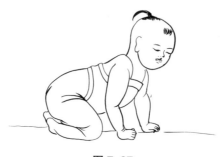

图 7-37

（17）宿痧惊：到晚昏沉，不知人事，口眼㖞斜，手足掣跳，寒热不均，日轻夜重，四肢软，名为宿痧惊。（图7-38）

推法：分阴阳各一十，推三关、退六腑、补脾土各五十，掐五手指，推天河水五十，运八卦一百，推四横纹二十，双凤展翅二十，飞经走气二十。上用葱水推之节其饮食。或姜水推。

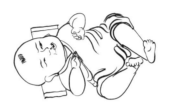

图7-38

（18）锁心惊：口吐沫，鼻眼白不能止言，名为锁心惊。因食生冷过度，耗散荣卫，鼻流鲜血，口红眼白，四肢软弱，好食生冷物，即是。皆因火盛。（图7-39）

推法：推三关一十，推天河水一百，退六腑一百，水底捞明月一百，赤凤摇头一十。上用葱汤推之，水调蛤粉搽两太阳两脚心，搽后退凉方可。如再热难治。或麝香水推，米泔洗口，蛤粉擦太阳、手足心、脑心，要凉可治，依旧不治。

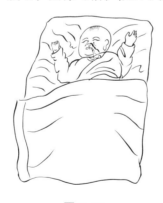

图7-39

（19）蛇丝惊：因饮食无度，劳郁伤神，拉舌，四肢冷，口含母乳，一喷一道青烟，肚上起青筋，气急，心经有热。（图7-40）

推法：推天河水二百，退六腑、运八卦各一百，推三关、运水入土、运五经、水底捞月各五十，于小便头上轻掐一爪，用蛇蜕四足缠之，便好。上麝香水或葱姜汤推之，将老米浆水洗口，蛤粉搽太阳并涌泉穴二处。或用薄荷汤推，将蛤粉涂涌泉穴。

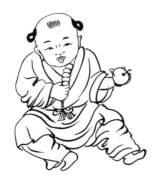

图 7-40

（20）乌痧惊：因生冷太过，或迎风食物，血变成痧，遍身乌黑是也。青筋过脸，肚腹膨胀，唇黑，五脏寒。（图 7-41）

推法：推三关、脾土各二百，运八卦一百，四横纹五十，黄蜂出洞二十，二扇门、分阴阳各三十，将手心揉脐五十，主吐泻，汗吐法要用。上姜葱汤推之，要忌乳，如沉重用吐痰法吐之。要量人虚实，久者少吐，近者多吐，过后有虚汗出者，多补脾土八卦。又将黄土一碗研末，和醋一盏，铫内炒过袱包，在遍身拭摩，从头往下推，引乌痧入脚，用针刺破。又法，将蛤粉遍身擦之。

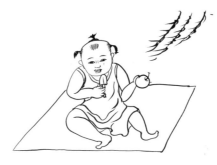

图 7-41

（21）失心惊：此症小儿卒死，埋头手靠胸啼哭，吐沫四肢掣跳。（图 7-42）

推法：每次分阴阳一二百，推三关、退六腑、推肺经二百，运八卦五六十，补脾土各五十，掐五手指、分阴阳各一十，按弦搓摩。

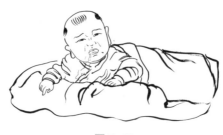

图 7-42

（22）鲫鱼惊：因寒受惊，风痰结壅，乳气不绝，口吐白沫，四肢摆，眼翻，即肺经有病。（图7-43）

推法：每次分阴阳一二百，推三关一二百，退六腑一百，推肺经二百，运八卦五六十，脾土推补各一百，清天河水一百，运土入水五十，推肾水五十，肚肘五十，掐五指节数次，掐二人上马数次。汗吐法先用。上用姜葱汤粉搽脑顶，揉母乳水，捏去陈积者，方与之食，不可太饱，忌风，凡病推后与之乳或食，俱勿令饱，所谓要得小儿安，多受饥与寒，总之勿令伤食，养子之良法是也。小儿半岁，用捞鱼网，温水洗鱼涎与吞。一二岁者，用鲫鱼为末，烧灰乳调，或酒调吞下。

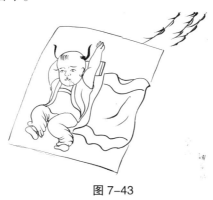

图7-43

（23）仰风惊：此症口眼㖞斜。（图7-44）

推法：分阴阳各一十，推三关、退六腑、补脾土各五十，掐五手指，推天河水五十，运八卦一百，推四横纹二十，掐揉印堂、攒竹、太阳、人中、牙关二十，黄蜂入洞二十。上用葱水推之，节其饮食，或姜水推。

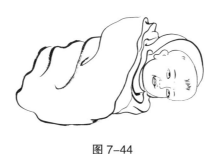

图7-44

（24）脐风惊：因产下剪脐，入风毒于脐内，口吐白沫，四肢掣动，手拈拳，眼偏左右，此症三朝一七便发，两眼角起黄丹，夜啼，口内喉咽有白泡，针挑破出血，即愈。（图7-45）

推法：每次分阴阳五七十，推三关五七十，退六腑五七十，运八卦五十，推肺经五十。葱水推，或用葱姜汤推之。若推过燋过，脐仍翻，口吐白沫者，不治。重者，天心穴脐上两大指面各用灯火一燋，推脐上三燋，轻者不必灯火，予屡试屡验，活人甚多。

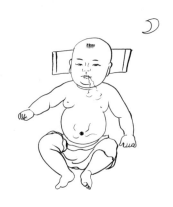

图 7-45

（25）月家惊：因母当风而卧，或因多眠，或儿月内受风，痰壅心口，落地眼红撮口，手掐拳，头偏左右，哭不出声，肚起青筋，半月即发，肚腹气急，母食煎炒过多所致。（图7-46）

推法：推三关、肺经各一百，运八卦、推四横纹各五十，双龙摆尾二十，掐中指头、劳宫、板门。

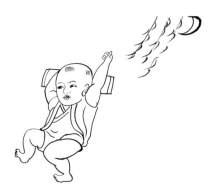

图 7-46

（26）鹰爪惊：因乳食受惊，夜眠受吓，两手乱抓，拈拳不开，仰上啼号，身寒战，手爪望下来，口望上来，是肺经有热，心经有风。（图7-47）

推法：推三关二十，清天河水二百，推肺经、清肾水各一百，打马过河、二龙戏珠各一十，天门入虎口，揉肘肘，将手足二弯掐之。上椒汤推之，如甚，以麻线扎其两中指，用花针刺挑指头出血，以泄其心火。或太阳、心演、眉心俱，将潮粉围脐一周，大敦穴揉或火煅。椒水推，出汗，灯心汤洗口。

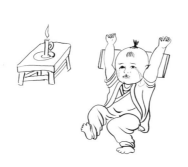

图 7-47

（27）呕吐惊（呕逆惊）：因夜睡多寒，多食生冷，胃寒腹胀，四肢冷，肚疼响，眼翻白，吐乳呕逆。（图 7-48）

推法：推三关、肺经各一百，推四横纹五十，凤凰展翅一十。姜水推，出汗。仍要先用汗吐法。上姜水推之，如胃间有积乳积食，仍用吐痰法吐之不妨，要少与乳食，多饥为上。

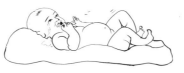

图 7-48

（28）达惊（软脚惊）：软脚向后乱舞。（图 7-49）

推法：揉脐、螺蛳骨上侧缝。

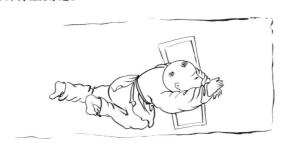

图 7-49

（29）迷魂惊：昏沉不知人事，不识四方。（图 7-50）

推法：推三关、运八卦、推肺经、清天河水各一百，补脾土五百，凤凰展翅一十，掐天心、眉心、人中、颊车、心演、总筋、鞋带各十。

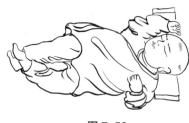

图 7-50

（30）肚痛惊（下腹痛惊）：此症小腹作痛，哭声不止，手抱腹，身辗转，恐有疼，面黄或作肿。（图 7-51）

推法：推三关、补脾土、二扇门、黄蜂入洞、推大肠经、揉脐、揉龟尾各一百，次月便发，肚腹气急，脐中一燋，即愈；不愈，绕脐燋。

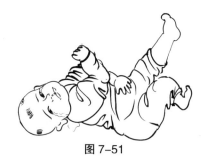

图 7-51

（31）肚胀惊（上腹痛惊）：此乃受寒之多或夜失盖，因热不调，故成此症。夜啼，肚上起青筋，肚腹痛，肚胀如膨，气喘，眼翻白，作泄，伤食，感寒，脾土症，手不遂，或出冷汗。（图 7-52）

推法：每次分阴阳二百，推三关一百，推肺经一百，推补脾土二百，推肾水一百。掌揉脐二三百左右旋，男左旋多，女右旋多四六分，运八卦五十，擦四横纹五十。上姜水推之，忌生冷，如泄，揉腰脐龟尾各二百。

上姜水推之，忌生冷。如泄，揉腰脐龟尾各二百，用右掌心，轻轻于脐腰龟尾摩荡左右旋转各五十，男要左旋多些，女要右旋多些（四六分用），推委中、后承山各五七十。或将生姜、苕粉、桃皮、飞盐混合一起，同拭眉梁心。

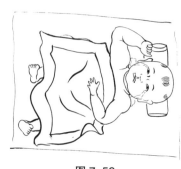

图 7-52

（32）水泻惊：因生冷乳食所伤，六腑大寒，肚响，身软弱，唇白眼翻，即是。以脾土大肠为主。（图7-53）

推法：推三关三百，分阴阳二百，推脾土一百，推大肠二百,四横纹二百，黄蜂入洞五十,二扇门、手心揉脐、龟尾五十。更推背、心演、手总筋、脚背。上姜水推之，将蒜捣烂，隔火纸敷脐，量人大小，大者敷一饭时，小者敷一茶时，大者禁乳食两时，小者禁一时，以茶汤洗口，然须分寒热，此治寒法。若热，方俱杂症内。

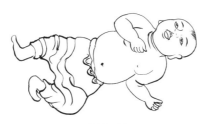

图 7-53

（33）丫凳惊：两手如丫凳坐样。（图7-54）

推法：分阴阳、推三关一百,二扇门一十，运八卦五十，飞经走气一十。不止，不治。

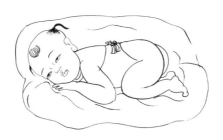

图 7-54

（34）坐地惊：如坐地样。（图7-55）

推法：推三关一百,二扇门一十，揉委中一百，揉膝一百。用桃皮、生姜、飞盐、香油、散苕粉和拭，即安。

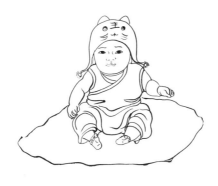

图 7-55

（35）直手惊：双手一撒便死，直手垂下。（图7-56）

推法：先推眉心、推三关五十，运曲池五十，揉一窝风一百。

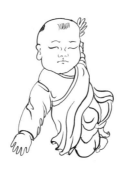

图7-56

（36）两手惊：两手丫向前。（图7-57）

推法：先将两手掐之，心演、总筋、囟门，即愈。

凡看惊掐筋之法，看在何穴，当先将主病之穴起，手掐三遍，然后诸穴俱做三遍，就揉之。每日掐三次，或四次，其病即退。

凡推后，俱禁乳片时，母将水洗乳，先捏去宿乳数滴，然后与儿吮之。

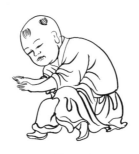

图7-57

（四十三）三十六惊症熁法和医法

（1）胎惊：小儿落地或软或硬，或眼不开，如哭必是母造饮食前灶烙镉[1]水惊吓，筋中胎毒之病，肚上起青筋，夜哭便是也。

熁法：肚上青筋缝上数熁[2]，脐上四方四熁，头顶心一熁，足下涌泉上各一熁。（图7-58）

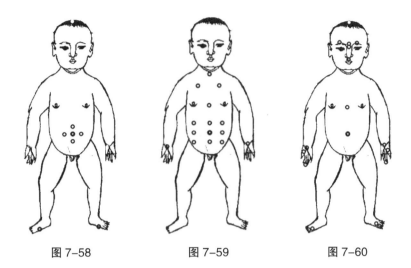

图 7-58   图 7-59   图 7-60

（2）弯弓惊：四肢向后头仰，两眼迷闭，哭声不出，肚卯急死活似弯弓，此乃肺金受风或痰之症。又云胎受风邪是邪。

燋法：肚脐四方燋，肚上大青筋，心演，雄尾四燋，右脾、左胆一燋，生门，喉下，两手总筋各一燋。（图 7-59）

医法：如灸之后头足不软，不能治矣，如瘥再治同前。急惊风法，又云用（香）苏散，天麻，出汗为度。

（3）急惊：拳、四肢掣跳，眼窝纠，急惊，急急一死，此乃心经肺经寒热不均所致。

燋法：眉眼，眉梁二燋，心演、两手总筋、印堂、山根、百会、脑顶、人中、中冲各穴一燋，两足大敦穴各一燋。足太冲二穴各一燋，合谷二穴各一燋。（图 7-60）

医法：香苏散加钩藤、天竺黄、羌活、独活、细辛、紫苏、甘草、香附、陈皮、麻黄、白芷、姜三片，葱三根煎服，胀活法，如不醒用青艾捣汁饮之。如用蛇床子烧烟熏之必醒。两手燋。

（4）天吊惊：此症鼻流清涕，头仰，手弓足往下绷迁。乃肺经受寒，心经有痰，伤食感风，被吓脾经有病。

燋法：囟门四燋，两肩井穴二燋。（图 7-61）

医法：用鲫鱼惊加减用之。治大便结不通，百方不效用，蜘蟑一个瓦上，焙干法生面用糟，飞水打下即通。

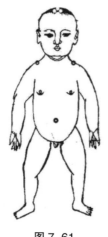 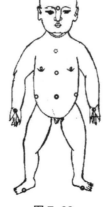 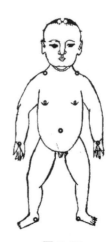

图 7-61　　　　　　　图 7-62　　　　　　　图 7-63

（5）慢惊：此症心经迷闷，惊恐无时，咬牙口歪眼闭，名曰慢惊。若汗水不干，小便不知自来者不治。病因：其症受脾土之处，据是乳母乳食混襟，故（耳）受子世甚以其养子宝贝只谓趁（撑）症[3]。

燋法：涌泉二穴二燋，二肚角二燋，背脊中柱、眉心、囟门、心经、两手总筋各一燋。（图 7-62）

医法：辰砂、青蒙石用醋制、石膏煅、黄芩共为末，灯心为引水煎服。

（6）乌鸦惊：此症大叫一声即死，手足掣跳，口闭眼闭，此乃被吓自惊，心经有热之症。

燋法：囟门四燋，两肩井各一燋，两手总筋各一燋，掌心脚、跟各一燋。（图 7-63）

医法：辰砂、犀牛角、珍珠、金箔共为末，鸡蛋清调服。又有潮粉[4]敷心窝及四肢心更妙也。

（7）担手惊（仰风惊）：此症口眼㖞斜，人事昏沉，两手担下，眼黄口黑，两手掐不知痛，此乃惊吓之症，伤水受寒所致，此寒之迫。

燋法：两手总筋各穴一燋，两手背各一燋。头脑一燋，人中穴一燋。（图 7-64）

医法：如药于鲫鱼惊相同方，续断、荆芥汤服送下。

（8）盘肠惊：此症肚痛腹胀时常疼痛，气吼眼黄，人事昏沉瘦弱，肚上青筋，此迁六腑，肺中有寒热之症也。

燋法：两手总筋各一燋，眉心、心窝演各穴一燋，脐四方四燋。（图 7-65）

医法：五积散，泽泻、花白（醋炒）、厚朴、苍术（米泔水洗）、陈皮（去白）、枳壳（麸炒），共为末，并用神曲汤吞，云小酒也（亦）可。

（9）撒手惊：此症两眼翻白，咬牙，一掣一昏，此乃心经先热后寒之症。

燋法：两手总筋、脚跟、眉心、心演（膻中）各穴一燋。（图 7-66）

医法：如弯弓惊相加，桔梗、续断、天麻、羌活煎服。

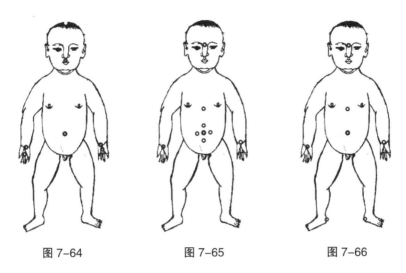

图 7-64　　　　　　图 7-65　　　　　　图 7-66

（10）鲫鱼惊：此症口吐白沫，四肢摆动，口撮，眼翻，只恐肺经受风又恐有痰故也。

燋法：囟门穴品字形三燋，眉心一燋，两手足大指各穴一燋。（图 7-67）

医法：用天瞿草敷肚脐。

（11）乌痧惊：此症五脏受寒主吐泄，腹肚上起青筋，四肢掣跳，口唇黑，或青筋过面，肚作膨胀。

燋法：肚脐四方四燋，膀胱、膻中（心演）、囟门三燋，眉心、喉下各穴一燋，始像取穴。（图 7-68）

医法：麝香三匕，雄黄五分，滑石五分，甘草二分共为末，用姜汤调服用，麯炭炖之妙矣。

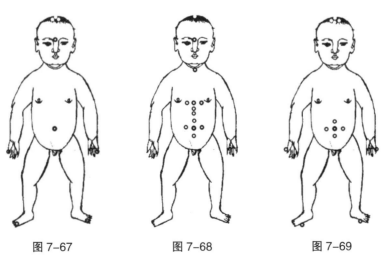

图 7-67　　　　　　图 7-68　　　　　　图 7-69

（12）脐风惊：此惊两眼翻白，肚腹作胀，气吼吐沫，四肢掣动攒拳，前脐入风，若翻脐不活矣。

燋法：囟门四燋，肚脐四燋，两足涌泉各穴各一燋，两手大指各一燋，再用食盐炒过

铜文一封敷肚脐将布包裹。（图7-69）

医法：用天竺黄、辰砂共为末，用薄荷汤送服。

（13）月家惊：此乃是母腹受寒，五脏滞寒，五毒剧积或洗时受风青筋，上疼下胀，病手攒拳，身颤声弩不出，或一月或半月发，主脐下半寸。

燋法：肚脐四方四燋，肚上有青筋一路三燋，喉下环三燋，鬼眼各穴一燋。（图7-70）

医法：用辰砂、滑石、雄黄、甘草、枳壳汤吞下，如无效不治，若大小便不通必难治矣。

（14）肚痛惊（下腹痛惊）：此症小腹作痛，哭声不止，手抱腹，身辗转。恐有痛，面黄或作肿，宜用脾积丸养脾。

燋法：肚脐四方四燋，喉下环三燋。（图7-71）

医法：用前腹胀方，辰砂、滑石、雄黄、甘草、枳壳五味药为末，酒调服。

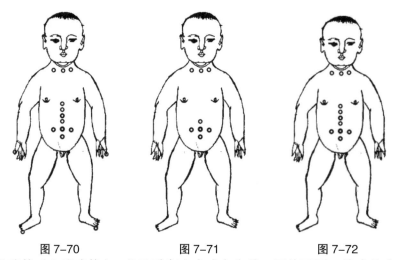

图7-70　　　　　　图7-71　　　　　　图7-72

（15）肚胀惊（上腹痛惊）：此乃受寒之多或夜失盖，因热不调，故成此症。夜啼，肚上起青筋，肚腹痛，肚胀如膨，气喘，眼翻白，作泄，伤食，感寒，脾土症，手不遂，或出冷汗。

燋法：肚脐四方四燋，喉下环三燋，（心演）膻中直下三燋。（图7-72）

医法：五灵脂醋煮、木香、沉香、槟榔、良姜共为末，每服三分。

（16）达惊（软脚惊）：此症脚往后背伸便是，乃虚浮，但顺气要脾土，男从脚下肿上，女从上身肿下，或目肿，或手掌肿，平背不能治矣。水浮取汗，脾虚不能治水，水渍妄行，法当补脾土，气浮实则身进，运自身降，运动其枢则自行，五冷裨祜[5]之行水也，治法宜补中温小水，切不可下。

燋法：藤头（脚踝）碗螺蛳[6]（踝关节内外侧髁）侧傍各穴一燋，肚脐四方四燋，喉下环三燋。（图7-73）

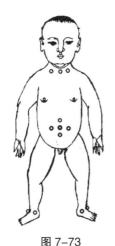
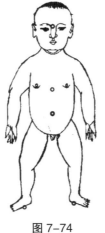
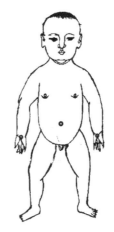

图 7-73　　　　　　　　图 7-74　　　　　　　　图 7-75

（17）水风惊：两眼翻白，遍身软，腹疼痛乃感寒之症。

燋法：眉梁一燋，（心演）膻中一燋，脚肚穴各一燋。（图 7-74）

医法：秦艽、郁李仁、南星、赤茯苓、苍术、薄荷、甘草、羌活共为末，姜汤为引吞下。

（18）蛇丝惊：此症口舌如蛇箭，四肢冷即死，或肚上起青筋，气急便是，心经有热之痰，舌乃心之苗，火炎上行，根源首病如舌，重用针刺舌尖出血可好。

燋法：两手总筋各一燋。（图 7-75）

医法：再用螺蛳蛤粉搽心演（膻中）可效，同前月家惊，治法用木香调服，又灯心、吴茱萸敷涌泉穴，又用米泔水漱口数次，薄荷水洗。

（19）迷魂惊：此症乃外寒内热，人事昏迷沉重，不知四方声音渺渺。

燋法：眉樑，心演（膻中）各一燋，手足总筋各一燋，肩井穴各一燋。（图 7-76）

医法：用天竺黄、琥珀、珍珠、青黛、金箔共为细末，用灯心汤为引，吞服此症。灸火之后，惊去，五色气吼（喉），必有鬼祸，宜修坟更妙也。

（20）马蹄惊：此症头向上，四肢乱舞，心经受热，肺经受风寒不均，惊着嚇。

燋法：手足掌心各穴一燋，肩井各一燋，琵琶穴各一燋，脐上一燋。（图 7-77）

医法：用天竺黄、瞿麦敷肚，同前达惊用姜汤推，又将葱汤脱脐发汗宜行也。

（21）担手惊（仰风惊）：此症口眼㖞斜。

燋法：两手背各一燋，两脚背各一燋，头脑一燋，人中穴一燋。（图 7-78）

医法：南星、天花粉、川乌、木香、珍珠粉、藁本、白芷共为细末，用火酒调服。

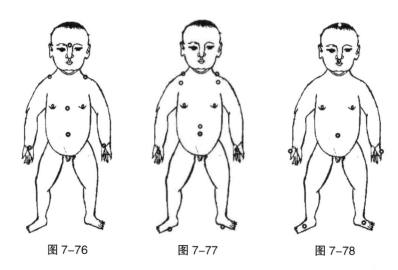

图 7-76   图 7-77   图 7-78

（22）鹰爪惊：此症两手抓人，眼翻手掣，鼻流清涕，哭一声叫一声，颤身反复，口唇紫，双手捻拳，此乃心经有热，肺经受风有痰之症。

燋法：囟门上一燋，眉梁上一燋，手足掌心各穴一燋，膻中一燋，太阳穴一燋。（图7-79）

医法：同前撒手惊方法加减。用掐法威灵穴，若不止将两大指按住阴阳穴掐之清凉，间使穴、板门自洧也。

（23）呕吐惊（呕逆惊）：此症胃气错乱，吃乳食即吐，人事昏沉，迷闷腹胀，胃气受寒之症也。

燋法：胃俞气穴三燋，肚脐四方四燋。（图7-80）

医法：栀子用火炮过，用生姜煎汤服之。

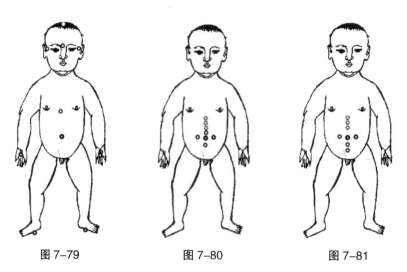

图 7-79   图 7-80   图 7-81

（24）相地惊（看地惊）：此症两眼向地，咬牙，口歪，手捻拳，此乃脾土虚弱，肝无所依之症，心经有热。

燋法：胃俞气穴三燋，肚脐穴左右各一燋，脐下各二燋。（图7-81）

医法：日久肚胀，青筋不退，无须治矣。似倒泰山之形，百治百不治。

（25）失心惊：此症小儿卒死，埋头手靠胸啼哭，吐沫四肢掣跳。

燋法：喉下环三燋，肚脐穴三燋，耳后穴（耳后淋巴结）各一燋。（图7-82）

（26）内吊惊：此症哭声不止，遍身寒战。牙黄口歪，手足掣跳，人事沉重，乃脾经受风有痰之症。

燋法：肺痿穴三燋，五心穴各一燋，人中穴两边各一燋。（图7-83）

医法：细辛一分，飞丹二分，皂角五分，用火炼成，黄腊和匀为饼贴心窝中可为妙也。

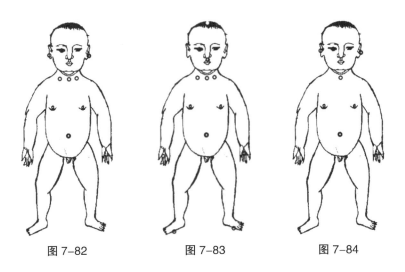

图7-82　　　　　　图7-83　　　　　　图7-84

（27）宿痧惊：此症日轻夜重，四肢痿软，夜晚昏沉，人事不知，口㖞唇掣，乃心肺之经，寒热不均所感之症。

燋法：喉下一燋，肚脐穴一燋，耳后穴一燋。（图7-84）

医法：黄连一分、知母三分、薄荷一把，捣汁吞服，必效矣。

（28）锁心惊：此症口吐白沫，鼻眼自不能止言，迁心经肚腹积热之症。

燋法：膻中四燋，肚脐上四方四燋，两足大指各穴一燋。（图7-85）

（29）夜啼惊：此症每夜常常啼哭，四肢掣跳哭声不止，乃心经受热痿之症，夜啼有灯不哭，灯者心之主也，好哭者迁心中烦躁，有灯立心而不哭，腹中有积，作痛难忍之哭也。

燋法：肚脐上四方四燋。（图7-86）

医法：用白丑一分为末，用水调和成饼，敷肚脐，如一两月者，或剪脐带时入风，用好火酒，母将口唧[7]之，二次必好。

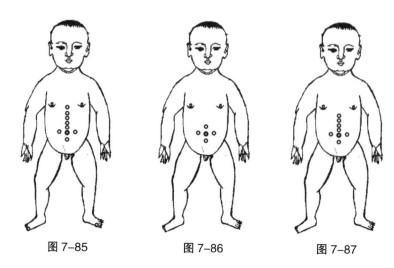

图 7-85　　　　　　图 7-86　　　　　　图 7-87

（30）膨胀惊：此症气吼腹胀青筋过肚，两眼翻白，乳食所伤，五脏有热之症也。

燋法：胃俞气穴上三燋，肚脐四方四燋，如泄者龟尾上五燋。（图 7-87）

医法：用朱砂、辰砂、雄黄、水银、黑铅、白丑、草乌治之。

秘诀外有六惊症未见尽此而止。

（31）水泻惊：因生冷乳食所伤，六腑大寒，肚响，身软弱，唇白眼翻，即是。

燋法：男左女右，后将灯火煅[8]之颊车（各一燋），更推背、心、演、手总筋、脚上。（图 7-88）

（32）潮热惊：因失饥伤饱，饮食不纳，脾胃虚弱，五心烦热，遍身热，气吼口渴，手足常掣，眼红。

燋法：二扇门，要汗后，再加退六腑、水底捞月，灯火煅之。（图 7-89）

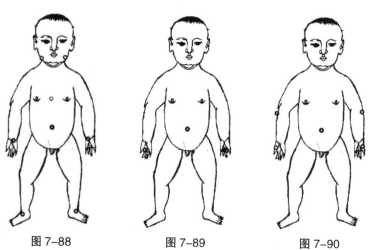

图 7-88　　　　　　图 7-89　　　　　　图 7-90

（33）丫凳惊：两手如丫凳坐样。

燋法：若子时起可救，灯火曲池四燋，虎口上纹四燋。不止，不治。（图 7-90）

（34）坐地惊：如坐地样。

燋法：两膝、二扇门、龟尾，用灯火煅之。（图7-91）

（35）直手惊：双手一撒便死，直手垂下。

燋法：用灯火煅，总筋、手背上各四燋。（图7-92）

医法：用桃皮、生姜、飞盐、香油、散苔粉和拭，即安。

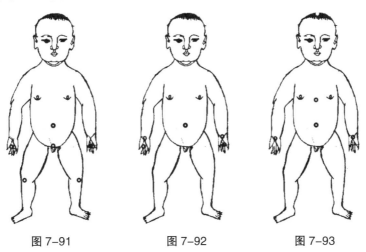

图 7-91　　　　　　图 7-92　　　　　　图 7-93

（36）两手惊：两手丫向前。

燋法：用灯火煅以心演、总筋、囟门即愈。（图7-93）

【注释】

[1] 烙镉：火烫着或水烫着后紧张导致惊吓。

[2] 燋：明代湖北房县、恩施地区用灯心草沾桐油，或桑皮纸卷成纸捻子、沾桐油，点燃，在治疗部位突然烧灼，手法快捷，不能停留，平时要训练速度。

[3] 趱症：吃太饱了，撑出的病。

[4] 潮粉：是指淀粉生产的初级产品，含水量较高。

[5] 𤷾祐（bi，che）：谓寒冷导致水湿痹阻、黏滞不通。

[6] 藤头（脚踝）碗螺蛳：藤头指脚踝；碗螺蛳指踝关节内外侧髁。

[7] 唧：把酒烧热，妈妈吸一口，喷肚脐可以治疗。

[8] 煅：即明代湖北地区的治疗方法，就是用灯心草沾桐油，点燃后快速点按穴位及治疗部位。

附：爆灯火疗法

爆灯火疗法又称打灯草疗法、炮灯火疗法、灯火灼疗法、发爆疗法、出火疗法和灯火疗法等，是荆楚地域特色疗法，流传于民间，是用灯心草蘸麻油，点燃后打爆一定的部位（或穴位）来治疗疾病的一种方法。明代李时珍在《本草纲目》中就对灯火疗法的操作方法、适应证、注意事项等有较详细的记述。他说："灯火主治小儿惊风昏迷、搐搦窜视诸病。又治头风胀痛，视头额太阳络脉盛处，以灯芯蘸麻油点灯蟀之良。外痔肿痛者，亦焠之。……凡灯惟胡麻油、苏子油燃者，能明目治病。其诸鱼油、诸禽兽油、诸菜籽油、棉花籽油、桐油、豆油、石脑油诸灯烟，皆能损目，亦不治病也。"

操作方法：准备约10厘米长的灯心草1根，麻油（或花生油、菜油）少许，普通消炎膏1瓶，火柴，瓷盘1个。

让病人取适当体位，以舒适、施术方便为原则。根据病情，预先选定要打爆的穴位，并脱下打爆部位的衣服。在选用穴位时应特别注意，有些疾病往往在体表出现红色或暗红色小点，如针头样大。打爆这些小点，每每发出爆鸣声，且不甚疼痛，疗效更高。施术步骤一般是先灼阳侧，后灼阴侧；先灼上部，后灼下部。若按经络，则先灼阳经，后灼阴经。若在背部灼了许多穴位，那么必须在足三里灼2～3焦，以降火气；若在手背及手臂灼了许多处，那么必须在中冲灼1～2焦、在足中趾灼1～2焦，这样可以避免因灼焦多而引起发热及皮肤红肿等不良反应。对于极敏感者，应把灯芯搓细，使灼焦变小，同时打爆次数不宜多。医生以右手（如用左手方便，也可用左手）拇指、食指、中指三指捏灯芯，露出3厘米，伸入油中，蘸饱油，但不要太多。用火柴点燃，燃端向上，快速而敏捷地向选定部位点灼，立即提起，这时，往往会发出"叭"的爆声。也可连续10余次，但要看病人耐受程度。如病人不能耐受时，即应灭火，暂停片刻。再点灼时应把灯芯焦黑部分去掉，照上法蘸油灼焦之，已灼焦过的地方不应在原点上再灼焦。灼焦的时候，有轻微疼痛，疼痛程度与灼炷大小、术者操作熟练程度及病人敏感性等因素有关。

对敏感的人施术时，医生应一手提灯芯火，另一手做协同动作。也就是说，协作手的拇指、食指两指要提起灼焦处的上下或左右的肌肤，这样可减轻疼痛。肌肉丰满的地方比肌肉薄的地方痛，手足末梢处也较痛，灼焦时也应用此方法，以减轻疼痛。

根据病情，或1天打爆1次，或2天打爆1次，或1周打爆1次，可灵活掌握。一般急性病1～2次即可好转或痊愈。即使是慢性病，只要属本疗法的适应证，几次后也会收效。

灼后有轻微烧灼感，很快即可消失，无须特殊处理。灼处皮肤无须弄破，会自然结痂而逐渐脱落，不留灼迹。若某处灼炷较多，术后可涂以消炎膏等，以减轻疼痛。

第三节　《万氏秘传片玉心书》卷三论小儿按摩

一、学术价值

（一）指纹脉络断病情轻重

记载了小儿指纹诊断，比较详细，如虎口脉纹乱、按色断病情轻重，指纹走向及色泽断病性轻重，如长珠形、来蛇形、去蛇形、弓反里形、弓反外形、枪形、水字形、针形、透关射指、透关射甲。此十三位形脉，悉有轻重，察其病根，则详其症。同时期其他小儿书籍没有记载指纹诊断，除小儿按摩书籍外，并且记载小儿 1 岁以上也可以摸寸口脉诊病。

（二）小儿望诊，察病情病性

看各部位颜色，以歌诀出现，便于记忆，如水镜诀，入门候歌三首，辨虎口指脉纹诀，又歌，额、印堂、山根论歌，年寿论歌，鼻准论歌，正口论歌，承浆、两眉论歌，两眼论歌，风池、气池、两颐论歌，两太阳论歌，两脸论歌，两颐、金匮、风门论歌，观形察色总论，部位歌，观形察色西江月，小儿脉法，脉候西江月，小儿治法，哑科西江月等。具有楚文化唱颂特色。与其他内容写作体例不同，说明此部分内容有可能来源于《马郎按摩》。

（三）穴位记载详细

万密斋所著《万氏秘传片玉心书》记载了头面部小儿按摩穴位，比较系统全面，但很少用按摩治疗，而是用药物治疗疾病，说明万密斋不是专长小儿按摩，而擅长药物治疗小儿疾病。

二、原文选录

（一）水镜诀

【原文】

夫阴阳运合，男女成形，已分九窍四肢，乃生五脏六腑。部位各分，顺逆难明，若凭寸口之浮沉，必乃横亡于孩子。须明虎口，辨别三关，参详用药，必无差误。未至三岁，只看虎口，男左女右，从第二指第一节名风关，若脉见，初交病；第二节为气关，脉见，则难治；第三节为命关，脉见，则死。又当辨其色，若三关青，四足惊；三关赤，水惊；三关黑，人惊。紫色泄痢；黄色雷惊。三关脉通度，是急惊之症，必死，余病可治。

或青或红，有纹如线一直者，是乳食伤脾及发热惊；左右一样者，是惊与积齐发。

有三条，或散，是肺生风痰，或似䖡鮎声，有青是伤寒及嗽，如红火是泻，有黑相兼主下痢。红多白痢，黑多是赤痢；有紫相兼加渴不虚。

虎口脉纹乱，乃气不和也。盖脉纹见有色者，曰黄、红、紫、青、黑，由其病甚，色能加变。如黄红之色，红盛作紫；红紫之色，紫盛作青；紫青之色，青盛作黑；青黑之色，至于纯黑之色者，不可治矣。又当辨：

长珠形：主夹积伤滞，肚腹疼痛，寒热，饮食不化。

来蛇形：主中脘不和，积气攻刺，脏腑不宁，干呕。

去蛇形：脾虚冷积泄泻，神困多睡。

弓反里形：主感寒热邪气，头目昏重，心神惊悸、倦怠，四肢稍冷，小便赤色。

弓反外形：主痰热，心神恍惚、作热，夹惊夹食，风痫证候。

枪形：主邪热，痰盛生风，发搐惊风。鱼骨形，主惊痰热。

水字形：主惊，积热烦躁，心神迷闷，夜啼痰盛，口噤搐搦。

针形：主心肺受热，热极生风，惊悸烦闷，神困不食，痰盛搐搦。

透关射指：主惊、风、痰、热四症，皆聚在胸膈不散。

透关射甲：主惊风恶候，受惊传入经络，风热发生，十死一生，难治。此十三位形脉，悉有轻重，察其病根，则详其症。

（二）指掌形图

【原文】

虎口者，叉手处是也。三关者，二指三节是也。风关，第一节寅位是也。气关，第二节卯位是也。命关，第三节辰位是也。辰关（命关），指头上节。卯关（气关），指中节。寅关（风关），指下节。命关死候。气关病深。风关易治。末关命门。中关气候。初关风候。（图7-94）

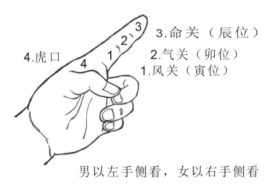

3.命关（辰位）
2.气关（卯位）
1.风关（寅位）
4.虎口

男以左手侧看，女以右手侧看

图7-94

凡婴儿生下一月至三岁以前，须看虎口脉次指，辰节为命关，次气关，次风关。所谓初得风关，病犹可，传入气命，定难陈。汤氏云：小儿初生至五岁，血气未定，呼吸至数太过，必辨虎口脉色，方可察病之的实。男验左手，女验右手。盖取左手属阳，男以阳为主；右手属阴，女以阴为主。然男女一身均具此阴阳，左右两手亦当参验。左手之纹，病应心肝；右手之纹，病应肺脾。知此消息，又得变通之意。惊风初得，纹出虎口。或在初关，多是红色。传至中关，色赤而紫。看病又传过，其色紫青，病势深重；其色青黑而纹乱者，病深重。若见纯黑，危恶不治。大抵红者风热轻，赤者风热甚，紫者惊热，青者惊积。青赤相半，惊积风热俱有，主急惊风。青而淡紫，伸缩来去，主慢惊风。或紫系、青系、黑系，隐隐相杂，似出不出，主慢脾风。

脉纹从寅关起，不至卯关者，病易治。若连卯关者，有病难治。如寅连卯关，侵过辰关者，十难救一。若脉纹小或短者，看病不妨。如纹势弯曲入里者，病势虽重而症顺，犹可用力。纹势弓反出外，骎骎靠于指甲者，断不可回。其有三关纹，如流珠流来，三五点相连，或形于面，或形于身，危恶尤甚。

按全婴等书云：小儿三岁以前，虎口第一指上寅卯关有脉弦见者，可验病状。男左女右，视之脉弦。从寅关起不至卯关者，病易治；若连于卯关者，病难治；如寅连卯，卯过辰关者，十难救一。若脉弦小或短者，病可治。宜参视之。

（三）入门候歌三首

【原文】

五指梢头冷，惊来不可安。若逢中指热，必定是伤寒。

中指独自冷，麻痘症相传。女右男分左，分明仔细看。

初起寅关浅，纹侵过卯深。生枝终不治，辰位实难禁。

（四）辨虎口指脉纹诀

【原文】

气纹黄盛作红，红盛作紫，紫盛作青，青盛变黑，纯黑则难治矣。黄色无形者，即安乐脉也。红若无形，亦安宁脉也。有前数样形者，即病之脉。次第而变，初作一点，于气多红，脉至风关。其病危急，纯黑分明，不可疗治。

左有红纹似线形，定知发热又兼惊。右有双纹如左状，脾伤惊积一齐生。纹头有似三叉样，肺气生痰夜作声。青赤应是伤寒症，只是空红泄定生。

（五）又歌

【原文】

虎口乱纹多，须知气不和。色青惊积聚，下乳泄如何。

青即慢惊发，入掌内瘹多，三关忽通过，此候必沉疴。

指上辨青纹，认是四足惊。虎口脉青色，是猪犬马惊。

黑色因水扑，赤色火人惊，紫色多成泻，黄色是雷惊，

曲反风还盛，弯弓食上蒸。但看叉手处，方可辨其形。

凡小儿三岁以上有病，深重危急者，指甲口鼻多作黑色，盖儿脉绝神困，症候恶极，虽有良药，断断乎不可保矣。

（六）额、印堂、山根论歌（图 7-95，图 7-96）

【原文】

额红大热燥，青色有肝风。印堂青色见，人惊火则红。

山根青隐隐，惊遭是两重，若还斯处赤，泄燥定相攻。

（七）年寿论歌

【原文】

年上微黄为正色，若平更陷夭难禁。忽有黑色痢疾候，霍乱吐泄黄色深。

（八）鼻准论歌

【原文】

鼻准微黄赤白平，深黄燥黑死难生。人中短缩吐因痢，唇反黑候蛔必倾。

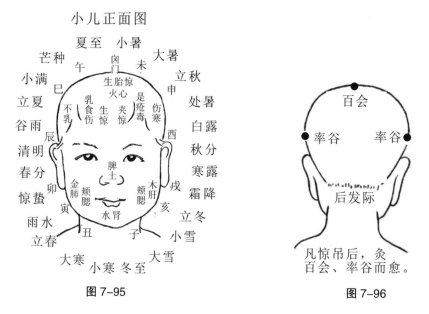

图 7-95   图 7-96

（九）正口论歌

【原文】

面正口常红号曰平，燥干脾热积黄生。白主失血黑绕口，青黑惊风尽死形。

（十）承浆、两眉论歌

【原文】

承浆青色食时惊，黄多吐逆痢红形。烦躁夜啼青色吉，久病眉红死症真。

（十一）两眼论歌

【原文】

白睛青色有肝风，若是黄时有积攻。或见黑睛黄色现，伤寒病症此其宗。

（十二）风池、气池、两颐论歌

【原文】

风气二池黄吐逆，烦躁啼哭色鲜红。更有两颐胚样赤，肺家客热此非空。

（十三）两太阳论歌

【原文】

太阳青色惊方始，红色赤淋萌孽起。要知死症是如何，青色从兹生入耳。

（十四）两脸论歌

【原文】

两脸黄为痰实咽，青色客忤红风热。伤寒赤色红主淋，二色请详分两颊。

（十五）两颐、金匮、风门论歌

【原文】

吐虫青色滞颐黄，一色颐间两自详。风门黑疝青惊水，纹青金匮主惊狂。

（十六）观形察色总论（图 7-97）

【原文】

凡看小儿疾病，先观形色，而切脉次之。盖面部气总见，而五位青色者，惊积不散，欲发风候；五位红色者，痰积壅盛，惊悸不宁；五位黄色者，食积癥伤，疳候痞癖；五位白色者，肺气不实，滑泄吐痢；五位黑色者，脏腑欲绝，为疾危恶。面青、眼青肝之病，面赤心之病，面白肺之病，面黄脾之病，面黑肾之病。先别其五脏，各有所主。次者，禀受盈亏，胎气虚实，阴阳二症，补过泄多，当救其失。兼五脏六腑，表里各有相应，若能辨其标本，则神圣工巧矣。

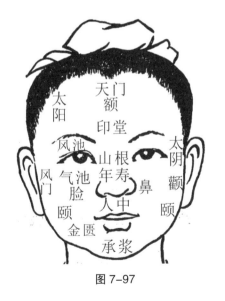

图 7-97

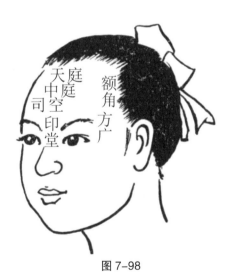

图 7-98

（十七）五位所属

【原文】

心为额，南方火。脾为鼻，中央土。肾为颏，北方水。肺为右颊，西方金。肝为左颊，东方木。

（十八）部位歌（图7-98）

【原文】

中庭与天庭，司空及印堂，额角方广处，有病定存亡。

青黑惊风恶，体和滑泽光。不可陷兼损，唇黑最难当。

青甚须忧急，昏黯亦堪伤。此是命门地，医师妙较量。

（十九）观形察色西江月

【原文】

凡观小儿形色，青筋肝热生风，两腮红赤热相攻，黄色脾虚取用。黑气腹疼中恶，白为疳瘦生虫，如逢两目赤重重，此是南柯一梦。要识小儿症候，但将外貌推求，黄浮肌削痞痕瘤，唇撮面青痛楚。吐舌唇焦内热，昏昏好睡脾枯，手掀足掣是惊由，疳疾青筋大肚。眼角眵生肝热，口边涎出脾寒，头毛稀竖血将干，胞肿脾家湿显。鼻孔黑焦肺热，耳轮枯燥肾传，胸高气促肺炎炎，热愆囟门肿陷。小儿精神忽减，面皮黄白无常，必因乳食内成伤，生冷油腻阻挡。或致肠鸣泄痢，或为疟疾难当，忽然膨胀渐羸尪，癖积虫疳四样。小儿面皮红赤，两腮恰似涂朱，风寒外感事何如，潮热无时来去。或作惊风症治，或为斑毒驱除，口干啼哭泪如珠，睡困昏昏不乳。小儿病形各样，慢惊眼力消详，怀中畏缩怕风凉，合面睡时热瘴。夜啼热烦腹痛，目直惊搐须防，长吁短气热中藏，痰喘上冲火旺。要辨小儿死症，囟门陷下成坑，喉中拽锯气和痰，目闭无神拘管。口唇牙龈粉白，手足恰似冰寒，鸦声口紧眼常翻，不乳遗尿闷乱。

（二十）小儿脉法

【原文】

小儿一岁以上，可以看脉。以六至为平和，七至八至为实，三至四至为迟，为虚弱。

（二十一）脉候西江月

【原文】

小儿寻常脉候，一息六至平和，七至八至热生多，三四虚寒病作。九十连来雀啄，一二动指沉疴，微虚紧数不差讹，补泻分明用药。身热脉浮可汗，身寒脉细休攻，喘咳紧数药无功，肿胀细微堪痛。泄痢沉迟易愈，痘出洪数宜从。若还吐衄怕浮洪，腹疼沉微拈弄。

（二十二）小儿治法

【原文】

如足胫热，两腮红，烦渴不止，头面好露，扬手掷足，大便闭，小便黄，身壮热不退，此宜凉解，不可服热补之药。如足胫冷，面㿠白，吐泄不止，肚腹作痛，身常偎人，眼珠青，口中冷气，潮热往来不定，此宜温补，不可服凉利之药。

（二十三）哑科西江月

【原文】

小儿不宜热药，两腮俱带绯红，手足壮热火烘烘，六脉浮洪乱动。小便赤黄又涩，大便闭结难通。掀衣饮水喜当风，烦渴鼻流血涌。小儿不宜凉药，面皮㿠白无精，四肢厥冷似寒冰，六脉浮微隐隐。吃乳不消呕吐，粪如鸭屎频频，神虚腹痛眼珠青，病久成疳诸症。小儿纯阳之体，阴阳不可偏伤，常带三分饥与凉，此个孩儿易养。大抵脾常不足，有余肝气须防，不寒不热药为良，切忌妄行孟浪。小儿何为难治，古今号曰哑科，脉无可视如之何，口不能言病作。父母时时惊怕，医人试验诚多，从容对症用方药，有甚难为捉摸。

凡小儿一岁以下有病者，多是胎毒，只宜解毒为急。小儿2岁以上有病者，多是食积，只宜消积补脾而已。其余症治方略，详载各门之下，故不重述。

第四节　《小儿推拿秘诀》

一、学术价值

纵观《小儿推拿秘诀》的学术内容，有下列颇有临床价值的学术特点值得继承。

1. 强调辨证论治，善用操作程式，确立了穴位与脏腑的联系

本书从推拿实践中总结了推拿部位与脏腑的对应关系，确定了脏腑疾病推治"本经"的原则。如"脾土有病食不进，推动脾土效必应""肺经有病咳嗽多，可把肺经久按摩"，在此原则下，灵活运用中医藏象学说中有关脏腑相互关系的理论，如"见肝之病，知肝传脾，当先实脾""肝经有病眼多闭，推动脾土病即退"，在治疗肝病时推拿脾土等，为将辨证论治运用于小儿推拿的治疗上打下了理论基础。

周于蕃据小儿生理病理特点，指出："凡小儿无他病，唯有风寒、水湿、伤乳、伤食之症。故风寒急宜令出汗，伤乳、伤食急宜令吐出乳食或泄下乳食。然风裹乳食尤多，则汗下又不如吐之速也。""凡推法俱有次序，每病必先用面上取汗、喉中取呕法，次于手上分阴阳，次推三关、次六腑，次各应推之指。如饮食先脾土，泄泻先大肠，伤风先肺经，而后次及八卦、横纹、天河之类。其应推之穴尤要多推，不妨数百。"另有"推面部次第""自

能除风痰，去寒热。其妙在适脏腑，行气血，治经络，庶无塞而不通之病"。

2. 确立了手法的分类与适应证以及推拿施术先后次序

古无"推拿"之说，明代以前称为"按蹻""乔摩"等，明代杨继洲在《针灸大成》中仍称"按摩"。而本书首次将按摩的手法解析为"推法"与"拿法"，并将书冠以"小儿推拿"。书中对推法与拿法有较为明确的界定。

"推者……直其指而推……拿者，医人以两手指（或大指或各指）于病者应拿穴处或捏或掐或揉，皆谓之拿也。"（《小儿推拿秘诀·字解法》）为后世的手法解析树立了榜样。疾病之基本病机是阴阳失调，推拿要调平阴阳。具体分阴阳时以阳边为多或阴边为多，视疾病的性质而定。一般情况，阳证多分阴边，阴证多分阳边。在此基础上，再进行"分经取治"。《字解法》："凡推法俱有次序每病必先用面上取汗，喉中取呕法。次于手上分阴阳，次推三关，次六腑，次各应先推之指，如饮食先脾土，泄泻先大肠，伤风先肺经，而后次及八卦、横门、清天河之类，其应推之穴，尤要多推，不妨数百。"在《厘正按摩要术》中，张振鋆总结了周于蕃关于按、摩、掐、揉、推、运、搓、摇八种手法的施术技巧。

按法：以右手大指面直按之，或用大指背屈而按之，或两指对过合按之。其于胸腹者，则又以掌心按之，宜轻宜重以当时相机行之。

摩法：摩法较推则从轻，较运则重，或用大指或用掌心，不宜急不宜缓，不宜轻不宜重，以中和之义施之。

掐法：以大指甲按主治之穴，或轻或重，相机行之，掐后以揉法继之。

揉法：以手宛转回环，宜轻宜缓，绕于其上也，是从摩法生出者。

推法：凡推而向前者，必期如线之直，毋得斜曲。以手指蘸汤推之，干推恐伤皮肤，过于湿则难于着实，以干湿得宜为妙。推是摩中之手法最重者。

运法：四面环绕运动之，宜轻不宜重，宜缓不宜急。

搓法：两手相合而交转以相搓也，或两指合搓，或两手合搓，各极运动之妙，是从摩法中生出者。

摇法：宜缓宜轻，可以活经络，可以和气血，亦摩法中之变化而出者。

3. 提出了推拿应循序渐进，讲究先后应用和多种方法综合治疗

本书"拿法"曰："凡医人，入门见病者，如骤感而轻，可不必拿，若久感而沉重者，必须一拿以试之，然后便于用功。"推拿沉疴久疾，需要时间长，应让患儿有个适应的过程。该原则的提出，对后世小儿推拿的操作及消除推拿可能带来的负面效应有着重要的意义。

书中讲究中医治则的先后应用和多种方法综合治疗。如"自汗者，亦用此（汗法）以取其正汗，但汗后须多推脾土以收之"，此乃汗、收法的先后应用；临床多数先用汗、吐法，再用清热、温补等推拿法，且常结合外敷用药、内服汤药、节饮食或灯火灸法等治疗方法，杂合以治，各得其所宜。

4.继承创新，尊崇楚文化，总结配伍施术经验

如"男左女右说"中，周于蕃对推三关、退六腑的传统说法提出质疑，"据书如此说，恐未必相悬若此，予每照男用，明者更试之""三关以右大指推，六腑以右中指退，但俱长不过二寸"。又如"四症八侯说"中，倡时间相关推拿治疗说："寅卯时发，目上视、手足摇、口流涎、颈项强，此肝火太旺，法当多退六腑、推肾经（地黄丸，泄肾丸）；巳午未时发，身热、神悸、目上视、睛赤、牙关紧、口流涎、手足动，此心火太旺，法当多退六腑，推肺经、肾水（泻心导赤散）。"在"阳掌诀法"中，总结出揉掐总位、清天河水治心经有热之口疮、夜啼等；推肾水、推小横纹、退六腑以滋阴理气、通腑泄热而治大小便秘结；推肺经、推离往乾（两头重、中间轻）治咳嗽有痰、昏迷呕吐；擦心经、揉劳宫、推三关、揉二扇门先后应用以发汗解表。又如"治男女诸般症侯并治法"中，用退六腑、水里捞明月、清天河为主治心经有热之口中插舌；推三关、补脾土、四横纹治四肢冷弱。这些配伍施术经验十分宝贵，必须继承。周于蕃还注重推拿手法、疗程和穴位的组合作用，他认为，"凡推口记下数要到""轻者二三百，重者三五百"，盖"病有轻重，人有大小""但感病轻者，推拿一两次或三五次即愈；若感重者，非十数次不愈；若感重而人又大者，非数十次不愈。如人小者，一两次或三五次即愈；若人大者，非十数次不愈"。周于蕃还强调，"治法虽各有主者，然各经俱要推之，遍推更妙"，这说明推拿处方既重视主穴的组合，也不忽略次穴的作用，强调了穴位的组合作用。

5.提出推拿的其他作用及与时辰的关系，发现了部分特定穴位及其治疗作用

周于蕃认为推拿具有汗、吐、下三法的作用。周于蕃对很多穴位的解释，不同于传统经络学说的观点，如"肩井穴，属胃经，能出汗"等，并且还注意到时辰与推拿治疗的关系。而有些特定穴位首见于该书，如耳后、肚角、皮罢、合骨、鱼肚等。

总之，《小儿推拿秘诀》是明代极为重要的小儿推拿专著，推动了后世小儿推拿的发展，并对现代小儿推拿临床借鉴也有十分重要的现实意义。

二、原文选录

（一）小儿推拿秘诀引

【原文】

医，仁术也，以能生人也。古来名医代不乏人，奈世之医者愈传而愈失其真。飞[1]唯不能生人，且德德[2]至于杀人，而于小儿为尤甚。盖小儿口未能言，其受病处殊不易察及，稍长亦畏药莫投，即强投之，又恐肠腑虚薄不能胜也。以医为利者，每借症试药，思以售其术，故误伤无算。仁为人术，顾如是乎！余为此惧。渴[3]推拿一法，取效于面部、股、掌、筋骨间，可以生人，而必不至于杀人，较之药饵为尤愈也。顾推拿之说，由来虽旧，

而书难概见，即见未尽善。其简明详居，随试辄效，真足以起死回生者，惟蒲圻周先生一书，业经三刻，活人正众，惜板废未广其传。余友王子亮工，得之洪孝舒时卿手授，遂商于余。因与慎加参订，独出己资，重镌梨枣，公诸海内。庶几生人靡涯，而足平天地之憾矣。具幼幼之心者，孰能不为珍赏哉！

康熙二十四年乙丑秋吉古铅州张应泰题于琅嬛书斋。

【注释】

[1] 飞：同"非"。

[2] 德德：又作"得得"，渐次。

[3] 渴：底本与主校本相同，但与文义不合，疑作"惟"字。

（二）小儿科推拿仙术秘诀引

【原文】

小儿推拿之说，其来已旧，而书不概见焉。自余年廿七，乃始举长子，且多疾。有黄冠[1]善此术，请试之觉验，然得自口授，习而不察，语亦不详也。顾不佞每留心此书，忽一旦偶得之，若有所授之焉者，然又不无错谬。因细心历访诸方士，暨凡业此术者，陆续参订，有得即录之，渐次明尽，几欲梓之以传世。适上庸长令申吾张侯，天植仁慈，雅志怀少，且此中俗尚巫教，病者往往误伤无算，侯深悼之。故一见其书，辄付之梓，而属不佞引其端。余谓小儿无七情六欲之感，第[2]有风寒水湿伤食之症，且初生脏腑脆薄，不经药饵，稍长又畏药难投。唯此推拿一着，取效于面部[3]、掌股、皮骨之间。盖面部[3]、掌股与脏腑相通，医者以一色觇人气候，以一脉而诊人休咎[4]，故可思矣。得是书者，倘能察其病症，循其穴道，施以手法，而汗吐下三者，尤能得诀。大者又稍兼以药饵，未有不随试而随效者也，真足补造化之不及哉！而张侯命梓之意，利亦溥矣，敬书之以告诸同志者。

万历乙巳秋吉楚人周于蕃书于竹山儒学之敬一堂。

【注释】

[1] 黄冠：道士之冠，此借指道士。

[2] 第：但。

[3] 部：原作"步"，据清抄本改。

[4] 休咎：吉凶；善恶。

（三）重刻幼科小引

【原文】

于戏此仙术也！原苦心十五年所订之甚真，试之极验，信有起死回生之力。余借此以活人良多，即按本而施者，亦靡不应手而效。曾于上庸署中徽[1]长令之灵寿[2]之梓矣，刹那间，而有郎州司李之后[3]，因载梓之，以广其传。其间手法口诀，有非笔舌所能摹拟者，更为图之注之，颇觉详明，有慈幼之心者，细心浏览焉。

万历丙午春吉于蕃载播署。

【注释】

[1] 徼：同"邀"，谋求，求。

[2] 灵寿：原作木名，可做杖鞭，引申为主持某件事情。灵，福佑；寿，保存；寿之梓，即刊刻成书。

[3] 司李之后：清抄本作"司李之役"。李，同"理"，司李即法官。役：职务，职责。

（四）三刻小引

【原文】

此书且三刻，何嗜之深也。夫人最爱无如儿，而最最爱又无如小儿。唯此推拿手诀，其去轻病，如汤之泼雪，随手即消；去重病亦如苕 [1] 之拂尘，渐次亦净。用药犹有差池，而推拿毫无差池，除是命尽数穷，莫可谁何 [2]，倘有一线之脉，亦无不可回者。盖不佞试之屡矣，活人多矣。惟是前此所刻，有谓按本亦效者，又有谓不尽了然者。夫谓按本亦效者，信此术之效果也，知不余诳也。而谓不尽了然者，或有不解之处也，又余之所不安也，故又为之翻刻。凡一切症候，看诀穴道、手法字义，逐一为支分即解。而疑惑难明者，更为图画辨释，俾人人展卷，无不了然。亦人人谓按本亦效，庶不负初刻再刻之意。第得是书者，须自首至尾，阅历数过，庶能了然。又须初病早治，久病多治，庶见按本亦效，此翻刻之意也。第世医者，多利于用药，其诋而弃之惟意，其信而兼用之亦惟意。

万历四十壬子岁周于蕃再书于留郡署中。

【注释】

[1] 苕：扫帚。

[2] 谁何：稽查，诘问。

（五）原序

【原文】

夫人禀天地阴阳造化之气，阴阳顺行，则精神清爽，阴阳逆行，则诸疾横生。孩童不调，皆由阴阳失序，以致乍寒暴热，颠倒皆迷。使父母有忧惧之心，疑鬼疑神。幸遇明师，取人手足与花木相同，其发生盛衰枯荣，是阴阳节度而无差殊。却将男女左右手，推分寒热虚实，任是诸般杂病，并一切惊 [1] 风等症，按穴推拿，随手而施，随手而应，足果关会 [2]，马郎度下救 [3] 孩童。

又曰：此诀神仙降敕星，分明说与世间人。展开指掌阴阳法，管取沉疴效若神。

【注释】

[1] 惊：原作"京"，据清抄本改。

[2] 关会：泛指通知。

[3] 敕：清抄本作"救"。

二、原文选录

目录

（一）看小儿无患歌

【原文】

孩儿常体貌，情态自殊然。鼻内既无涕，喉中又没涎。头如青黛染，唇似点朱[1]鲜。脸方花映竹，颊绽水浮莲。喜引方才笑，非时手不掀。纵哭无多哭，虽眠不久眠。意同波浪静，性若镜中天。此等俱安吉，何愁病疾缠。

【注释】

[1] 朱：朱砂的颜色，红色。

（二）看小儿被惊法歌

【原文】

囟门八字好非常，筋度三关[1]命必亡。初关乍入易进退，次节相侵亦可防。筋赤必是因食隔，筋青端是水风伤。筋连大指是阳证，筋若生花主不祥。筋带悬针主吐泻，筋开关外命难当。鱼口[2]鸦声并气急，犬吠人骇自惊张。二十四筋推早好，若教迟缓命必亡。病急可将灯火断，轻时只把手推良。天仙留下真方法，后学精传第一强。

【注释】

[1] 三关：即小儿食指风关、气关、命关。

[2] 口：原作"曰"，据清抄本改。

（三）看五脏六腑定诀歌

【原文】

心经[1]有热作痴迷，天河水过入洪池。肝经有病眼多闭，推动脾土病即退。脾土有病食不进，推动脾土效必应。胃经有病食不消，脾土大肠[2]八卦调。肺经有病咳嗽多，可把肺经久按摩。肾经有病小便涩，推动肾水必救得。大肠有病泄[3]泻多，可把大肠用心搓。小肠有病气来攻，横门板门精宁通。命门有病元气虚，脾土大肠八卦推。三焦有病生寒热，天河六腑神仙诀[4]。膀胱有病作淋痾，肾水八卦运天河。胆经有病口作苦，只有妙法推脾土。五脏六腑各有推，千斤秘诀传今古。

【注释】

[1] 经：原作"惊"，据清抄本和《针灸大成·卷十》"手法歌"改。

[2] 肠：原作"伤"，据清抄本改。

[3] 泄：原作"世"，据清抄本改。

[4] 天河六腑神仙诀：《小儿按摩经》和《针灸大成·卷十》"手法歌"均作"天河过水莫蹉跎"。

（四）看面定诀

【原文】

凡看小儿，先观神色，大者兼察脉理。如肝病以面青，心病面赤，脾病面黄，肺病面白，肾病面黑。钱氏云：左腮为肝，右腮为肺，额为心，鼻为脾，颏为肾。目内之症，赤者心热（导赤散主之）；淡红者心虚也（生群散主之）；青者肝热（泻肝散主之）；无精者肾虚（地黄丸主之）；分经理治，无不愈矣（此药方大而皮肤厚，不得已兼推拿用，小者但推拿可也）。又云：面黄多食积，青色有惊风，白色多成[1]痫，伤风面颊红，渴来唇[2]带赤，热甚眼朦胧，痢疾眉头皱，不皱是伤风。秘诀传千古，观察定吉凶。

【注释】

[1] 成：原作"城"，据清抄本改。

[2] 唇：原作"辰"，据清抄本改。

（五）看指定诀歌

【原文】

五指梢头冷，筋来不可当（筋即惊[1]也）。若还指中热，必定是伤寒。中指独自冷，麻痘症相传。男左女右手，分明仔细看。儿心热跳是着惊[1]，热而不跳伤风说。凉而翻眼是水惊[1]，此是入门探[2]候诀。

【注释】

[1] 惊：原作"京"，据清抄本改。

[2] 探：原作"榇"，据清抄本改。

（六）看色断生死诀

【原文】

面紫，心气[1]绝，五日死。面赤目陷，肝气[1]绝，六[2]日死。面黄四肢肿[3]，脾气[1]绝，九日死。面白鼻干黑[4]，肺气[1]绝，三日死。齿如黄豆色[5]，骨气绝，一日死。面黑耳黄呻吟，肾气绝，四日死。口张唇青毛枯，七日死[6]。

【注释】

[1] 气：原作"经"，据《小儿按摩经》和《针灸大成·卷十》"察色验病生死诀"改。

[2] 六：《小儿按摩经》和《针灸大成·卷十》"察色验病生死诀"均作"三"。

[3] 肿：《小儿按摩经》和《针灸大成·卷十》"察色验病生死诀"均作"重"。

[4] 鼻干黑：《小儿按摩经》和《针灸大成·卷十》"察色验病生死诀"均作"鼻入奇沧"。

[5] 齿如黄豆色：《小儿按摩经》和《针灸大成·卷十》"察色验病生死诀"均作"脑如黄熟豆"。

[6] 七日死：《小儿按摩经》和《针灸大成·卷十》"察色验病生死诀"均作"肺绝，五日死"。

（七）看症候断诀

【原文】

眼上赤脉下贯瞳人[1]，囟门肿起，兼及作坑，目多直视，怒不转睛，鼻孔燥黑，肚大青筋，指甲黑色。或作鸦声，口张舌出，齿牙啮人，鱼口气急，啼不出声，蛔虫[2]口出，俱是死症（观此二段[3]，则有病不可不早治也）。

【注释】

[1] 瞳人：即瞳仁。

[2] 虫：原作"舌"，据清抄本改。

[3] 观此二段：即指看色断生死诀与看症候断诀。

（八）变蒸说

【原文】

婴儿初生，血气未定，阴阳未实，脏腑未备，骨骼未全。每三十一日一变蒸[1]，或发热，或恶寒，或吐，或泻，或汗，此皆长血脉，全智意之常候，不治自愈。每变蒸生一脏，或一腑。十变足，脏腑始完，胎毒始散。故周岁之内常要知此症。但亦有胎死实不发者，又当审焉。

【注释】

[1] 变蒸：变蒸之名，始见于西晋王叔和《脉经》。变蒸学说是我国古代医家用来解释小儿生长发育规律，阐述婴幼儿生长发育期间生理现象的一种学说。变者，变其情智，发其聪明；蒸者，蒸其血脉，长其百骸。小儿生长发育旺盛，其形体、神智都在不断地变异，蒸蒸日上，故称变蒸。

（九）四症八候说

【原文】

何谓四症，惊、风、痰、热，是也（总谓惊[1]风）。何谓八候，手足伸缩为搐，十指开合为搦，欲相扑捉为掣，四肢寒动为颤，身仰为返，势若开弓为引，常若嗔怒为窜，露睛不活为视。八候之中，惟搐独多。男搐左视无声，右视有声。女搐右视无声，左视有声。又有时刻，寅卯时发，目上视，手足摇，口流涎，颈强项，此肝火太旺，法当多退六腑，推肾经（地黄丸、滋肾丸）。巳午未时发，身热神悸，目上视，睛赤，牙关紧，口流涎，手[2]足动，此心火太旺。法当多退六腑，推肺经肾水（泻心导赤散[3]）。申酉时，气喘，目微斜，睡则露睛，手足冷，此乃脾伤，法当多分阴阳，推脾经（益黄散、泻青丸）。亥子时，喉中有痰，食不消，睡多不省，此亦脾病。法亦当多分阴阳，推心经、脾土，急用吐法（益黄散、导赤丸）。凡药大者用之，小者只推拿自愈。

【注释】

[1] 惊：原作"京"，据清抄本改。

[2] 手：原作"于"，据清抄本改。

[3] 泻心导赤散：据文义，疑为"泻心汤、导赤散"之误。

（十）拿说

【原文】

凡医人入门，见病者如骤感而轻，可不必拿。若久感而沉重者，必须一拿以试之，然后便于用功。又有一种平日无病，陡然眼翻上，手足乱舞，目闭不作声，口流白沫，或乱叫手抓人，此名急惊。又有受病已久，不时眼翻上，或偏视，四肢环搐，此名慢惊。俱不可不拿，拿法具下。

医用右手大指，跪于孩童总位[1]上，而以中指于一窝风处，对着大指尽力拿之（此法所谓急惊[2]，拿之即醒）。或医用右手食中二指，夹孩童左手中指甲稍，却用大指当所拿中指甲巅，一折拿之；或用医大指甲巅，掐入病中指甲内者尤为得力。（此二法，不拘急慢惊，并可拿之。凡看病入门，必先用此以试之。如拿之而病者一声哭醒，即连哭数声者，可生之兆也，即莫照病求法推之。轻者即愈，重者久推亦愈。若拿而口㖞如鱼口样，声叫如鸦声样者，并难治也。然亦尽力用功，冀其万一之生。则在好生者之仁心耳。总位一窝风穴，俱载后。）

又有医将两手托着病者两手背，紧紧连指掌一把拿住，扯旁两胯，一总尽力夹住者（此法发狂，或用手抓人，或手足扬舞，僵搐者用之极妙）。又病者口紧不开，医人将大中二指，着力拿其牙关穴自开。（牙关穴在两牙腮尽[3]处，近耳者是也，如要用指入口按病者舌根取吐，与灌汤药俱用此法。其用剪拘开者，此蛮法也，若小儿未生齿者，用剪岂不伤其肉乎。按舌法，详后吐法内。）

【注释】

[1] 总位：总筋。位于腕部掌侧横纹，正对中指处。

[2] 惊：原作"京"，据清抄本改。

[3] 尽：原作"尺"，据清抄本改。

（十一）汗吐下说

【原文】

凡小儿无他病，唯有风寒水湿伤乳伤食之症。故风寒急宜令出汗，伤乳伤食，急宜令吐出乳食，或泄下乳食。然风裹乳食者尤多，则汗下又不如吐之速也。三法具下。

（1）汗法：遇小儿作寒作热，或鼻流清涕，或昏闷，一应急慢惊风等症，用小姜汤。医以右手大指面蘸汤，于鼻两孔，着实擦洗数十次，谓之洗并灶，以通其脏腑之气。随用两大指俱蘸汤，擦鼻两边数十下。随由鼻梁山[1]根，推上印堂数十。推法：医用两手中名小六指，将病者两耳扳转向前，掩其耳门，而以两大指，更迭上推。从印堂而上，左右分抹眉、额、眼胞，各数十下，至两太阳揉掐之数十下。随将全指摩擦其囟门头脑亦数十。临后将两大指拿住两太阳，两中指拿住脑后两风池穴（后脑下颈项之上两边软处即风池穴）。一齐四指着力拿摇一会。小者令其大哭，即有汗出（当时虽无汗，以后亦自有汗）。又或用手擦其肺腧[2]穴（背两边反手骨边软处，即肺腧穴）。但擦要轻（带[3]汤擦，恐伤其皮），又有揉一窝风，揉内劳宫，掐二人上马。（此三穴，另载手图下，照病症推拿时用之，皆取汗之法也。风寒之症，得汗出即减大半矣。盖面即气通脏腑。此取汗诸法，不拘何证，但有病俱须用之，真除病之通术也。但推后须用手掌摩其头面令干，恐有汤湿，反招风也。若自汗者，亦用此以取其正汗，但汗后须多推脾土以收之。）

【注释】

[1] 山：原作"三"，据清抄本改。

[2] 腧：原作"愈"，据清抄本改。

[3] 带：原作"人"，据清抄本改。

（2）吐法：凡遇孩童风寒水湿伤乳伤食，或迷闷不爽，胃中饱溏，不进乳食，或咳嗽多痰，并呕吐，一切急慢惊风，不论暂感久感，即先用前取汗法毕。遂将左手托住后脑，令头向前。用右手中指插入喉间，按住舌根，令其呕哕[1]，或有乳者即吐乳，有食者吐食，有痰者吐痰。若初感者，一吐之后，病即霍然大减矣，随再照症推之，无不立愈。但孩童有齿者，并牙关紧者，照前拿牙关法，拿开牙关。随用硬物，如笔管之类，填其齿龈，然后入指，庶不被咬，又须入指从容，恐指甲伤及病者喉腭。（此吐法，系除病第一捷径，较汗下之取效甚速，予每以此救人甚多。盖小儿之病，不过风寒伤乳伤食，久之停积胃脘之间，随成他证，诚一吐之而病自愈耳。就是胃间无停积者，用此亦[2]能通其五脏六腑之滞，医者留心。又有板门[3]推下横纹则吐者，然不若按舌根吐之快也。有[4]用药吐者，风[5]斯下矣。）

【注释】

[1] 哕：原作"喂"，据文义改。

[2] 亦：原作"症"，据清抄本改。

[3] 门：原作"又"，据清抄本改。

[4] 有：原作"之"，据清抄本改。

[5] 风：疑作"又"。

（3）下法（即泻也）：凡遇小儿之不能言者，偶然恶哭不止，即是肚[1]疼，即将一人抱小儿置膝间，医人对面，将两手搂抱其肚腹，着力久久揉之（如搓揉衣服状）。又用掌摩揉其脐，左右旋转数百余回（每转三十六），愈多愈效。随用两手于肚两边，推下两膀胱数十，或百下。并从心口推下小肚，此下泻之法也（又有横纹推向板门，则泻之法，可并用之。大[2]约揉肚并脐[3]，若久自然消化，但要揉之如法耳）。

【注释】

[1] 肚：原作"人"，据清抄本改。

[2] 大：原作"人"，据清抄本改。

[3] 脐：原作"朋"，据清抄本改。

（十二）风气命三关说

【原文】

凡小儿未及[1]五六岁者，难以诊脉。唯以男左女右食指根上三节，分为三关。第一节曰风关，无红紫青筋则无病，有亦易治。二节曰气关，有红紫青筋，病虽重，仍可治。三节曰命关，有红紫青筋，病深难治，其筋色病症，载《小儿被惊法歌》（歌内云：筋透三关命必亡。但小儿一二岁上下，其皮肤嫩薄，有病三关上多有浮筋，但要用心推之。不可谓其必亡，而不用功也）。推法：医用右手大指，推送入病者大指根虎口之内（下数不嫌多，每治病必先推此，或每节一掐。此根本也，即所谓天门入虎口是也）。

【注释】

[1] 未及：原作"去反"，据清抄本改。

（十三）男女左右说

【原文】

凡男推拿左手，女推拿右手，一切相同。但男推三关为热，退六腑为凉。女则推三关为凉，退六腑为热耳（女推三关二句，据书如此说，恐未必相悬若此。予每照男用，明者更试之）。

（十四）分阴阳推三关退六腑说（此三关又非风 [1] 气命三关也）

【原文】

凡男女有恶，俱由于阴寒阳热之失调。故医之即当首先为之分阴阳，次即为推三关六腑（穴各职所 [2]）。如寒多则宜热之，多分阳边与推三关。热多则宜凉之，多分阴边与退六腑。然阴阳寒热，必须相济，不可偏寒偏热。如要热，分阳边一百十，则分阴边亦二三十。要凉，分阴边一百十，则分阳边亦二三十下。此亦燮理阴阳之义，推三关退六腑亦然。如不寒不热，则各平分平推，在人心上活法也。（图7-99～图7-102）

【注释】

[1] 风：原作"尻"，据清抄本改。

[2] 穴各职所：清抄本作"穴各载后"。

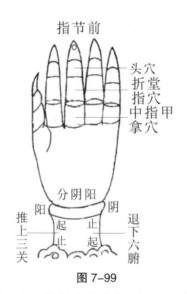

图 7-99

凡分阴阳，医人以两手食、中四指托病者手背，又以两手名、小四指夹病者手掌，以二大指于阴阳处 [1] 向两边分之。推三关退六腑，照字所向推退。其多少之数，俱详载前：分阴阳推三关退六腑说下。

【注释】

[1] 处：原作"度"，据清抄本改。

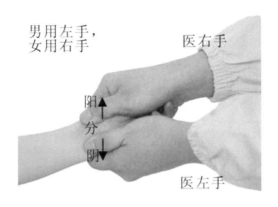

图 7-100　分阴阳手法

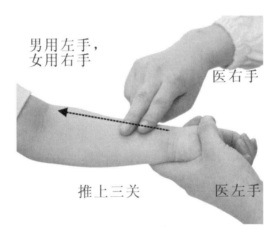

图 7-101　推三关手法

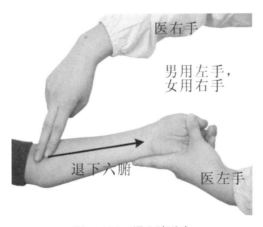

图 7-102　退六腑手法

（十五）节饮食说

【原文】

语云：婴儿常[1]病，伤于饱也。养小儿之法，第一在节其乳食，宁可不时少与之，切不可令一殕[2]粗饱。乳食后，最要忌风。每见士大夫之家，多雇奶娘，其痛痒既不甚相关，而为父母者，又一切交付与他，不自经心。为奶娘者，但见小儿之哭，唯恐父母闻之，多勉强与之乳食。甚有能食者，暗地与之糖粑饼果坚硬甜冷之物，免其一时之哭。且又不知避风，为害不小，不可不慎也。要得小儿安，多受饥与寒，此语有味。但所谓寒者，无令过暖，非令受风寒也。

【注释】

[1] 常：原作"带"，据清抄本改。

[2] 殕：古"食"字。《汉书·王莽传》："诸生小民会旦夕哭，为没殕了未了。"师古注："殕，古食字。"

（十六）字法解[1]

【原文】

（1）推者：医人以右手大指面，蘸汤水于其穴处向前推也，故大肠曰推，心经曰推，肺经曰推，肾水曰推，板门向横纹、横纹向板门曰推。而惟阴阳有分之说，以医人用左右大指，于阴阳穴处向两边分，故谓之分，而亦谓之推也。三关六腑有推退之说，以三关上推（上者向手膊推），六腑下推（下者向手掌推），虽有推退之名，而实皆谓之推也。又脾土有推补之说，以医人用左手大食二指，拿病者大指巅（男左大指，女右大指），直其指而推，故曰推，取消欲[2]食之意。屈其指而推，故曰补，取进饮食之意，虽有推补之名，而实则皆谓之推也。

【注释】

[1] 字法解：凡例、通则之义。

[2] 欲：清抄本作"饮"。

（2）运者：亦医人以右手大指推也。但如八卦，自乾上推起至兑上止[1]，周环旋转，故谓之运。又[2]如运土入水，自脾土推至肾水止；运水入土，自肾水推至脾土止。因有土入水，水入土之说，故谓之运，而实皆谓之推也。

【注释】

[1] 止：原作"正"，据清抄本改。

[2] 又：原作"受"，据清抄本改。

（3）拿者：医人以两手指（或大指，或各指），于病[1]者应拿穴处，或捏或掐或揉，皆谓之拿也。

①凡推，俱用指蘸汤水推之。但太湿，恐推不着实，太干，恐推伤皮肤，要干湿得宜。拿则不用水。

②凡推，各指俱要指面并挨而边推之。

③凡云几十几百者，于其穴处，推或几百下，或几十下也。凡下数不厌多，愈多愈效，轻者二三百，重者三五百。

④凡推各指，医人以左手大食二指，拿所推之指，以右大指，自指巅推至指根而止。推三关退六腑，亦以左大食中三指，对拿总心[2]处。而三关以右大指推，六腑以右中指退，但俱长不过三寸。

⑤凡推法俱有次序。每病必先面上取汗，喉中取呕法，次于手上分阴阳，次推三关，次六腑，次各应先推之指。如饮食先脾土，泄泻先大肠，伤风先肺经，而后次及八卦、横纹、横门、天河之水。其应推之穴，尤要多推，不妨数百。

⑥推拿曰每次者，盖病有轻重，人有大小，如初生曰婴儿，五七岁曰小儿，十二岁曰童子，并皆可用推拿。但感病轻者，推拿一两次，或三五次即愈。若感重者，非十数次不愈。人小者一两次或三五次即愈，人大者，非十数次不愈。若感重而人又大者，非数十次不愈，故曰每次也。

【注释】

[1] 病：原作"度"，据清抄本改。

[2] 总心：即总心穴。《针灸大成·卷十》"诸穴治法"："大陵穴后五分，为总心穴。"

（十七）手上推拿法

【原文】

（1）天门入虎口：大指食指中间软肉处为虎口。医人用大指，自病者命关推起至虎口。又将大指钻掐虎口，又或从大指巅推入虎口，总谓天门入虎口。（图7-103）

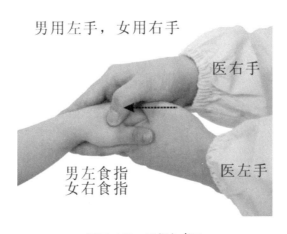

男用左手，女用右手

医右手

男左食指
女右食指

医左手

图7-103 天门入虎口

推大肠同此指，但天门只推指左侧，直入虎口，大肠推指面，自指巅起至指根止[1]。

【注释】

[1] 止：原作"一"，据清抄本改。

（2）水里捞明月：凡诸热症，热甚，以水置病者手中，医人用食指杵从内劳宫左旋，如撮物状，口吹气，随指而转数回，径推上天河，又仍前法行数次，此退热之良法也（但女右旋）。（图7-104）

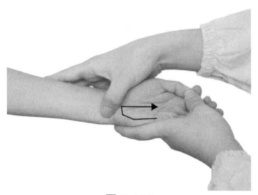

图 7-104

（3）打马过天河：中指午位[1]属马，医人用[2]食、中二指，弹病者中指甲十余下，随拿上天河位，摇按数次；随用食、中二指，从天河上，密密一路打至手湾止，数次。（图7-105）

【注释】

[1] 午位：中指节最上端。

[2] 用：原作"开"，据清抄本改。

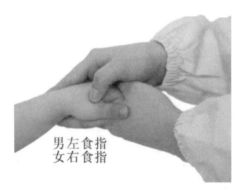

男左食指
女右食指

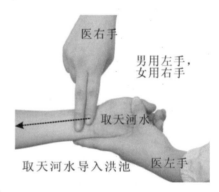

医右手

男用左手，
女用右手

取天河水

取天河水导入洪池

医左手

图 7-105

（4）黄蜂入洞（属火）：医将二大指，跪入两耳数十次，能通气。如前所云：扳耳、掩耳门俱是，余皆非。（图7-106）

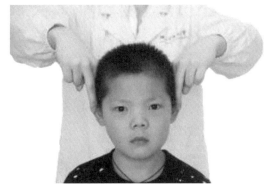

图 7-106

（5）赤凤摇头：医将右大、食二指，拿病者大指头摇摆之，向胸内摆为补，向外摆为泄。又医将一手拿病者曲尺[1]，将一手拿病者总心经处摇摆之，为摇肘肘，亦向胸内为补，外为泄。（图 7-107）

【注释】

[1] 尺：据文义，疑为"池"之误。

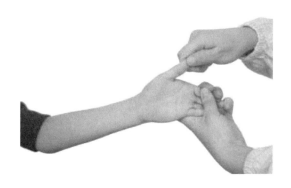

图 7-107

（6）飞经走气[1]：传送之法，医人将大指到病者总心经位立住，即将食、中、名三指一站，彼此递[2]向前去，至手湾止，如此者数次。（图 7-108）

【注释】

[1] 飞经走气：在其后，清抄本加有"以下各法，俱可不用，存之备考"。

[2] 递：原作"遍"，据清抄本改。

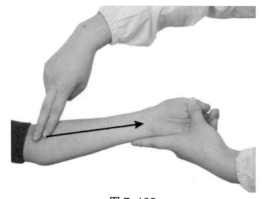

图 7-108

（7）凤凰单翅[1]：医人将右手食指，拿病者大指屈压内劳宫，大指拿外劳宫。又将左手大指跪顶外一窝风，并食、中二指拿住内一窝风，右手摆动。（图 7-109）

【注释】

[1] 单翅：清抄本作"单展翅"。

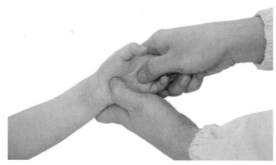

图 7-109

（8）猿猴摘果：医人将手牵病者两手，时伸时缩，如猿猴扳果样。（图 7-110）

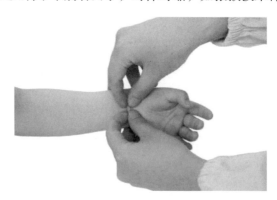

图 7-110

（9）双龙摆尾：医人屈按病者中、名二指，摇食、小二指，故名双龙摆尾。（图 7-111）

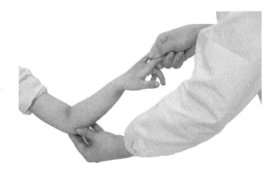

图 7-111

（十八）身中十二拿法（穴载周身图拿即揉掐类[1]）

【原文】

一拿两太阳穴，属阳明经能醒。二拿耳后穴，属肾经能去风。三拿肩井穴，属胃经能出汗。四拿奶旁穴，属胃经能止吐。五拿曲尺[2]穴，属肾经能止搐。六拿肚角穴，属太阳能止泄。七拿百虫[3]穴，属四肢能止惊。八拿皮罢穴[4]，属肝经能清神。九拿合骨穴（即绝[5]位），通十二经能开关。十拿鱼肚穴[6]，属小肠经能止泄醒人事。十一拿膀胱穴，能通小便。十二拿三阳交穴，能通血脉。

【注释】

[1] 类：原作"数"，据清抄本改。

[2] 尺：据文义，疑为"池"之误。

[3] 百虫穴：指百虫窝穴。屈膝，在大腿内侧，髌底内侧端上 3 寸（血海穴上 1 寸）。

[4] 皮罢穴：又名肝记，位于大指端爪甲内。

[5] 绝：清抄本作"总"。

[6] 鱼肚穴：位于小腿内侧面，约当内踝与膝连线的中点处。

（十九）治男女诸般症候并治法

【原文】

（1）口中插[1]舌，乃心经有热，退六[2]腑，水里捞明月，清天河水为主。

（2）四肢冷弱，推三关，补脾土，四横纹为主。

（3）头向上，运八卦，补脾土为主。

（4）眼翻白，推三关，擦五指节为主。

（5）四肢乱舞，掐五节指，清心经为主。

（6）口渴，是虚气，大推天河水为主。

（7）肚响，是虚气，分阴阳，推脾土为主。

（8）口吐白涎，有痰，推肺经为主（吐法急用）。

（9）四肢掣跳，寒热不均，掐五指节，分阴阳为主。

（10）眼不开，气血虚，推肾水为主[3]。

（11）如哑子不言，是痰迷心窍，推肺[4]经为主（吐法急用）。

（12）眼翻白，偏左右，拿二人上马、掐[5]小天心为主。

（13）眼白，推肾水、运八卦为主。

（14）头偏左右，有风，分阴阳、擦五指节为主。

（15）面虚白，唇红，推脾土肾水为主。

（16）遍身潮热，乳食所伤，推脾土肾水为主。

（17）气吼虚热，补脾土、推肾水为主。

（18）口唇白，气血虚，补脾土为主。

（19）肚胀，气虚血弱，补脾土、分阴阳为主。

（20）青筋裹肚，有风，补脾土、掐五指节为主。

（21）吐乳，有寒，分阴阳上为主。

（22）饮食俱进，人事瘦弱，有盛火，退六腑、清天河水为主。

（23）眼向上，分阴阳，推肾水，运水入土为主。

（24）哭声号叫，推心经，分阴阳为主。

（25）鼻流清水，推肺经为主。

（26）四肢向后，推脾土肺经，摆尾为主。

（27）眼黄有痰，清肺经，推脾土为主。

（28）大小便少，退六腑，清肾水为主。

（29）口㖞有风，推肺经，掐五指节为主。

（30）掐不知痛，有风痫[6]，推脾土，掐五指节为主。

（31）到晚昏迷，推肺经为主。

（32）咬牙，补肾水、分阴阳为主。

（33）哭声不出，清心经，分阴阳，掐威灵穴为主。

（34）遍身掣有风，掐五指节，补脾土，凤凰单展翅为主。

（35）脸青，推三关，推肺经为主。

（36）哭声不出，推肺经，擦四横纹为主。

（37）手抓人，推心经，退六腑为主。

（38）身寒掣，推三关，揉涌泉穴为主。

（39）大叫一声死，推三关，拿合骨穴，清天河水，捞明月为主。

（40）临晚啼哭，心经有热，清天河水为主。

（41）肚痛，擦一窝风为主，并拿肚[7]角穴。

（42）干呕，精宁穴为主。

（43）鼻流鲜血，五心热，退六腑，清天河水，捞明月为主。

（44）一掣一跳，推心经，掐五指节，补脾土为主。

（45）两眼看地，补脾土，推肾水，擦四横纹为主。

（46）卒中风，急筋吊颈，拿合骨穴，掐威灵穴为主。

以上治法，虽各有主者，然各经俱要推之，遍推遍妙，只有益，定无损，医者留心。

【注释】

[1] 插：据文义，疑为"抽"之误。

[2] 六：原作"夫"，据清抄本改。

[3] 主：原阙，据清抄本补。

[4] 肺：原作"脯"，据清抄本改。

[5] 掐：原阙，据清抄本补。

[6] 痳：古同"麻"。

[7] 肚：原作"用"，据清抄本改。

运八卦，运土入水，运水入土图说（附跪指拿总心穴）。（图7-112）

凡运八卦，医用大指面，自乾上起推至兑上止，但到离上轻轻带过，恐推动心火，除俱要动。自脾土推起至肾水止，为运土入水，止泻。自肾水推起脾土止，为运水入土，止痢。

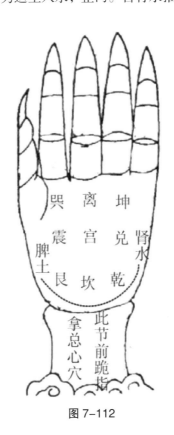

图 7-112

推板门推向横纹图说。（图7-113）

推板门推向横纹，止泻痢，或要吐用之。自横纹推向板门，止呕吐，或要泄用之。

以图示说，系手掌，因用法难明，故表明之，余不尽言。

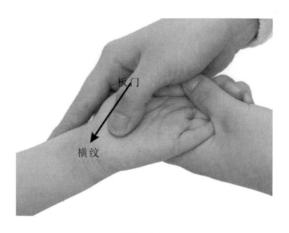

图 7-113

二扇门、二人上马图说。（图7-114）

二扇门，在中指骨两边空穴处是。二人上马，在名小二指骨界空处是，二扇门手法，医用两大指甲锁掐中指骨两边空处。二人上马，医用一大指甲锁掐名小二指界空处。

此图说系手背，因用法难明，故表明之，余不尽载。

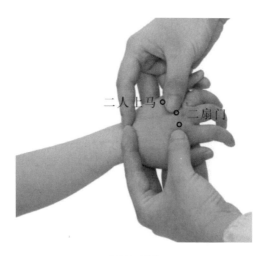

图 7-114

屈指补脾土手法图。（图7-115）

屈拿其指屈[1]而推之，故为补，右[2]直其指则为推，互相为用，在人活法。说详前。

【注释】

[1] 屈：据清抄本，疑为"巅"之误。

[2] 右：据清抄本，疑为"若"之误。

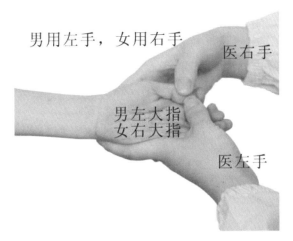

男用左手，女用右手

医右手

男左大指
女右大指

医左手

图 7-115

推中指手法图（余指例推）。（图 7-116）

凡推各指，医俱以大指、无名指，拿住指巅，以中指、食指托其指背，而余其指面推之，但法难以尽拘，随便活^[1]法用之。

【注释】

[1] 活：清抄本作"治"。

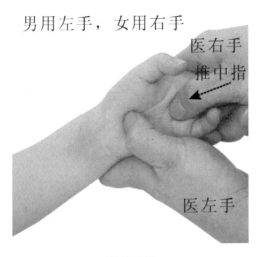

男用左手，女用右手

医右手
推中指

医左手

图 7-116

一切手法，本欲逐一描画，但中有画图不明者，姑画其易明者。然模拟亦尽且若^[1]矣，因类^[2]而通之，活变而用之，是在明者毋若唯耳^[3]。若后灸灯火图法，便^[4]为神奇。但人多骇而畏之，而不知轻火一点。不疼不痛，皮毛即时爽快，妙不容言，何足畏哉。其在大人，更宜早用，凡推，口记下数要到。

【注释】

[1] 且若：清抄本作"其苦"。

[2] 类：底本漫漶，据清抄本改。

[3] 毋若唯耳：清抄本作"毋苦难耳"。

[4] 便：清抄本作"更"。

（二十）阳掌诀法（掌面为阳，非左手也）（图7-117）

【原文】

（1）擦[1]心经，二揉[2]劳宫，推上三关，发热出汗用之。引开毫毛孔窍，要汗而汗不来，再以二扇门掐之，揉孩童右手心，微汗出即止。

（2）大指食指侧，推入虎口，水泄、泻痢、肚胀用之。

（3）推脾土，屈指为补，饮食不进，人事瘦弱，肚起青筋用之。直指为泄，饮食不消，作饱胀用之。

（4）推肺经，二揉掐离乾，离上起，乾上止，当中轻，两头重。咳嗽化痰，昏迷呕用之。

（5）推肾水，推小横纹，肾水短少，可以补肾，亦红可以清[3]。

（6）推肾水[4]，推小横纹，退六腑，大小便闭结，人事昏迷，粪黄者用之。

（7）揉[5]掐总位[6]，清天河水，口内生疮，遍身潮热，夜间啼哭，四肢常掣用之。

（8）分阴阳，风寒水湿，水泄痢疾，遍身潮热往来，膨胀呕吐并用之。

（9）运五经，通五脏六腑之气，肚胀，气血不和，四肢常掣，寒暑[7]往来用之．

（10）运八卦，除胸膈迷闷，肚胀呕吐，气喘，饮食不进，打嗝，用之[8]。

（11）推四横纹，和气血，人事瘦弱，乳食不思，手足常掣，头偏左右用之。

（12）运水入土，水盛土枯，五谷不化，痢疾用之。

（13）运土入水，脾太旺，水谷不分，水火未济，水症用之。

（14）揉掐小天心，眼翻白，偏左右，肾水闭结用之。

（15）掐大指面巅，迷闷气吼，作呕，干呕，用之。

【注释】

[1] 擦：《针灸大成·卷十》"阳掌图各穴手法仙诀"作"掐"。

[2] 揉：《针灸大成·卷十》"阳掌图各穴手法仙诀"作"掐"。

[3] 推肾水……可以清：《小儿按摩经》和《针灸大成·卷十》"阳掌图各穴手法仙诀"，无此20字。

[4] 水：《小儿按摩经》和《针灸大成·卷十》"阳掌图各穴手法仙诀"均作"经"。

[5] 揉：原作"操"，据清抄本改。

[6] 总位：《小儿按摩经》和《针灸大成·卷十》"阳掌图各穴手法仙诀"均作"总筋"。底本"掌面总图"作"总心经"。

[7] 暑:《针灸大成·卷十》"阳掌图各穴手法仙诀"作"热"。

[8] 运八卦……打嗝用之:《小儿按摩经》和《针灸大成·卷十》"阳掌图各穴手法仙诀"作"……运八卦，除胸肚膨闷，呕逆气吼噫，饮食不进用之"。

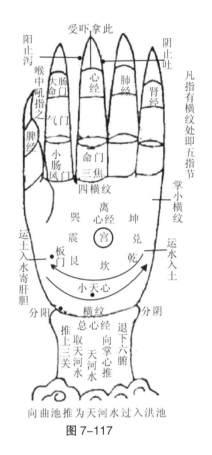

图 7-117

（二十一）阴掌穴法（掌骨为阴，非右手也）（图 7-118）

【原文】

（1）掐[1]二扇门，两手揉掐，平中指为界，凡发汗用之。

（2）揉掐二人上马，清补肾水用之。

（3）揉掐外劳宫，遍身潮热，肚起青筋用之。

（4）揉掐一窝风，肚疼，眼翻白，一哭一死用之。

（5）揉掐五指节，伤风，被水惊，四肢常掣，面青色用之。

（6）揉掐精灵穴，气吼干呕用之。

（7）揉掐威灵穴，暴中风死，急筋跳水[2]，吊颈用之[3]。

【注释】

[1] 掐:原阙，据文义《小儿按摩经》和《针灸大成·卷十》"阴掌图各穴手法仙诀"补。

[2] 急筋跳水:《针灸大成·卷十》"阴掌图各穴手法仙诀"作"急惊暴死"。《儿科推拿

摘要辨证指南》作"急惊卒死"。

[3] 揉掐威灵穴……吊颈用之：在《小儿按摩经》和《针灸大成·卷十》"阴掌图各穴手法仙诀"作"一威灵穴，治急惊暴死。掐此处有声可治，无声难治"。

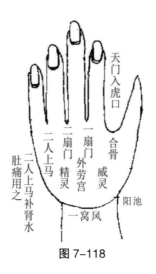

图 7-118

（二十二）诸惊[1]症候并推治法

【原文】

（1）胎惊：落地或软或硬，不开眼，不作声，胎中多毒。

每次分阴阳（五七十），推三关（五七十），退六腑（五七十），推脾土（五七十）。上用热水推。如再不醒，用灯火于脑顶并二涌泉穴，各一燋。再不醒不治。又俗传呼其父乳名即醒者，试之可也。

【注释】

[1] 惊：原作"经"，据文义、《小儿按摩经》和《针灸大成·卷十》"治小儿诸惊推揉等法"改。

（2）脐风惊：初生一二日，舌硬托乳，头摇眼闭，哭不出，口吐白沫，左右牙龈上下，并口上腭[1]。俱觉有硬梗，带蓝白色，如鸡鱼脆骨样，或白点如粟米大。初生但见有此症，急宜速治。然此症初起，人多不觉，在一二日间就要留心。凡婴初生下地，受风即生此症，治之在三日内外可愈，若至四日便废[2]手，越五日断不治矣。近日此症极多，亦多误为别症失事，治法先寻鸡糟粪同好香墨磨之待用。先用大布针将龈腭间硬梗一一划破，重些不妨，即用青绢布片，打湿扭干，缠食指头，蘸粪墨于划破处。轻者一次即愈，重者如前法再用一次，亦无不愈矣。如儿口不开，大人用左手大指二指，拿其牙关穴即开。便于用针，若拿不开则重矣。其病端在四日矣，可不趁早防之。

每次分阴阳（五七十），推三关（五七十），退六腑（五七十），运八卦（五十），推肺经（五十）。重者，天心穴、脐上、两大[3]指面巅，各用灯火一壮，惟脐上三壮。（轻者不必用灯火，予屡试屡活人。）

上用姜葱汤推之。

【注释】

[1] 腭：原作"肠"，据清抄本改。

[2] 废：清抄本作"费"。

[3] 大：原作"天"，据清抄本改。

（3）蛇丝惊：口中舌常吐，四肢冷，乃心经有热。

每次分阴阳（一二百），推三关（一二百），退六腑（一百），清天河水（二百），运八卦（一百），捞明月（五十）。汗吐法先用。

上麝香水，或姜葱汤推之，将米[1]泔水洗口，蛤粉擦太阳并涌泉穴二处。

【注释】

[1] 米：原作"朱"，据清抄本改。

（4）马蹄惊：头向上，四肢乱舞，感风被吓，脾土为主。

每次分阴阳（一二百），推三关（二百），退六腑（一百）。脾土推补（各一百），运八卦（一百），擦四横纹（五十），清天河水（一百），揉太阳（五十），掐五指节（五次），摇头（一十），掐二人上马（五十）。汗吐法先用。

上用姜水推，将姜葱捣烂敷膝腕，取微汗，用布裹之，一二时忌乳食少用。

（5）水泄惊：肚响遍身软，眼翻白，口作渴，因乳食所伤，寒热不调，以脾土、大肠为主。

每次分阴阳（二百，阳边多分），推三关（一二百），推大肠（一二百），脾土推补（各一百），板门推向横纹（五十）。摩脐并腰眼龟尾（各二三百。用右手掌心轻轻于腰脐龟尾掌荡，左右旋转各五十。男要左旋[1]多些，女要右旋多些，四六分用），推委中、后承山（各五七十）。

上姜水推之。将蒜捣烂隔火纸敷脐，量人大小，大者敷一饭之时，小者敷一茶之时，大者禁乳食两时，小者忌一时。以茶汤洗口。然须分寒热，此治寒法，若热方俱杂症内。（龟尾，即尾脊穴）。

【注释】

[1] 旋：原作"右"，据清抄本改。

（6）鲫鱼惊：口吐白沫，四肢摆动，眼动，有寒，被吓。

每次分阴阳（一二百），推三关（一二百），退六腑（一百），推肺经（二百），运八卦（五六十）。脾土推补（各一百），清天河水（一百），运土入水（五十），推肾水（五十）。肘肘（五十），掐五指节（数次），掐二人上马（数次）。汗吐法先用。

上用姜葱汤推，蛤粉擦脑顶，揉母乳水，掐去陈积者方与之食，不可太饱，禁风。凡病推后，与之乳或食，俱勿令饱。所谓要得小儿安，多受饥与寒是也，总之不令伤食，养子之良法。

（7）乌鸦惊：大叫一声即死，手足掣，口开眼闭，被吓，有痰。

每次分阴阳（二三百），推三关（一二百），退六腑（一百），推肺经（二百），清天河水（一百），脾土推补（各一百），推肾水（一百），运八卦（五十），揉内劳宫（一百，取微汗。如不醒，拿合骨穴，或拿中指巅即醒[1]，二拿法载前），汗吐法要用。

上用姜汤推，忌乳食，蛤粉搽脑顶涌泉。

【注释】

[1] 或拿中指巅即醒：原作"或食□指人□醒"，据清抄本改。

（8）潮热惊：口渴，气吼，昏迷，先被乳食所伤，后感风寒，脏腑有热。多清天河水与水里捞明月。

每次分阴阳（二百，阴多些，阳少些，四六分用），推三关（一百），退六腑（二百），清天河水（一百），捞明月（五十），掐五指节（数次），运八卦（五十），揉内劳宫（一百），汗吐法要用。

上葱水推之，忌乳食片时，如口中有疮，多清天河水、退六腑。

（9）肚胀惊：气喘、眼翻白、作泄，伤食、感寒，脾土[1]之症。

每次分阴阳（二百），推三关（一百），推肺[2]经（一百），脾土推补（各二百），推肾水（一百），掌揉脐（二三百，左右旋。男左旋多，女右旋多，四六分用），擦四横纹（五十），运八卦（五十）。

上姜水推之，忌生冷。如泄，揉腰脐龟尾（各二百，法载水泄惊下）。

【注释】

[1] 土：清抄本作"肚"。

[2] 肺：原作"脯"，据清抄本改。

（10）夜[1]啼惊：一哭一死，再无住时，手足掣跳，被人乳食过度。

每次分阴阳（一百），推三关（一百），退六腑（二百），推心经（一百），清天河水（一百），推肺经（一百），推肾水（一百），展翅（五十），运八卦（五十）。

上用盐姜汤推之，少与乳食。

【注释】

[1] 夜：原脱，据清抄本、《小儿按摩经》和《针灸大成·卷十》"治小儿诸惊推揉等法"补。

（11）宿沙惊：早晚昏沉，人事不省，咬牙，寒热不均所致。

每次分阴阳（二百），推三关（二百），退六腑（二百），捞明月（一百），脾土推补（各一百），运八卦（五十），推肺经（一百），摇头二十，擦四横纹（五十），清天河水（一百）。

上用葱水推，节乳食。

（12）急惊：手捏拿[1]，一撒一死，口偏眼歪，受风，被吓。

先拿合谷穴或中指巅令醒，随用吐法（法俱载前）。每次分阴阳（二百），推三关（二百），退六腑（一百），脾土推补（各一百），推肺经（二百），掐五指节（数十次），清天河水（二百），运八卦（一百），推肾水（一百），揉内劳宫（二百），汗吐法第一要紧用。

上葱椒研水推之，水调蛤粉擦头顶心太阳、手足掌心，禁风，忌乳食。

【注释】

[1] 拿：清抄本作"拳"。

（13）慢惊：日逐被吓，眼偏口歪，四肢软拽[1]，喘[2]气无时，此非一时之病，不可治之太过。

每次分阴阳（二百），推三关（二百），退六腑（二百），脾土推补（各一百），推肺经（一百），运八卦（一百），摇头（五十），推肾水（二百），小天心（久[3]揉之），亦可用吐法。

上麝香水，或葱姜汤推之，米泔水洗口，草应子[4]研饼敷涌泉穴两太阳。

【注释】

[1] 四肢软拽：《小儿按摩经》"治小儿诸惊推揉等法"作"四肢掣跳"。

[2] 喘：原脱，据清抄本改。

[3] 久：原作"人"，据清抄本改。

[4] 草应子：清抄本作"蓖麻子"。

（14）弯弓惊：四肢向后，头向胸靠，哭声不出。

每次分阴阳（二百），推三关（二百），退六腑（一百），推肾水（二百），推肺经（三百），运八卦（一百），擦四横纹（五十），脾土推补（各一百），双龙摆尾（十次），汗吐法要用。

上葱姜汤推之，以水调蛤粉擦手足掌心四处。

（15）天吊惊[1]（眼向上，哭声号叫，鼻流水，食后感寒，被吓[2]）。

每次分阴阳（阳二百，阴一百），推三关（一百），推脾土（推补各一百），运八卦（五十），推肾水（一百），双龙摆尾（三十），揉内劳宫（一百），汗吐法要用。

上姜葱汤推之，禁乳食，一时如不止，用取痰法吐其痰。

【注释】

[1] 天吊惊："天吊"，二字原倒，据清抄本改。

[2] 被吓：清抄本作"被惊吓"。

（16）内吊惊：咬牙，寒战，掐不知痛，食后感风，被吓。

每次分阴阳（二百），推三关（二百），退六腑（一百），推肺经（二百），天门入虎口（五十），清天河水（一百），推肾水（一百），运八卦（五十），揉内劳宫（三十），取微汗，汗吐法忌用。

上姜葱汤推之，忌风节乳食，葱枝捣饼，敷头顶心一时。

（17）盘肠[1]惊：气吼，眼黄，肚起青筋，饮食不[2]进，人事瘦弱，大小便短少，因六腑有寒而致。

每次分阴阳（阴二百，阳一百），推三关（二百），退六腑（一百），推脾土（二百），推四横纹（二百），推大肠（二百），推肾水（一百），运八卦（二十），运水入土（一百），揉腰脐及龟尾（二三百），揉内外劳宫（各一百），天门入虎口（十下），汗吐法可用。

上姜葱汤推之，忌生冷，艾绒敷脐，草麻子[3]为饼，敷两脚心。

【注释】

[1] 盘肠：指大肠。

[2] 不：原作"俱"，据文义和《小儿按摩经》"治小儿诸惊推揉等法"改。

[3] 草麻子：清抄本作"蓖麻子"。

（18）锁心惊：鼻流鲜血，唇眼皆红，眼角粪无时，因火盛所致。

每次分阴阳（阴二百，阳一百），推三关（五十），退六腑（二百），清天河水（一百），推肾水（一百）。

上葱汤推之，蛤粉搽两太阳、两脚心，揉后要退凉，如再热难治。

（19）鹰[1]爪惊：两手抓人，眼闭不开，叫哭无时，被吓，并乳食所伤，筋经[2]受风，心经有热）。

每次分阴阳（一百），推三关（一百），推六腑（二百），脾土推补（各一百），运八卦（五十），清天河水（一百），推肾水（一百），打马（五十），手足弯处（揉拿之），揉内劳宫（一百），汗吐法可用。

上椒汤推之，如甚，用麻丝扎两中指，用花针刺指头出血，以泄其心火。

【注释】

[1] 鹰：原脱，据清抄本补。

[2] 筋经：清抄本作"肺经"。

（20）呕逆惊：肚胀、四肢冷、吐乳食，胃有寒，乳食所伤。

每次分阴阳（阳二百，阴一百），推三关（二百），退六腑（八十），推肺经（一百），脾土推补（各一百），运八卦（五十），仍要先用汗吐法。

上姜水推之，如胃间有积乳积食，仍用吐痰法吐之不妨，最要少与之乳食，令多饥。

（21）撒手惊：手足掣动、眼歪[1]、咬牙，心经先寒后热、心经为主。

每次分阴阳（阳一百，阴五十），推三关（一百），退六腑（一百），推四横纹（五十），天门入虎口（二十），清天河水（一百），运八卦（五十）。

上葱水推之，忌乳食，细茶煎汤洗口，禁风节乳食。

【注释】

[1] 眼歪：清抄本作"眼歪斜"。

（22）乌沙惊：唇嘴皆黑、筋亦黑，食后感风邪入肺。

每次分阴阳（二百），推三关（二百），退六腑（一百），推脾之[1]（一百），推肺经（一百），运八卦（一百），掐二扇门（数次），揉外劳宫（数次），汗吐法要用。

上葱姜汤推之，要忌乳，如重，用吐痰法吐之。然要量人虚实，久者少吐，近者多吐。过后有虚汗出者，多补脾土八卦。

【注释】

[1] 脾之：清抄本作"脾土"。

（23）看地惊：手捻拿[1]，眼看地，不言，口㖞眼斜。

每次分阴阳（一百），推三关（一百），退六腑（一百），运天河水（一百），推脾上[2]（一百），推心经（五十），推肺经（一百），按弦（八十），搁[3]肘肘（二十），汗吐法急用。

上姜汤推，用皂角烧灰，存性为末，将醋和饼，贴囟门一时。

【注释】

[1] 手捻拿：清抄本作"手捻拳"。

[2] 脾上：清抄本作"脾土"。

[3] 搁：方言，托起或上掀；清抄本作"摇"。

（二十三）杂症治法

【原文】

（1）治肚疼：每次分阴阳（二百），推三关（一百），退六腑（一百），推脾土（一百），天门入虎口（一十），抱手揉肚（二三百），揉窝风穴（五十），掌心揉脐（一二百），吐法可用。

上滚水[1]推，用艾槌饼敷脐，忌乳食，要常带饥饿。

（2）治火眼：每次退六腑（一百），清天河水（三十），运八卦（五十），推肾水（一百）。

上滚水推，或茶汤推亦可。

（3）治气肿：每次分阴阳（一百），推三[2]关（二百），退六腑（二百），推脾上[3]（三百），运土入水（一百），天门入虎口（五十）。

上滚水推，或淡醋亦可。

【注释】

[1] 滚水：热水（不烫手为宜）。

[2] 三：原作"二"，据清抄本改。

[3] 上：清抄本作"图"。

（4）治水肿：每次分阴阳（二百），推三关（二百），退六腑（二百），推脾之[1]（三百），运土入水（一百）。

上姜葱汤推之，忌盐并生冷，乳食亦少用。

【注释】

[1]之：清抄本作"土"。

（5）治黄症：每次分阴阳（二百），推三关（一百），退六腑（一百），推肾之[1]（一百），推脾土（三五百），运土入水（一百）。

上姜葱汤推，山楂煎汤不时服。

【注释】

[1]之：清抄本作"水"。

（6）治痰迷心窍：每次分阴阳（一百），推三关（一百），退六腑（一百），推肺经[1]（一百），推心经（五十），推四横纹（五十），运八卦（五十），揉内劳宫（五十），天门入虎口（五十），掐五指节（数次），吐法急急要用。

上麝香水或姜葱汤推之，用吐痰法吐之；如重，用灯窝油鸡毛扫喉中即吐。

【注释】

[1]经：原作"绝"，据清抄本改。

（7）治走马牙疳：每次分阴阳（二百），推三关（一百），退六腑（二百），清天河水（二百），捞明月（五十），摇头（三十）。

上麝香水或姜葱汤推，五倍子烧灰存性、炉底、黄连等分，为末搽之。但搽药须于夜间与日间睡着时。用物枕其颈，令仰睡张口，方便用药。若醒时，用药为涎所流，终无益也。

（8）治头肿：每次分阴阳（二百），推三关（二百），退六腑（一百），推脾土（一百），揉两太阳（五十），运八卦（二十），揉内劳宫（三十），汗法要用。

上姜水推之，将葱为饼敷脐，忌乳食少用，或将艾饼敷头顶。

（9）治痰疟：每次分阴阳（二百），推脾土（二百），退六腑（一百），运八卦（五十），推四横纹（三十），揉脐（一百二十），揉内劳宫（三十），汗吐法急用。

上用姜汤推，忌生冷，桃叶研饼，敷涌泉穴。

（10）治食疟：每次分阴阳（二百），推三关（二百），退六腑（一百），推脾土（二百），推肾水（一百），天门入虎口（二十），运八卦（二十），揉内劳宫（三十），汗法要用。

上葱水推，忌生冷，乳食少用。

（11）治虚疟：每次分阴阳（二百），清天河水（二百），推三关（二百），退六腑（一百），推脾土（三百），运八卦（一百），拿二人上马（三十）。

上葱姜水推，忌风并生冷，桃叶敷脚心。

（12）治邪疟：往来不时为邪。

每次分阴阳（二百），清天河水（二百），推三关（一百），推肺经（一百），掐五指节

（二十），推四横纹（二十），运水入土（五十），拿二扇门（三十），揉内劳宫（二十），汗法要用。

上葱姜汤推，忌生冷。用独蒜一个，捣烂，隔火帋[1]付[2]内间使，大者久敷，小者少敷，或桃叶捣敷涌泉穴（内间使即天河水处）。

【注释】

[1] 帋：即"纸"。

[2] 付：即"敷"。

（13）治红痢：每次分阴阳（二百），推三关（一百），退六腑（二百），推大肠（二百），运水入土（一百），板门推向横纹（五十），摩脐并腰眼及龟尾（各一百二十），推委中后承山（各五七十）。

上葱水推之，黄连、甘草各等分，煎汤服之。

（14）治白痢：每次分阴阳（二百），推三关（二百），退六腑（八十），推脾土（一百），推大肠（一百），运水入土（一百），板门推向横纹（三[1]十），摩脐并腰眼及龟[2]尾（各一百二十），推委中后承山（各五七十）。

上姜葱水推，忌生冷，黄连甘草各等分，煎汤服之。

【注释】

[1] 三：清抄本作"五"。

[2] 龟：原作"苑"，据清抄本改。

（15）治赤白痢：每次分阴阳（二百），推三关（一百），退六腑（一百），推脾土（一百），运八卦（五十），推大肠（一百），板门推向四横纹（五十），摩[1]脐并腰眼及龟尾（各一百二十）。推委中后承山（各五七十）。

上姜葱水推，忌生冷。艾叶同花椒，研饼敷脐，以绢布护之，愈而后去。

【注释】

[1] 摩：原作"店"，据清抄本改。

（16）治噤口痢：每次分阴阳（二百），推三关（一百），退六腑（一百），推脾土（二百），推大肠（二百），板门推向横纹（五十），摩脐并腰眼及龟尾（各一百二十），推委中后承山（各五七十）。

（17）治疳积黄疸：凡面口白，饥瘦发稀，岂[1]肚大者是也。

每次分阴阳（二百），推三关（一百），退六腑（一百），脾土推补[2]（各二三百），推肾水（一百），抱肚揉（一百），摩脐（左右旋各一百）。

【注释】

[1] 岂：据前后文义，疑为"其"之误。

[2] 推补：原作"德"，据清抄本改。

注：以上诸症，治无遗法，犹恐学者忽略，又编资手法捷要歌诀于下，以便记诵，以致可咛，不厌重复。

附歌云：

人间发汗如何说，只在三关用手诀，再掐心经与劳宫，热汗立至何愁雪，不然重掐二扇门，大汗如甫便休歇。若沾痢疾并水泻，重推大肠经一节，侧推虎口见功夫，再推阴阳分寒热。若关[1]男女咳嗽诀，多推肺经是法则。八卦离起到乾宫，中间宜乎轻些些，凡运八卦开胸膈，四横纹掐和气血。五脏六腑气候闭，运动五经开其塞。饮食不进儿着吓，推动脾土就吃得。饮食若进人事瘦，曲指补脾何须怯。若还小便兼赤涩，小横纹与肾水节，往上推而为之清，往下退而为补诀。小儿若着风水吓，多推五指指之节。大便闭塞久不通，盖因六腑有积热。小横肚角要施工，更掐肾水下一节。口出鼻气心经热，只要天河水清切。上入洪池下入掌，万病之中都去得。若是遍身不退热，外劳宫上多揉些。不问大无[2]与大炎，更有水里捞明月。天门虎口斛肘诀，重揉顺气又生血。黄蜂入洞医阴证，冷气冷痰俱治得。阳池穴掐止头痛，一窝风掐肚痛绝。威灵总心救暴亡。精宁穴治打逆咽。男女眼若往上撑，重重多揉小心穴。二人上马补肾经，即时下来就醒些。男左三关推发热，退下六腑冷如铁[3]。女右三关退下凉，推上六腑又是热（此四句已辨在前，男女左右说下，大约男女既分左右手，则三关六腑想亦相同。用者细心，更参之莫误）。病症虚实在眼功，面部详观声与色。寒者温之热者清，虚者补之实者泻。仙人传下救孩童，后学然恸[4]当切切。古谓哑科治法难，唯有望闻[5]问病策。我今校订无差讹。穴道手法细分别。画图字眼用心详，参究其中真实说。非我多言苦叮咛，总欲精详保婴血。更迷[6]一篇于末简，愿人热[7]诵为口诀。诸人留意免哭儿，医士庸[8]心有阴德。

又有小儿，不论何病，如人[9]病而尪瘦虚热，或眼皮不起，或咳嗽不出，欲愈不愈者，多因脏腑枯涩，脾气不润，急宜与之滋味，如荤汤之类，以资其脾胃极妙。大者与之自食，小者与之母食度乳。如大者能吃肉，不妨与之，但要逐渐少与，勿令过伤。此说若与庸医商量，断不肯从，明者自决。大人有病尤可用，记之记之。

又凡小儿不拘何病，父母抱之，以手掌心贴儿脐下小腹[10]，往上轻轻托抱之。又令一人抱其头，左右旋摇各数十，能令五脏冲和，百病清散。其睡时亦以手按其小腹，功效如神。

以上二说，是吾心得之妙，屡经试验，大人小儿去病如神，特揭之以活众，留心毋忽。

【注释】

[1] 关：清抄本作"问"。

[2] 大无：清抄本作"太热"。

[3] 铁：原作"夫"，据清抄本改。

[4] 然恸：清抄本作"愿懃，即殷勤"。

[5] 闻：原作"门"，据清抄本改。

[6] 迷：清抄本作"述"。

[7] 热：清抄本作"熟"。

[8] 庸：据文义，疑为"用"之误。

[9] 人：清抄本作"久"。

[10] 腹：原作"复"，据清抄本改。

（二十四）补推指法

【原文】

凡小儿一二岁以内，指小难捉，医用左手大指与名指或中指，对拿着病者应推之指梢，以食指托起指背，却以右手中指、名指分夹[1]病者手掌，以大指推之。惟推脾土，医用大指、食指[2]拿其指梢，随便用之，在人活法。

【注释】

[1] 夹：原作"大"，据清抄本改。

[2] 食指：原作"食食"，据清抄本改。

（二十五）灸灯火穴（凡穴软处是）（图 7-119、图 7-120）

【原文】

畏灸者，用人捉灸之，立愈，断非虚言。

有等小儿，气粗皮厚。自五七岁，至十五以外。如感冒风寒，发热无汗，先预备葱姜汤姜粥听用。医先用麻绳，热水摸湿。两手扯张，将病人遍身一刮，随用灯草酥香油点火，于所点穴道各一壮。善灸者，能令爆响。灸完能食者，与之姜粥，小者灌之葱姜汤，以被[1]盖之。寒天用火一盆置床前[2]，少顷汗出如水即愈矣，此法大人亦可用。去病如神，试之屡验。但脚冷者，灸之自下而上。但刮麻时，用滚水一大盆，病大者坐于其上，小者抱其上。蘸滚水倒[3]之，倘有大汗，轻者不灸亦可。

【注释】

[1] 被：原作"皮"，据清抄本改。

[2] 床前：原作"皮而"，据清抄本改。

[3] 倒：清抄本作"刮"。

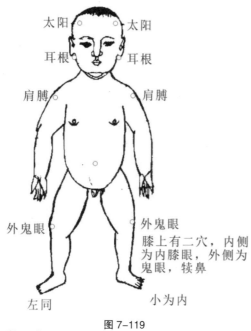

图 7-119

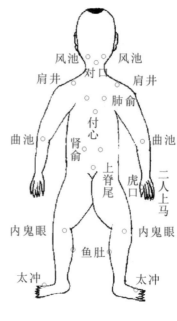

图 7-120

附经验：

1. 活幼黄金散

小儿一切惊风，吐泻，腹胀[1]，不思饮食，热极烦躁，二[2]便结涩。诸般杂症，服之并效。（如为丸，绿豆大，朱砂金箔为衣[3]，量大小服之。）

天竺黄（五钱）、全蝎（去头尾用，焙干，五钱）、蝉蜕（去头足，三钱）、姜蚕[4]（炒，五钱），甘草、黄芩、郁金、姜黄、山栀仁（炒）、白蒺藜（炒去刺）、防风，以上各一两，牛黄（或一钱或五分）。

上十二味，共干研，为极细面。每服小者一匙，大者如用，调引附后。牛黄、天竺不犯铁器。

惊风，薄荷汤下；烦躁，灯心草同金银煎汤下。

呕吐、泄泻，姜汤下；膨胀不思饮食，神曲、麦芽煎汤下。

潮热盛者，用灶心土（五钱）入灯心竹叶汤下。

大便秘结，量用大黄煎汤下。

小便赤涩，用车前草、竹叶、灯心同煎汤下。

大小便俱不通，用猪苓、泽泻煎汤下。

上方牛黄、天竺二味，难得，有力之家用之，贫家只用推拿可也。

【注释】

[1] 腹胀：原作"胀胀"，据清抄本改。

[2] 二：原脱，据清抄本补。

[3] 如为……金箔为衣：此句原字难辨，据清抄本补。

[4] 姜蚕：据文义，疑为"僵蚕"之误。

2. 启脾芦荟丸（治五疳脾虚，面黄肌瘦，发稽[1]直竖，肚大青筋，或吐或泻）

山楂肉（四两）、陈皮（去白一两）、枳实（麸炒一两）、胡黄连（净一两）、使君子（一两）、青黛、芦荟、人参、青皮（各五钱）、莪术、蕪天[2]、神曲（各六钱）。

上为末，使君子壳煎汤，大米为末，打糊为丸，如龙眼核大，每服一丸，清米汤化下。此方无难备，凡小儿诸病，此二方尽之矣。

【注释】

[1] 稽：清抄本作"稀"。

[2] 蕪天：据文义，疑为"芜荑"之误。

3. 治恶痘（黑馅将死，此药起死回生）

紫草茸（三钱）、穿山甲（二钱，炒成珠）。

上二味为极细末，同人参煎汤调下五分，即刻起顶贯浆，次第取功，真仙丹矣。此方紫草茸难得，然效果如神，特并载之[1]。

【注释】

[1] 上二味为极细末……特并载之：底本原无，据清抄本补。

第五节 《医学研悦·附刻小儿推拿》

《医学研悦》刻于明天启六年（1626），田思胜、史兰华、杨崇峰、高萍校注。

一、传承概要

李盛春，字太和，明代湖北江陵人，后移居枣阳，初业举，后改习医。父燕山、弟占春皆为名医。李盛春于明代天启丙寅（1626）孟冬汇编《医学研悦》一部。计函10册。卷八为《小儿形症研悦》，卷九为《小儿研悦方》，卷十附《小儿推拿》。盛春集其父燕山多年经验之传述，并与弟占春考古证今，审运察气，远宗仲景、节庵之训，近采青阳、立斋之说，据家传"悦诸心，研诸虑，施之有验者"汇编而成。《医学研悦》为海内珍本医籍，对医学理论和临床实践都有指导意义。

该书开篇《论推拿之由》有"太白金星，怜其陷罹苦途，指点手法，付马郎救济孩童，无论初病沉疴，举手奏效"。古人无论写书，还是技艺，常常托圣贤或神仙之名，太白金星显系托词，但所托付之人马郎则为明代实实在在的医家，而且以小儿按摩出名。李盛春《医学研悦·小儿推拿》是在《马郎按摩》基础上，吸收《小儿推拿秘诀》内容，简便易行，又对《马郎按摩》进行总结创新，如"诸惊症候并推治法"没有"燋"法，只有手法治疗，也没有《小儿按摩经》里的"壮"法。

二、学术价值

纵观《医学研悦》的学术内容，有下列颇有临床价值的学术特点值得继承。

1.《医学研悦》强调小儿推拿特点为"手足血脉，赖之乎节宣流通"

即推拿的特色在于影响血脉。治疗的最高境界和原则为"节""宣""流通"。节为调节，使之不会太过和不及。宣为宣散（发），提升与祛邪。流通则是使经络血脉通畅。该书并不主张小儿服中药，认为"彼世妄投汤剂，不惟无益，且匕剂稍瘥，害从其后，悔之无及，可胜悼哉！志此者，尤当于推拿一法留意焉"。

2.《医学研悦》强调推拿操作程序

原文："任是惊风痰热，及一切内外等证，一以后法行之（男子上三关、女子下三关为热。男子下三关、女子上三关为凉）。若能循经推掐，按穴运行，无不顷刻立应者，诚不刊之书，救世之诀也。"特别提到"循经推掐"，有一定启发性。即临床判明某脏腑病症之后，应取某经，沿经络一路推来，以调理相关脏腑和经络。

3. 明确提出顺时针为补，逆时针为泻

书中独立一幅图，名为"背上六推骨节法"。正文中并无"六推"内容。图中右上角明确标示顺时针和逆时针图案。规定顺时针为补，逆时针为泻。这应该是最早的小儿推拿方向补泻的标准。

4. 建立脏腑归经论治模式

本书最大的贡献和主要成就是建立了脏腑归经论治模式，明代陈氏《小儿按摩经》、龚云林《小儿推拿活婴秘旨全书》和周于蕃《推拿妙诀》均有脏腑证治歌诀，相互之间大同小异，仅仅一句顺口溜而已。李盛春将其扩展为三。其一介绍脏腑病症的主症和诊断，其二介绍歌诀，其三设立处方。处方有主穴，也有配穴，君臣配合，确保疗效。

中医以脏腑为中心。各脏腑之间在症状、病机、治法方面肯定不同。但同一脏腑，由于建立在共同的解剖、经络、生理功能、五行属性和气血特质等基础之上，因而，同一个脏腑的病症可以通过相同的方法进行防治。这一思维和具体内容值得借鉴和学习。

5. 针对主诉（症状）进行调治

湖北名医李盛春在小儿推拿中采取了针对主诉（症状）进行调治的方法。主诉是病人就诊的缘由，针对主诉，研究主诉，攻克或缓解主诉成为医生的立足之本。为此，该书几乎将所有儿科症状罗列出来，提供一个或几个确有疗效的穴位，为我们防治儿科病症提供了方法论和治疗经验。

6. 手上推拿法

"凡推俱有次序"一段出自"小儿推拿秘诀"的"字法解"，而后面的 12 种常用复式操作中的 9 种出自"小儿推拿秘诀"的"手上推拿法"，新增了"推运天河水""按弦搓摩""二龙戏珠"三个复式操作方法和功效，增补"黄蜂入洞""猿猴摘果""双龙摆尾"的另一种操作方法，改"凤凰单翅"为"双凤展翅"，且增补了每一种复式操作的功效。

7. 复式操作法

卷十记载了"天门入虎口""黄蜂入洞""推运天河水""赤凤摇头""打马过天河""水里捞明月""飞经走气""按弦搓摩""双龙摆尾""二龙戏珠""双凤展翅""猿猴摘果"12 种小儿推拿常用复式操作法。

8. 治疗病种复杂

小儿推拿的适应证较多，如呕吐、夜啼、肚疼、水肿、气肿、痢疾、走马牙疳、黄疸、惊风等。每一病症都列出了推拿操作的穴位处方、次数、推拿介质及养护禁忌，如水肿忌盐，并生冷物，乳食少用。

尤其是惊风，列举了脐风惊、蛇丝惊、马蹄惊、鲫鱼惊、乌鸦惊、潮热惊、盘肠惊等 22 种惊风，并将每一惊的主要症状、发病原因、推拿处方、推拿介质（如姜葱汤），甚至是预防养护方法（忌乳食，常带饥）都一一详列。几乎每一惊的推拿处方都有分阴阳、推三关、退六腑。

《医学研悦·小儿推拿》的内容、体例、行文主要源于明代周于蕃的《小儿推拿秘诀》，但有所发挥，如新增了"小儿正面之图""小儿五位之图"，以及"推运天河水""按弦搓摩""二龙戏珠"三个复式操作方法及其功效。单列每一脏腑的症状、诊断和推拿处方，处方包括 1～2 个主穴和一组配穴，君臣相配，这一脏腑辨证推拿模式为本书原创。

第六节　附《小儿形症研悦卷之八》

仁寿于天父黄昌续辑

江陵日新父李盛春汇集

新都肩吾父戴任阅梓

目录

一、论小儿受病之由

【原文】

小儿之症，号曰哑科。脏腑脆嫩，气血未定，肌体不密，精神未备，口不能言，脉不及觉，全在观形察色，以消息形候，以应病砭药。其源多种于偏爱之母。有在腹中护养未周，毒受于孕先者，有在育后看承错讹，或暖衣而加以厚被，或兼味而纵其饱飧，或深居围帐，自谓固密，或僮仆婢妾训其手舞足蹈，无礼骂人，或高举放倒猛推闪避，或异见异闻，高声惊仆，乖张德行，罔识提防，致令助阳耗阴，伤脾损胃，而惊痫积癖、泻痢饱胀、风寒等症，由之而生。譬之草生密室，未经频见天日，岂能大任风寒？一旦内因外干，便不思由自己偏爱所致，徒知心戚泪潸，愚亦甚矣。谨详于篇，以为保婴者之助。务使人人能辨，则医药调治各窥其斑，而庸医无所混，赤子免不刃之杀矣。

二、论禀赋

【原文】

儿在母腹，一月胚，二月胎，三月血脉，四月形体，五月能动，六月筋骨成，七月毛发生，八月脏腑俱，九月谷神入胃，十月百神附而奔生，生下作啼声。两月便能笑识人，三月任脉生，能反复；五六月尻骨成，能独坐；七八月掌骨成，能匍匐；十个月髌骨成，能独立；十二个月为期，膝骨成，乃能移步。此理之常。不如是者，身不得其平矣。其有不足之症，皆从所禀而来。如肺气不足，则皮脆怯寒，毛发不生。如心气不足，则血不华色，面无光彩。脾气不足，则肌肉不生，手足如削。肝气不足，则筋不束骨，机关不利。此受胎禀之偏，各随脏气而见有若此。若筋实则多力，骨实则早行，血实则形瘦，发黑而密。肉实则病少。精实则伶俐，语笑早而不惮风寒。气实则发少而体肥。此又受胎气之充足者也。又云：父强母弱，生女必羸，父弱母强，生男必弱。其有颅囟坚合，精黑神清，口方持厚，骨粗臂满，脐深肚软，茎小卵大，齿细发润，声洪稳睡者，此由禀赋得中，气血平和者也。以故听声观形，可知虚实寿夭。

三、论变蒸非病

【原文】

变蒸非病也，儿之初生，皮肉未实，筋骨未坚，肠胃未充，神智未发，只一块血肉耳，必候变蒸而后，脏腑气足，经络脉满，始成其人。然而变蒸之，所以必待三十二日者，何故？《易》曰：生生之谓易。易，变易也。不变不易，不足以见天地生物之心。人有五脏六腑，配手足十二经络。肺属阳，配阳卦三十二。脏属阴，配阴卦三十二。一脏一腑，各以三十二日为一小变，六十四日为一大变。阳卦之爻，百九十二；阴卦之爻，百九十二。合岁并闰月，凡三百八十四爻。所以变蒸一期之周，三百八十四日，以应爻数也。初生三十二日为一变，生足少阴癸水，肾之精也。六十四日二变，生足太阳膀胱壬水。而肾之一脏一腑成矣。此天一生水。水之精，为瞳子，识人者，此也。九十六日三变，生手少阴心丁火。百二十八日四变，生手太阳小肠丙火，而心与小肠之脏腑足矣。此地二生火，火之精为神，能嬉笑也。百六十日五变，生足厥阴肝乙木。百九十二日六变，生足少阳胆甲木。肝胆之脏腑气足而神完。此天三生木，木之精为筋，筋气足则能坐也。二百二十四日七变，生手太阴肺辛金。二百五十八日八变，生手阳明大肠庚金。而肺与大肠之脏腑气足。此地四生金，金之精为声，此后能习人语矣。二百八十八日九变，生足太阴脾己土。三百二十日十变，生足阳明胃戊土。脾胃脏腑之气足。此地五生土，土之精为肉。脾胃主四肢，此后能匍匐矣。三百五十二日十一变，生手厥阴心包络。三百八十四日十二变，生手少阳三焦，三焦配肾，肾主骨髓，自此能坐、能立、能行矣。变蒸既足，则筋骨手足以渐而坚，智觉运动以渐而发，日异而月不同矣。然一变易，则发热而蒸，非胎毒、胎热可比。强者莫觉，弱者自见。其有未及期而发热者，有变过留而不除者，俱不必惊，不治自愈矣。

四、变蒸治歌

【原文】

小儿变蒸常候，三十二日为期。精神改变易常时，发热蒸蒸昏睡，或遇风寒外感，惺惺发散真奇。若因乳食过伤脾，须用胃苓调治。

五、面部形色

【原文】

（1）面部形色一：欲观气色，部位须明。左颧青龙属肝，右颧白虎属肺。天庭高而离阳心火，地阁卑而坎肾水乡。鼻在面中，脾为通气。因乎色之所见，知乎病之所藏。脾应乎唇，肺通乎鼻，舌乃心苗，目乃肝溢，肾开窍于两耳，胃流注于两颐。爪本筋余，脾为之运。发则血余，肾为之王。脾主四肢，肾连牙齿。苟本脏之有亏，即所属之先愆。

（2）面部形色二：大凡小儿形色，青筋肝热生风，两腮红赤热相攻，黄色脾虚之重，黑气腹疼中恶，白为疳积生虫，若逢两眼黑重重，此是南柯一梦。

额属心、左颊属肝、右颊属肺、鼻属脾、承浆属肾。

青肝色，肝主筋，惊则色青。红赤心色，外感红，热甚赤。黄脾色，食积脾伤，则面黄。黑肾色，腹疼而兼中恶，则肾败而色黑。白肺色，肺疳虫积，则色白。

六、验色辨症

【原文】

红色见而热蒸，青色露而惊悸，如煤之黑者中恶之因，似橘之黄者脾虚之症，白乃疳劳，紫为热甚，青遮口角，黑掩太阳，此为凶证，扁鹊难当。

七、因症辨吉凶

【原文】

（1）因症辨吉凶一：年寿赤光，多生脓血；山根青色，频见灾危；朱雀贯于双瞳，火入水乡；青龙远于四白，肝乘肺位；咳嗽而声哑者可伤；泻痢而戴阳者不治；疼痛方殷，常面青而唇撮；惊风欲发，先颊赤而目直；火光焰焰，外感风寒；金气浮浮，中多痞积；乍黄乍白，肝热连绵；又赤又青，风邪紧急。察之极精，治之得理。鸦声鱼口，枉费心机。肉折皮干，莫烦心力。

（2）因症辨吉凶二：气色改移，形容变异。气乏而囟门成坑，血衰而头毛作穗，眼生眵泪，肝风昧目，口流涎痰，脾冷滞颐，面目虚浮，定腹胀而气喘。眉毛频蹙，则腹痛以多啼。蛔出知脾胃将败。蜃疮测肚脏先亏。药瞑眩而弗瘳，虽神仙而无益。手如搜物者，肝风将发。面如涂朱者，心火已炽。坐卧爱冷，燥热之攻。伸缩就暖，风寒之累。肚大脚细，脾欲困而成疳。眼撑口张，势已危而将毙。弄舌脾热，解颅囟惫。重舌木舌，热积于心脾。哽气喘气，火浮于肝肺。齿宣龈露，知是牙疳。哺露丁奚，多缘食积。唇干作渴，肠鸣自利。夜啼分为四症，变蒸周于一岁。心热欲言而不能，脾虚无时而不睡。病后失声者，肾怯。咳嗽失声者，肺痿。腹痛而清水流出者，虫动。肚疼而大便酸臭者，食积。口频撮而脾虚，舌长伸而火炽。龟胸，肺火填于胸膈。龟背，肾风入于骨髓。鼻干黑燥，火盛金衰。肚大筋青，木强土溃。

八、症候

【原文】

（1）症候一：要识小儿症候，但将外貌为据。黄浮肌削痞瘕多，痛甚面青唇撮，吐舌唇焦内热，目昏喜睡脾枯，手掀足掣是惊搐，疳积青筋大肚。

（2）症候二：眼角眵生肝热，口边涎出脾寒，头毛稀竖血将干，胞肿脾家湿现，鼻孔黑焦肺热，耳轮枯燥肾疳，胸高气促肺火，炎热惫囟门肿陷。

（3）症候三：小儿精神忽减，面带黄色无常，多缘乳食成内伤，生冷油腻磨障。或致肠鸣泻痢，或为疟疾难当。肚多膨胀体羸尪，癖积疳虫四样。

（4）症候四：小儿面色红赤，两腮恰似涂朱。风寒外邪感皮肤，潮热不时来去。或作惊风处治，或为斑痘踌躇。口干啼哭泪如珠，沉困昏昏不乳。

（5）症候五：小儿症候不语，全凭眼力消详。怀中畏缩怕风凉，合面睡时热障，夜啼烦热腹痛，目直惊搐须防，长吁嗳气热中脏，痰喘上攻火旺。

（6）症候六：要识小儿死症，囟门陷下成坑。喉中曳锯气和痰，目闭无神拘管，口唇牙齿粉白，手足恰似冰寒。鸦声鱼口眼常翻，不乳遗尿闷乱。

九、论三关症候

【原文】

虎口有三关，风气命相连。青红惊急病，黄黑水伤残，紫色生惊搐，青红黑在肝。虚口乱纹多，须知气不和。色青惊积聚，下乱泻如何，青黑慢惊发，入掌内钩多。三关忽过度，此病定沉疴。风关通九窍，色色是风纹。关中青与白，定是食伤生。气关从气论，因气便成形。未过中关节，相逢可保生。命关生死路，青黑定然凶。过了三关节，良医总是空。

脉纹有五色，黄红紫青黑。黄红有色无形，乃安宁脉也。若黄甚作红，红甚则紫，紫甚则青，青甚作黑，至黑难治。

左手应心肝，属阳。男以阳为主，故以左手验之。右手应脾肺，属阴。女以阴为主，故以右手验之。于此消息，自得变通之意。

纹出虎口，在风关色红，传在气关赤而紫。至命关其色紫青，紫青病重。若紫黑或青而纹乱者更重。纯黑不治。

十、看指诀

【原文】

五指梢头冷，惊来不可挡，若还中指热，必定是伤寒。中指独自冷，麻豆症相传。男左女右手，分明仔细看。

十一、看五心

【原文】

见心热跳是着惊，热而不跳伤风说。凉而翻眼是水惊。此是入门探候诀。

十二、认病

【原文】

小儿之病最难明，入手便看掌中筋。筋到离宫人易治，筋过板门莫医真。更有唇青并耳黑，哭声不响赴阎君。

十三、听声

【原文】

声轻者，气弱虚也。声重者，渴也，痛也，风也。喘者，气促也。高咴者，热狂也。声急者，神惊也。声战者，寒也。声噎者，气不顺也。喷嚏者，风也。声塞者，痰也。呵欠者，神倦生风，阴阳相杂也。哭者，病在肝也。汗者，病在心也。笑者，病在脾，多痰涎也。涕者，病在肺，有风也。睡者，病在肾亏也。面青者，痛也，病在肝也。听其音，知其吉凶。所谓闻而知之者，此也。

十四、观色

【原文】

面红者，热也，病在心。面白者，寒也，病在肺。面黑者，肾气败也，兼以呻吟不息，则肾气绝。面黄者，脾气弱也，兼以四肢肿满，则脾气绝。面赤目陷者，肝气绝。口张唇黑而毛枯者，肺气绝。齿如黄熟豆者，骨气绝。鼻入奇伦足跌肿重，二便不禁，面紫而目无睛光，俱死候。若面鼻目昏黄色者，是欲愈之机也。随症审之，此所谓望而知之者。

十五、小儿症候

【原文】

凡看小儿有四症八候。四症者，痰、风、惊、热是也。八候者，搐、搦、颤、掣、返、引、窜、视是也。八候之状何如？头偏曰搐，十指开合曰搦，两手伸缩曰颤，势豪扑曰掣，身仰向后曰返，势如开弓曰引，目直视若怒曰窜，露睛不合曰视。

十六、验筋主病

【原文】

（1）验筋主病一：左有红筋如线形，定知发热又兼惊。右有红纹如左样，食伤惊积一齐生。指头纹似三叉样。肺热风痰夜有声。青赤应是伤寒候。只见单红吐泻惊。

（2）验筋主病二：指上辨青纹（青脉见），认是四足惊。虎口脉青色，猪犬马畜惊。黑则因水扑，青赤火人惊。紫色多成泻（紫主泄痢），黄因雷鼓鸣。曲隐风热盛（寒伤干烧），湾弓食上蒸（屈曲而湾），青色大小曲，人惊兼四足。赤色大小曲，水火飞禽扑。紫色大小曲，伤米面鱼肉。黑色大小曲，脾风微作搐。但看叉手处，自可探其窟。

十七、脉法

【原文】

小儿一岁方可验脉。六至中和，七至实热。若只三四，迟寒可诀。

小儿平常脉候：一息六至平和，七至八至热生多，三四虚寒病作，九十速来雀啄，三动一止沉疴。微虚紧数不差讹，补泻分明用药。

身热脉浮可汗，身寒脉细休攻，喘嗽紧数药无功，肿胀细微堪痛，泻痢沉迟易治，痘疹洪数宜从。若还吐衄怕浮洪，腹痛沉细拈弄。

十八、热药禁

【原文】

有等小儿燥症，一投热剂便凶。浑身壮热火烘烘，六脉浮洪乱口[1]，便结尿黄烦渴，鼻衄腮颊带红，扬手掷足喜当风，凉解丸散急用。

十九、凉药禁

【原文】

小儿不宜凉药，面容㿠白无精，四肢寒冷气不荣。六脉微沉隐隐，乳食不行作呕，声微尿屎频频，神虚腹胀眼珠青，积久成疳之症。

面白肢冷，呕吐腹痛，口中热气，身欲煨人，不可用凉利药，须温剂可也。

二十、小儿初生一切病症

【原文】

凡小儿初生气绝，必因难产冒寒。急宜重绵温于怀中，未可断脐，却把包衣至铫内，向火中水煮，又用油纸燃于脐带上燎之。俾热气由脐入腹，方可洗浴。断脐早了多难治。断脐别有治未病、将病、已病三法。详载胤嗣小儿之首。

凡是脐风可畏，三朝八日为殃。初然喷嚏似风伤，啼哭时时吵嚷。急看口中上腭，刮除泡包涎浆。揢开恶血细端详，莫使下咽为上。

凡小儿生下，不哭而死者，须看口中悬痈，前腭上，必有泡塞，急以手指摘破，以软绵拭血令净。如血入喉中，生之难矣。

（1）胎毒：小儿月内，肠胃脆薄，气血未充，不可妄施补泄。恐脏腑一伤，反致夭折。如不得已，以所宜药为末，香油蘸摩患处，或水调敷贴，或煎汤绢拭，但使药气透达毛孔，未尝不愈。或以母伐之，然又不可过凉，犯产后之禁；又不可过温，加小儿之热，乃为便也。

（2）胎黄：胎黄壮如金色，身热大便不通。小便黄赤色朦胧，少乳时时热重。此症传来无毒，脾虚实热相攻。凉经凉血解重重，保养胎元兼用。

平日母食辛热，或常服热药，多有前症。凉惊丸主之。

（3）胎热：胎热遍身如火，发斑热毒风疮。神昏目痛又惊张，大小便难哭嚷。此是母贪煎炒，温经暖药乖方。急须解毒令清凉，甘连解毒为上。

附甘连解毒汤方：黄连、甘草、木通、连翘、生地黄、川芎、陈皮、薄荷，灯心为引，煎服。

（4）胎寒：胎寒生来吐泻，大便滑溜多清，腹中疼痛哭声频，面色白青不定。平日母多生冷，寒邪传入包经。治宜丸散用甘温，可保婴儿性命。

（5）吐乳：生下时时吐奶，不思乳食昏沉。此乃秽恶坏咽门，拭洗未能洁净。会厌中间阻隔，太仓口角涎痰。清气顺气药通神，炮制生姜作引。

（6）小儿睡中啼哭：小儿生下数日，睡中啼哭多惊。此因母气失和，平常有七情为病。以致胞胎气逆，痰涎流入脾心。始须顺气养精神，降坠痰涎始定。

（7）重舌木舌：小儿重舌木舌，心脾湿热相攻。舌下生舌而重重，木舌硬大肿痛。急用缝针巨刺，何妨鲜血流红。枯矾搽上有神功，解热消风理用。

（8）唇口舌上生疮：小儿心脾积热，唇口舌上生疮。白为鹅口屑浮霜，赤者石榴子样。上下口唇裂破，令儿乳食□[1]尝。洗心惊膈是奇方，搽洗令宜停当。

（9）走马疳：上下牙根黑烂，龈宣龈露堪嗟。唇穿舌破齿牙落，迅速呼为走马。内坏咽喉可怕，啼哭渐变哑嘎，又名狐惑兆非佳，治蟹蛔虫无价。

（10）聤耳：寻常耳中出水，日久干结难通。虽然聤耳不为凶，只恐成脓堪痛。治在少阳风热，肾经湿热相攻。红绵鳝血可消脓，方丹分明选用。

（11）鼻塞：小儿若然鼻塞，风寒各有根由。伤风清涕鼻中流，干燥伤寒热搐。风用荆芥发散，寒须火热中求。芩连栀芥宜同筹，引用葱姜可授。

若初生鼻塞，用天南星、生姜汁调如膏，贴囟门上自愈。

（12）疮疥：小儿遍身疮疥，虫窠脓血浸淫。此由胎毒内藏深，故有许多形症。凉血杀虫解毒，胡麻丸子通神。切勿搽洗毒归心，腹胀神昏命尽。

（13）疮疥搽药：若是要用搽药，燥痒无过蛇床，蠹疮作楚用雄黄，肿痛寒水为上。不痒须加狗脊，喜盐汤火硫黄，斑猫同研热尤良，手搽鼻闻搽上。

（14）惊风：小儿惊风症候，须详急慢根由。急因湿热泻凉求，慢是虚寒症候。急为风寒食积，慢须温补能瘳。如斯对症不差头，才见神功妙手。

（15）急惊：急惊风生大热，痰涎壅塞多凶，口眼㖞斜角张弓，截惊妙散须用。或将导赤渗利，风寒发散疏通，泻青蚕蝎有神功，内伤解利通用。

（16）慢惊：慢惊先因大病，精神渐减脾虚。吐泻神昏气作吁，口眼开张不语。搐搦时时举发。四肢逆冷不收，理中附子急需求。艾灸期门可就。期门穴在左乳下。

搐掣乍作乍起，痰气无了无休，昏昏靦睡唤不苏，乳食不知吞吐。尿屎遗时不觉，四肢强直难收。啼声渐少汗如油，纵有灵丹难救。

（17）呕吐：呕吐乳食为病，参术煨附炮姜，此为阴胜格孤阳。若是蛔虫作呕，乌梅丸子高强。咳须化痰顺气，胃寒胆便细端详，呕吐治法为上。

（18）泄泻：淡渗行而又泻，须防谷气中虚。温中丸散不须拘，但要一时泻止。白术人参砂藿，炙姜炙草须熟，乌梅熟附泽苓猪，引用姜枣为主。

温中若还不效，中气下陷升提。人参白术与黄芪，甘草干姜炙取。泽泻猪苓赤茯，升提熟附乌梅，柴胡白术与当归，姜枣为引有济。

以此升提不止，皆为肠滑难收。通用兜塞不须忧。急则从标以救，参术炙姜炙草。乌梅粟壳相投。升麻诃子芍归求，姜枣煎服依旧。

法用泄泻不止，其间吉少凶多。假饶父母不奈何，要用医药休错。参术苓陈姜草，豆蔻砂仁粟壳，诃蟾芦荟木香和，赤石脂丸服可。

泄泻时常作渴，白术散子如仙，人参白术木香兼，干葛藿香叶片，甘草茯苓七味，乌梅加上同煎，临时再增伏龙肝，此法千金不换。

泄泻如常治法，不须别用心机，只将黑药胃苓医，三服自然停息。如此不能取效，依前口法支持。吾将心法说人知，才显名医济世。

五六月间泄泻，其间寒少热多。理中丸子治沉疴，玉露散服亦可。无应四苓作引，用吞理中调和。自然渴止莫蹉跎，效处人人羡可。

夏月人多泄泻，腹疼烦渴相攻，猪苓泽泻茯苓同，干姜干草炙用。白术黄连滑石，人参砂藿温中。升麻提气妙无穷，更入乌梅煎送。

假如前药未应，参芷姜归附草，菖蒲和皮罂子粟。引取蜜云小枣，再有金液神丹，硫黄附子制好。二药起死与回生。泄泻家传至宝。

（19）吐泻：大凡男女吐泻，阴阳顺逆当明。男逢泻甚下无阴，女子吐多，不应出物多而哕少。此为寒湿相侵。若还物少吐频频，火盛细加体认。

吐泻若然并见，此名霍乱阴阳。只消一服理中汤，上吐下泻极当。此剂若还不效，再加熟附煨姜，乌梅作引是良方，说与世人忖量。

（20）痢疾：痢疾古名滞下，食积湿热相参。肠鸣腹疼不能安，里急后重无遍。赤由小肠火盛，白缘大腑邪传。和血行气药中仙，稳是千金不换。

气行后重自止，血和下利自安。不愈赤用剪红丹，白者固肠稳便。赤白相兼不愈，香连丸子宜参。寒热淡渗禁辛甘，依法自然无怨。

若有时行痢疾，家家户户无差。头疼身痛慢嗟呀，疫疠气行须怕。先用人参败毒，次行承气推车。还须察脉细减加，虚实分调也罢。

痢久前方不止，多由气陷肠滑。急将凉剂助升麻，兼顾兼行无价。参术升麻归芍，乌梅粟壳连芩，干姜诃子赤茯苓，粳米陈皮作引。

记取痢疾七品，八物苍蘗连芩，大黄芒硝可推陈，木香陈皮痛定。枳壳槟榔后重，脱肛升麻提升。洞泄诃子乌梅灵，泽泻猪苓水顺。

痢疾不治数种，唇红脉大须防。噤口不食吐水浆，大热烦渴腹胀。大孔不收魄户，粪如尘腐瓜瓤。面红唇赤陷眉眶，气急闷乱磨障。

（21）疟疾：疟疾来时寒热，每日午后来潮。或是间日及三朝，截法不宜太早。外因小柴清疟，内伤平胃和调。常山草果不曾饶，桃柳枝煎分晓。

截后才调脾胃，只消清疟养脾。祛邪辅正极为奇，不让东垣汤液。疟久若生癖痞，面黄腹满消肌。月蟾集圣是根基，此个方法须记。

疟痢如逢并作，其间凶吉须知。大都饮食要依时，胃气完全可治。若是不思饮食，须将脾胃扶持。胃苓丸子莫嗟迟，兼以香连止痢。

久疟多成败症，皮焦肚大青筋，项小脚细减元神，饮食全然不进。面目虚浮怯弱，四肢无力难行。不须医治枉劳心，九死一生病症。

（22）咳嗽：肺为五脏华盖，皮毛易感风寒，初时发散最为先。杏仁麻黄灵验，薄荷石膏甘草，人参芩桔相兼，柴胡枳壳共茶煎，一服风寒发散。

久嗽不宜发散，化痰顺气为宜，润下玉液有神奇，不效再加汤剂。贝母陈皮枳壳，茯苓甘草芩栀，前胡薄荷杏仁泥，热甚石膏堪取。

久嗽痰疟发热，须看二便闭利。若还清利是中虚，只用抱龙医治。如果秘结实热，葶苈五色除驱。但分虚实不须拘，斟酌调停自济。

久嗽连声出血，清金降火为佳。芩栀柑橘款冬花，知母二冬多下。去白陈皮枳壳，前胡地骨桑瓜，茯苓茅根玄参加，此等方药无价。

大凡咳嗽法治，必须清化痰涎。化痰顺气最为先。气顺痰行咳减。顺气陈皮枳壳，化痰半夏南星。黄芩栀子去火蒸，桔梗茯苓为正。

虚咳时常作热，面黄气短无神，陈皮归身白茯苓，栀子黄芩桔梗，知母前胡天麦，甘草枳壳人参，更加黄柏炒如神，煎用生姜作引。

久嗽连声不已，面青眼窜长吁。胸高肩息汗如珠，脸白唇青背屈，骨瘦如柴潮热，鼻干发燥神虚，哑嘎惊搐不须拘，纵有灵丹无济。

（23）疳症：小儿劳疳极险，愚夫不识根苗。面无血色发球焦，肚大颈干脚小。吐泻时常举发，似疟非疟来潮。吃泥弄舌滞颐交，不治休嗟命夭。

小儿食伤脾胃，疳劳烦热虚羸。黄连芦荟解蒸危，莪术陈皮积退。当归川芎养血，夜沙君子攻蛔。干蟾木香五灵脂，粟丸胆丸为最。

（24）积虫痛：积痛有时发作，面黄腹胀难痊。丁香脾积下当先，随用养脾调健。苍白青陈柏叶，茴香棱莪相兼，砂仁灵脂木香连，枳壳神由川楝。

虫积时常作楚，面白青水连绵，槟榔芦荟与黄连，君子芜荑川楝，白术木香灵脂，三棱夜明缩砂，青皮蟾曲与麦芽，虫去痛除药罢。

（25）腹痛：凡遇小儿腹痛，必须察认缘由，面黄腹痛食中求，面白肝虫为用。指冷面青寒治，三家啼哭无休。或温或下药先投，不可临时差谬。

积痛先行脾积，养脾以次调和，虫家别用取虫科，集圣勤勤服可。寒痛理中有妙，茱萸汤引宜多。无时作痛又如何，集圣妙于利药。

（26）腹胀：腹胀名为恶症，寒热虚实分明。忽然烦闷势狰狞，伤食热家作认。吐泻胀而寒取，大便闭而实因。四肢浮肿湿家寻，痞疟久成虚病。

伤食胀而急下，下后急用保和。吐泻寒胀理中多，塌气神方不错。秘结三黄葶苈，木香分气宜着。胃苓又是湿家药，痞疟月蟾为佐。

大抵腹胀急症，背平脐突多凶。二便秘结下不通，反吐水浆堪痛，气喘腹胀常病。只愁目闭疲癃，面浮脚细黑筋丛，集圣丸子通用。

（27）发热：小儿病则生热，须察受病之苗。风寒外感热来潮，饮食内伤烦躁。吐泻疟痢疮疥，变蒸豆疹皆烧，骨蒸体热变成劳，调理班班须晓。

若是风寒外感，面红又恶风寒。惺惺散子妙难言，有嗽参苏极验。饮食内伤可下，三黄脾积相参。再加集圣保平安，莫使脾虚作乱。

吐泻胃苓最妙，痢或赤白相连。疟解邪干疮疥延，胡麻丸散多验。变蒸小儿常病，不宜妄用汤丸。如逢痘疹别科传，集圣专调疳软。

（28）夜啼：小儿夜啼四症，忤惊腹痛心烦。如逢拗哭肺家言，只得心诚求遍。惊用安神锭子，理中专治脾疼。凉惊丸子治心烦，止哭灯花妙散。

（29）哮喘：哮喘多成宿疾，天阴欲雨连绵。治时发表及行痰，九宝将来灵验。表邪未除五虎，里实葶苈为先，不宜砒石作成丸，误了孩儿莫挽。

（30）疝气：疝气如何而得，下焦热结膀胱。肾囊肿大似茄装，左右坠难抵挡。内服茱萸丸子，外用龙屎葱姜。待他痛止肾消囊，再灸两旁胯上。

（31）浮肿：要识浮肿治法，鬼门净府须知。木通防己五加皮，苏叶车前滑石。渗湿四苓引子，补脾平胃须宜，灯心长流水煎之，每日清晨早吃。

【注释】

[1] 原本空缺。

第七节　附刻《小儿推拿卷之十》

仁寿于天父黄昌发刻

江陵日新父李盛春汇集

新都肩吾父戴任阅梓

目录

一、论推拿之由

【原文】

人禀天地，气合阴阳。阴阳顺则精爽神怡，百骸畅适；阴阳逆则积中发外，百病丛生。大抵寒暑不应，天时饥饱失其节度，以致气血错乱，外邪犯干，哭啼吵嚷，口不能言，父母无主，甚至坐以待毙，罔识护持，于是太白金星，怜其陷罹苦途，指点手法，付马郎救济孩童，无论初病沉疴，举手奏效，譬树木之有枝干根株藉之乎，栽培灌溉，而手足血脉，赖之乎节宣流通，男子推上三关为热，女子退下三关为热，男子退下三关为凉，女子推上三关为凉。任是惊风痰热，及一切内外等证，一以后法行之，若能循经推掐，按穴运行，无不顷刻立应者，诚不刊之书，救世之诀也。彼世之妄投汤剂者，不惟无益，究且匕剂稍瘥，害从其后，悔之无及，可胜悼哉！志此者，尤当于推拿一法留意焉。

二、小儿无患歌

【原文】

孩儿常体貌，情态自殊然，鼻内既无涕，喉中又没涎，头如青黛染，唇似点朱鲜，脸方花映竹，颊绽水浮莲，喜引方才笑，非时手不掀，纵哭无多哭，虽眠不久眠，意同波浪静，性若镜中天，此儿安且吉，何愁病疾缠。

三、风气命三关说

【原文】

凡小儿未及五六岁者，难以诊脉，唯以男左女右，食指三节，分为三关。第一节曰风关，无红紫青筋则无病，有亦易治。二节曰气关，有红紫青筋，病虽重犹可治。三节曰命关，有红紫青筋，病深难治。

歌曰：

虎口有三关，风气命相连，青红惊急病，黄黑水伤残，紫色生惊搐，青红热在肝，关中存五色，节节见纹斑。虎口乱纹多，须知气不和，色青惊积聚，下乱泻如何，青黑慢惊发，入掌内钩多，三关忽过度，此病定沉疴，风关通九窍，色色是风纹，关中青与白，定是食伤生。

气关从气论，因气便成形，未过中关节，相逢可保生。

命关生死路，青黑定热凶，过了三关节，良医总是空。

指上辨青纹（青脉见），认是四足惊，虎口脉色青（是猪犬马惊），猪犬鸟搐惊，黑色因水扑（黑脉身缘跌扑水中），青赤火人惊（颠扑火），紫色多成泻（紫色主泻痢），黄色雷鼓惊，曲隐风热盛（曲是伤寒而有燥热），弯弓食上蒸，但看叉指处，方可辨真形。

四、看指定诀

【原文】

五指梢头冷，惊来不可当，若还中指热，必定是伤寒，中指独自冷，麻痘症相传，男左女右手，分明仔细看。

儿心热跳是着惊，热而不跳伤风说，凉而翻眼是水惊，此是入门探候诀。

五、形色部位歌（图 7-121）

【原文】

左颧属肝右颧肺，额主心兮鼻主脾，肾见承浆分五脏，更兼五色识真机。

面青肝病，面赤心病，面黄脾病，面白肺病，面黑肾病。

红赤心蓄热，黄青肝积攻，青而黑黯色，吐泻与惊风。

小儿天中青，果食所伤因，黄色天中现，定是乳积成，龙角青筋起，知是畜类惊，或是虎角黑，水扑是其形，眉间紫赤黑，急救莫沉吟。

又歌：

唇红面赤是伤寒，脸青唇青是惊风，唇青面白为疟疾，面黄如土有食藏。

凡看小儿疾病，先观形色，次察筋纹，夫面部气色总见，如五位青色者，惊积不散，欲风之候也。五位红色者，痰积壅盛也。五位黄色者，食积所伤，痞疾之候也。五位白色者，肺气不实，吐泻滑痢之症也。五位黑色者，脏腑欲绝，为疾危笃也。先辨五脏所主，次看禀赋亏盈，胎气虚实，阴阳二证，表里补泻，各有其应，神圣之妙，须在于用心推运，不得心想别事，妄起贪淫，奉法持行，务宜谨慎。

（1）额、印堂、山根：额红火热燥，青色有肝风，印堂青色见，人惊火则红，山根青隐隐，惊遭两三重，若还斯处赤，泻燥自然通。

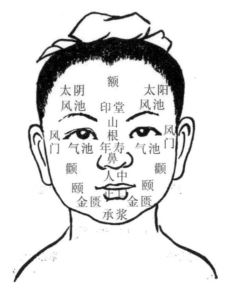

图 7-121　小儿正面

（2）年寿：年寿微黄为正色，若平更陷天难禁，忽因痢疾黑危候，霍乱吐泻黄色深。

（3）鼻准、人中：鼻准微黄赤白平，深黄燥黑死难生，人中短缩吐因痢，唇反蛔虫黑候惊。

（4）正口：正口常红号曰平，燥干脾热积黄生，白主失血黑绕口，青黑惊风尽死形。

（5）承浆、两眉：承浆青色食时惊，黄多吐逆痢黄形，烦躁夜啼青色吉，久病眉红死症真。

（6）两眼：白眼青色有肝风，若是黄时有积攻，或见黑睛睑胞黑，伤寒之症此为踪。

（7）风池、气池、两颐：风气二池黄吐逆，烦躁啼叫气鲜红，更有两颐胚样赤，肺家客热此非空。

（8）两太阳：太阳青色惊方始，红色赤淋萌蘖起，要知死症是如何，青色从兹贯两耳。

（9）天中、天庭、司空、印堂：天中与天庭，司空及印堂，额角方广处，有病定有亡，青黑惊风恶，体和滑泽光，不可陷兼损，纯黑病难当，青则甚忧急，昏黯亦堪伤，此是命门地，推拿细较量。

（10）目：两眼目多闭，神昏被热迷，睛黄脾有积，后必发疮痍。

（11）眉、脸、唇、眼：泄泻眉多皱，惊风脸带红，渴来唇有赤，热甚眼朦胧。

（12）唇：唇青脾胃怯，肠冷痛非常，胃热多嫌乳，怕寒面色黄。

（13）舌：舌白焦燥黑，黄病热不胜，小便赤兼沥，头热是变蒸。

六、小儿被惊

【原文】

囟门八字好非常，筋度三关命必亡，初关乍入病易退，次节相侵亦可防，筋赤必是因食膈，筋青端是水风伤，筋连大指是阳证，筋若生花定不祥，筋带悬针主吐泻，筋开关外命难当，四肢瘫软腹膨胀，吐泄皆因乳食伤，鱼口哑声并气急，犬吠人骇自惊张，二十四筋推早好，若教迟缓命遭亡。

七、五脏六腑歌

【原文】

心惊有热作痴迷，天河水过入洪池。肝经有热儿多病，推动脾土能救命。脾土有病食不进，推动脾土效必应。肺经有风咳嗽多，可把肺经久按摩。肾经有病小便涩，推动肾水必救得。大肠有病泄泻多，可把大肠用心搓。小肠有病气来攻，横开板门精宁通。命门有病元气虚，脾土大肠八卦为。三焦有病生寒热，天河六腑神仙诀。膀胱有病作沉疴，肾水八卦运天河。胆经有病口作苦，只有妙法推脾土。五脏六腑各有推，千金秘诀传今古。

（1）五脏者，心肝脾肺肾也。

心脏：心额多青色，惊痛卧不安，赤时身壮热，黄燥汗难干。

又，心经有病热痴迷，天河水过入洪池，八卦运行从兑重，阴阳经脉要相宜。

退心经之热，以天河水为主，推肾水推脾土，退六腑，运肺经，运八卦，离兑要重，分阴阳，揉小天心，二人上马，掐五指节，水底捞明月，打马过天河，推天门，入虎口，揉肧肘。

肝脏：左脸腮青赤，身躯发热时，肝悬筋脉急，惊哭又攒眉。

又，肝经有病人多痹，推动脾土自能除，八卦阴阳单展翅，飞经走气即安舒。

退肝经之症，以脾土为主，清天河水，掐五指节，飞筋走气，凤凰单展翅，按弦走推摩。

脾脏：鼻燥身热走血来，名鼻衄。青黄溲不利，吐泻冷伤物。

又，脾经有病食不进，补脾八卦阴阳并，又开肺腑虎横纹，立时功效如神圣。

脾土以补为主，推三关运八卦，艮要重，分阴阳，推四横纹，推天门入虎口。

肺脏：右脸腮青白，咳嗽无留停，痰涎多呕逆，不食无精神。

又，肺经有病咳嗽多，离轻坎重久推摩，肾水阴阳分左右，免教咳嗽到沉疴。

退肺经之症，以泻肺为主，推肾水分阴阳，凤凰单展翅，二龙戏珠，推天河水入虎口。

肾脏：额赤主耳聋，气结小肠中，闭塞膀胱路，冷气滞不通。

又，肾经有病小便涩，推动肾水即救得，汤池上下小横纹，方知此是神仙诀。

退肾，以肾经为主，推三关，退六腑，二人上马，运水入土，打马过天河，猿猴摘果，丹凤摇头。

（2）六腑者，胃、大肠、小肠、命门、三焦、膀胱、胆也。

胃腑：鼻燥孩儿哭，肺因热有余，白青连口鼻，吐泻冷伤食。

大肠腑：大肠有病泄泻多，揉脐尻尾按搓摩，八卦阴阳分外间，立地运动起沉疴。

以大肠为主，推脾土，揉脐尻尾，运八卦，艮乾重，离轻，运肺经，外间使，按弦走搓摩。

小肠腑：小肠有病气来攻，横纹推罢板门从，脾土三关皆有法，精宁去病快如风。

退小肠之症，以横门板门为主，掐精宁，推三关，退肺经，推脾土，运八卦，按弦走搓摩。

命门腑：命门有病元气亏，八卦脾土大肠为，飞筋走气阴阳并，天门虎口不相离。

命门以脾土大肠八卦为主，推三关，运土入水，分阴阳，运肺经，推天门，入虎口，飞筋走气。

三焦腑：三焦有病生寒热，天河六腑阴阳诀，肺经脾土与天心，五经八卦五指节。

三焦之热，以天河六腑为主，掐小天心，推脾土，运八卦，掐五指节，按弦走搓摩。

膀胱腑：膀胱有病作沉疴，肾水八卦运天河，明月心经俱有法，天心穴上更加摩。

退膀胱之热，以肾水为主，运八卦清天河水，掐小天心穴，掐二人上马，水底捞明月。

胆腑：胆经有病口作苦，忽听惊响悸必多，妙法推脾清肾水，阴阳穴上要频搓。

胆以推脾为主，推三关，分阴阳，二龙戏珠，乌龙摆尾。按弦走搓摩。

八、论阳掌推拿（图7-122）

【原文】

掐脾土，屈指左转为补，凡人事瘦弱，面黄脸赤，饮食不进者，用此法能开胃口。

直指掐动为泻，凡实者用之，能使人事爽健，能消冷食。

（1）掐大肠，侧推入虎口，凡水泻痢疾用之。

（2）掐心经，二掐劳宫，推上三关，发热出汗用之。能开泄腠理，如汗不来，再以二扇门掐之，此法最热，量入虚实用之。男左手女右手。

（3）掐肺经，二掐离宫，离起乾止，当中轻，两头重，凡咳嗽呕逆痰迷，用此法温之。

（4）掐肾水，二掐小横纹，凡小便红赤，往下退而清之，小便短少，往上推而补之，此法凉。

（5）掐总位，清天河水，凡口内生疮，遍身潮热，夜间啼哭，四肢常掣，用之。

（6）掐肾下节，二掐小横纹，三退六腑，凡大小便秘结，肚起青筋，人事不省者用之。

（7）分阴阳，以大指分轻重掐之，凡作寒作热，潮热水泻用之。热阴重，寒阳重，阳属火，阴属水。

（8）运五经，通五脏六腑之气，凡咽喉闭塞，肚腹膨胀，气血不和用此法。

（9）运八卦，用九经三重之法，凡胸膈饱闷，痰气喘急，饮食不进者，以此法用之，咳嗽用离乾，饮食不进用坎艮，肾水枯竭气喘，用坤兑，泄泻用震巽。

（10）掐四横纹，和上下气血，乳食不化，手足搐掣，用之。

（11）掐小天心，清补肾水，凡男女眼向上，此穴往下揉，眼向下，往上揉，向左右，居中重揉。推板门穴，可止气喘肚胀之疾。

（12）运水入土，因水旺土枯，运土入水，因火炎上燥。凡谷食不化，水土不分用之。

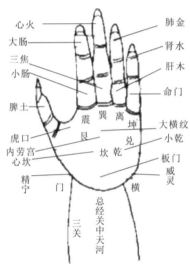

图 7-122

九、论阴掌推拿（图 7-123）

【原文】

（1）掐二扇门在手背上，两手掐揉，中指为界，小儿凡汗不来，久掐此穴，并及合骨，乃发汗之法，表脏腑之热。

（2）掐二人上马，在小指与无名指空骨筋中，大指节掐之，乃发汗补肾之法。

（3）掐外劳宫，左转男为补，右转女为补，凡小儿遍身潮热，肚大青筋用之。

（4）掐一窝风，止肚疼，眼翻白，一笑一死用之。

（5）掐五指节，温和血脉，凡风水惊伤，四肢常掣，面青色者用之。

（6）掐阳池，止头疼。

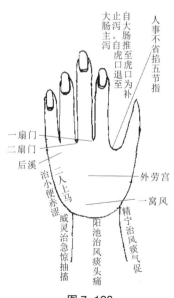

图 7-123

（7）掐精宁穴，气急气吼，痰痞干呕，用之。

（8）掐威灵穴，定心，补虚，止嗽，急惊吊颈用之。

十、论字说

【原文】

（1）推者，医人以右手大指面蘸汤药于其穴处，向前推也。故大肠、心经、肺经、肾水皆曰推，板门向横纹，横纹向板门，亦曰推。三关六腑有（进退）推之别，三关向手膊推，六腑向手掌推。脾土有补泻之说，直病者之指而推，取进饮食之意，亦谓之推。分阴阳者，以左右两大指于阴阳穴处，向前两边分，故谓之分推也。

（2）运者，如掌上八卦，自乾推起，至兑上止，周环旋转，谓之运，如运土入水，自脾土推至肾水止，运水入土，自肾水推至脾土止，有水入土，土入水之说，故谓之运也。

（3）拿者，医人于病者当穴处，或掐或揉，皆谓之拿也。

凡推拿俱蘸汤药，太湿不着，太干伤肤，须要湿干得宜，拿则不用水矣。

十一、汗吐下

【原文】

汗吐下，惟风寒急宜汗，伤乳伤食急宜吐。乳食积久则宜泻，至于风裹乳食者则汗下，又不如吐之速也。

（1）汗：凡小儿寒热鼻涕，或昏闷及一切急慢惊风等症，医人以右手大指面蘸葱姜汤，于鼻两孔擦洗数十次，谓之洗井灶，以通脏腑之气，随用两大指蘸汤，擦鼻两边数十下，由鼻梁山根印堂数十，又用中名小六指，将病者两耳，扳转向前，掩耳门而以两大指更迭上推，从印堂而上，左右分抹眉额眼胞各数十下，至两太阳揉掐之数十下，随将全指摩擦囟门，头脑数十，又将两大指拿两太阳，两中指拿脑后两风池穴（从脑下颈项上，两边软处，即风池穴）。一齐四指着力拿摇一会，令其大哭即有汗（当时无汗，以后自汗），又或用手擦两肺俞穴（背两边，反手骨边软处即肺俞穴，但擦时要带汤擦，恐伤其皮）。又揉肉劳营，一窝风，掐二人上马（此三穴载手图中，照病推拿之，皆取汗之法也）。风寒之症，得汗即解，盖面部气通脏腑，推后须用手掌摩其头面令汗[1]，恐汗湿不散，反招风邪，汗后推脾土以收之。

（2）吐：凡风寒乳食迷闷不爽，不思乳食，或咳嗽多痰，并一切急慢惊风，不论久暂，先用取汗，遂将左手托住后脑，令头向前，用右手中指，插入喉间按住舌根，令其呕哕，或有乳者，即吐乳，有食者吐食，有痰者吐痰，若初感者，一吐之后即减。随照症推之，但孩童有齿者，并牙关紧者，用拿牙关法，以笔管填其齿龈，然后入指，庶不着咬，又须入指从容，恐指甲伤喉。盖小儿多风寒乳食伤，久之停积胃脘，随感他症，试一吐之，病自愈矣。此吐法能导五脏六腑之滞，又有板门推下横纹而吐者，终不如按舌根之捷。若用吐药者，风斯下矣。

（3）泻：凡不语小儿，恶哭不止者，肚疼也。即令一人，抱小儿置膝上，医人将两手搂其腹，久久揉之。又揉摩脐左右，旋转百回（每回三十六），随用两手于肚两边下推，两膀胱下推。或从心推下小肚，此下泻之法也。又有横纹推向板门者，当与揉脐法并用之，久久自然消化。

【注释】

[1] 原书为"干"，据文义改为"汗"。

十二、手上推拿法

【原文】

凡推俱有次序，先用面上取汗，次或用呕，然后分阴阳，推三关，及六腑，如饮食先脾土，泄泻先大肠，伤风先肺经，次及八卦横纹横门，天河之类，其应用手法开后，但男先左手，女先右手。

（1）天门入虎口：大指食指中间软肉处为虎口，医人用左大指，压屈病儿大指，从命关推起，至虎口止，又将大指钻掐虎口，又或从大指尖推入虎口，总谓之天门入虎口。

此法能清脾消胀，生血顺气，人弱其瘦血气不和用。

（2）黄蜂入洞：医用两大指屈于病耳，名板耳掩耳门，此法开关清热而能通气。（又云）从总心经上起，遂步而行，跳至曲池窝，一掐若蜂之入洞也。能化寒取热两手并行。

（3）推运天河水：用右手拿住左手总经，将左手大指，往上推之，取天河水过入洪池。此法治心经之火。

（4）赤凤摇头：医用右手大指食指拿病儿大指，头摇摆之，向胸内摆为补，向外摆为泄，（又云）医将一手拿病儿曲池，将一手拿病儿总心经摇摆之，为摇肘肘，亦向胸为补，向外为泄，此法治惊。

（5）打马过天河：中指午位，午属马，医人开食中二指，弹病儿中指甲十余下，随拿上天河位，摇按数次，随用食中二指，从天河上密密一路，打至手弯而止，此法生凉退热。

（6）水里捞明月：医人从内劳营，用食指旋转，如攧物状（男左女右），口吹凉气，以去热，如欲温，口呵暖气，推上天河。孩小者，以指面密密行数次，若热甚，以水置病儿手中，此法退热，呵暖气亦能发汗。

（7）飞经走气：医人将大指到孩总位立住，去将食中名三指，彼此递向前去，从内关行至手弯，及肩井而止，如此数次，能开关通窍，舒气运经。

（8）按弦搓摩：用两手按合左手两傍，往上而行。（又云）搓病儿关上关中关下，轻轻慢慢而摇。

（9）双龙摆尾：大小指伸，中三指屈，按病儿中名二指，摇食小二指，是名摆尾。（又云）将小儿两耳提上耳尖发热，扯下耳珠取凉，凡气吼发热，提之数次，即见和平。

（10）二龙戏珠：将大指二指擦病儿两鼻边，能治二便闭结，鼻塞，运气化痰，亦治眼吊，将二指掐两耳，若眼向左须右重，眼向右须左重，眼向上则下重，眼向下则上重。

（11）双凤展翅：医人将右手食指，拿病儿大指，屈压内劳宫，大指拿外劳宫，又将大指跪顶外一窝风，并食中二指，拿住内一窝风，右手摇动（此法能温能热）。

（12）猿猴摘果：医人以手牵病人两手，时伸时缩，如猿猴之摘果然，或寻至螺蛳穴摘之，或从六腑至曲池，乃上清下补之法。

十三、身中十二拿法（穴载类）

【原文】

一拿两太阳穴，属阳明经能醒。

二拿耳后穴，属肾经能去风。

三拿肩井穴，属胃经能出汗。

四拿奶旁穴，属胃经能止吐。

五拿曲池穴，属肾经能止痛。

六拿肚角穴，属太阳能止泻。

七拿百虫穴，属四肢能止惊。

八拿皮罢穴，属肝经能清神。

九拿合谷穴（即总位），通十二经能开关。

十拿鱼肚穴，属小肠经能止泻省人事。

十一拿膀胱穴，能利小便。

十二拿三阳交穴，能通血脉。

十四、治男女诸般症候并治法

【原文】

（1）头面五官诸症：头向上，运八卦，补脾土为主。

头偏左右有风，分阴阳，擦五指节为主。

面虚白唇红，推脾土肾水为主。

脸青，推三关，推肺经为主。

眼翻白，推三关擦五指节为主。

眼不开气血虚，推肾水为主。

眼白，推肾水，运八卦为主。

眼翻白，偏左右，拿二人上马，小天心为主。

眼向上，分阴阳，推肾水，运水入土为主。

眼黄有痰，清肺经推脾土为主。

两眼看地，补脾土，推肾水，擦四横纹为主。

鼻流清水，推肺经为主。

鼻流鲜血，是五心热，退六腑，清天河水，捞明月为主。

口渴是虚气，大推天河水为主。

口中插舌，乃心经有热，退六腑，水里捞明月，清天河为主。

口吐有痰白涎，推肺经为主（吐法急用）。

气吼虚热，补脾土，推肾水为主。

哑子不言，是痰迷心窍，推肺经为主。

口唇白，气血虚，补脾为主。

吐乳有寒，分阴阳，补脾土为主。

口喝有风，推肺经掐五指节为主。

饮食虽进，人瘦弱，有火，退六腑，清天河水为主。

咬牙，补肾水分阴阳为主。

（2）四肢诸症：四肢冷弱，推三关，补脾土四横纹为主。

四肢乱舞，掐五指节，清心经为主。

四肢掣跳，寒热不匀，掐五指节，分阴阳为主。

四肢向后，推肺经脾土摆尾为主。

（3）腹部诸症：肚腹响是虚气，分阴阳推脾为主。

肚腹胀气虚血弱，补脾土，分阴阳为主。

肚痛，擦一窝风，并拿肚角穴为主。

青筋裹肚，是有风，补脾土，掐五指节为主。

干呕，推精宁穴为主。

（4）身心诸症：遍身潮热，乳食所伤，推脾土肾水为主。

掐不知痛，有风麻木，推脾土，掐五指节为主。

大小便少，退六腑，清肾水为主。

到晚昏迷，推肺经为主。

哭声号叫，推心经，分阴阳为主。

哭不出声，清心经，分阴阳，掐威灵穴为主。

哭声不出，推肺经擦四横纹为主。

遍身掣，有风，补脾掐五指节，凤凰单展翅为主。

手抓人，推心经，退六腑为主。

身寒掣，推三关，揉涌泉为主。

临晚啼哭，心经有热，清天河水为主。

大叫一声死，推三关拿合谷穴，清天河水，捞明月为主。

一掣一跳，推心经，掐五指节补脾为主。

卒中风，急筋吊颈，拿合谷穴，掐威灵穴为主。

以上治法虽各有主，然各经俱要推之，偏推偏妙，有益无损，医者留心焉。

十五、诸经症候并推治法

【原文】

（1）胎惊：胎儿落地，或硬或软，不开眼，不作声，胎中多毒，每次分阴阳五七十，推三关五七十，退六腑五七十，推脾土五七十。

上用热水推，如再不醒，用灯火于脑顶，并二涌泉穴，各一燋，又不醒，不治。又俗传呼其父之乳名即醒者，一试之可也。

（2）脐风惊：初生一二日，舌硬托乳，头摇眼闭，哭不出声，口吐白沫，左右牙根上下并口上腭，俱觉有硬梗带蓝白色，如鸡鱼脆骨样，或白点如粟米大，初生但见有此症，急速宜治，然此症初起，人多不觉，在一二日间，就要留心。凡婴初生下地，受风即生此症，治之在三日内外即可愈。若至四五日便费手，越五日，断不治矣。近日此症极多，先寻溏鸡屎同好香墨研之听用，先以大针将根腭间硬梗，一一划破，重此不妨，即用青绢布片水湿扭干，包食指头，蘸屎擦划破处，轻者一次即愈，重者如前法，再用一次即愈，重甚如前法，再用一次无不愈矣。如儿口不开，大人用左手大指二指，拿其牙关穴即开，便于用针，若拿不开，则重矣。其病端在四日，何不趁早防之。

每次分阴阳五七十，推三关五七十，退六腑五七十，运八卦五十，推肺经五十。

重者，天心穴脐上两大指面颠各用灯火一壮，推脐上三壮，轻者不必灯火，予屡试屡验，活人甚多，上用葱姜汤推之。

（3）蛇丝惊：口中舌常吐，四肢冷，乃心经有热。

每次分阴阳一二百，推三关一二百，退六腑一百，清天河水二百，运八卦一百，捞明月五十，汗吐法先用。

上麝香水或葱姜汤推之，将老米泔水洗口，蛤粉搽太阳并涌泉穴二处。

（4）马蹄惊：头向上，四肢乱舞，感风被吓，推脾土为主。

每次分阴阳一二百，推三关二百，退六腑一百，脾土推补各一百，运八卦一百，擦四横纹五十，清天河水一百，揉太阳五次，摇头二十，掐二人上马五十。汗吐法先用。

上用姜水推，将姜葱杵烂，敷膝腕，取微汗，用布裹之，一二时，忌乳食半日。

（5）水泄惊：肚响，遍揣软，眼翻白，口作渴，因乳食所伤，寒热不调，以脾土大肠为主。

每次分阴阳二百阳边多分，推三关一二百，推大肠一二百，脾土推补各一百，板门推向横纹五十，摩脐及腰眼气龟尾各二三百。用右掌心，轻轻于脐腰龟尾摩荡左右旋转各五十，男要左旋多些，女要右旋多些（四六分用），推委中后承山各五七十。（龟尾即尾脊穴。）

上姜水推之，将蒜捣烂，隔火纸敷脐，量人大小，大者，敷一饭时，小者敷一茶时，大者禁乳食两时，小者禁一时，以茶汤洗口，然须分寒热，此治寒法。若热，方具杂症内。

（6）鲫鱼惊：口吐白沫，四肢摆动，眼动，有寒被吓。

每次分阴阳一二百，推三关一二百，退六腑一百，推肺经二百，运八卦五六十，脾土推补各一百，清天河水一百，运土入水五十，推肾水五十，肚肘五十，掐五指节数次，掐二人上马数次。汗吐法先用。

上用姜葱汤粉搽脑顶，揉母乳，水捏去陈积者，方与之食，不可太饱忌风，凡病推后与之乳或食，俱勿令饱，所谓要得小儿安，多受饥与寒，总之勿令伤食，养子之良法是也。

（7）乌鸦惊：大叫一声即死，手足掣，口开目闭，被吓有痰。

每次分阴阳二三百，推三关一二百，退六腑一百，推肺经二百，清天河水一百，脾土推补各二百，推肾水一百，运八卦五十，揉内劳宫二百。取微汗，如不醒拿合谷穴，或拿中指尖即醒，二拿法载前汗吐法中要用。

（8）潮热惊：口渴气吼昏迷，先被乳食所伤，后感风寒，脏腑热粪青色，清天河水，与水里捞明月为主。

每次分阴阳二百，阴多阳少，四六分用，推三关一百，退六腑二百，清天河水一百，捞明月五十，掐五指节数次，运八卦五十，揉内劳宫一百，汗吐法要用。

上葱水推之，忌乳食片时，如口中有疮，多清天河水，退六腑。

（9）肚胀惊：气喘，眼翻白，作泄，伤食，感寒，脾土症。

每次分阴阳二百，推三关一百，推肺经一百，脾土推补各二百，推肾水一百。掌揉脐二三百左右旋，男左旋多，女右旋多四六分，运八卦五十，擦四横纹五十。

上姜水推之，忌生冷，如泄，揉腰脐龟尾各二百，载前水泄惊吓。

（10）夜啼惊：一哭一死，再无住时，手足掣跳被吓，乳食过度之症。

每次分阴阳一百，推三关一百，退六腑二百，推心经一百，清天河水一百，推肺经一百，推肾水一百，展翅五十，运八卦五十。

上用盐姜水推之。少与乳食。

（11）宿沙惊：早晚昏沉，人事不省，咬牙，寒热不均所致。

每次分阴阳二百，推三关二百，退六腑二百，捞明月一百，脾土推补各一百，运八卦五十，推肺经一百，摇头二十，擦四横纹五十，清天河水一百。

上用葱水推之节其饮食。

（12）急惊：手捏拳一撒一死，口偏眼㖞，受风被吓之故，先拿合谷穴，或中指尖令醒，随用吐法（法俱见前）。

每次分阴阳三百，推三关二百，退六腑一百，推补脾土各一百，推肺经二百，掐五指节数十次，清天河水二百，运八卦一百，推肾水一百，揉内劳宫二百。汗吐法第一要紧用。

上葱椒研水推之，水调蛤粉搽头顶心太阳手足掌心，禁风，忌乳食。

（13）慢惊：逐日被吓，眼偏口㖞，四肢软，拽气无时，此非一时之病，不可治之太过。

每次分阴阳二百，推三关二百，退六腑二百，推补脾土各一百，推肺经一百，运八卦一百，摇头五十，推肾水二百，小天心久揉之亦可。用吐法。

上用麝香研水，或葱姜汤推之，米泔水洗口，蓖麻子研作饼，敷涌泉、两太阳穴。

（14）弯弓惊：四肢向后，头靠向胸，哭不出声。

每次分阴阳二百，推三关二百，退六腑一百，推肾水二百，推肺经三百，运八卦一百，擦四横纹五十，脾土推补各一百，双龙摆尾十次。汗吐法要用。

上姜葱汤推之，水调蛤粉涂手足掌心四处。

（15）天吊惊：眼向上，哭声号叫，鼻流清水，乃食后感寒被骇也。

每次分阴阳，阴一百阳二百，推三关一百，推补脾土各一百，运八卦五十，推肾水一百，双龙摆尾三十，揉内劳宫三十。汗吐法要用。

上用姜葱汤推之，禁乳食一时，如不止，用取痰法吐其痰。

（16）内吊惊：咬牙寒战，掐不知痛，食后感风被骇。

每次分阴阳二百，推三关二百，退六腑二百，推肺经三百，天门入虎口五十，清天河水一百，推肾水一百，运八卦五十，揉内劳宫一百。取微汗，吐法忌用。

上用姜葱汤推之，忌风，节乳食，葱枝杵饼贴头顶心一时。

（17）盘肠惊：气吼眼黄肚起青筋饮食俱进，人事瘦弱，大小便短少，因六腑有寒而致。

每次分阴阳各一百，推三关二百，退六腑一百，推脾土二百，推四横纹二十，推大肠二百，推肾水一百，运八卦二十，运水入土一百，揉腰脐龟尾二百，揉内外劳宫各一百，天门入虎口十下。汗吐法可用。

上姜葱汤推之，忌生冷，以艾绒敷脐，蓖麻子为饼敷两脚心。

（18）锁心惊：鼻流鲜血，唇眼皆红，眼角生屎无时，此由火盛所致。

每次分阴阳，阴二十，阳一百，推三关五十，退六腑二百，清天河水一百，推肾水一百。

上用葱汤推之，水调蛤粉搽两太阳两脚心，搽后退凉方可。如再热难治。

（19）鹰爪惊：两手抓人，眼闭不开，叫哭不时，被吓，并乳食所伤，肺经受风，心经有热。

每次分阴阳一百，推三关一百，退六腑二百，推补脾土各一百，运八卦五十，清天河水一百，推肾水一百，打马五十。手足二弯处揉拿之，揉内劳宫一百，汗吐法可用。

上椒汤推之，如甚，以麻线扎其两中指，用花针刺挑指头出血，以泄其心火。

（20）撒手惊：手足掣动，口眼㖞斜，咬牙挫齿，因先寒后热，治心经为主。

每次分阴阳，阳一百，阴五十，推三关一百，退六腑一百，推四横纹五十，天门入虎口二十，清天河水一百，运八卦五十。

上葱水推之，忌乳食，细茶煎汤洗口，忌见风，节乳食。

（21）呕逆惊：肚胀四肢冷，吐乳食，胃有寒，乳食伤。

每次分阴阳，阴一百，阳二十，推三关二百，退六腑八十，推肺经一百，脾土推补各一百，运八卦五十。仍要先用汗吐法。

上姜水推之，如胃间有积乳积食，仍用吐痰法吐之不妨，最要少与乳食，多饥为上。

（22）乌沙惊：唇嘴皆黑，筋亦黑，食后风邪入肺也。

每次分阴阳二百，推三关二百，退六腑一百，推脾土一百，推肺经一百，运八卦一百，掐二扇门数次，揉外劳宫数次。汗吐法要用。

上姜葱汤推之，要忌乳，如沉重用吐痰法吐之。要量人虚实，久者少吐，近者多吐，过后有虚汗出者，多补脾土八卦。

（23）看地惊：手捻拳眼看地，口不言，嘴㖞斜。

每次分阴阳一百，推三关一百，退六腑一百，运天河水一百，推脾土一百，推心经五十，推肺经一百，按弦八十，揉肘肘二十。汗吐法急用。

上姜汤推之，再用皂角烧灰，存性为末，以醋和作饼，贴在囟门上一时，或用神曲醋和敷脐上亦可。

十六、杂症治法

【原文】

（1）肚疼：每次分阴阳二百，推三关一百，退六腑一百，推脾土一百，天门入虎口十，抱手揉肚二百，揉一窝风穴五十，掌心揉脐一二百。吐法可用，上滚水推用艾捶饼贴脐，忌乳食，要常带饥。

（2）火眼：每次退六腑一百，清天河水三十，运八卦五十，推肾水一百，将田螺捣敷太阳穴。

上用滚水推，或茶汤亦可。

（3）气肿：每次分阴阳二百，推三关二百，退六腑二百，推脾土三百，运水入土一百，天门入虎口五十，将麝香、杵螺蛳、车前草敷丹田。

上滚水推，或淡醋亦可，要汗戒见风。

（4）治水肿：每次分阴阳二百，推三关二百，退六腑二百，推脾土三百，运水入土一百。

上用姜葱汤推之，忌盐，并生冷物，乳食少用。

（5）黄症：每次分阴阳二百，推三关一百，退六腑一百，推肾水一百，推脾土三五百，运土入水一百。上用姜葱汤推之，山楂煎汤不时服。

（6）治痰迷心窍：每次分阴阳二百，推三关一百，退六腑一百，推肺经一百，推心经五十，推四横纹五十，运八卦五十，揉内劳宫五十，天门入虎口五十，掐五指节数次。吐法急要用。

上用麝香水，或姜葱汤推之，用吐痰法吐之，如重，用灯窝油，鸡毛蘸扫喉中即止。

（7）走马牙疳：每次分阴阳二百，推三关一百，退六腑二百，清天河水二百，捞明月五十，摇头三十。

上用麝香水，或姜葱汤推之，五倍子烧灰存性，黄连罐底等份为末搽之，但搽药时，须于夜间，与日间睡着时，用物枕其颈，令仰卧张口，方便于用药，若是醒时搽药，必为涎水所流，终无益也。

（8）头肿：每次分阴阳二百，推三关二百，退六腑一百，推脾土一百，揉两太阳五十，运八卦二十，揉内劳宫三十。汗法要用。

上用姜水推之，用葱为饼，敷脐，忌乳食少用，或用艾饼敷头顶。

（9）痰疟：每次分阴阳二百，推脾土二百，退六腑一百，运八卦五十，推四横纹三十，揉脐一百二十，揉内劳宫三十。汗吐法要急用。

上用姜汤推之，忌生冷，桃叶研饼，敷涌泉穴。

（10）食疟：每次分阴阳二百，推三关二百，推脾土二百，退六腑一百，推肾水一百，天门入虎口二十，运八卦二十，揉内劳宫三十。汗法要用。

（11）虚疟：每次分阴阳二百，清天河水二百，推三关二百，退六腑一百，推脾土三百，运八卦一百，拿二人上马三十。

上姜葱水推，忌风，生冷，桃叶研敷脚心。

（12）邪疟（往来不时为邪）：每次分阴阳二百，清天河水二百，推三关一百，推肺经一百，掐五指节二十，推四横纹二十，运水入土五十，拿二扇门三十，揉内劳宫二十。汗法要用。

上姜葱汤推，忌生冷，用独蒜一枚，杵烂隔夹纸敷内间使，大儿久敷，小儿少敷，或桃叶捣敷涌泉穴。（内间使即天河水处。）

（13）红痢：每次分阴阳二百，推三关一百，退六腑二百，推大肠二百，运水入土一百，板门推向横纹五十，摩脐及腰根并龟尾各一百二十，推委中、后承山各五十。

上葱水推之，黄连、甘草各等份，煎汤与服。

（14）白痢：每次分阴阳二百，推三关二百，推脾土一百，退六腑八十，推大肠一百，运水入土一百，板门推向横纹五十，摩脐及腰根并龟尾各一百二十，推委中、后承山各五七十。

上用葱姜水推之，忌生冷，甘草、黄连各等份，煎汤服之。

（15）赤白痢：每次分阴阳二百，推三关一百，推脾土一百，退六腑一百，运八卦五十，推大肠一百，板门推向横纹五十，摩脐及腰根并龟尾各一百二十，推委中、后承山各五七十。

上葱姜水推之，忌生冷，艾叶、花椒研饼敷脐，以绢布护之，愈后去之。

（16）噤口痢：每次分阴阳二百，推三关一百，推脾土二百，退六腑一百，推大肠二百，板门推向横纹五十，摩脐及腰根并龟尾各一百二十，推委中、后承山各五七十。

（17）疳积黄疸（面口白肌肤瘦，发稀竖肚大者是也）：每次分阴阳二百，推三关一百，推补脾土各二三百，退六腑一百，推肾水一百，抱肚揉一百，摩脐左右施各一百。

以上诸症，治无遗法，犹恐学者忽略，又编次手法捷要歌诀于左，以便记诵，以致叮咛，不厌重复也。

附医学研悦引：

自医学繁兴，而相望于杏林者，率叹其浩瀚无际，余以为不然也。拘方泥书，故浩瀚无际也。或经义精奥新裁，凿讹莫适所准，故亦浩瀚无际也。医自圣圣相传以来，味药性者神农，辨俞病者轩岐，制汤液七剂者，伊尹乃传《内经》，衍《内经》于秦越人，作《八十一难》，著《脉诀》者，晋叔和降，而汉仓公以迄，仲景、东垣、理斋、彦修诸名家翻驳搜剔，名理益著，乃知《素》《难》犹六经、诸子。其子史也，儒不从经史中融铸，终非真儒；而医不从《内》《难》及诸名家漱芳吸润，终为俗医。医之治病譬之射，然不得其机，欲发皆中鹄难矣。夫射，犹艺也，善文者本六经而归诸性命，由性命而发为文章，非真机融洽能为入理之解乎？余谓医也亦然。千古不变者，医之理，而变化无穷者，方知用，故脏腑经络血脉，千古不变之理也。必于此处探其精微，究其毂窍，乃能于受病之由，不属影响，立方施治，变化无穷之用也，概而投之能应弦而中乎？余先君燕山以医鸣楚，即远而四方咸戴慕焉，其于经络血脉殆熟《素》《难》于胸中者，自人以病告也。悉从望闻问切中剖其病机，而七剂之投，若钥之启关，故得心应手处在声闻间，尝于家庭间作快意语，每欲不才盛春注一集，以引后人。然不才念殷上进，尝以小道目之。及从暇时，察脉理之精微，究一身之蕴奥，乃知体天地之撰通神明之德，皆此理之充周也。向以小道目之，殆浅之乎论医者也。因而脉有述以发先肾之所未发，脉分类以辨症候之所必致，百病之中，唯伤寒之传经甚显，形症叵测，变易不常，于是从经下注症，注脉于症，脉下注方，仍于症方之内，括之以歌，俾后学便于记诵，无非广仲景节庵之至意，以垂芳无穷也。其胤嗣一书，尤为艰于后者之要录，一日执窗秋就正于。

江津周老师，因而谈及医道，见其了了乃出。

风逯张老师所传《治暑全书》以示不才，曰：此书一出，可以破四时伤寒之迷矣。然暑症行而寒症不附，亦属未备，因以治寒全书，及胤嗣全书奉。

周老师评阅：周老师曰，得是书，续之适惬所愿矣，遂并以家藏珍方，合而谋之。

仁寿黄父师：黄父师于此道，尤精谈脉、谈症、谈方，无出其右，亦并以所素验者，并辑于篇，附之剞劂，公诸天下。要之方书，浩瀚之日，不贵博而贵约，不贵泛而贵精。是书也，即递之穷乡僻邑，无不捷千奏效者，皆由简便易从也。孔子曰：益有不知而作之者，我无是也，况区区愚生乎？余第从博鉴中为择识而已。然而，命意铸辞，则本之古人及我，先君传述者居多，若非悦诸心，研诸虑，施之有验者，不敢传也，故命之曰《医学研悦》。

天启丙寅时冬应钟之吉
后学李盛春书于绿波亭

第八章 《袁氏按导医学》

《袁氏按导医学》在传承发展过程中，继承了来自房陵文化的儒医按摩，以及《黄帝内经》中按导内容；同时也传承了河北高阳安纯如的腹部按导按摩精华，三者结合形成现在袁氏按导医学理论体系。其最早传承人主要为袁正道（证道）医师及袁敦五医师，其传承内容主要记载在袁烽《按导学总论》中，传载了袁敦五《按导一得录》、袁正道《海上医牓记》（医效录）、袁正道《中国按摩讲话》，同时此三本按摩专书是民国时期少有的按导专著。后来其侄儿袁靖跟师学习，继承了"袁氏按导疗法"，并且将其发扬光大，袁靖承袭《袁氏按导疗法》悬壶济世于武汉、惠及整个湖北地区。其子袁烽在继承"袁靖按摩疗法"基础之上，又进行了系统的整理，写成《袁靖按摩疗法》和《按导学总论》，以及后来发表在杂志上的袁氏按导文章，悉心总结了历代袁氏按导医学的基本理论、诊法、手法、常见病治疗等内容，希望后学者继续传承，发扬光大。

一、传承概要

"武当"，即指武当山，又名"太和山"。《大岳太和山志》记载："太和居荆与梁、豫之交，下蟠地轴，上贯天枢。左夹岷山，长江南绕；右分嶓冢，汉水北回。其层峰叠壑，标奇孕秀，作镇西南，礼诚尊矣。"武当山位于湖北西部丹江口市（古称均州，后称均县）境内，属郧阳地区（郧阳府）所辖，与古房陵（今房县）接踵。方圆八百里，气势磅礴，钟灵毓秀，灵源仙洞古桧苍松。古来就有赞誉："秦关初转汉江东，荇藻灵岩部楚风。蜿蜒玉梯跻上界，嵯峨金阙列遥空。"被誉为"亘古无双胜景，天下第一仙山"的道教名山。宋代大书法家米芾所题"第一山"三个大字镌刻的石碑，至今仍矗立在山下"元和观"的门前。

武当山，地处中华腹地，气候温和，土壤肥沃，雨量适中，南北植物均能在此生长，蕴藏着丰富的自然资源。明代著名医学家李时珍曾到此采药，《本草纲目》记载的1800多种药草中，有400多种出自武当山。因此，武当山又有"天然药库"之誉。

袁氏原籍在与武当接踵的房陵（今之房县），从现有的记载来看，袁氏按导学派已历五代，其中从第三代后记载较为清楚。第三代以袁正伦、袁正道为代表，第四代以袁靖为代表，第五代以袁烽为代表。袁氏按导学派以腹诊和腹部按摩为主，腹部治疗又分总持法和分持法，手法独特，治疗范围广泛，尤其是对危重病人的急救疗效颇佳。

袁氏按导对湖北省中医推拿影响较为深远。第四代袁氏按导传承人袁靖多年来,为湖北推拿事业发展做出了突出的贡献。1959年成功开设了湖北省第一个公立医院按摩科，1981年率先在全国成立按摩专业学组，并担任按摩学会主任委员。1991年出版专著《袁氏按导学》。1992年退休后开设"袁氏按导研究所"，1995年由武汉市袁氏按导研究所举办"第二届国际传统医学与按导医学研讨会"，这是我国首次批准由民间举办的国际会议。2010年袁靖审校了袁烽和崔立津主编的《袁靖按摩疗法》，该书对袁氏按导疗法进行了继承和总结。

二、学术价值

1. 理论独特

按导疗法的基本理论来源于《黄帝内经》导引、按跷、按摩，后形成独特的按导医疗方法，也叫腹脉按导法，或名太极图按导法，根据《黄帝内经》基本理论，重视五脏六腑与经络穴位，经络以奇经八脉中的督脉、任脉、冲脉为主，三脉皆起于人身少腹之下——胞中，是一源而三歧的脉系。观察脉的阴阳，有形神，有动力，也有变化。按导疗法，在一揣手、一发指之间，脉的形神瞬息变化，因此其指力也应根据指下或手下感应而予以不同的压力施治，并先后施用不同部位、穴位的导引治疗。

2. 诊疗方法完善

袁氏按导诊断强调在按导治疗中诊断的重要性，细心体会手端、掌下感觉，品味穴位、脉的形神瞬息变化，这就是袁氏按导疗法的辨证施治要领。按导诊断主要以穴位、脉动为主，分按导腹诊十一募；背诊五脏六腑俞穴加大杼俞、膏肓俞、白环俞；腰诊主要诊腰部之气穴，名腰眼穴；按导肢诊打截；顶诊有百会、前顶穴、后顶穴、囟会穴；项诊有风池穴、风府穴；面诊有水沟、翳风、听会、耳门、上关、角孙、口和髎等穴位摸诊法。

3. 手法系统

按导腹部手法的运用和操作全赖医生手下指掌的"揣摩"，手法简单，单一易记，易于掌握，容易操作。因为病人体质不一、病情各异，故腹部手法的运用不同于四肢、躯干，而有轻重缓急之差别。腹部常用按导手法分述如下：一指轻按法，二指并按法，三指并按法，三指叠按法，两掌叠按法，边摩边揉法，叠双掌波浪式揉法，三指叠揉法，二指或三指并揉法，拇指拨揉法，掌根擂揉法，挲法，抿法，捋法，捺法，按法等。以轻柔和缓为主，切记暴力，以上16种手法，大多适用于腹部。

4. 大道至简

按导疗法强调腹部手法的运用和操作，以腹部为中心，确立总持七大穴位，治疗五脏六腑疾病总纲，以腹部的关元、天枢、中脘、巨阙、神阙、膜原、达脉七穴为主，在临床诊治中随症选择一穴或数穴。如妇科疾病，关元、膜原、达脉必不可少；儿科疾病，天枢、中脘、巨阙、神阙等穴常用；内科疾病，关元、天枢、中脘、巨阙、神阙等为主穴。其中达脉、膜原二穴为其传世经验之穴。

5. 疾病系统治疗

按导疗法所适应的病症比较广泛，基本包括内科、妇科、儿科、伤科常见的病症，外科不适用之。袁正道在《中国按摩讲话》里选集 20 种病症，说明按摩医疗病理和按摩所取各穴位手法。袁靖在传承过程中，继承了袁正道治疗方法的同时，也扩大了按导疗法的治疗范围。袁靖在《袁氏按导疗法》中详细记载了疾病的病因病机、取穴、按导方法，包括内科疾病 24 种，妇科疾病 21 种，儿科疾病 17 种，伤科疾病 21 种，五官科疾病 10 种，并记载了养生保健节令腹脉按导长寿法和颈椎保健操。

6. 病案记载详细丰富

袁氏按导疗法在袁敦五《按导一得录》中详细记录了 16 个临床医案，在袁正道《海上医膀记》（医效录）中记载了 37 个医案，在袁正道《中国按摩讲话》中记载了 6 个特殊医案。医案详细记录了病人相关资料、工作性质、患病原因、病理分析、治疗手法等，为后世推拿医家从事临床医疗医案考证提供了史料依据。

7. 按导注意事项全面

袁正道在《中国按摩讲话》总结了 100 条按摩注意事项，值得我们学习。按导疗法看起来比较简单易学，易于操作，容易达到临床效果，但也会出现意想不到的问题。临床按摩须知 10 条，临证按摩须知 30 条，关于阴阳辨证按摩须知 16 条，五运行辨证按摩须知 16 条，经脉是动脉、络脉是静脉按摩须知 6 条，经筋是神经系统按摩须知 6 条，经水是淋巴系统按摩须知 6 条，三焦有名有形按摩须知 10 条等，包含了中医学基本理论、临床辨证、治疗方法、临床实践，以及一些医学疑难问题等，比较全面反映了一个按导医生必须要掌握的医学基础知识、基本技能，需要具备的深厚中医文化底蕴。

第一节　按导医学缘起

《袁靖按摩疗法》中论述《黄帝内经》散在按摩原文。

一、按导按摩源于《黄帝内经》《伤寒杂病论》

（一）指而导之，乃为其真

《素问·三部九候论篇》："三部者，有天、有地、有人也，必指而导之，乃为其真。"

这里首先解释"指而导之"，中医诊脉几千年的传统方法是"三个指头"按脉诊断，就目前而言，常说"三个指头，一个枕头（脉枕）"，这里为什么说"指而导之"呢？

"袁氏按导"的依据在此。"导"乃"察"，即为"诊察"。就是以指按下去，"导"就在其中，去感觉指下的"动向"而了解病情，审查病因，做出判断，才叫"乃为其真"，才能得出真实的病候。只言"按"就无目的地做手法操作，怎样按？要审证后再做具体手法操作。

当然，这里的"指而导之"，系指明确指下审证的结果后，根据病情做出治疗方案。因为人的手指是最敏感的，就像盲人是用手指来触摸盲文一样。

中国沿用了几千年的诊断方法，凭据手腕为"百脉之汇"的理论和"三部九候"之脉象的"天、地、人""心、肝、肾"和"肺、脾、命"的"浮、沉、迟、数、滑、芤、涩"，结合"虚、实、寒、热、阴、阳、表、里"，通过"指而导之"后，才能通达其真。即便是在当今科学仪器如此发达的时期，"指而导之"仍然可起着不可替代的作用。

民国早年，袁正伦、袁正道兄弟二人在上海以"按导"术行医，治疗疑难杂症，病人络绎不绝，人称"袁半仙"。袁正伦在《按导一得录》著述中说："况诊手之脉，谓之远求，诊脏腑之脉，谓之近求。"说明在胸、腹部按导，各有相应之脉象应手，方可为其进行辨证治疗。这便是"袁氏按导医疗"之源。其详将另述。

（二）察色按脉

《素问·阴阳应象大论篇》："善诊者，察色按脉，先别阴阳，……按尺寸，观浮沉滑涩，而知病所生，以治无过，以诊则不失矣。"《灵枢·经水篇第十二》："审、切、循、扪、按，视其寒温盛衰而调之。"《灵枢·病传》："必审按其本末。"

以上3处载述，综合起来就是中医的"望、闻、切"。根据这些诊断方法，首先是"察色"，结合按脉、切脉而知其病的原因，然后按病情调治。三部九候，无不以按、切、摩为要。按寸口脉察病曰浮、中、沉取名举。以指摩放于脉位皮肤上，中取名寻，轻按诊脉，沉取名按，重按脉诊，若病重至危，寸口脉不明显者，则可按摩太溪、跗阳、太冲三脉，互相参照，指下感触，全身皆然。

（三）切而循之，按而弹之

《灵枢·刺节真邪》："切而循之，按而弹之。""以手按之柔，已有所结气。""以手按之坚，有所结。""主按脉取气。"

"切而循之，按而弹之"的诊断方法，即现在的触诊和叩诊，不论中医、西医均常用之。"以手按之柔，已有所结气"，此是虚证。"按之坚"，即实证，就是硬结。"主按脉取气"这种诊断在腹部按导最常用。举例言，病人"脐周"脉急应手者虚，脉跳有力者实。然后结合脉象而施按导调治。

（四）摩之切之

《素问·病能论篇》："摩之切之。"

《素问·通评虚实论篇》："痛不知所，按之不应手。"

《素问·五脏生成论篇》："血凝于肤者为痹。"

以上3段经文，举个故事来解释：曾有一位中年妇女患胸痛，但不知痛在何处，问诊后，在胸部触诊检查，这时病人说："我不痛了。"后来登报说，她患的是"肋间神经痛"，这可能是"血凝于肤者为痹"的病症。

（五）辨证循按，对症治疗

《灵枢·邪气脏腑病形》："按其脉，知其病……按而痛止。""必先按而循之……疾按其痛。"

以上讲的是按摩治病，必先以手摩诊断，然后随证按经脉，按而导之。

《灵枢·终始》："痛而以手按之不得者，阴也。"

《灵枢·五邪》："阴痹者，按之不得。"

以上讲的是阴虚之痹，"按之不得"，是说按时无压痛处。

在临床中，笔者曾遇到多例恶性肿瘤，有一例60岁以上的男性腰痛病人，他主诉发病原因是迈步跨一条水沟，因闪腰而痛，可在触诊他自称的痛处时，不但不痛，反而说很舒服，当然更无放射到下肢痛的症状。其痛自称在胸12和腰1之正中棘突处。因当时医院X线机在修理中，建议他到骨科专业医院拍片（正侧位），并告知家属，主要排除占位性病变。其结果是胸12和腰1骨癌晚期。这样病案有数例，不赘述。

这个经验说明，当一名按摩医生治病时，首先要明确诊断，然后再行施治，以防意外。虽然现代诊断仪器先进，第一印象诊断还是离不开的。若诊断不清，则会耽误病人的病情。

《素问举痛论篇》："帝曰，扪而可得……别之奈何？岐伯曰，视其主病之脉，坚而血及陷下者，皆可扪而得也。"

《素问·缪刺论篇》："必先以指按之痛，乃刺之。"

第一段是说在诊断上如何辨别病人的疾病，岐伯回答要观察主要的经脉是硬结或是陷下，在指下均可"指而导之"地觉察出来。

第二段指以针刺治疗。在针刺前，必须找出痛点或病灶后再行针刺，这种诊断方法，随时"必先按而应手"。

（六）俞穴的诊断与治疗作用

黄帝问于岐伯曰："愿闻五脏之俞出于背者。"岐伯曰："胸中大腧，在杼骨之端，肺俞在三椎之间，心俞在五焦之间，膈俞在七焦之间，脾俞在十一焦之间，肾俞在十四焦之间（按："焦"即"椎"），皆夹脊相去3寸所，欲得而验之，按其处，应在中，而痛解，乃其俞也。"

这里主要论证"按其处，而痛解"。指各脏器有病时，按相应俞穴，其痛可解除，一则可诊断，二则可治疗。如气喘、咳嗽，按第3胸椎两侧的肺俞，可以治疗、缓解病情。

现代医学在临床中亦广泛应用按摩诊断。如摩寻锁骨下窝、腹股沟淋巴结存在与否，诊断恶性肿瘤的价值很高。又如急性阑尾炎（即肠痈）的诊断、检查，首先由上腹部摩至下腹部，继之由左下腹摩至右下腹，循"麦氏点"按则疼痛，放而反跳痛，此为急腹症的早期发现、确诊、抢救赢得宝贵时间。心搏骤停，急用心脏按压法抢救了很多疑难危重病人，是值得为按摩医学庆幸的，按摩医学在整体医学领域里的作用不胜枚举。

二、按摩起于中土

中医古之治疗方法，称之为针灸、药、砭石、按摩。《内经》载述为：砭石来自东方，药疗来自西方，灸芮来自北方，九针来自南方，按摩来自中央，即中原地带。

（一）杂合以治

《素问·异法方宜论篇》："中央者，其地平以湿，天地所生，万物也众，其民食杂而不劳，故其病多痿厥寒热，其治宜导引按跷，故导引按跷者，亦从中央出也。故圣人杂合以治，各得其所。"

"中央"，指中原地带，即今之湖北省、湖南省、河南省一带。《内经》是在河南省洛阳市由多人所撰。"地平以湿"，是平原地区潮湿重。"天地"，指大自然。"所生万物也众"，因为平原地带潮湿，所以大自然的生物种类繁多，物产丰饶。"其民食杂而不劳"，因物质丰富，条件好，所以饮食品种多。也正因为条件优越，劳动机会少，所以易患"痿厥寒热"的病症，这种病很适合"导引"等运动锻炼身体，非常适合"按而导之"的医疗方法。

（二）导引的含义

关于"导引"一词，《内经》中多次出现，各医家著述，众多载述。据明朝钱塘江人著《保生心鉴·序》曰："而导引始于阴康氏也，大乙时，医药未立。乃调和气血，以保长生，而修养之法显，阴康时，民患重腿（腿肿），因制舞法，以疏气血，而导引之术名，故民皆赖以调摄，无夭伤之患。"《内经》中的导引，可能为"按而导引"的一种"导引"，是专门"导引行气"的治疗。而另一种可能为"五禽戏"之类的自我锻炼法。"按"，当然是指按摩。

（三）脾主中央

从脏器而言，"脾主中央"，为人身中土，脾主湿，湿重则克水，肾主水。主下，肾受克则寒气不得下降，病生于足，故病痿厥。痿厥为肾所主，肾为水之下源，脾主转输，转输不灵，感则伤及皮肉筋脉，是谓"肺热叶焦，足生痿躄"。这些病很适合按摩治疗。

三、腹部按摩诊断

最早最全的腹诊按摩诊断应该是《伤寒杂病论》，在《伤寒论》398 条原文中涉及按摩腹部腹诊内容者有 114 条，即书中有 1/4 的条文讲述了腹诊。《金匮要略》亦多论述，常被作为辨证论治的一项依据，有时甚至是重要依据，如《金匮要略·腹满寒疝宿食病》曰："按之心下满痛者，此为实也，当下之，宜大柴胡汤。"张仲景把按摩腹部诊断运用于分析病因病机、诊断和鉴别诊断、辨别病位、病情、指导立法、治疗、选方遣药和判断预后转归等,《伤寒论》论述比较详细。《伤寒杂病论》腹诊按摩也是袁氏按导疗法祖本源泉之一,对后世袁氏按导疗法腹部按导诊断具有指导意义。

(一)用于分析病因病机

《伤寒论》第 137 条:"太阳病,重发汗而复下之,不大便五六日,舌上燥而渴,日晡所小有潮热,从心下至少腹硬满而痛不可近者,大陷胸汤主之。"第 157 条:"伤寒汗出,解之后,胃中不和,心下痞硬,干噫食臭,胁下有水气,腹中雷鸣,下利者,生姜泻心汤主之。"《金匮要略·水气病》:"气分,心下坚,大如盘,边如旋杯,水饮所作。"

(二)用于诊断或鉴别诊断

《伤寒论》第 138 条:"小结胸病,正在心下,按之则痛。"第 149 条:"若心下满而硬痛者,此为结胸也……但满而不痛者,此为痞。"《金匮要略·疮痈肠痈浸淫病》:"肠痈者,少腹肿痞,按之即痛如淋。"

(三)用于辨别病位、病情

《伤寒论》第 340 条:"病者手足厥冷……小腹满,按之痛者,此冷结在膀胱关元也。"《金匮要略·痰饮咳嗽》:"水在心下,心下坚筑……水在肝,胁下支满……水在肾,心下悸。"《金匮要略·腹满寒疝宿食病》:"病者腹满,按之不痛者为虚,痛者为实。"

(四)用于指导治疗

《伤寒论》第 106 条:"太阳病不解,热结膀胱……外解已,但少腹急结者,乃可攻之,宜桃核承气汤。"第 255 条:"腹满不减,减不足言,当下之,宜大承气汤。"《金匮要略·痰饮咳嗽病》:"病者脉伏,其人欲自利,利反快,虽利,心下续坚满,此为留饮欲去故也,甘遂半夏汤主之。"《金匮要略·呕吐哕下利病》:"下利三部脉皆平,按之心下坚者,急下之,宜大承气汤。"

(五)用于判定疾病转归和预后

《伤寒论》第 167 条:"病胁下素有痞,连在脐傍,痛引少腹,入阴筋者,此名脏结,死。"《金匮要略·黄疸病》:"膀胱急,少腹满,身尽黄,额上黑,足下热,因作黑疸,其腹胀如水状,大便必黑,时溏,此女劳之病,非水也,腹满者难治。"张仲景把腹诊运用于临床,目的是准确辨证。

第二节　脉动有形按导

有形按导医学疗法，一名腹脉按导法，又名太极图按导法，根据祖国医学理论，人身之督脉、任脉、冲脉皆起于人身少腹之下——胞中，是一源而三歧的脉系。督脉循背贯脊而上，任脉在头顶百会穴与督脉互相渗透。任督二脉循环往复不休，受纳十二经脉，贯穿十二脏腑，司呼吸吐纳之气，故道家气功非常重视百会穴，称此处为"泥丸宫"。任督二脉构成小周天循环。《黄庭经·内景经》曰："至道不烦诀存真，泥丸百节皆有神。"按导医疗，即为凭泥丸百节之常变，借以调节阴阳之虚实。

脉有阴阳，有形神，有动力，也有变化。按导疗法，在一揣手、一发指之间，脉的形神瞬息变化，因此，指力也应随时根据指下或手下的感应而予以不同的压力施治，并先后施用不同部位、穴位的导引治疗。随手诊察，随手治疗，而不是刻板操作，这就是袁氏按导疗法的辨证施治要领。

脉有脉症，病有病症，患什么病症，就会出现相应的脉症，这就是说脉症是见于病症之后。但临床所见，在病症还没有形成之前，就已出现气血先乱了的脉象，也就是说脉症又可见于病症之前。按导时，指下触知病人脉症，就可知道病人即将发生的病症，而随手止其病之未发。此即"上工不治已病，治未病"，此乃武当真诰按导学的独到之处。此种疗法《圣济总录》中有载："以消息导引之法，除人八疾。"只不过是秘而未传。故世人大多对"消息导引之法"只知其然而不知其所以然，或者误解为其他意思。

脉分在气在血，气虽然无形，但人身之气循血脉而行就有其势，气既有其势，也就有其形了。血虽有形，但有形之血必须依赖气的运行而行，这样血脉才能搏动应手而无休止。

血与气相互依赖，相辅相成，不可分离，故曰血之与气异名而同类矣。病在气，按导主候气动之势，故知腹部脉象的浮沉迟数。病在血，按导主候血动之形，故知脉象有缓急滑涩。由于按导是有形的"消息"辨证，所以能起到"导引"的作用，并用掌指之力除"八疾"。由此可见，按导不仅是医生一边诊察一边治疗，而且也是一边治疗一边诊察，而绝不是头痛医头、脚痛医脚的刻板单一的"手法"操作。所以说，按导是以"消息导引"进行辨证论治的。

第三节 《袁氏按导学》诊断

一、按导腹诊

人身穴在腹者为募，募，气所结聚初也。五脏六腑共有十二募，兹为简述如下。

（一）心募

【定位】募名巨阙。在胸下鸠尾下1寸。任脉气所发。

【释要】心为一身之主，心脏主人身血脉循环的机杼。心脏活动亢进，脉搏即大而有力，或脉搏更为洪数。心脏停搏，脉搏即细弱无力，或脉搏更为细迟。迟数皆是脉搏之气不得其平的活动。以此，临床按摩工作者总要先为病人调平心气，先触指力于病人心募巨阙，徐徐为病人调和呼吸之气。呼吸之气得到平调，然后再为病人进行全面诊察，按各具体症状取穴，凭以决定指力轻重。亦神明在心，安神先要安心之义。

【主治】心病，气满不得息，胸中澹澹，恍惚不知人，狂妄言怒，善骂詈，短气，烦满，吐血，霍乱。亦治伤寒鼻塞，喘闷等。

【操作】主一指轻按，或先取一指轻按，渐取两指并按。由于具体症状不同，取之有别也。

（二）小肠募

【定位】募名关元。在脐下气舍下3寸。足三阴任脉之会。

【释要】《黄帝内经》云："寒气客于冲脉，冲脉起于关元，随腹直上，寒气客，则脉不通，脉不通，则气因之，故揣动应手矣。"寒气从皮毛组织吸入者，先集在小肠之外壁。临症（证）触指可以摩到寒气结积之处。寒气客于脉中，则脉血泣凝，血泣凝，气反不得行，血与气互相搏击，脉故揣动应手。按摩医疗是触指于脉管之上审查脉的动力，以知病的虚实。冲脉起于关元，所以关元小肠募穴为按摩法中极为重要的一个募穴。

【主治】奔豚，气上下痛，时欲止，小便频，或胞转不得溺，或后泄不止，尿黄，气癃，阴痛，大小便下血，或痔血不下，或妇人胞门闭塞，瘀血不畅下，或肾病不可俯仰，遗尿，脐下结血状如覆杯，以及中风失声，腰足不仁。又若老人遗精，妇人赤白带下，不月，不妊等。一说，关元募主百病皆治。

【操作】按摩取三指叠按法，或取一指轻按法，随证候不同决定之。

（三）肺募

【定位】募名中府。在左乳上三肋间陷者中，动脉应手，手足太阴之会。与阳明大肠经为表里。以大肠合为府，合于上焦，名呼吸之府。

【释要】按肺脏中的气穴，除中府、云门二穴外，其余都是胃脉上络于肺的气穴。《灵枢·寒热论》篇："腋下动脉，臂太阴也，名曰天府。"《素问·平人气象论》云："胃之大络，名曰虚里，贯膈络肺，出于左乳下，其动应衣。"虚里属乳根穴分。

【主治】肺急，胸满，咳，胸下痛，胸中热，喘，逆气，多浊唾，不得急，咳呕脓血，面肿，喉痹等症。

【操作】肺上气穴在胸肋骨下，按摩是以指代针的，手指按不到底，从截治法，旁取腋下3寸臂臑内廉动脉中之天府穴。掌承天府穴重按之，两掌叠按，导气出于手大指、次指之端，则肺之经气自通。再从旁治法，轻重交替按左胁下不容穴，导引足阳明之气出于左乳下，则肺之络气亦通。肺有病，除旁按天府、不容穴外，旁取心募巨阙、胃募中脘。指下有水气声响，病人胸中顿为感觉舒服，痛止，咳声稀，喘平，咯血、吐血皆愈，甚验。

（四）大肠募

【定位】募名天枢。足阳明脉气所发。《甲乙经》：天枢挟脐旁各2寸陷者中。《千金》：直脐旁2寸。

【释要】按天枢募穴，古人不是把它定在手阳明大肠经之上，而是横行结肠之部，定在足阳明胃经之上。黄子龙曰："天枢在脐旁2寸，适当横结肠之部，足见古人定募穴之真。"这就是说，天枢大肠募穴虽不是定在手阳明大经之上，但是在募穴的下面恰是大肠横行之部，重按之，医者指掌之力，就能达到大肠经之上了。

天枢有两募，其循脐左而上的一募，有动脉应指，循脐右而上的一募，无动脉应指。《黄帝内经》言："冲脉挟脐而上，其循脐右而上按者，其脉不动。"脉动是经脉，即动脉。脉不动是络脉，即静脉。

【主治】疟，振寒，热甚狂言，疝，绕脐而痛，时上冲心，哕呕，面肿，奔豚，泄食不化，不嗜食，胃肠游气切痛，腹痛雷鸣，吐血，便血，女子胞中痛，月潮违限不以时休止，血结成块，绕脐绞痛，及一切虚损劳弱之症；一说天枢主治百病。

【操作】按摩主按动脉。按在天枢偏左之一募，取两掌叠按法，重按之，按之至骨，病人感觉两腰眼穴中酸胀，有寒气循两腰眼下行，两足麻木如脱。然一经按摩者发手，病人又感觉有一股热气下于两股如汤沃之状。病人适意，辄为称奇不止。

（五）肝募

【定位】募名期门。位于胸部，当乳头直下，第6肋间隙，前正中线旁开4寸，不容穴旁开1.5寸。直上两乳。足太阴、厥阴、阴维之会。

【释要】凡人身之经脉属于阴脉者，皆不上行于头。唯足厥阴肝脉从足大指（趾）丛毛之际上行达于巅顶，为人身最长之脉。其脉之支者，从肝别贯膈，上注于肺，下行至中焦，挟中焦之分交于手太阴肺经，以尽十二经脉之一周，终而复始。故曰十二经脉之循行，始于手太阴中府，以次而传，终于足厥阴期门。

肝左脾右之说，早见于《淮南子》。《难经》亦云："肝之为脏，其治在左，其脏在右胁右肾之前，并胃着脊之第九椎。"这就是说，肝虽居在右，而其气化实先行于左。脾虽居在左，而其气化实先行于右。

【主治】尸厥，身不仁，头痛，项强，胁下积聚，心下痞硬，胸胁痛，脾冲心痛，伤寒发热恶寒，腹满，谵语，咳喘，卧不安，癃，遗尿，小腹两侧痛，小便难而白，食后吐水，霍乱，泄利……凡一切木郁之症莫不治之。穴取右胁下期门，或一指轻按，或三指叠按，各依具体症状不同取之。

【操作】按摩诊病是要掌握各脏器部位的。中医诊肝在左关，诊脾在右关。诊肝触指力于右之期门募穴。导引肝脏中的气化自右向左而行，因为肝之功用无不是从右而行于左的。诊脾是触指力于左之章门募穴，导引脾之气化从左向右而行。因为脾之功用，无不是从左而行于右的。

（六）胆募

【定位】募名日月。在肝募之下五分。足太阴、少阳、阳维之会。

【释要】《图考》：从乳头往下直至肋骨尽处，适当第8肋下际与腹内相接处，而肝经期门募穴，再下五分，为日月胆募。内有胃分布上腹动脉。

【主治】太息善悲，少腹有热欲走，吐呕宿汁，吞酸，语言不正，四肢不收等。

【操作】取两指轻按，或渐渐指力稍重按之。

（七）脾募

【定位】募名章门。位于腹侧，腋中线第11肋骨端稍下处，屈肘合腋时，当肘尖尽处。足厥阴、少阳之会。

【释要】脾为五脏之母，后天之本，位居中土，生长万物者也。若脾气犹在，虽病甚不至死。所谓："诸病困重，尚有一毫真气者，见之面有黄色。"脾主黄色。《难经》云："脏会季胁。"五脏皆禀于脾，故曰脏会。古人因为脏会季胁，故以脾募定在肝经之上。《难经》言："脾重二斤三两，扁广3寸，长5寸，有散膏半斤。"散膏，即现代医学所言的胰。凡言脾主消化者，是言散膏有消化食物的功能。胰与脾为一脏，脾为正脏，胰为副脏。

【主治】一切积聚痞块，胁痛不得卧，胸胁痞满，喘息冲膈，腰痛，腰清脊强，不欲食，吐逆，胞转不得溺，寒中洞泄。又治小儿癖气不消，身羸瘦等症。

【操作】取三指叠按法，时轻时重按之。

（八）胃募

【定位】募名中脘。在上腹部，前正中线上，当脐中上4寸。手太阳、少阳、足阳明所

313

生，任脉之会。

【释要】胃募一名太仓。太仓为六腑之会，大肠、小肠、膀胱、胆、三焦皆属于胃。故曰腑会太仓。《灵枢·动输》："足之阳明何因而动？岐伯曰，胃气上注于肺，其悍气上冲头者，循咽，上走空窍，循眼系，入络脑，出颊，下客主人，循颊车，合阳明，并下人迎，此胃气别走于阳明者也。"按经文所说，阳明之气独盛，故其脉独动不休。

【主治】胃脘痛，心下坚痛难以俯仰，心疝，气冲胃，死不知人，伤忧积气，腹胀不通，伏梁，心下状如覆杯，霍乱，出泄不自知。又治小儿脾痫，面黄，腹大，喜痢，暴痢，身体正直如死人。又治虚劳，吐血，黄疸，气厥，尸厥，急慢惊风，痞满，翻胃，食噎等症。

【操作】按摩取三指叠指按法，有时要结合大肠之募而重按之，则取两掌叠按法。

（九）肾募

【定位】募名京门。一名气府。在侧腰部，章门后 1.8 寸，当第 12 肋骨游离端的下方。募穴定在足少阳胆经之上。

【释要】肾有 2 枚，左右高低宽窄不同。其脉交通水火。左肾之脉直上入肺，循喉咙，挟舌本。右肾之脉，直行脐腹，上络心胞（包）。《黄帝内经》言："肾者作强之官，伎巧出焉。"然肾之所以能够作强，所以有此技巧之出焉者，无非是赖肾有水火之气以酝酿之，激发之。

【主治】痉，脊强反张，腰痛不可俯仰，溢饮，水道不通，尿黄，小腹痛，髀枢引痛等症。

【操作】按摩取穴，除取两京门募穴以外，在腰间平脐处有两腰眼穴，一名鬼眼穴，为十三鬼穴之一，也是按摩肾病必取之穴。病人的气血结聚之处，或在一边，或在两边。或病一边腰痛，或病两边腰痛，指下有数，边摩边按，腰痛无不愈者。

（十）膀胱募

【定位】募名中极。一名玉泉。在脐下 4 寸，关元募下 1 寸，即耻骨之上部。足三阴、任脉之会。

【释要】《灵枢·根结》："太阳根于至阴（穴在足小指之端），结于命门。命门者，目也。"此言两目为藏精光照之所，故亦名曰命门。但与右肾命门主火之说，名同而义不同。此处是卵巢所在的部位，即妇女子宫所在处。子宫亦有两穴：或言在中极募旁 3 寸，或言直关元募旁 3 寸。由于卵巢位置浮游不定，故所言互异。

【主治】脐下疝痛或绕脐痛，女子阴中痒，腹热痛，经门不通，子门不端，胞落颓。男子阴囊偏坠或失精。妇人因产恶露不止，胞转不得溺，月事不调，血结成块，赤白带下，血崩不止，或小便频数，下元虚冷，妊娠不成，或坠胎腹痛，洞泄见赤，胞衣不出就子死胞中不下等症。

【操作】按摩治疗，不拘定子宫位置究在何处，临症（证）凡摩到：关元左边 2 寸之胞门穴，右边 2 寸之子户穴，旁 3 寸之两气门穴，关元或中极两旁各开 3 寸之两子宫穴，相去 2 寸之两肠遗穴，在何处触指有血气结聚不散，坚膜或疼痛，就在何处按摩。取一指轻按法，或去三指叠按法，轻重交替按摩，凡子脏之疾，皆触指效应。

（十一）三焦募

【定位】募名石门。在脐下 2 寸。任脉气所发。为手少阳之府。

【释要】《黄帝内经》曰："三焦者，决渎之官，水道出焉。"《黄帝内经》云："三焦病者，小腹满，气满子腹中。"腹中是小腹之外壁，淋巴丛结集最多的部位。

【主治】腹中气满，或病水肿腹大，或病心腹中卒，痛而汗出，或病身时寒热，气急心坚满，或病泄利不禁，小腹绞痛，崩中带下。或妇女病正气虚脱，冲任之血不行，化为脓水，出于脐中及下部。或男子病阳囊缩，腹痛欲死等症，都为石门穴主之。

【操作】取三指叠按法，轻重交替按之。

（十二）心包募

【定位】募名膻中，别称元儿、胸堂、元见、上气海，出《灵枢·经脉》中。属任脉，位于前正中线，平第 4 肋间，两乳头连线的中点，在胸骨体上。

【释要】除上十一穴外，腹诊中尚有手心主一经，其经起于腹中，出属心包络，下膈历属三焦，受足少阴肾经之交，以完成人身水火相济之用。主相火，代替君火以行其事。以用而言，则名心系。

【主治】主治气喘、噎膈、胸痛、乳汁少、心悸、心烦、咳嗽。

【操作】取三指叠按法，轻重交替按之。

（十三）腹诊中其他常用气穴

1. 曲骨穴

【定位】属任脉、足厥阴之会，在阴上横骨中央毛际陷者中，宛曲如却月中央。

【主治】小腹满而气癃，胞转不得溺，血癃，小便难，妇人下赤白沃，水肿等症。此穴一名尿胞。

2. 气海穴

【定位】属于任脉气所发，在脐下 1.5 寸，是男子生气之海，内包小肠，一名脖胦。

【主治】妇人产后阴下脱，气痛状如刀搅，月事不调，带下崩中，因产恶露不止，小儿遗尿等一切气急久不瘥之症。

3. 阴交穴

【定位】属于任脉气所发，在脐下 1 寸。任脉气冲之会。《难经》云："下焦者，当膀胱上口，主分别清浊，主出面不内以传导也。其治在脐下 1 寸。"

【主治】奔豚上腹䐜胀，痛引阴中，不得小便，水肿，水气行腹中，女子月水不通，阴痒，阴脱，产门不闭，血崩，腰痛，肠鸣，濯濯如有水声。又主治鬼击之病，得之无渐，卒着（人）如刀割（刺）状，胸胁腹内绞急切痛，不可俯仰或即吐血，或鼻中出血，或下血。一名鬼排。

4. 水分穴

【定位】属于任脉气所发，在下脘下1寸，脐上1寸。当小肠下口，泌别清浊之所，水液入膀胱，故穴名水分。

【主治】水肿盈脐，腹紧如鼓，胃虚胀不嗜食，绕脐痛，冲胸不得息，四肢及面浮肿。并治卒得鬼击，小儿腹大等症。

【操作】临症（证）主按摩水分穴外，兼按关元、中极、天枢各募穴。病人辄下宿屎，色黑。小便多，水肿即消。

5. 下脘穴

【定位】属于足太阳、任脉之会，在脐上2寸，当胃下口，小肠上口。近幽门之部位。

【主治】腹痛，六府之气寒，食饮不化，入腹还出，不嗜食，腹坚硬，癖块诸症。

6. 建里穴

【定位】属任脉，在脐上3寸，中藏小肠。

【主治】心痛，不欲食，腹胀，气逆上并霍乱，身肿等症。

7. 上脘穴

【定位】属于任脉、足阳明、手太阳之会，在脐上5寸，当胃之贲门。

【主治】心痛、头眩、身热汗不出，饮食不下，膈塞不通，胸胁满胀，霍乱吐利，呕血诸症。主抑而下之。

8. 胞门穴、子户穴

【定位】在脐下3寸，关元左旁2寸之胞门穴，右旁2寸之子户穴。

【主治】妊娠不成，坠胎腹痛，漏胞见血，胞衣不出及子死腹中或腹中积聚等症。

9. 气门穴

【定位】在脐下3寸，关元旁3寸之两气门穴。

【主治】胎孕不成，漏胎见血，或男人偏坠，妇人崩漏等症。

10. 子宫穴

【定位】在脐下4寸，夹中极两旁各开3寸之两子宫穴。

【主治】妇人久无子嗣，子宫肌瘤、卵巢囊肿、子宫癌等症。

11. 气街穴

【定位】属于足太阳脉气所发之两气街穴，一名气冲，在归来下，鼠溪上1寸，动脉应手，阴毛两旁脉动处，适当股内侧之纹。用手摩之，即在横骨之下陷凹处。有股动脉应手。

《素问·痿论》:"阳明者,五脏六腑之海,主润宗筋,宗筋主束骨而利机关也。冲脉者,经脉之海也,主渗灌溪谷,与阳明合于宗筋。阴阳总宗筋之会,会于气街,而阳明为之长,皆属于带脉,而络于督脉,故阳明虚,则宗筋纵,带脉不引,故足痿不用也。"

【主治】腹痛,腹中有大热不安,有大气如相挟,阴疝,痿,茎中痛,腰痛不得俯仰,脱肛。女子月水不利或暴闭塞,或胞衣不出,众气尽乱。或妇人无子及少腹痛,带下产崩等诸症。李东垣云:"吐血多,不愈,以三棱针于气街出血,立愈。"方法简单有效。

12. 不容穴

【定位】属于足阳明脉气所发,在上腹部,当脐中上6寸,距前正中线2寸。

【主治】呕血,胁下痛,心痛与背相引,不可咳,咳则背痛,喘,口干,痰癖等症。

13. 带脉穴

【定位】属于足少阳、带脉二经之会带脉穴,在侧腹部,当第11肋骨游离端下方垂线与脐水平线的交点上,肝经章门穴下1.8寸处,侧卧取穴。又与足少阳会于五枢、维道,凡三穴。这就是说,带脉三穴,左右六穴。右为上行结肠部,左为下行结肠部。《奇经考》:"带脉总束诸脉,使不妄行,如人束带而前行,故名。妇人患恶露随带脉而下,故谓之带下。"

【主治】主腰腹纵,溶溶如囊水之状。又主治妇人少腹坚痛,月事不调,赤白带下。男子睾丸炎,侧肿诸症。

其他腹诊诸穴,临床时,随症取用。兹避繁不赘述。

二、按导背诊

穴在腹者为募,在背者为俞。俞穴也叫"腧穴"或"输穴"。

《难经》云:"五脏募皆在阴,俞皆在阳者,何谓也?然阴病行阳,阳病行阴,故令募在阴,俞在阳也。"

按摩医疗,是把背诊作为腹诊之助诊部位。例如,因劳伤而患吐血不得止者,一定要令吐出瘀血,血才能够止住。然因劳伤吐血,蓄血不在胸腹之间,其蓄血是在脊背之膀胱经中。按摩穴取背俞,导引蓄血从阳经出于阴经,往往按摩一次或数次,即有黑血块或紫血块频频吐出。则鲜血自然归经流通,血止不复再吐。屡治屡验。

经文所谓:"督脉循背上行。"就是说,督脉是循阴器之下从后臀贯脊至第14椎之间,人于命门,内属于肾。其别络并足太阳之经上头,下项,夹脊抵腰中,复络于肾。也就是说,督脉之从下而上者,起于右肾命门。从上而下者,起于两目之间太阳命门。督脉是人的性命始生之门,故出入上下之处,皆名命门。阴阳循腹循背,为募为俞,是祖国医学一分为二、合二为一的辩证法研究。

《灵枢·骨空论》:"督脉者,起于少腹以下骨中央。"此言:前有横骨,后有尾骶骨,左右有髋髀大骨,四周皆骨,故名骨中央。"女子入系廷孔,其孔,溺孔之端也。"此言廷孔是女子的阴户。"其男子循茎下至篡。"篡谓宗筋之所聚处,故言"与女子等"。

《灵枢·五音五味》:"任脉、冲脉皆起于胞中,上循脊里为经络之海。"启玄子王冰云:"任脉循背谓之督脉,自少腹直上者,谓之任脉,亦谓之督脉。由此言之,则是以腹背分阴阳而言任督。若三脉者,名虽异而体则一耳。故曰,任脉、督脉、冲脉一源而三歧耳。"滑伯仁曰:"任督二脉,一源而二歧,一行于身之前,一行于身之后,人身之有任督,犹天地之有子午,可以分,可以合,分之以见阴阳之不离,合之以见混沦之无间,一而二,二而一也。"这里更为说明了任脉、督脉循腹循背以分阴阳,定为募俞,是祖国医学一分为二的辩证法研究。

《灵枢·背俞》:"背中大腧,在杼骨之端,肺俞在三焦之间,心俞在五焦之间,膈俞在七焦之间,肝俞在九焦之间,脾俞在十一焦之间,肾俞在十四焦之间。皆挟脊相去3寸所。若欲望得而验之,按其处,应在中而痛解,是其俞也。"胰为脾脏的副脏,俗名胰子。当脊背骨节三焦处为焦。焦,犹言脊柱。所谓相去3寸所,是言脊柱两旁足太阳膀胱经部位。

(一)五脏之俞及其主治病症

1. 肺俞

【定位】肺居五脏之最高位。在当第3胸椎棘突下,旁开1.5寸。经气输注于肺。

【主治】肺寒热,呼吸不得卧,上气呕沫,喘气,胸满,胁膺急,不嗜食,汗不出,腰背痛,吐血,唾血,咳逆。又治骨蒸虚劳,背驼如龟和小儿肺痫,面目白,口沫出等症。

2. 心俞

【定位】心脏居在肺之两叶中间,在背部,当第5胸椎棘突下,旁开1.5寸。经气输注于心。

【主治】心痛,胸中悒悒不得息,烦心,短气,卧不得安,咯血,唾血,多涎。又治心风,狂走发痫,语悲泣,心胸闷乱,烦满,汗不出等症。

3. 肝俞

【定位】在背部,当第9胸椎棘突下,旁开1.5寸。经气输注于肝。

【主治】筋急而痛,咳而胁满急不得息,痛引少腹,肩项痛,惊狂,衄血,唾血,目赤痒痛,癫疾等症。

《宋史》:"王纂诊肝俞、命门二穴,使瞽目视秋毫之末。"《针灸杂志》:"瘰疬特效灸法,未溃者,灸肝俞一次或二次,可消散而愈。已溃者,三四次而愈。"方法简便附之。《圣济总录》:"肝中风者,其人但踞坐不得低头,绕两目及额上色微青及唇青面黄者,尚可治。"

4. 脾俞

【定位】在背部,当第11胸椎棘突下,旁开1.5寸。经气输注于脾。

【主治】胁痛,腹胀,咳而呕,膈寒,食不下,胸脘暴痛,肩背寒痛,腹中积聚痛,怠惰不欲动,默然嗜卧,四肢胀闷,体重,久疟不愈,黄瘦无力,水肿,鼓(臌)胀等症。

5. 肾俞

【定位】在腰部，当第 2 腰椎棘突下，旁开 1.5 寸。经气输注于肾。

【主治】腰痛不可俯仰反侧，头痛如破，足寒如水，腹膜大寒，洞泄食不化，少气，尿血，小便浊，遗精，阴中痛，脚膝痀（拘）急。女子积冷气成劳，乘经交接，寒热往来。又治中风失声，手足不遂，大风癫疾等症。

《圣济总录》："肾中风者，其人踞坐而腰痛，视胁左右未有黄色为饼糍大者，尚可治。"

6. 厥阴俞

【定位】心包穴，背俞穴。在背部，第 4 胸椎棘突下，旁开 1.5 寸。

【主治】主治咳嗽，胸闷，呕吐，失眠及风湿性心脏病，心动过速，心律不齐，心绞痛，肋间神经痛等症。

（二）六腑之俞及主治病症

1. 胆俞

【定位】在背部，当第 10 胸椎棘突下，旁开 1.5 寸。经气输注于胆。

【主治】口苦，舌干，胸满胁痛，呕无所出，咽中痛，食不下，目黄，虚劳尿精，梦与鬼神交，头痛，振寒，汗不出，腋下肿等症。

2. 胃俞

【定位】在背部，当第 12 胸椎棘突下，旁开 1.5 寸。经气输注于胃。

【主治】胃中寒，食多身体羸瘦，腹中满而鸣，冷食不消化。亦治小儿食少不生肌肉，及小儿痢下赤白，秋末脱肛，肚冷不可忍。治水肿鼓（臌）胀，气满不食，泄泻年久不止，多年积块等症。

3. 三焦俞

【定位】在腰部，当第 1 腰椎棘突下，旁开 1.5 寸。经气输注于三焦。

【主治】小腹积聚，坠大如盘，胃胀，食饮不消化。妇人症瘕瘦瘠，胞转小便不得，五脏六腑心腹满，腰背痛，不得俯仰，黄瘦，目眩，头痛等症。

4. 大肠俞

【定位】在腰部，当第 4 腰椎棘突下，旁开 1.5 寸。经气输注于大肠。

【主治】肠鸣，暴泄，大肠转气，按之如覆杯，小肠绞痛，或大小便难，腹膜而肿，目黄，口干，鼻衄，腰痛，喉痹等症。

5. 小肠俞

【定位】骶正中嵴（第 1 骶椎棘突下）旁开 1.5 寸。约平第 1 骶后孔。经气输注于小肠。

【主治】小腹痛，控睾引腰痛，疝痛，上冲心，腰背强，尿黄赤，口干，小便不利，大便脓血出，脚肿，短气，不嗜食，妇人带下等症。

6. 膀胱俞

【定位】骶正中嵴（第 2 骶椎棘突下）旁开 1.5 寸,约平第 2 骶后孔。经气输注于膀胱。

【主治】虚劳尿精,少腹坚结积聚,泄泻腹痛,小便赤涩,遗尿,或转胞不得溺,女子痂（瘕）聚等症。

（三）其他腧穴

除上面所述五脏六腑十二经各俞穴以外,尚有大杼、膏肓、胰俞、白环俞、腰俞,亦是背诊中之要俞。

1. 大杼

【定位】别名背俞。属足太阳膀胱经,为督脉别络;足太阳膀胱经、手太阳小肠经的交会穴;骨会大杼穴。在背部,当第 1 胸椎棘突下,旁开 1.5 寸。八会穴之骨会。经气输注于胸中。

【主治】大气喘满,胸中郁郁,头痛,项强,脊痛,腰痛不可屈伸,瘈,喉痹,伤寒,汗不出等症。一说,大杼主治百病。

2. 膏肓

【定位】在背部当第 4 胸椎棘突下,旁开 3 寸。两旁相去脊柱与胛骨之间。

【主治】按摩临诊,令病人两手交在肩膊上,其胛骨遂开,医者伸右手中指于病人之胛骨里按之,病人自觉牵引其经于胸肩之中,然后投指于两骨之中间,气下为流水状,经气大通,有病皆愈。所以《千金》亦言:"膏肓俞无所不治。羸瘦虚损,梦中失精,上气咳逆,并皆治之。"

总结诸家学说,膏肓一穴属在三焦系统。西医名淋巴系统。《黄帝内经》言:"膏之原,在心下。"即为网于小肠外之淋巴丛者。

《本草纲目》:"八月朔日,收取露水磨墨,点膏肓穴,治瘰疬谓之天真。"

《验方新编》:"眼边忽然红肿发痒,名偷针眼。针背上膏肓穴处,第三骨两旁,有红点,用针挑破即愈。如不用针挑,用灯心烧即愈。如不见点,用大梳背频频刮之,红点自现出也。"此法俗名刮痧。但刮痧以后,不可饮米汤,学者切记之。

3. 胰俞

【定位】经外奇穴,在背部,当第 8 胸椎棘突下,旁开 1.5 寸。

【主治】糖尿病、低血糖,脾胃虚弱,完谷不化,尿频、尿量多,而且尿的颜色浑浊,脸色开始发黑,口干舌燥,常觉得腰膝酸软,睡觉出汗,心烦、失眠。

4. 关元俞

【定位】位于腰部,当第 5 腰椎棘突下,旁开 1.5 寸。

【主治】腹胀,肠鸣,泻泄,月经不调,小便不利,腰痛等症。

5. 白环俞

【定位】一名玉环俞，又名玉房俞，其处正与脐相对，人之命脉根蒂也。骶正中嵴（第4骶椎棘突下）旁开1.5寸。足太阳脉气所发。

【主治】背连腰痛，腰髋痛，脚（膝）不遂，腰脊以下至足不仁，筋挛癖缩，虚热闭塞。慎房劳，不得举重物等症。

《巢氏病源候论》曰："玉房蒸，男则遗沥，女则月候不调。精藏于玉房，交接太数则失精。"

6. 腰俞

【定位】别名背鲜、髓空、腰户、腰柱、髓俞。属督脉。在骶部，当后正中线上，当骶骨管裂孔处。

【主治】主治腰脊痛，便血，泄泻，痔疮，月经不调，癫痫，下肢痿痹等症。

三、按导腰诊

腰者，肾之居也。《黄帝内经》云："腰以上为天，腰以下为地。"腰诊的部位，是诊于人身天地阴阳之间者的部位。

腰与脐平。《黄帝内经》云："当肾者，脐也。当脐者，大肠也。"大肠募名天枢。故《黄帝内经》又云："天枢以上为天，天枢以下为地。"天枢募穴，是有形按摩法中的一个极为重要的募穴。

人身之经脉，有贯脊络于腰背者。如其动伤经脉，又为风冷所乘，血与气互相搏击，致腰痛不能俯仰，或为卒痛，或为久痛，无不是因为风冷内着，致血与气不得宣通之故。

腰眼穴

【定位】腰诊按摩中的主要诊部之气穴，名腰眼穴，一名遇仙穴。穴当腰间平脐之两凹陷处。有大腰筋腰脊肾经之分布。

【主治】两胁引痛，心如悬，下引脐，少腹急痛，热，面黑，或寒中洞泄不化，小便浊难，丈夫梦失精，头痛如破，足寒如水，耳聋肾虚，女人积冷成痨，或乘经交接，赢瘦，寒热往来等症，都是属于腰诊法中的适应证。

【操作】医者触指力于腰眼穴中，为病人投以按摩医疗，一边诊察，一边治疗，俾大腰筋受到按摩者的手术影响，即为软化，或顿为消逝，辄常按摩一次，至多数次，腰痛痊愈。

按腰眼穴，取三指叠按法，轻重交替按。再取两掌叠按法重按天枢募穴，按之至骨，引大肠经气通于腰窝，达于腰脊，下于两股，直出两足底涌泉穴，腰痛止，不复再痛。病例皆然。

四、按导肢诊

肢诊部位是有形按摩医疗法中的助诊部位之一。腰诊按摩结合肢诊按摩，俗名打截治。

1. 下肢打截

1）诊右下肢，令病人侧卧，伸右腿，曲左腿，左腿搭于右腿之上，取两掌叠按。

2）诊左下肢，令病人伸左腿，曲右腿，右腿搭于左腿之上，取两掌叠按。

3）各切按于病人之两冲门穴与两箕门穴，重按之。

4）再令病人翻身平卧，按天枢偏脐左边的一穴，则病人腹中膜胀之气，顿为消灭。

5）再为进行按摩腹诊中的各个气穴，有事半功倍之效。

2. 上肢打截

1）诊左上肢，令病人侧卧，按在腋下3寸，臂臑内廉，动脉对应天府穴。垂手与乳相平处是穴。

2）诊右上肢，同诊左上肢。

《灵枢·寒热论》："腋下动脉，臂太阴也。名曰天府。暴瘅内逆，肝肺相搏，血溢鼻口，取天府穴。"瘅，消渴也。

五、按导顶诊

顶诊部位，大体如下面所述。

（一）百会

【定位】督脉、足太阳之会。位于人体的头部，头顶正中心，可以通过两耳角直上连线中点来简易取此穴。（或以两眉头中间向上一横指起，直到后发际正中点。）

【主治】顶上痛，头风痛，目如脱，不可左右顾，大人癫，小儿痫，中风失声不能言语，或目暴赤肿瘾涩难开者。人被打死或踢死，可用百会急救。

【操作】按摩为病人投以顶诊，手掌覆在病人头顶中央，则前顶与后顶两穴都在医者掌握之中。而百会适在掌握的中间，有动脉应手。按摩勿释，掌下有微汗出，湿掌，任脉与督脉二气在头顶交会，病人顿为感于头脑清醒，盖血已下行藏于肝矣。人被打死或踢死，急救百会，覆掌于百会穴重按之，历1分钟时刻稍一松手，如此松手数次，移指于病人胸下巨阙心募，取一指轻按，或三指叠按，按约数分钟，病人渐为苏醒。

《扁鹊传》中所谓三阳五会者，即百会气穴。

《千金》："小儿脱肛方，灸顶上旋毛中三壮，肛即入。"

《医说》："高宗苦风眩头痛，目不能视。侍医秦鸣鹤曰：'风毒上攻，若刺头出少血即愈矣。'天后自帘中怒曰：'此可斩也！天子头上岂是出血处耶？'上曰：'医之议病，理不加罪。且吾头重闷，殆不能忍，出血未必不佳。'命刺之，鸣鹤刺脑户，及百会出血。上曰：'吾眼明矣。'"

《经验良方》："产后子肠不收，用蓖麻子十四粒去壳捣膏，投于顶心，即收。收即洗去。"顶心即百会穴。

（二）前顶穴

【定位】在头部，当前发际正中直上 3.5 寸（百会前 1.5 寸）。督脉气所发。

【主治】小儿急慢惊风，头风目眩面赤肿，鼻多清涕等症。

《幼幼新编》："小儿患喉蛾，即以银针挑破发顶，出血即愈。"附此备用。

（三）后顶穴

【定位】当百会后 1.5 寸，下距脑户 3 寸。督脉气所发。

【主治】颈项恶风寒，目眩头偏痛，狂走癫疾等症。

（四）囟会穴

【定位】一名顶门，谓之囟门。在头部，当前发际正中直上 2 寸（百会前 3 寸）。督脉气所发。（上星穴，在颅上直鼻中央入发际 1 寸。）"子在母胎，诸窍尚闭，唯脐纳气，而囟门为之通气。故骨独未合。既生则窍开，口鼻纳气，尾闾为之泄气，而囟骨渐合。乃阴阳升降之道也。"

【主治】痉症，小儿暴痛，目眩面肿，鼻塞不闻香臭，头风疼痛、衄血，偏坠，气痛诸症。兼百会穴，治卒中风。

【操作】囟会穴与百会穴，可并以一掌上下互为摩按。

六、按导项诊

分为两个部穴说明。

（一）风池穴

【定位】位于后颈部，后头骨下，两条大筋外缘陷窝中，相当于耳垂平齐。足少阳、阳维之会。

【主治】渐渐恶寒，温病汗不出，目眩头痛，颈项痛不得回顾，衄衄，目内赤痛，耳塞目不明等症。

（二）风府穴

【定位】在颈部，当后发际正中直上 1 寸。督脉、阳维之会。

【主治】风从外入，令人振寒，汗出头痛，身重恶寒，目眩昏，不得喘息，舌急难言，狂妄多言不休及狂走欲自杀，或暴瘖不能言，喉噎痛等症。

【操作】临床诊风池、风府二穴，取边摩边按法摩到病人颈项之上有筋脉膜膜张，张动急者，触指力于其脉，引脑血下行。如病患大风头脑不清楚的，按之病人即清醒。又如针灸法，针于风池或风府二穴，血下行触针，针动者病人易醒。血不下行，针不动者，病人难醒，即是一个旁证。

七、按导面诊

按摩面部所常取的气穴，约如下面所述七穴。

（一）水沟

【定位】一名人中，别名鬼宫、鬼市、鬼客厅。在面部，当人中沟的上 1/3 与中 1/3 交点处。天气通于鼻，地气通于口。天食人以五气，鼻受之，地食人以五味，口受之。穴居其中，故名之人中。

【主治】头痛，晕厥，癫狂痫，小儿惊风，口角㖞斜，腰脊强痛等症。

（二）翳风

【定位】取正坐或侧伏，耳垂微向内折，于乳突前方凹陷处取穴。按之有气引耳中，手足少阳之会。

【主治】耳鸣，耳聋，耳红肿痛，颊痛，牙车急痛等症。

（三）听会

【定位】穴在耳前陷者中。张口得之。有动脉应手。手少阳脉气所发。

【主治】耳聋，耳中蝉鸣，牙车急不得嚼物，齿痛，恶寒物，中风，口眼㖞斜，伤风两耳聋等症。

（四）耳门

【定位】在耳屏上切迹的前方，下颌骨髁状突后缘，张口有凹陷处。

【主治】耳中有脓汁出，重听无所闻，牙痛等症。

（五）上关

【定位】位于耳前，下关穴直上，当颧弓上缘的凹陷处。俗谓之太阳筋。手少阳、足阳明之会。

【主治】耳聋，耳鸣，耳痛，唇吻强，瘈疭，口沫出，口噤，嚼食鸣，耳中状如蝉鸣，口眼偏斜等症。

（六）角孙

【定位】在颞颥部，相当于耳上角对应处，布有孙络，故名角孙。手足少阳、阳明之会。

【主治】目生翳，唇吻躁，颈项强。凡耳齿之病皆治之。

（七）口禾髎

【定位】在上唇部，鼻孔外缘直下，平水沟穴；手足少阳、手太阳之会。

【主治】头重，额痛，牙车引急，耳中嘈嘈，鼻准上肿痛痛等症。

外此之穴，临症（证）取之，兹不多赘。

【操作】按摩或取一指轻按，或取两指并按，或边摩边按。因具体症状不同活学活用，医者临诊领悟之可也。

第四节 袁氏按导手法

一、腹部按导指掌运用法《中国按摩医疗法—指掌运用》（中国按摩讲话第十讲）

腹部手法的运用和操作不同于躯干和四肢，绝对不可粗暴。首先是因为腹腔内包有五脏六腑，导引操作时完全依赖医生手下指掌的"揣摩"。其次是因为病人体质不一、病情各异，虚实不同，所以医者临床按摩，投以指掌，也有轻重缓急不同。故腹部手法的运用不同于四肢、躯干，而有轻重缓急之差别。兹将腹部常用按导手法分述如下。

（一）一指轻按法

即用中指或食指、拇指指腹压于腹部某一穴位或部位轻轻着力。（图8-1、图8-2）

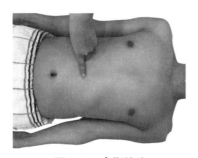 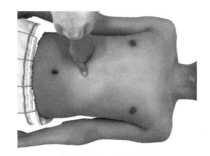

图8-1 食指按法　　　　　　　　图8-2 大指按法

适应按摩体质虚弱的病人，或为小儿进行触诊按摩法时适用之。为患心气衰弱的病人按摩，若指力过重，会引起病人心慌，甚至头昏。所以要取一指轻按法或两指并按之法。根据病情变化随时更换手法。

（二）二指并按法

即将食指和中指并齐，在腹部的穴位进行导引治疗，其操作方法同一指按法。（图8-3）

（三）三指并按法

三指并按法是将食指、中指、无名指并齐，在腹部的穴位进行按导，法同一指、二指并按，只是操作范围稍大。（图8-4）

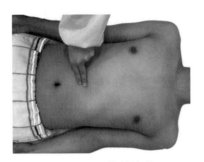

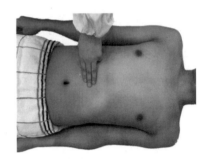

图8-3　二指并按法　　　　　　　图8-4　三指并按法

（四）三指叠按法

医者右手食指、无名指并拢，中指放于食指、无名指之上成"品"字形，以此手势按于病人腹部穴位或一定部位，然后医者左手掌根部压于右手中指背上，适当加力。其用力大小以及其力达皮肉、筋脉，还是脏腑，应视病人体质、病情而定。一般腹部按导多采用此法。（图8-5～图8-7）

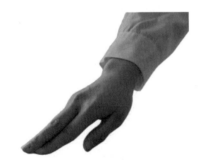

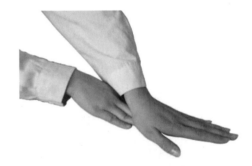

图8-5　"品"字按法　　　　　　　图8-6　"品"字加压按法

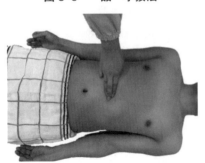

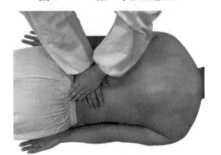

图8-7　中脘"品"字按法　　　　　图8-8　两掌叠按法

（五）两掌叠按法

医者右手掌在下，掌心对准腹部所按穴位（右手横切于病人之脐上结肠横行之部），将左手掌内劳宫部压于右手背外劳宫之上，视病情适当加力。本法对素体湿重、肌肉肥厚、积滞于肠及寒结丹田的病人多用。两掌叠按法是四肢截按法的专用手法，可导气循腰脊下达两股而出于足底涌泉穴，并可使医者之内功通过内劳宫的热力渗透病人体内，作用深透、持久。（图 8-8）

（六）边摩边按法

此法最适应于背诊时按摩。医者以两大拇指夹脊椎之两旁，相去 3 寸，属足太阳膀胱经脉，循大杼穴向下摩按，至第 14 椎肾俞穴旁止。转指右下向上摩按，至第 1 椎旁大杼俞止。如在指下触知某处有气血结积不散，即在某处按之使散。《黄帝内经》云："太阳维于周身。"太阳之气通畅，则周身之气血亦通畅。不唯背诊，在临症（证）时，此法常适应于其他诊部。亦中国按摩法妙用之一也。

（七）叠掌揉法

适应于腹部，即右手全掌伸开在下，紧贴于病人腹部，医者以左手掌根压于右手背部掌指关节之上，两手相应配合，右手推揉过去，左手回环推过来，作宛转迂回状如同江水后浪推前浪，一浪接一浪地揉以和之，手法轻重交替，随症应用。

（八）三指叠揉法

术式同三指叠按，只是操作时内动外不动地揉。本法主要用于中脘、天枢、丹田、达脉等穴。（图 8-9）

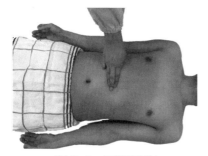
图 8-9 三指叠揉法

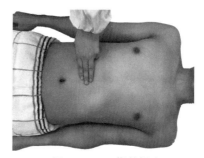
图 8-10 三指并揉法

（九）二指或三指并揉法

术式同二指、三指并按，具体操作如三指叠揉法。（图 8-10）

（十）拇指拨揉法

本法适用于背部足太阳膀胱经、极泉穴、阳陵泉穴。拨者为"一拨见病之应"，揉者为"揉以和之"。拇指拨揉法即以拇指置于经脉或穴位上边拨边揉。此法是导引除病之要术。

（十一）掌根擂揉法

即用掌根部在操作部位上用力压揉至病人组织深部来回擂，待病人有酸胀感后再做深

部拨动或旋转式揉动的方法。（图 8-11）

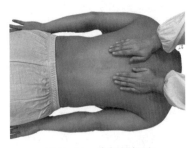

图 8-11　掌根擂揉法

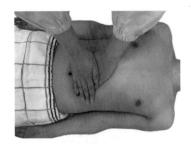

图 8-12　叠双掌波浪式揉法

（十二）边摩边揉法

即以两手拇指夹脊椎两旁，循足太阳膀胱经大杼穴至肾俞穴，从上至下，从下至上，反复摩揉。摩揉时注意指下硬结处或过敏点（痛点）之反应，并审其证，辨其病，因证因病随时根据手下指征进行施治。《黄帝内经》曰："太阳维于周身。"太阳经气通畅，则周身气血皆通。在临床，往往摩揉背部治疗腰背痛时，腹部症状或疾病可随之得到改善或痊愈，即是《黄帝内经》之理。

（十三）叠双掌波浪式揉法

此法也是袁氏独到手法之一，主要用于腹部按导。医者右手五指伸开，手掌紧贴病人腹部，左手掌根压于右手背掌指关节上，两手相应配合操作。即先用右手掌根按揉过去，再用左手腕婉转迴环按揉过来，如此同江水后浪推前浪，一浪接一浪地揉以和之往返施法，手法轻重交替，或缓或速，随症应用。（图 8-12）

（十四）挲法

用手指或掌在局部表皮按挲叫挲法，我国唐朝称之为"摩挲"。摩是广义的"揣摩"。挲则纯属治疗手法，是在摩的基础上加以"轻擦"，如同"打沙子"状在表皮轻轻"按挲"。（图 8-13）

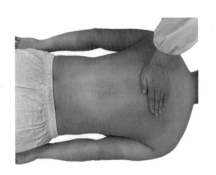

图 8-13　挲法

（十五）抿法

用手在局部抿叫抿法。抿法是一种轻而柔和的操作手法，如同泥瓦工用抿刀粉墙之状，既可用于胸腹部，也可用于四肢肿痛部位。

（十六）捋法

用手如同"捋胡须"一样在四肢及指（趾）末端操作叫捋法，有改善微循环的作用。

（十七）捺法

捺法是一种强刺激手法，是顺着肌肉、肌腱之部位如写字时"捺"一样用手指操作。

（十八）挼法

挼法是用全掌或掌根在背部、腰部、四肢挼。手法刺激性很强，但操作时应刚中有柔。

以上手法，大多适用于腹部。

二、腹部总持法

《黄庭经·内景经》载："上有魂灵下关元，左为少阳右太阴，后有密户前生门，出日入月呼吸存。"黄乃土色，土位中央，庭乃阶前空地，即表中空之义。人之一身脐以上为上半段，如植物之干，生机向上；脐以下为下半段，如植物之根，生机向下。根即脐内空处，脐内空处即"黄庭"。脐在腹部，故在腹部导引按摩可以治疗诸多疾病。"上有魂灵下关元"，魂灵即心神，心神乃心之募穴巨阙。关元为人身之元气穴，在脐下3寸。"左阳右阴"，乃腹脉之理。"密户生门"，密户即命门，生门即脐。"出日入月呼吸存"，外日月一往一来，内日月一颠一倒，阳为日，阴为月，呼吸存指生命不息。腹部总持法，即根据这一道家生命不息的原理，以掌握数个募穴用于临症大多数疾病皆有效的方法。

袁氏按导腹部总持法取穴以腹部的关元、天枢、中脘、巨阙、神阙、膜原、达脉七穴为主，在临床诊治中随症选择一穴或数穴。如妇科疾病，关元、膜原、达脉必不可少；儿科疾病，天枢、中脘、巨阙、神阙等穴常用；内科疾病，关元、天枢、中脘、巨阙、神阙等为主穴等。其中达脉、膜原二穴为其传世经验之穴。七大主穴的医道原理介绍如下。

（一）小肠募关元穴

【定位】在脐下3寸。

【释义】《素女经》曰："脐下3寸，名曰关元，主藏魂魄。妇人之胞，三焦之腑，常所以上。"《类经图翼》曰："此穴人身上下四旁之中，故又名大中极，乃男子藏精，女子蓄血之处。"也是说关元小肠募和中极膀胱募，并称之为大中极，即道家所言丹田部位。《灵枢·五音五味》曰："冲脉、任脉，皆起于胞中，上循背里，为经络之海。其浮而外者，循腹右上行。"胞中即大中极部位，循右上行者是静脉，循腹左上行者是动脉。亦即"左为少阳右太阴"之理。冲脉之前行者，并任脉上行头顶，为一身之阴脉。其后行者，并足少阴之脉，贯背属肾，入于背内，并入督脉，亦上行头顶，为一身之阳脉。阴阳两脉循腹循背上行，在头顶百会穴（泥丸）互相渗透。

【解剖】腹白线、腹横筋膜、腹膜外脂肪、壁腹膜。浅层主要有十二胸神经前支的前皮支和腹壁浅动、静脉的分支或属支。深层有十二胸神经前支的分支。

【主治】中风脱证，肾虚气喘，遗精，阳痿，疝气，遗尿，淋浊，尿频，尿闭，尿血，月经不调，痛经，经闭，带下，崩漏，腹痛，泄泻，痢疾及尿路感染，功能性子宫出血，子宫脱垂，神经衰弱，晕厥，休克等。并有强壮作用。

【操作】按摩取三指叠按法，或取一指轻按法，随证候不同决定之。（《中国按摩讲义》）临床叠指力于小肠募关元穴按导，不论表证、里证、半表半里证，一经触指，有积皆行，有滞皆通。无积无滞者，按导此穴可以健身强体。（图 8-14）

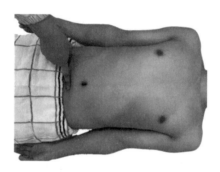

图 8-14 按关元穴

（二）大肠募天枢穴

【定位】天枢在脐旁 2 寸，为足阳明脉气所发。

【释义】无论是 2 寸、3 寸、5 寸，只要按导者触指摩到脐左约同身寸 1 寸或 2 寸有脉应指，动而不休者是穴，脐右募，按导家不重视。这是因为武当道家认为"左为少阳右太阴"。左属阳，属气，属动脉血；右属阴，属静脉血。气滞则血凝，气行则血行。

《素问·灵兰秘典论篇》曰："大肠者，传道之官，变化出焉。"传道之官，是说大肠主传导，可将消化过的无吸收价值的残渣排出于魄门。变化出焉，是说大肠除传导食物残渣外，还传导静脉血中红细胞还于肝，作为制造胆汁之原料，并传导肺脉下络大肠，还循胃口贯膈入肺的静脉血液变化为动脉血液。因大肠有此种种传导功能，所以它在腹部按导治疗中极为重要。

【解剖】据人体解剖，此处是腹主动脉之最粗部位。近几年来，有因患急性胃痛予以镇痛药服之无效而死亡者，经解剖检查，实是死于"心肌梗死"，而不是胃病。因此在腹脉按导法中，"达脉"是非常重要的一个穴位。袁氏按导学根据《黄帝内经》载述的"膜原"和道家的"生门"，即神阙在其部位进行腹脉按导时，予以"按而散之"或"按而抑之"的导引法，可以以静制动，以动制静，以阳助阴，以阴养阳而使神存心安，此取《黄庭经·内景经》"高拱无为魂魄安"之意。按导之术，可调脏腑之阴阳，化体内之津气。津气互化，阴阳平衡，病自可愈。

【主治】疟，振寒，热甚狂言，疝，绕脐而痛，时上冲心，哕呕，面肿，奔豚，泄食不化，不嗜食，胃肠游气切痛，腹痛雷鸣，吐血，便血，女子胞中痛，月潮违限不以时休止，血结成块，绕脐绞痛，以及一切虚损劳弱之症。一说天枢主治百病。

【操作】按在天枢偏左之一募，取两掌叠按法，重按之，按之至骨，病人感觉两腰眼穴中酸胀，有寒循两腰眼下行，两足麻木如脱。然一经按摩者发手，病人又感觉有一股热气下于两股如汤沃之状。病人适意，辄为称奇不止。（图 8-15）

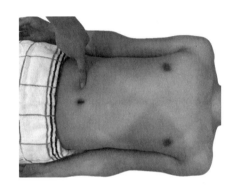

图 8-15　按天枢穴

（三）胃募中脘穴

【定位】中脘一名太仓，为手太阴、少阳足阳明所生，任脉之会。

【释义】六腑与五脏互为表里，胃为五脏六腑之海，"有胃气则生，无胃气则死"。所以按导者在临床中不论遇到什么病症，首先应为病人调和胃气，胃气调则谷气生。正如《难经》所曰："中焦者在胃中脘，不上不下，主腐熟水谷。"道家也曰："百谷之实土地精。"这些都是说明人赖百谷以养其身。

【解剖】在腹白线上，深部为胃幽门，有腹壁上动静脉，布有第 7～8 肋间神经前皮支内侧支。

【主治】胃脘痛，心下坚痛难以俯仰，心疝，气冲胃，伤忧积气，腹胀不通，心下状如覆杯，霍乱，出泄不自知。又治小儿脾痫，面黄，腹大，喜痫，暴痫，身体正直如死人。又治虚劳，吐血，黄疸，气厥，尸厥，急慢惊风，痞满，翻胃，食噎等症。

【操作】按摩取两掌叠按法，或三指叠指按法，有时要结合大肠之募而重按之。（图 8-16）

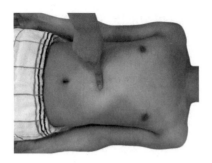

图 8-16 按中脘穴

（四）达脉

【定位】根据袁氏腹脉按摩经验，肚脐左侧旁开 1 寸，直上 0.5 寸，是很重要的按导点，往往应手脉跳很盛，袁氏称此处为"达脉"。点按时有动脉应手感。

【释义】腹脉按导法中，"达脉"是非常重要的一个穴位。袁氏按导学依据《黄帝内经》载述的"膜原"和道家的"生门"，即神阙。

【解剖】根据人体解剖，此处是腹主动脉之最粗部位，属于腹主动脉窦部位。在腹直肌内缘，有腹壁上动、静脉分支。分布有第 10 肋间动、静脉分支及腹壁下动、静脉分支。布有第 10 肋间神经分支，深部为小肠。

【主治】心慌、胸闷、心肌梗死、胃脘痛等症。

【操作】在其部位进行腹脉按导时，予以"按而散之"或"按而抑之"的导引法，以静制动，以动制静，以阳助阴，以阴养阳而使神存心安，此取《黄庭经·内景经》"高拱无为魂魄安"之意。按导之术，可调脏腑之阴阳，化体内之津气。津气互化，阴阳平衡，病自可愈。按导此穴，对心慌、胸闷有较好效果，对消化性疾病效果更佳。（图 8-17）

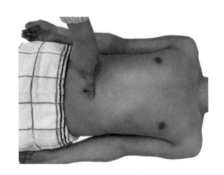

图 8-17 按达脉

（五）神阙

【定位】即肚脐。道家称之为"生门"，指胎儿在母体腹中时，靠脐带呼吸给养而生存。

【释义】神，神气；阙，原意为门楼、牌楼。神阙意指神气通行的门户。《厘正按摩要术》："脐通五脏，真气往来之门也，故曰神阙。"穴当脐窝之中，故又称"脐中""命蒂""生门"。神阙穴，即肚脐，又名脐中，是人体任脉上的要穴。它位于命门穴平行对应的肚脐中。神阙穴是人体生命最隐秘、最关键的要害穴窍，是人体的长寿大穴。人体科学研究表明，神阙穴是先天真息的唯一潜藏部位，人们通过锻炼，可启动人体胎息，恢复先天真息能。

【解剖】脐为腹部闭合最晚处，周围被皮肤和皮下脂肪包裹，脐底部表层有皮肤和瘢痕组织，皮下无脂肪组织，直接到深层的腹白线、腹肌肌膜、腹膜壁层。另有学者提出脐的形态学实质为筋膜，而筋膜包绕各种器官、组织，所以当神阙穴受到刺激时，通过与全身的神经、血管、腹腔脏器相连发挥作用，维持人体内环境稳态。由此可见，神阙穴即为先天之蒂，又为后天守邪之神，与人体先后天生命活动都密切相关。胎儿时期，脐就具有动静脉循环，并且发挥与母体物质交换的功能，所以脐与循环系统关系密切！脐是人体唯一具有血管横断面和直接连接血管的腧穴，并且周围有丰富的毛细血管网。除了丰富的血液循环丰富外，脐部皮肤内还有丰富的神经存在，分别是位于腹腔和盆腔内的自主神经丛和第9、11肋神经前皮支，并且很多学者将腹部视为"肠脑"，认为人体的变化跟腹部相关，并能从脐部的敏感点、压痛点反映出来。

【主治】泄痢，绕脐腹痛，脱肛，五淋，妇人血冷不受胎，中风脱证，尸厥，角弓反张，风痫，水肿鼓胀，肠炎，痢疾，产后尿潴留等症。

【操作】主一指轻按，或先取一指轻按，渐取两指并按。由于各具体症状不同，取之有别也。或掌心按神阙，右手在下，左手叠按手背上，缓缓用力，以病者耐受为度，按此穴，病人往往有热流下注两下肢，此法亦是腹部重要按法之一。（图8-18）

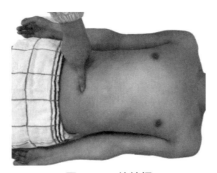

图8-18 按神阙

（六）巨阙

【定位】在胸下鸠尾下1寸，是心之募穴，募名巨阙。任脉气所发。依其所在部位称之为"上有魂灵"，魂灵即为巨阙穴。

心为一身之主。心脏主人身血脉循环的机杼。心脏功能亢进，脉搏即大而有力，或脉搏更为洪数。心脏停搏，脉搏即细弱无力，或脉搏更为细迟。迟数皆是脉搏之气不得其平的活动。按摩工作者在临床中总要先为病人调平心气，先触指力于病人心募巨阙，徐徐为病人调和呼吸之气。呼吸之气得到平调，然后再为病人进行全面诊察，按具体症状取穴，凭以决定指力轻重。亦神明在心、安神先要安心之义。

【解剖】在腹白线上，深部为肝脏；有腹壁上动、静脉分支；布有第7肋间神经前皮支的内侧支。

【主治】心募主治心病，气满不得息，胸中澹澹，恍惚不知人，狂妄言怒，善骂詈，短气，烦满，吐血，霍乱。亦治伤寒鼻塞，喘闷等症。

【操作】主一指轻按，或先取一指轻按，渐取两指并按。由于具体症状不同，取之有别也。（图 8-19）

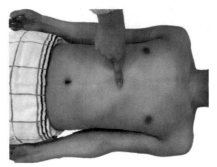

图 8-19　按巨阙

（七）膜原

【定位】在腹部左侧，脐旁开 1 寸，脐下 0.5 寸，即肾经中注穴，此穴《黄帝内经》有载："寒气客于肠胃之间，膜原之下……"

【释义】20 世纪 60 年代，全国医家曾对"幕原"（幕原即膜原）有过讨论，认为"募原"是"经脉发源处"。为内外交界之地，乃一身之半表半里，居于卫表肌腠之内，五脏六腑之外的膜及膜所围成的空样结构。膜原与肠胃相联系，上连于宗筋。它既是外邪侵入体内的必由途径，又是体内邪气排出体外的必经通路。若正气衰弱，外邪每由膜原入内，进而侵及内部脏腑；若正气恢复，正气鼓邪外出，内邪每经膜原透达于外。膜原又为三焦之关键和门户，为手少阳所主，其与三焦气机的输布运行密切相关。膜原具有屏障气血，保护内部脏器，抵御外邪深入的功能。膜原是邪气易于潜伏结聚的部位，邪气如停著于膜原，会导致邪气不能与卫气相行，而从卫表排出；膜原分布范围甚广，为邪气结聚较深的层次，而且，由于膜与膜之间的腔隙相通，邪气淫溢散漫，浸淫范围容易扩大，从而使病情加重。

【解剖】有腹内、外斜肌腱膜，腹横肌腱膜和腹直肌；有腹壁下动静脉肌支，布有肋下神经及髂腹下神经。

【主治】腹痛、便秘、泄泻等肠胃病症；月经不调等症。

【操作】主一指轻按，或先取一指轻按，渐取两指并按。由于具体症状不同，取之有别也。（图 8-20）

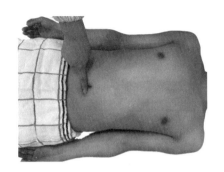

图 8-20 按膜原

总之，达脉、天枢（左）、膜原三穴均在腹部左侧，左属阳，属气；气滞则血凝，气行则血行，是"出日入月呼吸存"之理。袁氏认为掌握此三穴，对腹部的经脉等按导，可起到"按而散之"或"按而抑之"的导引作用；可以静制动，以动制静，以阳辅阴，以阴助阳，而致神存心安，此乃"高拱无为魂魄安"之理。故谓腹部按导可调脏腑之阴阳，化体内之津气，津气互化，阴阳平衡，病自可愈。若再结合"腹部分持法"的"摩诊法""按诊法""习气按导法"等进行辨证施治，即能取得更佳疗效。老子在《道德经》中的"玄之又玄，众妙之门"和"万物负阴而抱阳"的辨证法是中华民族黄老医学之核心，袁氏探理萌发，指导临床，总结为："凡病有实必有虚，有虚必有实。按导揣手，平调虚实，以使脉外气通，脉内血行，行则通，通则无滞，无滞则病已。"

关元、左天枢、达脉、膜原、神阙、中脘以及巨阙七个穴位是按导医家在腹脉按导法中必不可少的按导部位。初学者对疾病的病因病机、发展预后虽不能深究，但只要方法正确，穴位准确，触指就有效应。不过，要想取得事半功倍的效果，还得刻苦学习祖国医学理论和熟练掌握分持法。

三、腹部分持法

根据十二经脉穿过十二脏腑的规律，对病人具体症状进行的按摩方法，称为腹脉按导法。腹脉按导法分总持法和分持法，总持法前已介绍，下面介绍分持法。分持法是在对临床病症辨证后，分别应用不同按摩法起到导引作用而医治疾病的方法。分述如下。

（一）腹部摩诊法

此法是按摩者在临证中摩病人脐周有无积气、结块的诊察方法。如摩病人右胁下有积气如覆杯，即知病人所患为肝之积气，又名胞气。摩病人心下有积气，经脉触知滚动，即知病人所患为心之积气，又名伏梁。摩病人脾胃相隔之膜有积气，覆大如盘，即知病人所患为脾之积气，名曰痞气。摩病人少腹上至心下有积气，游走疼痛，即知病人所患为肾之积气，名曰奔豚。故知五脏之积气稽留不去，各有其状，各具其形。又如妇人腹中积气客于肠外，与卫气相搏，气不得营，癖而内著，则生息肉，大如鸡卵，甚如覆杯，按之坚硬，推之则移，月事以时下者，名曰肠覃。积气客于子门，子门闭塞，气不得通，恶血不泻，（血不）以留止，曰以益大，状如覆杯，月事不以时下者，名曰石瘕。肠覃之积可以按导消之，石瘕之积则不宜按导治疗。在腹诊中，其他诸如上实下虚，下实上虚，上下皆实，上下皆虚，左实右虚，左虚右实，左右皆实，左右皆虚之候，以及虚极出现"舟状腹"者，均不宜按导治疗。

（二）按诊法

摩诊主要是按导用以临床的诊断方法。按诊法则主要是用以治疗，但按中有摩，这里的摩便是揣摩的意思，即边按边揣摩，边揣摩边按，与现代医学中的触诊、压诊同义。按诊在腹脉按导中有一指按、二指并按、三指并按、三指叠按、侧掌按、内劳宫按等，临床应辨证运用。

（三）匀气按导法

医者在为病人施以按诊法之前，需先施以匀气按导法，即医者用右手掌按于病人腹部左侧一条大筋脉上，同时右手指适当按在病人腹部右侧一条大筋脉上，手掌与手指相互往来推动，以调匀病人腹中气血。此法俗名匀气，故称之匀气按导法。

（四）提气按导法

此法仅适用于久病气血虚弱的病人。因为气血虚弱的人猝然施以按导，病人不易接受，或喘不过气而感到憋气。此时需先轻轻地以一指按在病人脐下关元穴上，按下抬起，不计次数，以调整病人丹田之元气而使其呼吸之气上行。这种给病人上提呼吸之气的方法称提气按导法，属"呼吸虚无入丹田"（《黄庭经·内景经》）之范畴。

（五）复本按导法

此法可改善冠状动脉血流量，加强心肌收缩、舒张能力，适用于冠状动脉硬化、心动过缓、心动过速者。方法：取心之募巨阙施以按导。巨者，巨大。阙者，宫门。故巨阙为心之募。此穴若按导恰当，可使过快之心率减慢，过慢之心率加快，而恢复正常。特别是对心动过缓者，按导可立即见效。

（六）闿命按导法

闿开偏倚，为病人加强生命力的按导法称闿命按导法，适用于急症险候。如手足寒冷，鼻息窒塞，昏厥不能言，瘀血滞经，恶气上熏肝肺，发作有时的血厥，可取天枢、关元、章门、期门、京门、巨阙等穴以治之。其他如人中、肩井、内关、三阴交等也为急救之穴，临床可辨证选用。

（七）釜底抽薪按导法

此法可清泄胃肠中的宿垢，宣通血脉中的瘀积，是从下治上的按导法，即所谓"渣滓尽去，炉火纯青"。凡病人右胁下胀满疼痛，施以它法不效者，可采用本法。病人往往在解出如羊粪黑便后，其症大减。施法时可随症取穴，指力也应随症掌握，轻重不同。

（八）节令长寿保健按导法

本法适用于春季的春分、夏季的夏至、秋季的秋分、冬季的冬至四大节令之前。在以上节令之前，穴取膀胱之下，大肠之上的夹室（又名胞室，一曰胞中，道家称之为丹田）施以按导，称节令长寿保健按导法。按导此穴百病皆治，它是节令长寿保健按导法之主穴，同时并取中脘以调之。节令按导是袁氏独到之法。老子曰："万物负阴而抱阳。"人为万物之灵，生气通天人受呼吸之气以生，以长吸气吞腹入胞，闭息存神谓之负。引任脉降重楼而下归气海，受于阳者必归于阴；引督脉而上升泥丸，受于阴者必交于阳。其一源而有督任之两歧，总会于气冲，气相通为从，气不通为逆。足见阴阳逆从之说，道家与医家在中国历史上是殊途同归的。节令按导法，就是根据以上原理，在不同节令予以按导，以调理人体气血之逆，而治病之本法不同于通常治标的对症按摩、推拿法。

四、四肢截按法

本法俗名"打截法"，是传统按导医疗手法的重要部分，有畅通气血、调和营卫的作用，是平衡阴阳和舒展十二经脉的方法。

（一）下肢截按法

以按左下肢为例，令病人侧卧，左侧在下，左下肢伸直与躯体成一直线，右下肢在上，右下肢屈膝屈髋成"4"字形压于左下肢之上。医者以双手掌叠压于病人左下肢冲门、箕门穴3～5分钟，至病人自感脚底发麻，甚至发木时猛然松手，此时病人即感被压下肢有一股热流下窜脚底。如按右下肢则右下肢在下，左下肢在上，操作手法同左侧。然后再按病人腹部脐左之天枢穴，则病人腹中膩气顿减。（图8-21）

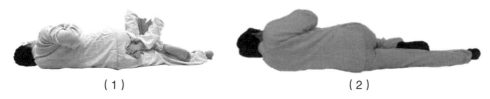

|（1）|（2）|

图8-21 下肢截按法

（二）上肢截按法

病人仰卧，上肢均向两侧伸开70°～80°，臂下垫一约15厘米厚的软垫，医者以双手掌叠压于病人腋下3寸，臂臑内侧动脉应手处约3分钟，至病人、手指发麻甚至手指颜色变紫、变青。若痹证病人，此时即感手指尖有凉气泄出。

四肢截按法可以导引四肢经脉之瘀滞，疏通内脏及周身气血。其作用原理似河坝之冲沙闸。（图8-22）

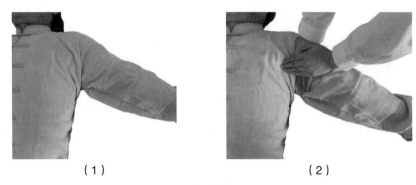

（1）　　　　　　　　　　　　　　　　（2）

图8-22　上肢截按法

第五节　袁氏按导治疗常见病

一、内科疾病

（一）感冒

1. 风寒证

取穴：列缺、风门、风池、合谷、大椎。

手法：按、点、揉、擦、拿。

操作：先以两拇指按风门、风池各1分钟，再以拇指为一方，食指、中指为另一方按揉颈肌，从上而下至风门3～5遍，其手法劲力要深透；次以拇指重点大椎约半分钟，继以拇指揉30转；再以手掌擦两肩胛各30次，继以两拇指点两风池，以病人感前额发胀为度；最后分别以拇指点两手列缺片刻，再以拿法分别拿两合谷片刻而结束治疗。

2. 风热证

取穴：太阳、头维、外关、风府、肺俞、鱼际、合谷、肩井。

手法：揉、推、点、捏、拿。

操作：医者以两手鱼际揉病人两太阳、头维各30转，继以拇指推30次；次以捏法从风府处向下捏颈椎两侧肌肉10～20次；再以拇指分别点两肺俞片刻，继以拇指重揉30转；最后以两手指拿法拿合谷片刻，再以五指拿法拿两肩井以胀为度结束操作。

3. 暑热证

取穴：肺俞、中府、云门、膻中、脾俞、内关、曲池、迎香、头维。

手法：点、揉、推、掐、抹。

操作：先以拇指点肺俞片刻，继以掌根揉之约 1 分钟，再以食、中、环三指揉中府、云门各 30 转，以抹法抹膻中 30～50 次，以拇指点法点两脾俞片刻，以胀为度，继以掌根揉 30 转，以拇指推迎香 30 次，鱼际揉头维 30～50 转；最后掐内关、曲池以胀为度。

（二）咳嗽

1. 外感咳嗽

取穴：风门、肺俞、膈俞、中府、云门、膻中、阴郄、鱼际。

手法：揉、按、点、擦、压。

操作：先以两拇指或鱼际揉风门、肺俞、膈俞各 30～50 转，继按各穴 1 分钟左右；再以三指并按法按压中府、云门约 2 分钟，掌心按压膻中 2 分钟左右；最后以拇指揉鱼际 1 分钟，继以拇指点阴郄以胀为度结束治疗。

2. 内伤咳嗽

取穴：肺俞、脾俞、肝俞、三焦俞、中府、云门、天枢、中脘、膻中、阴郄、隐白。

手法：按、点、揉、压、掐。

操作：以掌根按肺俞、脾俞、肝俞、三焦俞各 1 分钟，继以掌根揉各穴 30～50 转；再以三指并按中府、云门各 1 分钟，继以三指并揉各穴 30～50 转；再以三指叠按左天枢 2 分钟、中脘 3 分钟，掌心按压膻中 1～3 分钟；最后点阴郄、隐白以胀为度结束治疗。

（三）哮喘

1. 实证哮喘

取穴：商阳、三间、阳交、中府、云门、中极、大包、膈俞、肺俞、厥阴俞、膻中、鸠尾、神阙。

手法：掐、点、按、揉、压。

操作：以拇指掐法掐食指背面去爪甲分许商阳、足四趾外侧爪甲角分许窍阳各片刻，再掐食指本节横纹处、三间处，足外踝上七寸分肉间阳交各片刻，使喘息缓解；再以三指并按中府、云门 2～3 分钟，继以揉法揉 50 转左右，以三指叠按中极 2～3 分钟，掌心揉大包约 2 分钟；以掌根按压膈俞、肺俞、厥阴俞共 3 分钟，按后揉 3 分钟；以掌心按膻中 1～2 分钟，三指叠按鸠尾 2 分钟，掌心按神阙 1 分钟结束治疗。

2. 虚证哮喘

取穴：大陵、经渠、天井、关元、天枢、中脘、肺俞、膈俞、肾俞、大肠俞、中府、云门、膻中、神阙、内关。

手法：掐、按、摩、揉、点。

操作：以拇指掐腕后五分寸口中经渠、手腕横纹中大陵、肘后天井穴各片刻；以三指叠按关元、中脘各 3 分钟，再分别以三指并按两天枢 1 分钟；以掌根或肘揉肺俞、膈俞、肾俞、大肠俞各 1 分钟左右；以三指并按中府、云门 1 分钟，按后揉 30 转；以掌心按神阙 1 分钟，拇指掐点两内关结束治疗。

（四）心悸

取穴：内关、神门、巨阙、心俞、膈俞、阴郄、间使、达脉、膜原、中脘、鸠尾。

手法：点、按、揉、压、掐。

操作：拇指点内关、神门以胀感得气后，三指叠按巨阙 2 分钟，达脉、膜原各 2 分钟，中脘 1 分钟；以中指轻按鸠尾 1 分钟左右，以掌或肘揉心俞、膈俞约 2 分钟；最后以拇指掐阴郄、间使以胀为度结束治疗。

（五）胸痹

取穴：内庭、太渊、中脘、关元、达脉、膜原、天枢、大包、中府、膻中、肺俞、心俞、脾俞。

手法：掐、按、揉、抹、摩。

操作：先以两拇指同时掐病人内庭、太渊，以胀为度；继以三指叠按中脘、关元、达脉、膜原各 2 分钟左右，按后施以波浪式揉法 2 分钟；再以抹法抹大包约半分钟，以三指并按两中府半分钟，按后以三指揉法揉半分钟；再以全掌或鱼际揉法揉肺俞、心俞、脾俞，从上至下共 5～10 遍后，以掌心按膻中 2 分钟；最后以拇指掐法掐内庭、太渊以胀为度结束治疗。

（六）不寐

1. 实证

取穴：中脘、巨阙、关元、达脉、心俞、脾俞、胃俞、神门、三间、三阴交。

手法：按、揉、摩、压、点。

操作：三指叠按中脘 3～5 分钟，继以波浪式揉法在上腹部操作 1～2 分钟，以二指并按巨阙 1～2 分钟；三指叠按关元、达脉各 3 分钟，继以波浪式揉法在整个腹部操作 2 分钟；再以全掌摩、揉心俞、脾俞、胃俞共约 1 分钟，以拇指压心俞、脾俞、胃俞以有胀感为度；最后以拇指压、点神门、三间、三阴交各片刻结束治疗。

2. 虚证

取穴：肺俞、膈俞、心俞、胆俞、肾俞、巨阙、中脘、膜原、关元、石门、厉兑、阳池。

手法：推、擦、点、揉、按。

操作：先以掌根从肺俞起向下推至肾俞 5～10 遍，继以掌根擦以上俞穴各 10 次，点、揉以上俞穴各 30 转次，以拇指点厉兑、阳池以胀为度；再以三指叠按石门、关元、膜原、中脘、巨阙各 3 分钟，继以波浪式揉法在全腹部操作 3 分钟，以中指按巨阙 1 分钟；最后以三指叠按中脘 2 分钟结束治疗，此法若在晚上 8 点操作 30 分钟，病人可立即入睡。即使白天，若周围环境安静，施用本法也能产生睡意或入眠。此外，弹点法、指针法治疗也可收到很好效果。

（七）郁证

1. 实证

取穴：背部各俞穴、窍阳、大都、太白、足三里、中脘、章门、关元、达脉、膻中。

手法：擦、揉、点、按、压。

操作：先以擦法在背部循膀胱经俞穴由上向下操作 5 遍，以肘揉法从上向下揉 3 遍；再用双拇指分别点脊柱两侧心俞、三焦俞、膈俞、肝俞、脾俞、胃俞以胀为度，以掌根揉法揉肝俞、肾俞各 30 转；再以点法点窍阳、大都、太白、足三里以胀为宜，以三指叠按法按中脘、关元、达脉各 2 分钟后，以波浪式揉法操作共 2 分钟，以掌心按法按膻中穴 1 分钟结束治疗。

2. 虚证

取穴：背部各俞穴、涌泉、至阴、大钟、神门、阴郄、脑户、巨阙、中脘、关元、膜原、期门、大包。

手法：推、揉、搓、点、按。

操作：全掌或掌根循背部膀胱经从风门起向下至骶部止推 5 遍；再以肘点法轻点肺俞、膈俞、脾俞、胃俞、肾俞、命门各片刻，点后继以掌根或肘揉以上诸穴各 15 转；以拇指点涌泉、至阴、大钟、神门、阴郄（均为双侧）、脑户以胀为度：以双掌分别按于两期门、大包搓抖共 1 分钟；以三指叠按中脘、关元、膜原各 2～3 分钟；以波浪式揉法揉全腹 2 分钟；以二指并按巨阙 2 分钟；最后以双掌搓法搓两上肢从上臂向下至腕部 3 遍结束治疗。胸胁症状重者可施上肢截按法，腹部症状甚者可施下肢截按法。

（八）胃痛

1. 肝气犯胃

取穴：内庭、冲阳、解溪、足三里、中脘、关元、天枢、期门、达脉、巨阙。

手法：点、拿、按、揉、压。

操作：以点法、拿法先在内庭、冲阳、解溪、足三里点拿，以胀为度；以三指叠按中脘、关元、天枢各 2 分钟，全掌按揉两期门 1 分钟，三指叠按达脉 2 分钟，二指并按巨阙 1 分钟；最后以波浪式揉法揉全腹部 2 分钟结束治疗。

2. 脾胃虚寒

取穴：巨阙、中脘、关元、脾俞、胃俞、厥阴俞、公孙、太白、阴陵泉、足三里、达脉、神阙。

手法：按、点、揉、拨、压。

操作：首以中指轻点按巨阙1分钟，再以三指叠按中脘、关元少许，按后施以波浪式揉法片刻；以拇指点双侧脾俞、胃俞、厥阴俞各半分钟，点后以拇指揉所点穴位30转；再以拇指拨点公孙、太白、阴陵泉、足三里，以麻、痛、胀感为宜；最后以三指叠按达脉2分钟，按后以波浪式揉法揉脐以上腹部半分钟，以掌心按压神阙半分钟而结束治疗。

3. 饮食失调

取穴：手三里、内庭、地机、灵台、脾俞、胃俞、中脘、足三里。

手法：点、揉、捏、按、拿。

操作：以拇指或中指点足三里半分钟，点内庭、地机各片刻，再以拇指点、揉灵台2分钟后，以拇指点两侧脾俞、胃俞各片刻，以捏脊法捏7遍，以三指叠按法按中脘3分钟，按后继以波浪式揉法揉肚脐以上腹部2分钟，以两指拿法拿足三里以胀为度结束治疗。按摩治疗胃痛，主要靠腹部总持法和匀气法，以使病人在操作过程中打呃和矢气，再配以俞穴和经穴的治疗，即可使心胸舒畅，胃痛减轻。

（九）腹痛

1. 实证腹痛

取穴：温溜（双）、膜原、神阙。

手法：点、按、压、揉。

操作：先以双手拇指分别点大肠经郄穴温溜（双侧）片刻；待腹痛缓解后以三指叠按膜原，按后继揉之；待疼痛进一步缓解后，以掌心对准神阙按之，由轻到重，徐徐加力，按后继以波浪式揉法操作，如此在腹部反复操作2～3遍共30分钟，至疼痛完全消失后结束治疗。

2. 虚证腹痛

取穴：梁丘、灵台、肾俞、大肠俞、胃俞、脾俞、膈俞、中脘、下脘、天枢（双）、关元、神阙。

手法：掐、点、揉、擦、按。

操作：以拇指重掐梁丘片刻；再以拇指或中指点灵台半分钟，点后继以指揉半分钟；然后以拇指或中指点揉肾俞、大肠俞、胃俞、脾俞各适度；以掌根揉膈俞50转；以三指叠按中脘、下脘各1分钟；以三指并按法两手分别按两天枢半分钟；再以三指叠按关元2分钟后以波浪式揉法揉全腹部半分钟；再以擦法在背部擦各俞穴共1分钟；最后以掌心按神阙半分钟结束治疗。

（十）泄泻

取穴：大都、复溜、长强、京门、中脘、天枢、关元、石门、中极、脾俞、胃俞、大肠俞、小肠俞。

手法：点、揉、按、捏。

操作：先以拇指或中指点大都片刻，点后指揉 30 转，再点复溜，操作如大都；以鱼际揉长强 200 次，以掌揉法揉京门半分钟，以三指叠按中脘 1 分钟，双手三指并按两天枢半分钟，三指叠按石门、中极各半分钟；以捏脊法捏脊 7 遍，再分别以双手拇指点脾、胃、大肠俞、小肠俞以胀为度，点后各指揉 30 转；最后以掌心对准关元按压 1 分钟结束治疗。

（十一）便秘

取穴：太白、内庭、太溪、足三里、肺俞、肾俞、大肠俞、命门、下脘、天枢、中极。

手法：揉、点、按。

操作：以拇指或中指揉太白、内庭、太溪、足三里各 30 转，揉后各点片刻，以胀为度；然后以掌根揉肺俞、肾俞、大肠俞、命门各 30～50 转；以三指叠按下脘、中极各 1 分钟，两手三指并按两天枢半分钟，侧掌揉"乙状结肠部" 2 分钟，并以波浪式揉法顺结肠解剖部位从右向上至左腹部揉 5 遍结束治疗。

（十二）积聚

取穴：①主穴。膻中、巨阙、中脘、关元、石门、大包、外关、肺俞、脾俞、胃俞、足三里、曲泽、解溪。②配穴。肝气郁结者加章门、胆俞；食滞痰阻者加三焦俞；气滞血瘀者加膈俞；瘀血内结者加期门；正虚瘀结者加阴陵泉、阳陵泉。

手法：按、揉、压、擦、点、摩。

操作：先以全掌摩法在病人脐周触摩，主要触摩脐上、脐下、脐左、脐右有无积气、阻塞，并从中判断是经络的还是气血的，是实证还是虚证，是积还是聚等。一般先以掌心按膻中半分钟，中指按巨阙半分钟，三指叠按中脘、石门、关元各 1～2 分钟，两掌分别按两大包半分钟继施以擦法半分钟；以两拇指分别点两外关片刻，再以肘点法由轻到重，慢慢加力，以病人能忍受为度，再以拇指点足三里、曲池、解溪各片刻。其他辨证加穴，分别为掌按或指点，然后再揉 50 转。积聚在脐以上者加上肢截按法，在脐以下者加下肢截按法。

（十三）头痛

取穴：太阳、头维、上星、通天、风池、脑户、肩井、列缺。

手法：推、揉、按、点、捏。

操作：先以拇指侧推法推头维穴（双） 30 次，鱼际揉法揉两太阳各 30 转，中指点上星片刻；以中指或拇指点通天穴，点后拨动该穴筋脉片刻；以双拇指重点两风池，若头后痛，施压力至头后发胀，若头顶痛，施压力至头顶发胀，若前额痛，施压力至前额发胀；若头痛致视力模糊者，再加力点至眼球作胀为度；然后以捏法和揉法相结合从风池向下捏揉5～10遍，以拇指点两肩井以胀为度；最后点两手列缺片刻结束治疗。太阳经头痛加点至阴、通谷，并在颈部两侧肌肉加倍操作；阳明经头痛加推前额30次，加点二间片刻；少阳经头痛加推头维穴30次，推后以鱼际揉30次；厥阴经头痛加掌按百会1分钟，点侠溪片刻。外感头痛加点温溜、外丘各片刻，内伤头痛加点丰隆、公孙各片刻。若系颈椎病头痛加"颈椎旋扳法"。妇女经期前后头痛则应调理月经，另当别论。

（十四）眩晕

取穴：脑户、风池、百会、太阳、水泉、风门、肩井、天牖、关元、膻中、飞扬。

手法：揉、推、捏、点、按、扳。

操作：拇指揉脑户30转，揉后点片刻；再以拇、食、中指捏揉风池30次，掌心按百会半分钟，鱼际推、揉太阳（双）半分钟，点水泉片刻，拇指按、揉风门、肩井各30转次，中指按天牖至前臂微胀为宜；再以三指叠按和掌心按关元共1分钟，掌心按膻中半分钟，指点飞扬以胀为度；最后以"旋扳法"按"摩诊"阳性部位左右旋扳后，再以捏揉法捏颈椎两侧肌肉从风池向下捏揉至大椎处两旁为止点，结束治疗。若有脑鸣或耳鸣症状，加"鸣天鼓"法。急症或发病较急加点列缺、通里片刻；虚证或发病较缓加点公孙、偏历片刻，点后继以揉法揉30秒。按摩治疗眩晕，往往可以收到立竿见影的效果，急症一般最少3次，最多9次就可治愈。

（十五）胁痛

1. 实证

取穴：章门、膻中、天枢、胆俞、肝俞、膈俞、脾俞、外丘、液门、太白、陷中。

手法：摩、搓、按、压、点、揉。

操作：以掌摩章门，摩后轻揉之；再以掌心按膻中，按时加内功震振法约半分钟；再以双掌按于两季肋或胁肋搓抖15秒，以两手三指并按天枢半分钟；以拇指或掌根压点胆俞、肝俞、膈俞、脾俞，点后揉20转左右；然后指揉外丘、液门、太白、陷中各半分钟，同时在脚部找敏感穴位点一会儿，以病人感到难受为度。

2. 虚证

取穴：章门、大包、中脘、关元、天枢、肝俞、胆俞、脾俞、胃俞、膈俞、膻中、阳陵泉、列缺。

手法：按、摩、震颤、压、点、揉。

操作：以掌按胁部，由轻到重，待力量适度后，以内功震颤15秒，再以掌摩半分钟，掌摩章门、大包各半分钟；以三指叠按中脘、关元各半分钟，两指并按天枢半分钟；以指或掌压肝、胆、脾、胃、膈俞各半分钟，压后揉 30 转；最后以掌心按膻中 1 分钟，按时加以内功震振法。

总之，治疗实证，手法稍重，以按为主；治疗虚证，手法较轻，以揉为主。痛甚者，配以郄穴为佳；痛缓者，配以络穴为是。

（十六）中风

1. 中经络

取穴：头维、风府、风池、人中、心俞、三焦俞、膈俞、肝俞、肾俞、环跳、风市、委中、涌泉、偏历、内关、中脘、达脉、膜原、关元、神阙。

手法：按、揉、掐、点、运。

操作：以拇指或鱼际先按后揉两头维穴半分钟；以捏揉法在颈部两侧肌肉（风池至大椎）捏揉 10 遍；以拇指点风府片刻，点人中 1～2 秒；以武功点背部两侧膀胱各俞穴（见取穴之穴名）二重三轻，即二泻三补之法从上向下操作 3～5 遍；以五指掐法掐手足各关节 5 遍；以运法运动四肢各关节 3 次，运气点（拇指或肘）环跳、风市、委中、涌泉、偏历、内关各片刻，以胀为宜；以三指叠按中脘、达脉、膜原、关元各 2 分钟，继以波浪式揉法揉腹 1 分钟，掌心按神阙 1 分钟结束治疗。若加四肢截按法则效果更佳。

2. 中脏腑

取穴：中脘、关元、达脉、膜原、章门、大包、日月、灵通、鱼际、劳宫、曲池、内关和中经络之各俞穴。

手法：按、揉、摩、点、掐。

操作：视病情以一指、二指或三指叠按中脘、关元、达脉、膜原各 1～2 分钟，继以波浪式揉法操作，或轻或重，以病人感到舒适、轻松为准则；以摩揉两种手法相结合摩揉章门、大包、日月 1 分钟；以指点、掐灵通、鱼际、劳宫、曲池、内关片刻，点后揉 30 转；以掌揉背部各俞穴从上至下 7 遍，揉后拇指点各俞穴片刻；最后掐两手、两脚各指、趾关节 5 遍结束治疗。

3. 后遗症

取穴：百会、太阳、印堂、脑户、风门、肺俞、心俞、膈俞、三焦俞、肝俞、脾俞、胃俞、肾俞、阳陵泉、昆仑、上脘、中脘、达脉、膜原、关元、期门、神阙。

手法：点、推、揉、按、运、摇、掐。

操作：中指点百会半分钟；拇指侧推两太阳半分钟，推印堂 20 次，点、揉脑户、风门 30 次；武功点背部两侧各俞穴，二重三轻；拇指点阴陵泉、昆仑片刻；腹部各穴操作同前。

（十七）癃闭

取穴：关元、中极、水分、肺俞、三焦俞、脾俞、肾俞、膀胱俞、阴陵泉、三阴交、长强。

手法：按、揉、压、点、摩。

操作：三指叠按关元、中极、水分各2分钟，视病情决定按压力量，按后继以波浪式揉法在腹部操作2分钟；拇指或肘点肺俞、三焦俞、脾俞、肾俞、膀胱俞以胀为度，点后施以揉法揉各穴30转；点长强半分钟，点后以鱼际揉1分钟；拇指点三阴交片刻。若系癃闭加点地机片刻，若为遗尿加点大敦片刻。实证其手法由轻渐重，虚证其手法则以柔和为宜。

（十八）腰痛

取穴：肾俞、腰俞、志室、命门、环跳、委中、梁丘、公孙、大钟、京门、关元、石门。

手法：揉、擦、点、扳、按。

操作：以掌或肘揉肾俞、腰俞、志室各1分钟，后以揉法于腰部膀胱经操作2分钟；肘点环跳半分钟，指点梁丘委中、公孙、大钟各片刻；掌按京门半分钟，按后继以揉法操作30次；三指叠按关元、石门各1分钟，按后以波浪式揉法操作半分钟；最后以侧扳法在腰部操作，以有"叭叭"响声为佳。急性腰痛加点养老片刻，慢性腰痛加点蠡沟、飞扬；湿热腰痛加点太白、中渚、胃俞、脾俞以胀为度，背部俞穴加揉30转；瘀滞腰痛加点膈俞、肺俞各半分钟，并揉30转，或加掌根推法，从肺俞向下推至骶部，两侧各5～10遍；挫闪腰痛加拉腿法；肾虚腰痛加点复溜、太溪各片刻，并加培补肾气和引水归元法，也可加下肢截按法。

（十九）遗精

取穴：中极、石门、关元、水分、中脘、巨阙、京门、达脉、膜原、心俞、肝俞、脾俞、胃俞、肾俞、命门、水泉、交信、通里、三阴交。

手法：按、揉、点、擦、推。

操作：三指叠按中极、石门、关元、水分、中脘，按后以波浪式揉法揉全腹，但重点是揉少腹部；以双掌按京门，三指叠按达脉、膜原，按后以波浪式揉法揉腹部；以肘点揉背部各俞穴，掌心按命门，点后以擦法擦腰部至皮肤发热，再以全掌推法从风门推至骶部5遍；以拇指或中指点水泉、交信、通里、三阴交各片刻结束治疗。可加下肢截按法。心肾不交者，重点操作巨阙、关元、心俞；湿热下注者，重点操作中脘、中极、水分、胃俞；劳伤心脾者，重点操作达脉、膜原、石门、心俞、脾俞；肾气虚脱者，重点操作中脘、达脉、关元、膜原、肾俞、命门、肝俞、脾俞。全部操作时间以30～40分钟为宜。本法亦适用于阳痿。

（二十）耳鸣、耳聋

取穴：耳门、宫墙、脑户、风池、涌泉、风门、肺俞、脾俞、胃俞、肾俞、上脘、中脘、下脘、关元、达脉。

手法：压、揉、推、按、点、鸣天鼓。

操作：以拇指或中指压耳门、宫墙各半分钟，继以指揉半分钟；以拇指推耳门区半分钟，再推宫墙区半分钟，继以鸣天鼓法操作；以拇指点脑户、风池各片刻，掌推涌泉1分钟；以指或肘点背部各俞穴，以胀为度，继以揉之；以三指叠按上脘、中脘、下脘、关元、达脉各2分钟，按后以波浪式揉法操作1分钟结束治疗。清气不升，重点操作上脘、中脘；湿热痰火，重点操作中脘、脾俞、胃俞；肾气亏虚，重点操作关元、肾俞；外感风热，重点操作风池、肺俞。此外，若系颈椎病引起耳鸣耳聋者，可在第三颈椎摩诊寻找出阳性点，如其两侧肌肉有硬结或中线有剥离者，可在第三颈椎施以定位旋扳法。

（二十一）痹证

1. 颈部痛

多应用于"落枕"。《灵枢·经脉》有"颈筋急""项筋急""维筋"和"反转筋"等记载，"筋急"随季节而发者又有"孟痹""仲痹""季痹"之称。

取穴：风池、风府、肩井、风门、天宗、天鼎、天髎、缺盆、温溜、期门。

手法：捏、揉、拿、点、按。

操作：捏揉风池，点风府，拿肩井，点揉风门、天宗、天鼎、天髎、缺盆、温溜，掌按期门，全部操作共15分钟。急性落枕、类风湿忌用扳法。

2. 肩部痛

肩痛又称"肩痹""漏肩风"。其病初起易治，数次可愈。但极泉处不宜手法太重，以免损伤血管加重病情。

取穴：肩贞、天宗、肩井、臂臑、曲池、少冲、商阳、关冲。

手法：揉、搓、点、运、摇、抖。

操作：先以两掌抱肩部、臂部揉搓3分钟；以拇指点天宗、肩井、肩贞至前臂有胀感为度；以运、摇法活动肩关节，以病人能忍受为度，不可勉强；以搓法在上臂搓半分钟后，以拇指点臂臑、曲池、商阳、关冲、少冲片刻，以胀为度；最后以抖法抖动上肢，以病人感臂部微胀为佳。

3. 背部痛

是指大椎以下，十二胸椎以上的部位疼痛，如脊柱痛、脊柱两侧肌肉痛、两肩胛区痛，均属背痛范围。

取穴：大杼、脾俞、胃俞、风门、肺俞、膈俞、心俞、三焦俞、肝俞、膈关、譩譆、天宗、委中、天井、鱼际。

手法：推、揉、点、擦、搓。

操作：以掌指关节从大椎至胃俞循膀胱经搓5遍，继以掌根推法推5遍，再以肘点、揉背部各穴。（若系脊柱痛者，以小鱼际擦法和肘揉法于背部肌肉丰满处操作，并循脊柱两侧棘突边缘以鹰嘴或拇指夹脊点拨，从上至下操作3遍；两肩胛区胀痛者，应以天宗、膈关、譩譆为重点操作。）以全掌或掌根或侧掌擦背部，视病情和部位灵活操作；最后指点天井、鱼际、委中各片刻结束治疗。

4. 臀部痛

臀部痛多为坐骨神经病变，病人往往行走困难，痛苦异常。

取穴：上髎、中髎、秩边、环跳、承扶、殷门、委中、承山、昆仑、风市、梁丘、阳陵泉。

手法：点、揉、推、擦、击。

操作：肘点上、中髎各半分钟，点秩边以胀为宜，点后继以揉之；擦环跳2分钟，继以肘点，以有胀感放射至下肢为佳；肘点承扶片刻，点委中、承山、昆仑各片刻，再点殷门、风市、梁丘，均以胀为度；最后以双手抱推下肢，从臀部至踝部推5遍结束治疗。也可以用下肢截按法操作。

5. 膝关节痛

膝关节痛多见于中老年人有肿者，也有不肿者，酸胀疼痛，屈伸不利，行走困难，难以上下楼梯，多为著痹。若局部红肿灼热则为热痹。

取穴：伏兔、犊鼻、膝眼、阴陵泉、阳陵泉、足三里、解溪、侠溪、血海、梁丘。

手法：揉、点、推、擦、按、掐、运、摇。

操作：掌根揉伏兔半分钟，掌根揉、按髌骨共1分钟；指点犊鼻、膝眼共半分钟；拇、中指对称掐阴、阳陵泉以胀为度；指点足三里片刻，点解溪、侠溪各片刻，拇指重点梁丘以膝内有胀热感为佳；病人侧卧，患肢在下，以双掌叠按血海2分钟；最后以五指掐法抓住髌骨重掐结束治疗。若为热痹，多以按揉法为主。在操作过程中，反复以运摇法活动其关节时，应以病人能耐受为度，切忌过度，以防发生意外。

6. 指、趾关节痛

关节疼痛，灼热红肿，难以屈伸，或屈而不伸，伸而不屈者为热痹。除指、趾关节外，腕、踝关节也为好发部位。若关节疼痛，指、趾胀麻发凉，屈伸不利，则为寒湿痹证。治疗除辨证取穴外，主要是对症操作。即对称性指掐指、趾各关节5次，然后两手食、环指并拢，中指压于食、环指背面上，将病人指、趾嵌入医者食、环指之中，直线合搓，每指、趾各搓50次，再轻轻活动病人指、趾关节各3次。

7. 行痹

主要症状是疼痛游走不定。除辨证取穴外，主要是在腹部以"总持法"按导，调理脏腑气机，并佐以四肢截按法，以使病人脉外气通，脉内血行，痹解痛除。至于其他部位的痹痛，还应视"五浅"所在施力，只有力量恰到其位，才能收效明显。

（二十二）痿证

取穴：①主穴。中脘、下脘、关元、中极、达脉、天枢、膜原、神阙、云门、缺盆、膻中、膈俞、三焦俞、肝俞、脾俞、胃俞、肾俞。②配穴。上肢配曲池、手三里、尺泽、少冲、少商、太渊、阳溪、列缺、养老、外关，下肢配环跳、风市、殷门、伏兔、阴陵泉、阳陵泉、足三里、飞扬、然谷、太溪、中封、外丘、光明、气冲。

手法：按、揉、点、推、擦、搓、运、摇。

操作：三指叠按中脘、下脘、关元、中极、达脉、膜原各 1 分钟，继以波浪式揉法操作片刻；以三指并按两天枢、云门半分钟；拇指点缺盆以胀为度，点后继以揉法揉 30 转；掌心按膻中、神阙各半分钟，继以波浪式揉法揉全腹半分钟；拇指或肘点、肘揉背部各俞穴共 5 分钟；以三指并拢点背部督脉和两侧膀胱经，每穴两泻三补，即两重三轻。上下肢穴各先以拇指点，以胀为度；再推、擦背部、腰部及上下肢，双掌合揉上下肢，运摇上下肢关节，五指掐十指、趾关节，侧掌按压气冲 1～2 分钟，松手后以下肢有热感为佳，以五指并拢武功点背部肌肉丰满处，五指分开点四肢，从上端向末端分别有节奏地武功点之，即叩击之法。亦可用四肢截按法。

（二十三）虚劳

取穴：中府、膻中、巨阙、期门、京门、章门、中脘、达脉、膜原、天枢、关元、中极、肺俞、心俞、肝俞、脾俞、胃俞、三焦俞、足三里、大陵、中封、阳谷、内关、地机。

手法：按、揉、擦、推、擦、搓、掐、运、摇。

操作：三指并按、揉中封半分钟，掌心按膻中半分钟，中指或二指并按巨阙半分钟，全掌按、揉期门、章门各半分钟，三指叠按中脘、关元、中极各半分钟，继以波浪式揉法揉腹部半分钟；两手三指并按天枢半分钟，三指叠按达脉、膜原各半分钟，再以波浪式揉法揉半分钟；拇指或肘点背部各俞穴片刻，点后继以揉之；擦、推背腰及四肢，继以擦法操作，以搓法双手合搓四肢；掐十指、趾关节各 5 次，点足三里、大陵、阳谷、内关、地机以胀为度结束治疗。

（二十四）厥证

取穴：人中、太冲、丰隆、风池、合谷、内关、外关、廉泉、哑门、颊车、解溪、昆仑、阴陵泉、阳陵泉、肩井、关元、神阙、足三里。

手法：掐、点、拿、按。

操作：厥而闭者，掐人中，点太冲、丰隆、风池、合谷、内关各 10 秒，苏醒后再对症调治；厥而脱者，掐人中、太冲、内关，苏醒后，再以三指轻按关元、神阙，按揉足三里然后对症调治；上下肢抽搐者，点肩髃，按曲池，掐外关、合谷，重点环跳、阳陵泉、解溪、昆仑；口眼㖞斜者，点揉隐白、迎香、地仓、颊车、合谷；不能言语者，点廉泉、哑门、通里。厥证严重，不省人事者，重点"三沟子"（人中为上沟子，极泉为中沟子，会阴部为下沟子），或以干净毛巾裹跟腱部，以牙紧咬之，苏醒后再视病情调治。

（二十五）痉证

取穴：金门、会宗、偏历、尺泽、后溪、二间、然谷、肺俞、肝俞、肾俞、厥阴俞、三焦俞、膈俞、大杼、中府、巨阙、京门、天枢、关元、日月、中脘、中极、达脉、膜原。

手法：掐、点、拿、按、揉、搓、捻。

操作：先以掐法掐金门、会宗、偏历、尺泽、后溪、二间、然谷，痉解后继在上穴各点揉片刻；以掌或肘揉背部各俞穴，揉后以点法点各穴片刻；以搓法搓四肢从上至下 5 遍；以捻法捻搓十指、趾各 10 次；以双手鱼际分别揉脊柱两侧大杼 50 转；三指并按中府 50 次，中指按巨阙半分钟，拇指按揉京门半分钟；掌揉日月半分钟；三指并按两天枢半分钟，三指叠按中极、膜原、达脉、中脘各半分钟；最后以双掌波浪式揉法在腹部操作半分钟，轻拿法拿而捏揉肩井部半分钟结束治疗。

按导治疗痉证，先以手法在穴位操作止痉以治其标，然后于腹部操作导引气血通行以治其本。对呃逆、失声、噎证等病可参考本法治之。

二、妇科疾病

（一）月经先期

取穴：至阴、行间、临泣、丘墟、支沟、曲泉、地机、丰隆、膈俞、肺俞、肝俞、脾俞、肾俞、中脘、关元、石门、左归来。

手法：点、掐、揉、按、搓。

操作：先以点法或掐法点或掐至阴、行间、临泣、丘墟、支沟、曲泉、地机、丰隆，继以指揉 10 秒；以掌根或肘揉膈俞、肺俞、肝俞、脾俞、肾俞以胀为宜，再视病情以点法轻重适宜操作片刻；以三指叠按中脘、关元、石门、左归来各半分钟，按后以腹部波浪式揉法操作共约半分钟；以搓法搓揉四肢从上至下 3 遍；以多指掐法掐十趾各关节 5 次结束治疗。或加用下肢截按法。

（二）月经后期

取穴：中冲、劳宫、中渚、阳池、经渠、阴陵泉、阴郄、飞扬、血海、足三里、气冲、期门、膻中、上脘、中极、膜原、心俞、厥阴俞、三焦俞。

手法：点、拿、揉、按、搔。

操作：以点穴法、拿法点拿中冲、劳宫、中渚、阳池、经渠、阴陵泉、阴郄、飞扬、血海、足三里，点拿后继以揉法操作适度为宜；以肘或侧掌按气冲（双）共 1 分钟，两掌分别按揉两期门半分钟，掌心按膻中半分钟；三指叠按上脘、中极、膜原各半分钟，继以波浪式揉法揉腹半分钟；以全掌揉心俞、厥阴俞、三焦俞各15秒，再以擦法在腰背部操作共半分钟结束治疗。或加用下肢截按法。

（三）月经先后不定期

取穴：涌泉、行间、太冲、阴陵泉、间使、水泉、内关、章门、中脘、关元、石门、中极、左归来、达脉、神阙、膈俞、肝俞、脾俞、肾俞、上髎。

手法：擦、点、揉、掐、按。

操作：掌擦涌泉（双）以热为度，指点行间、太冲以胀为宜，掐阴陵泉、间使片刻，再点水泉、内关片刻，掌揉章门30转；三指叠按中脘、关元、石门、中极、左归来、达脉各1分钟，继以波浪式揉法揉少腹半分钟；拇指或肘点膈俞、肝俞、脾俞、肾俞、上髎以胀为度，点后揉之；最后再以双掌叠按法掌心对准神阙按半分钟，继以波浪式揉法揉全腹半分钟结束治疗。若施以下肢截按法则效果更佳。

（四）月经过多

取穴：隐白、然谷、临泣、丘墟、解溪、足三里、水泉、大钟、长强、章门、膻中、中脘、关元、带脉、肝俞、脾俞、肾俞、大肠俞、中髎。

手法：掐、点、揉、颤、按、推。

操作：以拇指掐隐白、然谷、临泣、丘墟、解溪，指点足三里水泉、大钟，点后各揉片刻；掌按长强半分钟、揉半分钟，两掌分别揉两章门半分钟，掌心按膻中施行内功颤法半分钟，三指叠按中脘、关元、带脉（双）各半分钟继以揉法揉之；以掌推肝俞向下至大肠俞5遍（双侧）；最后施以下肢截按法，以两足发热、发麻为宜。左右下肢均依法操作。

（五）月经过少

取穴：关元、石门、达脉、中脘、神阙、气冲、血海、阴陵泉、跗阳、支正、窍阳、行间、太溪、冲阳、肝俞、脾俞、胃俞、肾俞、间使。

手法：按、揉、压、点、掐。

操作：三指叠按关元、石门、达脉、中脘、神阙，共3分钟，按后继以波浪式揉法以揉为主操作，共2分钟；肘或侧掌按压两气冲各1分钟，以两下肢有热感为佳；掌根揉血海（双）共1分钟，点阴陵泉片刻，揉阴陵泉（双）共半分钟；拇指点跗阳、支正、窍阳、行间、太溪各片刻，点冲阳以胀痛为宜；拇指或肘点肝俞、脾俞、胃俞、肾俞各20秒，再揉各俞穴共2分钟，拇指掐间使片刻结束治疗。

（六）痛经

取穴：关冲、液门、大陵、经渠、尺泽、足三里、水泉、章门、膻中、中脘、达脉、关元、膜原、中极、肝俞、肾俞、脾俞、命门、气冲。

手法：掐、点、按、揉、压。

操作：拇指掐关冲、液门、大陵各片刻，待疼痛缓解后再以指点尺泽、足三里、水泉片刻，继以指揉30转；疼痛明显缓解后，以两掌在两侧章门穴缓揉1分钟，三指叠按中脘达脉、关元、膜原、中极各半分钟，继以波浪式揉法操作1分钟；点、揉肝俞、脾俞、肾俞各半分钟；掌心对准命门，双掌按压半分钟，侧掌按压气冲（双）半分钟，掌心按准膻中以内功颤法操作半分钟，再揉少腹半分钟结束治疗。

上述穴位，不一定全部选用，随症取数穴即可。若疼痛缓解，其操作主要在腹部和下腰部的穴位。

（七）闭经

取穴：侠溪、太溪、间使、足三里、水泉、期门、章门、京门、中脘、关元、中极、石门、达脉、膜原、左归来、带脉、肝俞、脾俞、肾俞、大肠俞、次髎、中髎、气冲。

手法：三指叠按中脘、达脉、膜原、左归来、石门、中极各适度，继以波浪式揉法以少腹为主要部位。

操作：共20分钟；拿带脉弹拨约3次；掌擦期门、章门、京门约2分钟；指或肘点肝俞、脾俞、肾俞、大肠俞各片刻，继以揉之各30转；重点次、中髎各半分钟；侧掌压气冲（双）各半分钟，以松手后下肢发热为佳。若结合下肢截按法则效果更佳。

（八）崩漏

取穴：大敦、太白、复溜、阳谷、血海、中都、水泉、长强、中府、膻中、水分、达脉、关元、章门、期门、肺俞、肝俞、膈俞、关元俞、脾俞、胆俞、足三里。

手法：掐、点、按、捺。

操作：大敦、太白、复溜、阳谷可用掐法和点法，其刺激量要重，掐或点后指揉20转左右；血海以掌按压，中都以指点、水泉点法操作，膻中以掌心按后继以内功震颤；三指叠按水分、达脉，若在出血期多以按为主，切忌压力太重，特别是少腹部穴位；掌心按关元穴、章门；期门以双掌分别施以轻抖法和揉法操作，肺俞、脾俞、肝俞、胆俞可用捺法操作，膈俞多适揉法，关元俞以两掌分别对两侧穴位同时按揉，足三里以拇指点揉之。全部操作时间约为30分钟。虚热者多在俞穴操作，手法宜轻；实热者背部手法适当操作40分钟。病重者，不可以掌心按关元穴，血瘀者操作要穴适量加重手法，少腹多以揉法为先，按法在后。治疗本证有效，全赖辨证准确。若血崩如注者，除取郄穴中都、水泉，络穴长强、血会膈俞外，主取脐下气海、石门、关元、中极、曲骨和关元，两会穴旁胞门和子户、中极，两旁子宫以导积去瘀，引血归经。若病人畅下血块，可获显效或血崩立止。

（九）经行乳房胀痛

取穴：太冲、涌泉、肺俞、肝俞、肾俞、章门、大包、膻中、或中、上脘、关元、乳根。

手法：按、揉、摩、点、擦。

操作：点太冲片刻，擦两足涌泉以发热为佳，点、揉肺俞、肝俞、肾俞片刻继揉 30 转，揉、擦两侧大包、章门各半分钟；三指并按或中片刻继揉 30 转；三指并揉膻中 30 转；三指轻揉患侧乳根 50 转；三指叠按上脘、关元各 1 分钟后，继以波浪式揉腹法操作 2 分钟左右。

（十）经行头痛

取穴：太阳、头维、通天、百会、风池、天柱、肝俞、肾俞、三阴交、中脘、关元。

手法：揉、推、点、按、"鸣天鼓"。

操作：鱼际揉两太阳穴 30 转，拇指侧推两侧头维穴 30 次继以鱼际揉 10 转；点通天、百会各片刻后继指揉 30 转；两拇指重点两侧风池穴，根据病情，以病人感到头痛部位作胀为佳；拇指点天柱片刻，再点肝俞、肾俞各片刻，并揉 30 转，点揉三阴交以胀为宜；三指叠按中脘、关元各 1 分钟，继波浪式揉法揉腹 1 分钟，最后以"鸣天鼓"法操作结束治疗。

（十一）经行身痛

取穴：血海、气冲、箕门、气穴、石门、气海、膜原、达脉、中脘、命门、环跳、天泉、风门、膈俞、肝俞、三焦俞等。

手法：按、揉、压、擦、推、搓等。

操作：掌按、揉血海共半分钟，侧掌或肘压气冲半分钟，点、揉环跳半分钟；点、揉背部风门、膈俞、肝俞、三焦俞各片刻，擦背部脊柱两侧膀胱经脉自上而下 3 遍，再循上述路线从上向下以掌推 3 遍；双手合接四肢从上而下共 3 遍，三指叠按气穴、石门、气海、膜原、达脉、中脘各半分钟，波浪式揉法揉腹半分钟；掌心按压命门半分钟；最后以四肢截按法按压天泉、箕门至松手后四肢发热为佳。

（十二）绝经前后诸证

取穴：太阳、百会、风池、脑户、肝俞、膈俞、肾俞、气海俞、中脘、达脉、关元、气海、膜原、阴陵泉、阳陵泉、足三里、委中、内关、肩井等。

手法：推、揉、点、按、擦、压、拿。

操作：拇指侧推太阳 30 次；中指点百会半分钟，再揉 30 转；两拇指点两风池以前额作胀为佳，点脑户片刻，点、揉、擦膈俞、肝俞、肾俞、气海俞等，自上而下反复操作 3 遍，以上指压阴陵泉、阳陵泉、足三里、委中各适度为宜；三指叠按中脘、达脉、关元、气海、膜原各半分钟，双掌波浪式揉腹半分钟；拇指点病人两内关以胀为度；最后五指紧缩拿病人两肩井片刻，结束治疗。

（十三）带下病

取穴：幽门、阴都、肓俞、气穴、阴交、中脘、气海、中极、关元、达脉、膜原、带脉、维道、水泉、交信。

手法：按、揉、点、压、拿。

操作：拇指按、揉幽门（巨阙两旁各 5 分）、两阴都（通谷下 1 寸）、肓俞（直脐两旁各 5 分）、气穴（肓俞下 2.5 分）、阴交（脐下 1 寸）各半分钟；三指叠按中脘、气海、中极、关元、达脉、膜原各半分钟，波浪式揉法揉腹 4 分钟，若指下、掌下感到有特异征象，则为重点操作之治疗点；病人侧卧以三指叠按两侧带脉三穴（带脉、五枢、维道），按后三指揉 30 转后，以三指拿法拿腰间带脉轻轻弹拨之，拇指点水泉、交信以胀为宜。或加施下肢截按法，操作效果更佳。

（十四）妊娠小便不通

取穴：气海、关元、气穴、曲骨、中极、涌泉、太溪、昆仑、足三里、阴陵泉、命门、膀胱俞、肺俞、大椎、中脘、达脉。

手法：按、揉、擦、掐、点。

操作：三指叠按气海、关元、气穴、曲骨、中极各半分钟，手法应适度而柔和，继以波浪式揉法以少腹为主揉半分钟；以擦法擦涌泉（双）30 次，或以掌热为度；拇指掐两足太溪、昆仑片刻，拇指点足三里、阴陵泉（均双）继以指揉 30 转；掌心按命门半分钟；拇指或肘点膀胱俞、肺俞以胀为宜，点后各揉 30 转，拇指点揉大椎 30 转；三指叠按中脘、达脉各半分钟后，继以波浪式揉法以上腹为主揉半分钟而结束治疗。

（十五）产后腹痛

取穴：足三里、血海、关元、膜原、阴交、中极、曲骨、气穴（双）、中渚（双）、商曲（双）、中脘、达脉、气海俞、关元俞、灵台、神阙。

手法：点、揉、按、捏、搓。

操作：拇指点两下肢足三里片刻，揉 30 转；掌揉血海 30 转；三指叠按关元、膜原、阴交、中极、曲骨、达脉、中脘各半分钟；波浪式揉法以少腹为主要操作部位揉 1 分钟；两拇指分别同时点按气穴、中渚、商曲各半分钟；拇指或肘点脊柱两侧气海俞、关元前各片刻；以搓法从十二胸椎向下至骶部搓 3 遍；指揉灵台 100 转；掌心按神阙以内功震颤半分钟结束治疗。

（十六）产后恶露不尽

取穴：气冲（双）、石门、关元、气海、中脘、达脉、膜原、肝俞、脾俞、关元俞、气海俞（以上各俞穴均取双侧）、命门、大赫（双）、四满（双）、中渚（双）、足三里（双）、水泉、交信。

手法：压、按、点、揉、掐。

操作：侧掌或肘压气冲半分钟，松手后以下肢如汤，热下注为佳；三指叠按石门、关元、气海、中脘、达脉、膜原各半分钟后，继以波浪式揉法操作半分钟；拇指按、揉脊柱两侧肝俞、脾俞、关元俞、气海俞各片刻并揉30转；掌心按压命门半分钟，拇指同时分别按压大赫、四满、中渚各半分钟，按压后波浪揉法操作共半分钟；拇指掐足三里、水泉（内踝下）、交信（内踝上2寸）各片刻结束治疗。

（十七）产后排便异常

取穴：大敦（双）、水泉（双）、龟尾、命门、肾俞（双）、膀胱俞（双）、气海俞（双）、肺俞（双）、曲骨、中极、石门、关元、气海、膜原、达脉、中脘、水分、阴交、横骨、气穴、商曲。

手法：掐、点、揉、按、压、擦。

操作：拇指掐大敦、水泉各片刻，鱼际揉龟尾100转，掌心按命门半分钟；两拇指分别按压肾俞、膀胱俞、气海俞、肺俞，边按边揉共2分钟，继以擦法在骶部擦半分钟，中指点压中极、曲骨，三指叠按石门、关元、气海、膜原、达脉、中脘，按后以波浪揉法操作半分钟；三指叠按水分、阴交各半分钟，再以两拇指分别按压横骨、气穴、商曲各半分钟，继以揉法结束治疗。

（十八）产后身痛

同经行身痛。但要辨证操作。

（十九）癥瘕

取穴：关元、气海、阴交、建里、达脉、膜原、章门（双）、期门（双）、大巨（左）、水道（左）、归来（左）、阳关、小肠俞（双）、膀胱俞（双）、中膂俞（双）、肝俞（双）、脾俞（双）、肺俞（双）、内关（双）。

手法：按、揉、擦、抖、颤、点、擦、掐。

操作：先以波浪式揉法在少腹操作半分钟，以三指叠按关元、气海、阴交、建里、达脉、膜原各半分钟，继以揉之；两掌分别擦两期门、章门半分钟，继以抖动法颤抖半分钟；再以三指叠按水道、归来半分钟，继以揉之；拇指点按阳关片刻，以两拇指点按小肠俞、膀胱俞、中膂俞、肝俞、脾俞、肺俞各以胀为宜，继擦法在背腰部操作，以下腰部为主要操作部位，共操作半分钟，以拇指掐内关片刻而结束。以上穴位，在临证时，可根据病情任选主穴，此外也可在腹部、冲脉选穴。癥瘕症状严重者，应采用手术治疗。

（二十）不孕症

取穴：巨阙、中脘、达脉、阴交、关元、气海、膜原、横骨（左）、气穴（左）、中渚

（左）、归来（左）、章门（双）、期门（双）、乳根（双）、中府（双）、气海俞（双）、肾俞（双）、肝俞（双）、脾俞（双）、膈俞（双）、肺俞（双）、三阴交（双）、然谷等。

手法：按、擦、振、颤、点、揉等。

操作：三指叠按巨阙、中脘、达脉、阴交、关元、气海、膜原、横骨、气穴、中渚、归来各半分钟，波浪式揉腹半分钟；两掌按两章门、期门震颤半分钟，擦揉 30 次，两拇指轻按揉两乳根 30 转，三指并揉中府 30 转，两指按、点、揉气海俞、肾俞、肝俞、脾俞、膈俞、肺俞各适度，两拇指点两三阴交、然谷各片刻，再揉腹半分钟结束治疗。若系生理器质性不孕，则不在本法治疗范畴内。按导治疗妇科各症，主要靠调理冲任。任脉众所周知，冲脉则往往被忽略。冲脉乃足少阴肾经循行于腹部两侧的穴位，共 11 穴，两侧共 22 穴。其中任脉阴交、督脉会阴两穴，实为 13 穴。现将足少阴肾经循腹之穴属冲脉者介绍于下，以供临床选用。

横骨：曲骨旁五分。大赫：中极旁五分。气穴：关元旁五分。四满：石门旁五分。中渚：阴交旁五分。肓俞：脐旁五分。商曲：下脘旁五分。石关：建里旁五分。阴都：中脘旁五分。腹通谷：上脘旁五分。幽门：巨阙旁五分。阴交：脐下一寸，任脉气冲之会。会阴：两阴之间。任脉别络，挟督脉、冲脉之会。

按导治疗妇科疾病，亦有人谓之经期不可治疗，殊不知妇女病往往是经期因气郁、寒滞、劳倦而得之，故治疗也必在经期，以使邪顺经水排出，才能获效，这也是按导治疗妇科病的一个特点。袁氏按导法认为经期是治疗妇科病的最佳时机，一般在经行前 1～3 天开始治疗，经后再调治 3 天左右。但手法切忌粗暴，特别是在少腹和下腰部操作时，其手法更宜柔和。此外，还应随证施法，"实"之部位泻之，手法宜逐渐加力；"虚"之部位补之，宜用轻巧、深透的揉法，这也是袁氏按导法的按导特色之一。

三、儿科疾病

（一）哮喘

取穴与穴象：小天心、肾水、板门、内八卦、肺金、小横纹、二人上马、天河水、华盖、膻中、肺俞、膈俞、命门、天枢、关元。

手法：揉、推、按。

操作：揉小天心 100 转，推补肾水 300 次，推清板门 300 次，逆运内八卦 100 次，清肺金 300 次，揉小横纹 300 转，揉二人上马 200 转，清天河水 30 次，指揉华盖、膻中各 50 转，两拇指揉背脊两侧肺俞、膈俞各 30 转，揉命门 30 转，两手三指并揉天枢 30 转，三指叠按关元半分钟，继以揉腹半分钟。

（二）口疮

取穴与穴象：肾水、天河水、总筋、小天心、小横纹、四横纹、板门、肺金、六腑、二人上马、心俞、肺俞、地仓、人中等。

手法：推、揉、掐、按。

操作：补肾水 300 次，大清天河水 50 次，揉总筋 100 次，揉小天心 100 转，揉小横纹 100 转，推四横纹 100 次，推清板门 300 次，清肺金 200 次，退六腑 100 次，揉二人上马 100 转，按揉地仓 30 转，掐人中及口唇周围各片刻。

（三）泄泻

取穴及穴象：小天心、一窝风、肾经、内八卦、四横纹、二人上马、天河水、脾土、内劳宫、外劳宫、大肠、阴阳、小肠、板门、曲泽、天枢、神阙、七节骨、龟尾、脾俞、大肠俞。

手法：揉、推、掐。

操作：指揉小天心 200 转，指揉一窝风 200 转，补肾经 200 次，逆运内八卦 50 圈，推四横纹 200 次，揉一人上马 300 转，清天河水 50 次，补脾土 300 次，湿热者揉外劳宫 200 转；脾肾虚者揉内劳宫 100 转，清大肠 200 次；风热者分阴阳 50 次，清小肠 100 次，脾虚者揉板门 300 转；湿热者掐曲泽 5 次。以下为通用穴操作：以两拇指按揉两天枢穴各 50 转，掌心按揉神阙 30 转，推上七节骨 7 次，揉龟尾 100 转，两拇指分别按揉脊两侧脾俞、大肠俞各 30 转，捏脊 7 次。

（四）腹痛

取穴与穴象：脾土、一窝风、外劳宫、肾水、内八卦、四横纹、二人上马、板门、肺金、六腑、三关、二扇门、阴阳、运水入土、腹阴阳、神阙、中脘、脾俞、胃俞、灵台等。

手法：推、揉、按。

操作：推补脾土 200 转，揉一窝风 200 转，揉外劳宫 200 转，补肾水 200 次，逆运内八卦 50 次，推四横纹 100 次，揉二人上马 50 转，以上系治疗感寒腹痛方法；积滞腹痛者清板门 200 次，清肺金 200 次，退六腑 100 次；脏腑虚冷腹痛者加推三关 100 次，顺运内八卦 50 次，揉二扇门 100 转，分阴阳 50 次；气滞血瘀腹痛者，加运水入土 50 次，分腹阴阳 50 次，三关、六腑并用，各推、退 100 次。不论何证腹痛，均以二指并揉中脘、神阙各 50 次，拇指按揉脊两侧脾俞、胃俞各 30 转，指揉灵台穴 50 转。

（五）积滞

取穴与穴象：三关、六腑、脾土、四横纹、肾水、阴阳、大肠、板门、肺金、二扇门、小天心、内八卦、脾俞、胃俞、中脘等。

手法：推、揉、掐、按。

操作：推三关 100 次，退六腑 20 次，补脾土 200 次，掐四横纹 5 次，补肾水 200 次，分阴阳 30 次，清大肠 100 次，揉板门 200 转，清肺金 100 次，揉二扇门 100 转，揉小天心

50 转，掐二扇门 5 次，顺运内八卦 30 次，拇指按揉脊两侧脾俞、胃俞各 30 转，二指并按中脘 2 分钟，继揉 30 转，捏脊（积）7 遍。

（六）疳证

取穴与穴象：脾土、肾水、板门、内八卦、四横纹、合谷、小天心、三关、六腑、外劳宫、二人上马、天河水、大肠、心经、脾俞、胃俞、大肠俞、肾俞、中脘、建里、气海等。

手法：推、揉、按、捏。

操作：补脾土 390 次，补肾水 200 次，揉板门 100 转，逆运内八卦 50 次，推四横纹 100 次，揉合谷 30 转，揉小天心 50 转，推三关、退六腑各 100 次，揉外劳宫 10 转，揉二人上马 50 转，清天河水 20 次，清大肠 100 次，清心经 100 次，按揉脊两侧脾俞、胃俞、大肠俞、肾俞各转，二指并按中脘、建里、气海各 1 分钟，揉腹半分钟，捏脊 7 遍。

（七）惊风

取穴与穴象：人中、小天心、阴阳、二扇门、肾水、天河水、板门、内八卦、肺金、六腑、二人上马、脾土、阴陵泉、阳陵泉、脑户、肺俞、心俞、肝俞、肾俞、巨阙、气海等。

手法：掐、点、揉、推、按。

操作：掐人中 5 次，点小天心 5 次，揉合谷 200 转，分阴阳 50 次，揉阳池 30 转，揉二扇门 100 转，补肾水 100 次，清天河水 50 次，清板门 100 次，逆运内八卦 30 次，清肺金 100 次，退六腑 200 次，揉二人上马 100 转，清、补脾土各 100 次，拿阴、阳陵泉片刻，点脑户片刻，点脊两侧肺、心、肝、肾俞各片刻后继指揉各穴 30 转，一指按巨阙半分钟后，继揉 30 转，二指并按气海半分钟后继揉 30 转，掐手十指、脚十趾诸关节各 5 次。

（八）慢惊风

取穴与穴象：五经、脾土、五指节、内八卦、阴阳、三关、小天心、肾水、一窝风、二人上马、天河水、涌泉、足三里，脾俞、肝俞、肾俞、中脘、神阙、关元等。

手法：推、掐、揉、按、点。

操作：运五经各 200 次，推、揉脾土各 30 次，掐五指节各 5 次，顺运内八卦 10 次，分阴阳 30 次，推三关 20 次，揉小天心 200 转，补肾水 300 次，揉一窝风 100 次，揉二人上马 50 转，清天河水 20 次，揉涌泉（双）各 100 转，揉足三里（双）各 50 转，点、揉脾俞、肝俞、肾俞各 30 转，二指并按中脘、关元各半分钟，掌心轻按神阙半分钟，按后揉腹半分钟。

（九）脐风

取穴与穴象：三关、肺金、内八卦、天河水、六腑、脾土、阴阳、五指节、肺俞、肝俞、脾俞、肾俞、风门、脑户、风池、太阳、人中、中脘、神阙、气海、关元等。

手法：推、揉、掐、点、按。

操作：推三关 50 次，退六腑 100 次，打马过天河 30 次，清肺金、脾土各 200 次，运内八卦 20 次，分阴阳 50 次，掐五指节各 10 次，点、揉肺俞、肝俞、脾俞、肾俞各片刻和 30 转，点脑户、风门、风池各片刻，运太阳 50 转，掐人中片刻，二指并按中脘、气海、关元各半分钟，掌心按神阙半分钟继揉半分钟结束治疗。

（十）痫证

取穴与穴象：人中、小天心、一窝风、肾水、板门、肺金、六腑、天河水、二人上马、阳池、三关、肺俞、心俞、膈俞、巨阙、气海、三阴交、阳陵泉等。

手法：掐、揉、推、点、按。

操作：掐人中 5 次，揉小天心 100 转，揉一窝风 50 转，补肾水、清肺金各 20 次，揉板门 100 转，推三关 100 次，退六腑 300 次，大清天河水 30 次，揉二人上马 100 转，揉阳池 30 转，揉肺俞、心俞、膈俞各 50 次后继点片刻，点、揉三阴交（双）各半分钟，点阳陵泉 15 秒钟，二指并按巨阙、气海穴各半分钟，然后掌揉上下腹部半分钟结束治疗。

（十一）夜啼

取穴与穴象：阴阳、肾水、脾经、一窝风、外劳宫、大肠、巨阙、神阙、天枢、天河水、板门、心俞、肝俞、肾俞等。

手法：推、揉、点、按。

操作：分阴阳 30 次，补肾水、脾经各 200 次，揉一窝风外劳宫、板门各 100 转，清大肠 50 次，清天河水 30 次，两指并按巨阙、神阙、天枢（双）各半分钟，拇指揉心俞、肝俞肾俞（均双）各 30 转，继点各俞穴片刻结束治疗。

（十二）尿频

取穴与穴象：肾水、天河水、小天心、二人上马、水分、天枢、气海、关元、肾俞、小肠俞、膀胱俞等。

手法：推、揉、点、按。

操作：补肾水 500 次，清天河水 30 次，揉小天心 200 转，揉二人上马 200 转，一指按水分、气海、关元、天枢（双）各半分钟，按后揉腹半分钟，拇指点脊两侧肾俞、小肠俞、膀胱俞各片刻，继指揉各穴 30 转。

（十三）遗尿

取穴与穴象：肾水、外劳宫、脾土、一窝风、肝经、肺金、内八卦、四横纹、水分、中脘、气海、关元、曲骨、神阙、长强、膀胱俞、脾俞、肝俞、肺俞等。

手法：推、揉、掐、点、按。

操作：补肾水 300 次，揉外劳宫 100 转，补脾土、肺金各 200 次，清肝经 200 次，揉外劳宫、一窝风各 100 转，运内八卦 30 次，推四横纹 100 次，一指按水分、两指并按中脘、气海、关元各 30 秒，点曲骨 15 秒，掌心按神阙 30 秒，然后揉腹 30 秒，拇指点揉长强 100 转，再点揉脊两侧膀胱俞、肾俞、脾俞、肝俞、肺俞各片刻和 30 转结束治疗。

（十四）小儿麻痹症

取穴与穴象：①前期。小天心、一窝风、肾经、板门、阴阳、内八卦、四横纹、二人上马、天河水、攒竹、鱼腰、丝竹空、肺俞、肝俞、膈俞、脾俞、胃俞、中府、云门、中脘、关元、悬钟等。②后期。肾水、小天心、脾土、列缺、推三关、二人上马、夹脊、建里、中脘、气海、阳陵泉、风市、伏兔、昆仑、照海等。

手法：揉、推、掐、按、点。

操作：①前期。揉小天心 200 转，揉一窝风 200 转，补肾经 200 次，清板门 200 次，分阴阳 30 次，逆运内八卦 30 次，推四横纹 100 次，揉二人上马 50 转，清天河水 30 次，掐攒竹、鱼腰、丝竹空各 5 次，点、揉肺俞、肝俞、膈俞、脾俞、胃俞（均双）各片刻及 30 转，两指并按、揉中府（双）、云门（双）、中脘、关元各半分钟，点悬钟片刻。②后期。补肾水 300 次，揉小天心 300 转，补脾土 300 次，掐列缺 5 次，推三关 100 次、揉二人上马 100 转，循脊柱两侧自大杼至两侧八髎穴止，指揉 10 次，两指并按建里、中脘、气海各半分钟继以揉腹半分钟，点阳陵泉、风市、伏兔、昆仑、照海各片刻，继指揉 30 转（均取患侧）结束治疗。

（十五）五迟五软

取穴与穴象：肾水、肝经、脾土、板门、三关、六腑、小天心、哑门、心俞、肝俞、脾俞、肾俞、气海俞、百会、印堂、人中、廉泉、内关、合谷、足三里、三阴交、巨阙、中脘、关元、气海、手足末梢指（趾）节等。

手法：推、揉、点、按、掐。

操作：补肾水 200 次，清肝经 200 次，补脾土 300 次，揉板门 200 次，推三关、退六腑各 50 次，揉小天心 100 次，点哑门片刻，点脊两侧心俞、肝俞、脾俞、肾俞、气海俞各片刻后各揉 30 转，点揉百会 15 秒，推印堂 30 次，掐人中 5 次，点廉泉片刻，点两上下肢内关、合谷、足三里、三阴交各片刻，二指并按巨阙、中脘、关元、气海各半分钟，点后揉片刻，五指掐指（趾）关节各 5 次而结束治疗。

（十六）小儿先天性髋关节半脱位

取穴与穴象：京门、肾俞、环跳、阳陵泉、大钟、悬钟、大杼、肝俞、命门、中脘、关元、气海、秩边、承扶、殷门等。

手法：按、揉、捏、压等。

操作：拇指按压京门、肾俞以适度为宜，以患侧取穴为主，上两穴各按 1 分钟左右；拇指按揉环跳穴以触到髋骨为度，按揉 3 分钟；点阳陵泉、大钟、悬钟，以胀为度；拇指点揉脊两侧大杼、肝俞各 15 秒；掌心按命门 30 秒，揉肾俞 30 秒；二指并按中脘、关元、气海各 30 秒，继揉 30 秒；五指点揉秩边、承扶、殷门各 30 秒；最后以五指捏揉患肢肌肉，从上至下操作 10 遍结束治疗。

另外，对于小儿下肢和关节因风、湿、寒痹引起跛行者应仔细观察步态，分析病情，确定部位，辨清筋脉，对症合理施术，合理操作，往往数次即可获效。

对于小儿肘关节脱位者，医者则应以一手托其肘关节，一手轻轻揉按，待其脱位部位疏解后，再趁患孩不防，按正常生理功能稍拉，随之弯其肘则可立愈。

四、伤科（软损）疾病

（一）轻度脑震荡

取穴：头维、太阳、上星、百会、风池、风府、曲池、列缺、中脘、关元、肾俞、涌泉、三阴交等。

手法：推、揉、点、按等。

操作：拇指推头维（双）30 次，揉太阳（双）30 转，中指点上星、百会以胀微痛为度，拇指点风池（双）、风府以胀为宜，两拇指分别点病人曲池、列缺片刻，三指叠按中脘、关元各 3 分钟，继以波浪揉法揉腹 1 分钟，两掌分别按病人两肾俞穴 1 分钟，继以三指揉法揉半分钟，最后擦两涌泉各 30 次而结束治疗。

（二）拗颈（扭颈）

取穴：风池、风府、脑户、肩井、大椎、天鼎、天髎、缺盆、风门等。

手法：揉、推、捺、按、点等。

操作：先以拇指为一方，食指中指为一方，自风池向下至大椎两侧捏揉 3 遍，再视病情所伤部位以拇指捺法操作 3 遍，手法必须柔和深透；再以按法（掌根操作）按在肩井、大椎 1 分钟左右，以拇指点风府、脑户各片刻继以拇指揉 30 转，中指点两侧天鼎、天髎以臂部有胀感为宜，食指放于中指背面按压病人两缺盆穴片刻；最后以全掌推法循病人背部两侧膀胱经自大椎向下推至肝俞操作 5 遍结束治疗。

（三）肩关节扭伤

取穴：肩髎、肩髃、巨骨、肩贞、臑俞、天泉、天池、肩外俞、肩井等。

手法：按、压、揉、运、摇、搓等。

操作：若是新伤，以按、压法为主在肩臂部操作，但必须取卧势，并在伤处远距离施以揉、搓法缓慢地轻运、轻摇肩关节；若系陈伤，则在肩臂部穴位施以揉法为主的操作，配合指按、指点法，结合搓法；若肩关节活动不利，则以运法和摇法为主治疗，参照滑利关节类手法施术。

（四）肘关节扭伤

取穴：尺泽、曲池、肘髎、五里、小海、曲泽、商阳、前谷、中渚、天井等。

手法：拨、揉、按、点、运、摇等。

操作：一般而言，新伤肿胀者，主施按、压法，配以运摇法；若系陈伤，主用揉、点法；若伤情影响病灶上、下之部位而产生症状者，除应用运、摇法外，再配以拨法、掖法按其部位和以上穴位适度操作，伸而不屈者施以折法，屈而不伸者施以选法，再按穴位施以按、揉法操作。

若系肘关节外伤腱鞘炎日久者，除以轻手法点揉、拨弹、运摇外，再配以适当穴位点揉，再扯、捻患肢五指，使其伸展筋脉和滑利其关节，最后以一手掌托肘，指腹紧按患处痛点，另手握其手腕缓摇 10 次左右结束治疗。

（五）腕关节扭伤

取穴：阴郄、灵道、腕骨、阴谷、大陵、劳宫、外关、支沟、三阳络等。

手法：按、揉、压、点、运、摇等。

操作：若系红肿，先在病灶区施以按法，由轻而重施加压力，同时在病灶较远距离选适当穴位予以点共揉，然后两拇指按于患侧手掌间腕关节尺、桡部位，两手重叠合托于患手腕背部轻轻运摇腕关节。若是陈伤，在腕关节之相应部位施以拇指或鱼际揉法操作，并在相应远距离穴位施以点揉法操作片刻再运摇腕关节（肿胀较轻，可加力运摇），最后医者以两掌掌根夹住病人腕关节掌背部相搓，使病人腕关节如拨浪鼓似活动，再以搓法两掌根夹住病人腕部尺、桡侧合搓，使其手腕如拨浪鼓似活动，病人即觉腕关节非常舒适。

（六）臂、肘肌肉掖伤

取穴：天府、五里、侠白、三里、尺泽、孔最、支正、曲池、郄门、消泺、四渎、三阳络等。

手法：推、擦、搓、揉、捺、抖等。

操作：掖，即撕裂之意，掖伤，亦即撕裂伤，操作时应视其是纵向伤还是横形伤再对症操作，若一时难以分清，可施以通用的搓、揉、抖法。上述穴位，分属于手太阴、手阳明、手太阳、手厥阴、手少阳等经脉，只有视其经脉走行循经操作，才能获得显著疗效。

（七）背部扭伤

取穴：风门、肺俞、膈俞、肝俞、膏肓俞、天宗、委中、梁丘等。

手法：梳、摩、揉、按、滚、擦等。

操作：新伤痛重者，以轻手法梳、摩、揉按为先操作 5 分钟，待痛减轻后再稍加力施以搋、擦法操作 3 分钟，适度点委中片刻继以揉法半分钟，拇指点梁丘以胀为度，最后全掌按病灶逐渐加力至适度 2 分钟结束治疗。

（八）肩胛部扭伤

取穴：附分、魄户、譩譆、膈关、天宗、秉风等。

手法：摩、擦、搋、揉、拍等。

操作：痛重者先施摩法旋转式操作 1 分钟，擦法操作 1 分钟；痛缓后搋法操作 1 分钟，肘揉法操作 1 分钟，双手交替施以轻巧、富有弹性的剁法交替剁 30 次，再以轻拍法两手交替拍 30 次；最后以一手掌按压痛处，以另一手握持病人肘关节摇动，以使肩胛部活动。一般可获效乃至显著效果。

（九）腰部扭伤

取穴：大钟、委中、梁丘、腰俞、命门、气海俞、关元俞、三焦俞、中脘、关元等。

手法：点、揉、按、推、扳、拉、盘等。

操作：腰部扭伤的部位和病情有多种，本病临症应辨证求因，以上操作手法为主要方法，应随证增减其穴位和手法才能获得最佳效果。如劳动不慎，操作姿势不正确，迈步不当，弯腰持物起身，上自行车抬腿姿势不妥，超越正常生理活动范围，或喷嚏、咳嗽、呵欠、弯腰洗脸、漱口等原因均可致腰部扭伤而疼痛。按摩可分急性、慢性治疗：急性者，先以拇指点郄穴梁丘；慢性者，先以指按、点、揉大钟；但不论是急性还是慢性，委中穴必以指点或指揉操作，其腰部诸穴则需根据损伤情况选用，或点或按，或揉或推。若为肾虚者，必以三指叠按腹部关元；若湿气重者，中脘亦应三指叠按并在腹部施以波浪式揉法揉之；腰椎关节错位者，必采用扳拉、盘法操作，此乃治疗腰部扭伤之主要法则。

（十）臀部扭挫伤

取穴：环跳、风市、承扶、飞扬、外丘、阳交、冲门等。

手法：揉、按、点、推等。

操作：先以全掌或叠双掌或肘揉环跳穴 1 分钟左右，然后点、揉风市、承扶、飞扬、外丘、阳交各片刻，继以揉法操作 20 转左右，全掌或掌根从臀部向下推 5 遍，再以运、摇法活动髋关节三转，以拍法拍击臀部 30 秒，最后以侧掌或肘部按压冲门 1 分钟结束治疗。

（十一）膝关节扭伤

取穴：伏兔、犊鼻、梁丘、血海、浮郄、委阳、阴谷、阳关等。

手法：按、揉、推、点、掠、运、摇等。

操作：若损伤在 3 天以内，以按法为主在扭伤部位操作，并在扭伤远距离上下施以点揉法操作；若是陈伤或慢性劳损，以揉法为主，先在膝盖上按压（手掌操作）操作，并揉其膝盖使其产生酸胀热感，并以五指掐法掐膝盖周围，以产生强烈酸胀感为度，并按病症选穴予以掀法操作，以运摇法摇膝关节左右旋运各 5 转结束治疗。

（十二）脚踝扭伤

取穴：解溪、冲阳、商丘、跗阳、昆仑、照海、水泉、丘墟等。

手法：按、揉、点、摇等。

操作：若脚踝红肿，以手掌按患处 3 分钟后，在患处周围选穴点揉之，一般 3 天以后可消肿。肿消后以运、摇点、揉法选穴操作。若病人初诊系伤后 3 天以上者，亦按此法治疗。

（十三）下肢肌肉掀伤

取穴：浮郄、殷门、合阳、承筋、承山、复溜、中渎、外丘、蠡沟、五里等。

手法：掀、揉、拨、摇、撩、搓等。

操作：若伤在大腿，应视其部位选取穴位，再结合肌肉损伤程度择法操作。一般伤在大腿外侧选中渎，伤在内侧选五里，伤在后侧选殷门，伤在前侧选伏兔。若伤在小腿可按大腿选穴法在小腿的前后左右各选一穴。新伤者手法宜轻，多用按法；宿伤者手法渐重，按病情操作。但无论新伤、宿伤均宜采用搓法，或搓揉复合手法，以使所伤筋脉疏通，营卫贯注，痛止病愈。

（十四）胸部岔气

取穴：俞府、彧中、神藏、灵墟、神封、内关、天枢、膻中等。

手法：揉、按、振、颤、点等。

操作：以中指轻揉足少阴经脉循行胸部的穴位（两侧）俞府、彧中、神藏、灵墟、神封各 30 转，拇指点郄门、内关片刻，掌心按膻中以振法操作 1 分钟，或运用内功颤法操作 1 分钟。按"汉王伤胸，乃扪其足"的经验，在足内踝周围寻找"敏感点"点揉 10 秒结束治疗，其效更佳。

（十五）胁肋挫闪伤

取穴：天池、天泉、渊腋、辄筋、章门、维道、阴交、胸乡、大包、肝俞、胆俞、内关、中封、丘墟等。

手法：揉、按、搓、点等。

操作：三指揉足厥阴经天池 30 转，再揉足少阳经渊腋辄筋 30 转，并以掌心按两穴 1 分钟左右；掌揉章门 30 转，掌按足太阴胸乡、大包 1 分钟，继轻揉 30 转；指点天泉、肝俞、胆俞各片刻，三指叠按阴交 1 分钟，拇、食指分点足中封、丘墟片刻，点内关以胀为度结束治疗。

（十六）指、趾损伤

取穴：宜局部对症治疗，视病情按指、趾有关循行经脉和部位对症取穴。

手法：捏、捻、搓、运、摇等。

操作：新伤肿痛以捏法为主，由轻而重操作，继轻捻法操作1分钟后，以双手食、中、环指将病人患指、趾嵌入其间搓30次，然后运、摇其指、趾节。

（十七）腰椎间盘突出症

取穴：气海俞、大肠俞、关元俞、小肠俞、秩边、承扶、殷门、委中、风市、阳陵泉、命门、腰俞等。

手法：揉、推、擦、点、扳、拉、盘等。

操作：视其病情，先以揉法在患侧各俞穴操作，掌根或肘揉均可，由轻到重，约操作3分钟；肘点秩边、承扶、殷门、风市、委中片刻，继以肘揉法操作1分钟；拇指点阳陵泉或施拨法以脚趾有胀麻感为佳；然后以掌心按命门半分钟，肘点腰俞由轻到重共半分钟后，以揉法在腰部操作半分钟左右，以掌根从腰部经臀部向下肢推至足踝3～5遍；最后以扳、拉、盘操作结束治疗。

（十八）腰肌劳损

取穴：胃俞、三焦俞、肾俞、关元俞、腰俞、阳关、命门、委中、中脘、关元、神阙等。

手法：按、推、擦、揉、盘、点等。

操作：先以擦法在腰部两侧擦2分钟，以拇指或肘点脊柱两侧各俞穴片刻，继以指揉各穴20转，点腰俞、阳关各半分钟，掌心按命门半分钟，点委中片刻，三指叠按中脘、关元各1分钟，掌心按神阙1分钟，最后以盘法操作结束治疗。

（十九）小腿抽筋

取穴：承筋、承山、飞扬、筑宾、外丘等。

手法：按、揉、搓、捏等。

操作：先以抽筋处为重点，掌心按1分钟左右，继以揉法揉之，由轻到重，由缓到快约半分钟，再以捏揉复合手法操作半分钟，以双手抱其小腿肌肤搓20次，最后点各穴以胀为佳。

（二十）小儿臀筋膜损伤

小儿臀筋膜损伤，又称小儿臀筋膜挛缩，是近年来我国新发现的一种疾病。主要因婴幼儿体质虚弱，感冒发烧次数过多，注射青霉素、链霉素或其他消炎注射剂，致臀部筋膜损伤引起。表现为局部挛缩，下肢活动受限，最明显的症状是患儿不能翘"二郎腿"。手术治疗不理想，按导治疗可获一定效果。

取穴：白环俞、秩边、环跳、承扶、阳陵泉、风市、殷门等。

手法：按、点、推、揉等。

操作：先以按法在挛缩处按压 2 分钟，再以点法点以上诸穴，继揉各穴 20 转，以掌根推法自臀部向下循前、外、后侧各推 5 遍，再以"武功点"按推法自臀向下点至膝上止，最后将患儿患侧下肢慢慢搬至内收方向压于健肢之上，反复 3 遍结束治疗。

五、外科、五官科疾病

（一）疖病

取穴：①面部、头前部。合谷、间使、曲池、人迎。②后头、颈部。合谷、外关、扶突、膈俞。③下肢内侧。血海、三阴交、阴陵泉、间使。④下肢外侧。足三里、阳陵泉、膈俞、外关。

手法：掐、点。

操作：先以拇指在病灶炎症边缘与没有感染的皮肤交接处掐按。其顺序是：先掐下面，后掐两侧，最后掐上方，由轻到重，适当用力，视每方掐的程度，待病灶区出现毛细血管反应点后（俗名"红血丝"，即充血），再轻轻掐反应点（循血丝线条轻轻掐片刻），这样病灶边缘也可出现"红血丝"反应点，再掐此反应点，切勿掐破。然后按病灶区域分组取穴，在应取穴位上以拇指或中指点压片刻，继以指揉各穴 10 转左右。病情轻者，每日治疗 1 次，病情重者，每日治疗 2 次，最多 1 周即愈。若见病灶表皮有角化物脱落，是效果的验证。若系无根脚的"脓疱疮"，操作 1～2 次可愈。医者手指应严格消毒。

（二）乳痈

取穴：乳根、屋翳、缺盆、不容、气户、肝俞、胃俞、膈俞、内关及病灶区等。

手法：摩、揉、按、点等。

操作：视其肿块，先以一指、二指或三指指腹旋摩其病灶区，从中心硬结点开始操作，逐渐向中心点四周旋摩，往返 3～5 遍；再以三指叠按，或三指并按硬结处，由轻渐重，徐徐加力；待硬块稍软后，再以摩法旋以揉法，待硬块进一步松软后，再稍重按其肿块中心，这时乳头孔可有瘀结之乳汁外溢，若成脓者，亦可排出；最后再以点、揉法操作以上诸穴结束治疗。此法对初、中期乳痈疗效较佳。

（三）乳癖

取穴：彧中、期门、膻中、中府、云门、膈俞、肝俞、中脘、达脉、肩井、内关等。

手法：按、揉、点、振、颤等。

操作：指按彧中半分钟继指揉 30 转，三指并按期门半分钟继揉 20 转，掌心按膻中配以震颤法约 1 分钟，三指按中府、云门半分钟继揉 20 转，拇指点膈俞、肝俞片刻，三指叠按中脘、达脉各半分钟，叠按达脉 1 分钟继波浪式揉腹半分钟，鱼际按肿块 1 分钟，继鱼际揉 30 转，三指拿肩井以胀为度，拇指点内关片刻结束治疗。

（四）血栓性浅静脉炎

取穴：视其病灶部位，对症取穴。

手法：推、擦、按、揉等。

操作：根据病情，循经施以推法 5～10 遍，再施擦法 5 遍左右，并在条索状处先施按法，继以揉法，若在下肢还可采用捏拿法。

（五）鼻疔

若已走黄者，不宜按摩治疗。

（六）鼻塞

取穴：印堂、山根、迎香、太阳、风池、风门、肺俞、合谷等。

手法：推、揉、点等。

操作：两拇指交替从山根推至印堂 20 次，指揉两太阳 30 转，点揉迎香（双）30 转，点揉风池、风门、肺俞各 30 转（双），点合谷穴以胀为度。

（七）鼻衄

取穴：内迎香、迎香、山根、印堂、膈俞、肺俞、风池、肝俞、胃俞、合谷、太溪、关元、达脉、中脘等。

手法：按、压、捏、点、揉等。

操作：先以拇、食指分别捏按、压迫两鼻翼向鼻孔内压迫止血（别名"内迎香"），同时口吹两耳以助止血之功，次点按两迎香，轻轻揉 20 转，从山根向上以两拇指推 10 遍，点揉山根、印堂各 20 转，若血不止，再捏压内迎香并吹两耳，点风池、肝俞、膈俞、肺俞、胃俞各片刻并揉 20 转，点合谷、太溪各片刻，三指叠按关元、达脉、中脘各半分钟，波浪式揉腹半分钟结束治疗。

（八）急喉风

取穴：少商、少冲、大陵、阳交、风池、臂臑、曲池、间使、太渊、肺俞、肝俞、胃俞、人迎、天突、中府、云门等。

手法：掐、点、揉、按等。

操作：先以拇指掐少商、少冲、大陵、阳交诸穴各片刻，点、揉风池、臂臑、曲池、间使、太渊各 10 转左右，点、揉肺俞、肝俞、胃俞各 20 转次，捏、揉人迎 5 次，点天突片刻，二指并按中府、云门 10 秒，按"四弯"（即两肘弯、两腘弯）至皮肤潮红为度而结束治疗。

（九）牙痛

取穴：下关、颊车、地仓、风池、曲池、合谷等。

手法：按、点、揉等。

操作：先以拇指或中指按压痛处面部1分钟左右，继以揉法轻揉半分钟，视其部位可在下关、颊车、地仓、风池、曲池、合谷六穴轻按之，并以指揉法揉面部六位各30转，两拇指同时重点两风池、曲池、合谷片刻。若疼痛不解，再在虎口循食指侧以拇指侧锋轻轻寻找敏感点，由轻到重揉200转，至牙痛缓解为止。

（十）近视眼

取穴：睛明、丝竹空、阳白、四白、风池等。

手法：按、揉、推、点。

操作：先以拇、食指分别按两睛明穴，稍加压力，以胀为宜，继揉30转；再以两拇指分别点按两丝竹空以胀为度，继揉30转；两拇指再分别按点两阳白、四白，按而揉之，各半分钟；医者拇指点两风池处，其他四指托病人侧头部以助两拇指加强力度，重点至病人眼球作胀时，立刻释手；然后以拇指推鱼腰30转，推印堂30转，病人可立感两睛清晰。

附：节令腹脉按导长寿法

养生之术，保健之法，实属繁多，欲求简略而验，易懂易学，袁氏经验，分述如下。

每年有春分、秋分、夏至、冬至四大节令的天时转变，有宿疾之人其病多在此时发作，无病之人，亦有在此时令而身体不适者。但这种时令现象，还未被医学界所重视，临床治疗，只作对症，故其病人，每遇时令，病痛大作，痛楚添增。人身脏腑之功能者，心神为之宰。心与神共为体，其静谓之心，其动谓之神。五脏六腑，自具自然运动之能力，而无丝毫差忒，故《黄庭·内景经》："六腑五脏神体轻，皆在心内运天经。"常人脏腑之运动，昼夜不休，但终有疲劳之日，亏损之时，故遇时令而疾生。节令腹脉按导，可以动制静，以静制动，使存神以安心，而达"六腑五脏神体轻"之功。

按导取穴：丹田、中脘、神阙、膜原、达脉、巨阙、左天枢。

按导方法：三指叠按中脘、丹田、膜原、达脉各3分钟左右，波浪式揉法揉腹半分钟，掌心按神阙1分钟结束治疗。结合每人具体情况，可加巨阙、神阙、左天枢以三指叠按之。

病者若于前述4个节令前一天就诊，每日治疗1次，3次后即可达到预防和健身目的。

以上之穴，亦可采用自我按导法，即以右手五指撮成团，伸直竖起，五指端按压于腹部穴位，以左手掌按压右手背之上协助用力按压。若自身力弱，可在穴位上反复按压，自我腹脉按导，亦可起到养生作用。另外尚可结合意念呼吸按摩，此亦属"上有魂灵下关元，后有密户前生门"的按导法。（袁烽整理编写）

第九章 脏腑推拿（按导推拿）流派渊源和真谛

一、脏腑按摩历史渊源比较

脏腑按摩又称作脏腑推拿，是指运用按摩手法作用于人体躯干（以腹部为主）的经络穴位或特定部位，治疗因脏腑功能失调导致的内科、妇科以及儿科等病症的中医外治疗法，是中医按摩疗法中一个重要的流派。"按摩"最早源于《黄帝内经》，"按则气血聚""摩则气血散""按为静""摩为动"，两种操作手法一动一静，一刚一柔，一聚一散，非常适合在人体的腹部操作。

"脏腑按摩"流派起源于河北、河南、山西，学习地点以保定为主，传承人是河北高阳安纯如，有明确记载。在手法上、取穴上（均以任脉穴位为主，足少阴、足阳明、足太阴等循行经过腹部的经脉为辅，神阙、中脘、巨阙、石关、气海为诸家所用）基本相似，只是各流派在发展过程中引经据典，传承了《黄帝内经》中的某些手法，并且又融入了现代手法，使现在的各流派之间都存在一些不大的差别，但其本应该来源于河北，主流应该还是高阳安纯如，并且也是河北、京津一大流派。安纯如所撰《按导经》八卷和《真诰》只是在《袁氏按导医学》里提到过，其他腹部按摩均未谈及，说明安纯如将秘法和秘术传于袁正道，其他弟子或传承人仅仅得到的是医术，并没有法本。

目前，国内流传并有影响的"脏腑按摩"流派，主要有湖北的袁氏按导学腹部推拿、天津胡秀璋的源于保定的"安纯如腹部按摩"、骆仲遥的"骆氏腹诊推拿"、河北保定段朝阳的"段氏脏腑按摩"和王雅儒的"脏腑图点穴"、河南郑州鲁淑娥的"鲁氏腹部推拿"、山西运城杨德恩的"揉肚疗法"等，这些按摩技法都应归属于"脏腑按摩"。它们在继承和发扬过程中各有各的特色，有着不同的历史传承分支，但都属于脏腑按摩流派。如"骆氏腹诊推拿"具有独特的腹诊方法，并有自己独特的摩法；段氏脏腑按摩有"百病皆可从气论治"的原理和"翻江倒海""健脾和胃""疏肝利胆"等独特的腹部按摩技法；"脏腑图点穴"独创"澜门"一穴和腹部逐穴方通的操作法则；"揉肚疗法"以下腹部作为重点治疗部位的治则和操作手法等；袁氏按导总持法、分持法；胡秀璋重视手法轻柔和缓，穴位取上脘、中脘、下脘、神阙、气海、通谷、阴都、石关、气冲，与袁氏按导取穴基本雷同。这些流派分支在某些方面虽有相同之处，但各自又有其独到之处，因此各具特色，自成一家，大大丰富了中医"脏腑按摩"的内容。比较如表9-1。

表 9-1 各脏腑按摩流派的内容

相关信息	流派						
	安氏腹部按摩		段氏脏腑按摩	骆氏腹诊推拿	脏腑图点穴	揉腹疗法	鲁氏腹部推拿
传承人	袁正道	胡秀璋、刘希增	段树林	骆俊昌	王文、弟子王雅儒	杨德恩	鲁淑娥
时间	1891—1981年	1914—1984年、1914—1996年	1928—1998年	1881—1965年	1840—1930年		约1934年
学习地点	保定	保定青县	保定	河北武邑	河北省雄县	山西运城	河南洛阳
工作	约1925年	1938年	1958年患病学习				
创立者	安纯如	安纯如	陈国华	李常	一游方道人	杨德恩母亲所传	
来源	五台山	五台山	清朝宫廷御医	清朝宫廷御医		山西民间	清代中晚期
手法特点	单指或多指，单手或双手，挲法，抿法，捋法，捻法，揆法	按、揉、运、推	点、按、揉、拨	推、拿、按、摩、捏、揉、搓、摇、引（牵引）、重，视之不见，触之如电	按、推、拨、扣；推按，指下气通，两手多穴同时点按	按、推、拨、揉、运、扳、拿	双手在被施术者的腹部运用推、拿、点、揉、掏、按、扒、晃
穴位特点	关元、左天枢、中脘、巨阙、神阙、膜原、达脉	上脘、中脘、下脘、神阙、气海、通谷、阴都、石关、气冲	胸部、腹部、背部、腰部，其中以腹部为主	腹部、四肢、腰背，以腹部诊疗为主	澜门、左梁门、右巨阙、水分、建里、气海、带脉、章门、右石关	以揉肚为主	以神阙为主

二、安纯如弟子胡秀璋的学术思想

（一）重视脏腑经脉

胡秀璋虽承安纯如先生世传经验于一身，但不以为资本，根据自己的临床体会，主张重视脏腑经络的研究，尤其对冲脉有独到见解。

胡秀璋认为五脏六腑就其所居处的位置而言，虽然分居于胸腹之中，然而位于胸中的心、肺二脏却于腹中的小肠、大肠二腑，通过经脉的相互络属，构成表里关系，所以腹部不但直接囊括了脾、肾、肝三脏和胆、胃、大肠、小肠、三焦、膀胱六腑，而且位于胸中的心、肺二脏也与腹部有密切的关系。且十二经脉和奇经八脉为经络系统的主要组成部分，十二经脉的循行、分布均与腹部有密切关系。奇经中的冲、任、督三脉，同起于少腹胞中，"一源而三歧"；带脉缠腹束腰；阴阳二维、二脉的循行、分布也与腹部关系密切。故胡秀璋强调推拿医师必须精通脏腑经络，并且对冲脉有其独到的见解。其认为冲脉起于少腹胞中，上行则"渗诸阳"，下行则"渗诸阴"，含蓄了五脏六腑和十二经脉的气血，故为"五脏六腑之海""十二经之海"和"血海"。胡秀璋在数十年的临床实践中，于冲脉主干内位于腹部前支的伏冲之脉上，筛选出上脘、中脘、下脘、神阙、气海、通谷、阴都、石关、气冲九个穴位。其中上脘、中脘、下脘、神阙、气冲穴是任脉主干位于腹部的穴位；通谷、阴都和石关穴是足少阴肾经位于腹部的穴位，也是冲脉寄附于足少阴肾经的穴位；气冲穴虽属于足阳明胃经的穴位，却又为冲脉之起始部。故此胡秀璋认为：冲脉的循行和足少阴肾经及足阳明胃经的穴位，均与人体先后天之气的经脉密切相关。说明腹部推拿所按压的穴位，是在冲脉主干位于腹部前支和任脉主干位于腹部的穴位上进行。其所选用的任脉的穴位，则是由于冲任二脉"一脉二歧"的缘故。腹部推拿正是通过伏冲之脉直接影响冲、任、督、胃四脉的功能，进而对五脏六腑、十二经脉的气血产生影响，以疏通经脉，行气活血，扶正祛邪，调节脏腑，平衡阴阳，取得治疗脏腑经脉及其相连的组织器官疾病之目的，从而进一步说明了虽然手法只作用在腹部，但基于十二经脉流通后可促使五脏六腑的滋生和恢复，因此腹部推拿可治疗全身性疾病。胡秀璋的论点得到了验证，至今仍运用于临床。

（二）以气调气手法妙用

胡秀璋在腹部推拿手法上极为注重气与力结合运用，提出了心、意、气、力和医生自身的正气，攻伐病人邪气的论点。二者结合作用于病人相应的经络、穴位或部位上，用以激发和调整病人体内的经气，达到扶正祛邪的目的，用以保持机体气血的调和及阴阳的相对恒定。

胡秀璋在腹部推拿中强调，盲目用力过大，会导致气乱，甚至伤正气。所以始终遵循"按摩勿释，秽气于不足，神气乃得复"的宗旨，告诫我们在治疗中每一个姿势、每一个手法都要按要领去做，尤其是姿势和手法的正确运用是得气的关键，只有这样才能做到"一旦临证，机融于外，巧生于内，手随心转，法从手出"，方能达到预期效果。

（三）强调自身的气功锻炼

胡秀璋认为要根据手法特点选练功法，可增强自身的体质，积累真气，补充发挥手法中"力"与"气"的作用，从而提高临床效果。当代推拿名师非常注重练气与推拿的结合，正所谓"运气推拿""气功推拿"，也是推拿专科的必备条件。

（四）胡秀璋所传授的"按摩口诀"

古人留下按摩经，一般手法人不明，人身经络有十二，三百六十五络通，
周流一日零一夜，气滞血凝病即生。肿痛有余古来理，酸麻之间气血行，
不用汤药来导引，按摩顺得手法平。手法深浅按住病，重按轻抬要少停。
余今按摩已多载，酿作歌诀传后生，学者如能明此诀，疗病犹如火化冰，
庸医多不明此理，莫把按摩术看轻。头痛左右太阳穴，风池风府一样攻，
连捏带按十余次，须臾头上即觉轻。双目昏暗视不明，按觅睛明运目框。
鼻塞无闻香与臭，通利鼻窍按迎香。耳聋混沌不闻声，耳旁各穴均能听。
口眼歪斜而不正，面部诸穴皆可用。肩臂痿痹不能举，肩髃按之效无疑。
两肘挛痛动艰难，按罢曲池将肘牵。头面手足诸般症，合谷一按可收功。
按定人迎有动脉，二七呼吸臂上通。锁骨窝内按缺盆，呼吸二七臂上行。
云门肩头巨骨下，按定动脉在内生。此乃要摧肺中气，二十一度气要行。
极泉腋窝心脉始，按定此穴心窍清。乳旁期门是肝脉，重按腹内亦有声。
大包穴在乳筋内，此是脾经脉络通，斜按能调五脏气，心胸之病往下冲。
两手齐拢胸膈骨，大指深按巨阙中，指下气动即是病，随手重切向下攻。
上中下脘俱按到，呼吸二七把手松，两腿宛如火来烤，热气走到两脚中。
左右有动石关穴，此是积聚在内横，一样按法往下送，淤气下降病觉轻。
肓俞穴动肾气走，抬手热气散如风，一样按摩三五次，腹中轻快病无踪，
是寒是火随气降，七疝原来是肾经。盘脐有块聚是气，按住犹如石块形，
重按轻揉在指下，朝夕按摩要费功。按来按去气血散，脏腑调和病不生。
脐下二指名气海，按之有动气脉横，丹田不通生百病，体衰身懈气力空。
小腹不宜按摩法，曲骨动脉明气冲，一连按动数十次，小腹淤气往下行。
阴股动脉通五里，伸手摩脉抓大筋，能调五脏阴阳气，疼痛难忍方为真。
阴陵穴在胫髁凹，手指振动筋有声，正面按摩通到底，肚腹之中气自通。
胸腹按摩手法尽，再从背后一程行，君若试探劳心记，胸腹疾病定扫清。
平肩大筋真气聚，捏此开通气血行，脊骨旁边一寸五，此是太阳膀胱经，
两条大筋伸手捏，上下抓著筋有声，内连五脏与六腑，风寒暑湿尽皆通。
伸手抓到肾俞穴，按之大痛穴为真，此穴善治下寒病，腰痛之病立见功。
若要不痛拿至痛，此乃仙术定非轻，肾旁左右名带脉，大筋揪起痛更憎，
能降胁下阴阳气，六脉调和甚分明。胞肓脊骨第十九，去脊三寸在两旁，
伸手连揉数十次，背气相通到腿上。承扶闭结用脚踩，此穴阴股缩中央，
腿上酸麻气血降，病人不觉细参详。阳陵泉在膝外侧，振动小筋痛难当。

承山能治五脏病，伸手摸捏痛非常。踝上大筋著力起，疼痛难言不要忙，

此穴能调周身气，寒火腹痛立消亡。按摩能调阴阳气，总使气血归位乡，

运妙手功胜良药，著手成春变安康，救灾济世行方便，存仁施德寿延长。

（此训为先师胡秀璋所传授，笔者结合 20 余年的临床实践整理如上）

三、道家《真诰》

《袁氏按导疗法》《按导学总论》中的理论来源于"武当真诰"，"真诰"意为"真人口授之诰"，"真人"是道教对大成就者的尊称，"诰"是宗师对后世弟子的一种诫勉之辞。《真诰》内容丰富庞杂，介绍了道教的历史、传记、方术和医术秘技等。经考证道家有《真诰》传承，武当山道教历代道士也有入道家《真诰》。晋代尹喜的弟子尹轨，亦入武当山修道，人称"无上真人"，其门徒众多，在唐朝盛极一时。陶弘景《真诰·稽神枢》中说，谢允是历阳人，"少英毅，历仕罗邑宰，博览群书，道学尤精"。太康年间，他辞官进入武当山，在一石室中修炼，没有几年就得道成仙。安纯如早年出家五台山，后还俗，有人说他是僧人，也有人说他是道人，由此推论，安纯如出家五台山没有明确说明学佛或学道，从下山济世救人来看，可能并没有出家为僧，仅仅是受戒的居士，只是在五台山学到了岐黄按导医术，得到秘传《按导经》八卷和《真诰》，后来传于袁正道，而其他徒弟仅得到医术，并没有得到法本秘传。从其他腹部按摩分支看，亦属技术类。《真诰》是道教之上清派重要典籍，为南北朝道教学者、炼丹家、医药学家陶弘景（公元 456—536 年）所编撰。

书中阐述了不少养生保健、按摩的具体方法，主要有清心静神、肌体按摩、叩齿生津等，这些具有一定的科学道理。

《真诰》中按摩部分的内容

1.《真诰卷之五·甄命授第一道授》

"君曰：道者混然，是生元气，元气成，然后有太极。太极则天地之父母，道之奥也。故道有大归，是为素真。故非道无以成真，非真无以成道，道不成，其素安可见乎？是以为大归也。见而谓之妙，成而谓之道，用而谓之性，性与道之体，体好至道，道使之然也。"此说人体自然与道气合。所以天命谓性，率性谓道，修道谓教。今以道教，使性成真，则同于道矣。

"君曰：太上者，道之子孙，审道之本，洞道之根，是以为上清真人，为老君之师。"此即谓太上高圣玉晨大道君也，为太极左真人、中央黄老君之师。

"君曰：老君者，太上之弟子也，年七岁而知长生之要，是以为太极真人。"

"君曰：太极有四真人，老君处其左，佩神虎之符，带流金之铃，执紫毛之节，巾金精之巾，行则扶华晨盖，乘三素之云。"

"君曰：为道当令三关恒调，是根精固骨之道也。三关者，口为心关，足为地关，手为

人关，谓之三关。三关调则五脏安，五脏安则举身无病。君曰：当存五神于体。五神者，谓两手、两足、头是也。头想恒青，两手恒赤，两足恒白者，则去仙近矣。"

"君曰：欲使心正，常以日出三丈，错手着两肩上，以日当心，心中间暖，则心正矣。常能行之佳。昔有姜伯真者，学在猛山中，行道采药，奄值仙人，仙人使平倚日中，其影偏，仙人曰：子知仙道之贵，而笃志学之，而不知心不正之为失。因教之如此，后遂得道。"（许先生云姜伯真之徒，不知即此姜不。）

"君曰：常以夜半时，去枕平卧，握固放体，气调而微者，身神具矣。如有不具，便速起烧香，平坐闭目，握固两膝上，心存体神，使两目中有白气，如鸡子大，在目前，则复故也，五日一行之。"（此即二十四神中事也。）

"君曰：食草木之药，不知房中之法及行气导引，服药无益也，终不得道。若至志感灵，所存必至者，亦不须草药之益也。若但知行房中、导引行气，不知神丹之法，亦不得仙也。若得金汋神丹，不须其他术也，立便仙矣。若得《大洞真经》者，复不须金丹之道也，读之万过，毕便仙也。房中之术，导引行气，世自有经，不复一二说之。"此谓徒服药存修，而交接之事不绝，亦不得长生，非言都不为者，若都不为，止服药皆能得仙。

"君曰：欲得延年，当洗面精心，日出二丈，正面向之，口吐死气，鼻嘘日精，须鼻得嚏，便止是为气通，亦以补精复胎，长生之方也。"

"君曰：食慎勿使多，多则生病；饱慎便卧，卧则心荡，心荡多失性。食多生病，生病则药不行。欲学道者，慎此未服食时也。"

"君曰：式规之法，使人目明，久而彻视。常以甲子之旬，取东流清水合真丹以洗目，日向清明平旦二七过，常行之，佳。"此事一出二十四神中，彼谓之拂童，而用庚午日中时也。"

"君曰：欲为道者，目想日月，耳响师声，口恒吐死气，取生气，体象五星，行恒如跚空，心存思长生，慎笑节语，常思其形，要道也。"

"君曰：七五之法，常当存之，五者在身，七者在经。"

2.《真诰卷之九·协昌期第一》

《太素丹景经》曰：一面之上，常欲得两手摩拭之，使热，高下随形，皆使极匝，令人面有光泽，皱斑不生，行之五年，色如少女，所谓山川通气，常盈不没。先当摩切两掌令热，然后以拭两目，毕，又顺手摩发，谓应作如字。理栉之状，两臂亦更互以手摩之，使发不白，脉不浮外。

《大洞真经精景按摩篇》曰：卧起当平气正坐，先叉两手，乃度以掩项后，因仰面视上，举项，使项与两手争，为之三四止。使人精和血通，风气不入。能久行之，不死不病。毕，又屈动身体，申手四极，反张侧掣，宣摇百关，为之各三，此当口诀。此运动应有次第法用，故须口诀益，亦熊经鸟伸之术也。卧起，先以手巾若厚帛，拭项中四面及耳后，使圆匝热，温温然也，顺发摩项，若理栉之无数也。良久，摩两手以治面目，久行之，使人目明而邪气不干，形体不垢腻，生秽也。都毕，而咽液三十过，以导内液。

《消魔上灵经》曰：若体中不宁，当反舌塞喉，漱漏咽液，亦无数，须臾，不宁之痾自即除也，当时亦当觉体中宽软也。

《消魔经》上篇曰：耳欲得数按抑其左右，亦令无数，令人聪彻，所谓营治城郭，名书皇籍。

又曰：鼻亦欲得按其左右，唯令数，令人气平，所谓灌溉中岳，名书帝箓。

《太上箓淳发华经》上案摩法：常以生气时，咽液二七过，毕，按体所痛处，向王而祝曰：左玄右玄，三神合真，左黄右黄，六华相当，风气恶疫，伏匿四方，玉液流泽，上下宣通。内遣水火，外辟不祥。长生飞仙，身常体强。毕，又咽液二七过。常如此，则无疾。又当急按所痛处二十一过。

《石景赤字经》曰：常能以手掩口鼻，临目微气，久许时，手中生液，追以摩面目，常行之，使人体香。（此经非三品目。）

《紫度炎光内视中方》曰：常欲闭目而卧，安身微气，使如卧状，令傍人不觉也。乃内视远听四方，令我耳目注万里之外，久行之，亦自见万里之外事，精心为之，乃见百万里之外事也。又，耳中亦恒闻金玉之音、丝竹之声，此妙法也。四方者，总其言耳，当先起一方而内注视听，初为之，实无仿佛，久久诚自入妙。（此经下真品目。）

《太上天关三经》曰：常欲以手按目近鼻之两眦，闭气为之，气通辄止，吐而复始，恒行之，眼能洞观。（此经下真品目，云天关三图，疑阙图字。）

《丹字紫书三五顺行经》曰：坐常欲闭目内视，存见五脏肠胃，久行之，自得分明了了也。

《西王母反胎按摩玉经》曰：紫微夫人抄出，养生之道，以耳目为主，杂视则目暗，广忧则耳闭，此二病从中来而结病，非外客之假祸也。所谓闻道难也，非闻道之难，行道难也，非行道之难，而终道难矣。若夫耳目乱想，不遣艰难，虽复足登仙阁，手攀龙轩，犹无益也。

反胎按摩，常以阳日。月一日为阳，二日为阴。每阳日之旦，阳日之夜，夜卧觉，旦将起，急更闭目向本命之方，以两手掌先相摩切，令小热，各左右拭按两目，就耳门，令两掌相交会于项中九过，又存两目中各有紫赤黄三色云气，各下入两耳中，良久，阴祝曰：眼瞳三云，两目真君，英明注精，开通帝神，太玄云仪，玉灵敷篇，保利双阙，启彻九门，百节应响，回液泥丸，身升玉官，列为上真。祝毕，咽液三过，毕乃开目。以为常，阳日坐起，常可行此，不必旦暮也。行之三年，耳目聪明。

《清灵真人说宝神经》曰：常以手按两眉后小穴中三九过，又以手心及指摩两目颧上，以手旋耳行三十过，摩唯令数，无时节也。毕，辄以手逆乘额上三九过，从眉中始，上行入发际中，口傍咽液，多少无数也。如此常行，目自清明，一年可夜书。亦可于人中密为之，勿语其状。

眉后小穴中为上元六合之府，主化生眼晖，和莹精光，长珠彻童，保炼目神，是真人坐起之上道，一名曰真人常居内经。真谛曰：子欲夜书，当修常居矣。真人所以能旁观四达，使八霞照朗者，寔常居之数明也。

目下颧上是决明保室，归婴至道，以手旋耳行者，采明映之术也，旋于是理开血散，皱兆不生，目华玄照，和精神盈矣。夫人之将老，鲜不先始于耳目也。又老形之兆，亦发始于目际之左右也。以手乘额上，内存赤子，日月双明，上元欢喜，三九始眉，数毕乃止。此谓手朝三无，固脑坚发之道也。头四面以两手乘之，顺发就结，唯令多也，于是头血流散，风湿不凝。

都毕，以手按目四眦二九过，觉令见光分明，是检眼神之道，久为之，得见百灵。凡修行此道及卷中诸杂事，并甚有节度，悉以别撰在《登真隐诀》中，今不可备皆注释。

勤而行之，使手不离面乃佳，以成真人，犹不废也。欲行此道，皆盟金为誓，金之多少，在人尽诚而设耳，不徒尔，苟行而已。

真官曰：欲闻起居，金为盟书，谓非其人而不传授也。此道出《太上宝神经》中，此经初不下传于世也，当来为真人者，时有得者，反白之要，事尽于此。盟信既定无科，谓受此宜用金环二双。

紫薇夫人喻书如下：夜卧觉，常更叩齿九通，咽液九过，毕，以手按鼻之边，左右上下数十过，微真言曰，太上四明，九门发精，耳目玄彻，通真达灵，天中玄台，流气调平，骄女云仪，眼童英明，华聪晃朗，百度眇清，保和上元，徘徊九城，五脏植根，耳目自生，天台郁素，柱梁不倾，七魄澡炼，三魂安宁，赤子携景，辄与我并，有敢掩我耳目，太上当摧以流铃，万凶消灭，所愿必成，日月守门，心藏五星，真皇所祝，群响敬听。

卧觉，辄按祝如此，勿失一卧也。真道虽成如我辈，故常行之也，但不复卧，自坐为之耳。此《太上宝神经》中祝辞上道也，令人耳目聪明，强识豁朗，鼻中调平，不垂津液，四响八彻，面有童颜，制魂录魄，却辟千魔，七孔分流，色如素华，真人起居之妙道也。所以名起居者，常行之故也。毕，又咽液九过，摩拭面目，令少热以为常，每欲数也。

紫微夫人喻曰：披华盖之侧，延和天真，入山涧之谷，填天山之源，则虚灵可见，万鬼灭身。所谓仰和天真，俯按山源也。华盖，一名华庭也。

天真是两眉之间眉之角也。山源是鼻下人中之本侧，在鼻下小入谷中也。华庭在两眉之下，是彻视之津梁，天真是引灵之上房。旦、中、暮，恒咽液三九过，急以手三九阴按之，以为常，令致灵彻视，杜遏万邪之道也，一日三过行耳。紫微夫人言：人有卒病垂死者，世中凡医，唯知针人中，不知针山源谷中，此太谬也。本注从此注起，是杨接长史书也。

按而祝曰：开通天庭，使我长生，彻视万里，魂魄返婴，灭鬼却魔，来致千灵，上升太上，与日合并，得补真人，列象玄名。

楚庄公时，此即春秋时楚庄王也。市长宋来子，恒洒扫一市，久时有一乞食公入市，经日乞，恒歌曰：天庭发双华，山源彰阴邪，清晨按天马，来诣太真家，真人无那隐，又以灭百魔。恒歌此乞食，一市人无解歌者。独来子忽悟，疑是仙人，然故未解其歌耳。乃遂师此乞食公，弃官追逐，积十三年，此公遂授以中仙之道。来子今在中岳。乞食公者，西岳真人冯延寿也，周宣王时史官也。手为天马，鼻下为山源。

云林王夫人曰：仙真之道，以耳目为主，淫色则目间，广忧则耳闭，此二病从中来而外奔也，非复有他矣。今令人聪明益易耳，但不为之者，行之难。欲得上通彻映，旁观鬼神，当洗心绝念，放弃流淫，所谓严其始矣。夜卧，先急闭目，束向，以手大指后掌，各左右按拭目就耳门，使两掌俱交会于项中三九过，存目中当有紫青绛三色气出目前，此是内按三素云，以灌合童子也。阴祝曰：眼童三云，两目真君，英明注精，开通清神，太玄云仪，灵骄翩翩，保利双阙，启彻九门，百节应响，朝液泥丸；身升玉宫，列为上真。凡四十八字。祝毕，咽液五十过，毕，乃开目以为常。坐起可行之，不必夜也，要以生气时。一年许，耳目便精明，久为之，彻视千里，罗映神灵，听于绝响者也。此亦真仙之高道，不但明目开耳而已。

夫欲学道者，皆当不欲令人知见所闻，每事尽尔。太上宫中歌曰：手把八云气，英明守二童，太真握明镜，鉴合日月锋，云仪佛高阙，开括泥丸宫，万响入百关，骄女坐玄房，愈行愈鲜盛，英灵自尔通。此歌正言耳目之经也。我沧浪方丈仙人，常宝而为也。此道出《太上四明玉经》中，传行以青金为誓，然后乃施行耳。右此并是右英夫人受，令告长史也。又用盟信，兼有青帛，令亦宜依准立格，乃得受传耳，谓青可二十尺，金环二双，此《四明玉经》三品元目也。

闭气拜静，百鬼畏惮，功曹可见与语，谓久行之耳。

烧香时勿反顾，忤真气，致邪应也。入静户，先前使人通达上闻。临食上，勿道死事，洗澡时常存六丁，令人所向如愿。理发欲向王地，既栉发之初，而微祝曰：泥丸玄华，保精长存，右为隐月，左为日根，六合清炼，百神受恩。祝毕，咽液三过。

常以二月二日、三月三日、八月八日、九月九日、十月十日夜，于寝室存思洞中诀事，而独处不眠者吉也。其夕卫经玉童玉女，将太极典禁真人，来于空中而察子也。是其夜，常烧香精苦，有如所待者也，坐卧存思，或读书念真，在意为之，唯不可以其夕施他事，非求道之方耳。若兼慎于其日益善，匪唯守夜矣。受洞诀之始，常当修此，好以为意也。

数遇噩梦者，一曰魄妖，二曰心试，三曰尸贼。厌消之方也，若梦觉，以左手捏人中二七过，琢齿二七遍，微祝曰：大洞真玄，张炼三魂，第一魂速守七魄，第二魂速守泥丸，第三魂受心节度，速启太上三元君，向遇不祥之梦，是七魄游尸来协万邪之源，急召桃康护命，上告帝君，五老、九真，皆守体门，黄阙神师，紫户将军，把钺摇铃，消灭恶津，反凶成吉，生死无缘。毕。若又卧，必获吉应，而造为噩梦之气则受闭于三关之下也。三年之后，唯神感旨应，乃有梦也，梦皆如见将来之明审也，略无复恶占不祥之想矣。

若夜遇善梦吉应好梦，而心中自以为佳，则吉感也。卧觉，当摩目二七，叩齿二七遍，而微祝曰：太上高精，三帝丹灵，绛宫明彻，吉感告情，三元柔魄，天皇授经，所向谐合，飞仙上清，常与玉真，俱会紫庭。毕。此大洞秘诀，以传于始涉津流者矣。

夜行及冥卧，心中恐者，存日月还入明堂中，须臾百邪自灭，山居恒尔，此为佳。

3.《真诰卷之十·协昌期第二》

《大洞真经》高上内章遏邪大祝上法曰：每当经危险之路、鬼庙之间，意中诸有疑难之处，心将有微忌，勒所经履者，乃当先反舌内向，咽液三过，毕，以左手第二、第三指捏两鼻孔下人中之本，鼻中隔孔之内际也，三十六过，即手急按，勿举指计数也。鼻中隔之际名曰山源，山源者，一名鬼井，一名神池，一名邪根，一名魂台也。捏毕，因叩齿七通，毕，又进手心以掩鼻，于是临目，乃微祝曰：朱乌凌天，神威内张，山源四镇，鬼井逃亡，神池吐气，邪根伏藏，魂台四明，琼房琳琅，玉真巍峨，坐镇明堂，手晖紫霞，头建神光，执咏洞经，三十九章。中有辟邪龙虎，截岳斩堙，猛兽奔牛，衔刀吞镶，揭山攫天，神雀毒龙，六领吐火，啖鬼之王。电猪雷父，犨星流横，枭磕驳灼，逆风横行，天禽罗陈。皆在我傍，吐火万丈，以除不祥，群精启道，封落山乡，千神百灵，併手叩颡，泽尉捧灯，为我烧香，所在所经，万神奉迎。毕，又叩齿三通，乃开目，除去左手。

手按山源则鬼神闭门，手薄神池，则邪根散分，手临魂台则玉真守关，于是感激灵根，天兽来卫，千精震伏，莫干我气，此自然之理，使忽尔而然也。

鼻下山源是一身之武津，真邪之通府，不真者所以生邪气，为真者所以遏万邪，在我运摄之耳，故吉凶兆焉。

明堂中亦一身之文池，死生之形宅。存其神，可以眇乎内观，废其道，所以致乎朽烂，故由我御顺其术，而死生悔郄定焉。

夜行常当琢齿，亦无正限数也。煞鬼、邪鬼常畏琢齿声，是故不得犯人也，若兼以漱液祝说，益善。

世人有知丰都六天宫门名，则百鬼不敢为害。欲卧时，常先向北祝之三过，微其音也，祝曰：吾是太上弟子，下统六天，六天之宫，是吾所部，不但所部，乃太上之所主。吾知六天门名，是故长生，敢有犯者，太上斩汝形。第一宫名纣绝阴天宫，以次东行，第二宫名泰煞谅事宗天宫，第三宫名明晨耐犯武城天宫，第四宫名恬照罪气天宫，第五宫名宗灵七非天宫，第六宫名敢司连宛屡天宫。止，乃琢齿六下，乃卧，辟诸鬼邪之气。如此凡三过也。（此二法出《丰都记》，今钞相随。）

北帝煞鬼之法：先叩齿三十六下，乃祝曰，天蓬天蓬，九元煞童，五丁都司，高刁北公，七政八灵，太上浩凶，长颅巨兽，手把帝钟，素枭三晨，严驾夔龙，威剑神王，斩邪灭踪，紫气乘天，丹霞赫冲，吞魔食鬼，横身饮风，苍舌绿齿，四目老翁，天丁力士，威南御凶，天驱激戾，威北衔锋，三十万兵，卫我九重，辟尸千里，去却不祥，敢有小鬼，欲来见状，攫天大斧，斩鬼五形，炎帝裂血，北斗燃骨，四明破骸，天猷灭类，神刀一下，万鬼自溃。毕，四言辄一琢齿，以为节也。若冥夜白日得祝，为恒祝也，鬼有三被此祝者，眼精目烂，而身即死矣。此上神祝皆斩鬼之司名，北帝秘其道，若世人得此法，恒能行之，便不死之道也。男女大小，皆可行之。

此所谓北帝之神祝，煞鬼之良法，鬼三被此法，皆自死矣。常亦畏闻此言矣，因病行此，立愈，叩齿当临目，存见五脏。俱五神，自然存也，丰都中秘此祝法，今密及之耳，不可泄非有道者，共秘之乎。

风病之所生，生于丘坟阴湿、三泉壅滞，是故地官以水气相激，多作风痹，风痹之重者，举体不授，轻者半身，成失手足也。若常梦在东北及西北，经接故居，或见灵休处所者，正欲与冢相接耳。墓之东北为徵绝命，西北为九厄，此皆冢讼之凶地。若见亡者于其间，益其验也。

若每遇此梦者，卧觉，当正向上三琢齿而祝之曰：太元上玄，九都紫天，理魂护命，高素真人。我佩上法，受教太玄，长生久视，神飞体仙，冢墓永安，鬼讼塞奸，魂魄和悦，恶气不烟，游魅罔象，敢干我神，北帝呵制，收气入渊，得箓上皇，谨奏玉晨。如此者再祝，祝又三叩齿，则不复梦冢墓及家死鬼也。此北帝秘祝也，有心好事者皆可行之，若经常得噩梦不祥者，皆可按此法，于是鬼气灭也，邪鬼散形也。

手臂不授者，沉风毒气在脉中，结附痹骨，使之然耳，宜针灸，针灸则愈。又宜按北帝曲折之祝，若行之百过，疾亦消除也。先以一手徐徐按摩臂，良久，毕，乃临目内视，咽液三过，叩齿三通，正心微祝曰：太上四玄，五华六庭，三魂七魄，天关地精，神符荣卫，天胎上明，四肢百神，九节万灵，受录玉晨，刊书玉城，玉女侍身，玉童护命，永齐二景，飞仙上清，长与日月，年俱后倾，超腾升仙，得整太平，流风结痈，注鬼五飞，魍魉冢气，阴气相徊，陵我四肢，干我盛衰，太上天丁，龙虎曜威，斩鬼不祥，风邪即摧，考注匿讼，百毒隐非，使我复常，日月同晖，考注见犯，北辰收摧，如有干试，干明上威。毕。（此亦以告长史也，长史极多噩梦，恒有冢注气，又患饮癖及两手不理，故每授诸法，并针灸在后。）若弟子有心者，按摩疾处，皆用此法，但不复令临目内视，咽液琢齿耳。

昔唐览者，居林虑山中，为鬼所击，举身不授，似如绵囊。有道人教按摩此法，皆即除也。此北帝曲折之法。诸疾有曲折者，用此法皆佳，不但风痹不授而已也。

丰都北帝有此数法，亦参于高仙家用也。又有曲折经，藏着西明公处。（周文王为丰都西明公也。）

郑子真，则康成之孙也，今在阳濯山，昔初学时正患两脚不授积年，其晚用针灸，兼行曲折祝法，百日都除。郑玄唯有一儿，为贼所害，有遗腹子，名卜同耳，既不入山，又复不病脚，此子真又非谷口者，进退乖戾，莫辩质据。

唐览，今在华山，得虹丹法，合服，得不死（前来至此，并应是保命告）。十三过针，三过灸，无不愈，左手胜右手也。少阳左肘手脉，脉内缠，故宜十三过针，乃得理内脉，入少阳也。灸气得温浮，上臂血得风痹，故宜三过灸，乃得补定流津，使筋属不滞也。灸手幽关及风弦，并五津，凡三处急要也，当待佳日，我自别相示也，保不使尔失此手也。

右中候夫人言。（手幽关、风弦、五津，凡三处，偃侧图及诸灸经，并无此穴名。）

夫风考之行也，皆因衰气之间隙耳，体有亏缩，故病来侵之也，若今差愈，诚能省周旋之役者，必风痫除也。今当为摄制冢注之气。尔既小佳，亦可上冢讼章，我当为关奏之也，于是注气绝矣。

昔邓云山停当得道，顿两手不授，吾使人语之，令灸风徊、曲津两处耳，六七日间，便得作五禽按摩也？若针力讫，当语所灸处，又心存行道，亦与身行之无异也。

昔赵公成两脚曳不能起，旦夕常心存拜太上，如此三十年，太上真人赐公成流明檀桓散一剂，即能起行，后遂得道，今在鹄鸣山下。夫存拜及心行道之时，皆烧香左右，如欲行事状也，此谓内研太玄，心行灵业，栖息三宫，偃逸神府者矣。

上保命言。（风徊、曲津两处，灸经亦无此穴。冢讼章不见有真本，邓云山，赵公成并无别显出也。）

夜卧觉，存日象在疾手中握之，使日光赤芒从臂中逆至肘腋间，良久，日芒忽变成火烧臂，使臂内外通匝洞彻，良久，毕，乃阴祝曰：四明上元，日月气分，流光焕曜，灌液凝魂，神光散景，荡秽炼烟，洞彻风气，百邪燔然，使得长生，四肢完全，注害考鬼，收付北辰。毕，存思良久，放身自忘。

上保命说此，云案消魔上秘祝法。（此经未出世，若犹是智慧七卷限者，未审小君亦安得见之。）

凡入室烧香，皆当对席心拜，叩齿阴祝，随意所陈，唯使精专，必获灵感。（此亦朝静之例也。）

凡人常存思识己之形，极使仿佛对在我前，使面上恒有日月之光，洞照一形，使日在左，月在右，去面前令九寸，存毕，乃啄齿三通，微祝曰：元胎上真，双景二玄，右抱七魄，左拘三魂，令我神明，与形常存。祝毕，又叩齿三七过，咽液七过。此名为帝君炼形拘魂制魄之道，使人精明神仙，长生不死。若不得祝者，亦可单存之耳。（《道授》乃有识形，而未见此祝法。）

又学道之士，当先检制魂魄，消灭尸鬼，常以月晦、朔之日，庚申、甲寅之日，当清斋入室，沐浴尘埃，正席而坐，得不眠者益善，以真朱笔点左目眦下，以雄黄笔点右鼻下，令小半入谷里也，点毕，先叩齿三通，微祝曰：上景飞缠，朱黄散烟，气摄虚邪，尸秽沉泯，和魂炼魄，合体大神，令我不死，万寿永全，聪明彻视，长享利津。祝毕，又啄齿三通，咽液三过，并右手第二指捏右鼻孔下，左手第二指捏左目下，各七过，当尽阴案之，勿举手也。于是都毕。按此二处，是七魄游尸之门户，铖精贼邪之津梁矣。故受朱黄之精，塞尸鬼之路，引二景之熏，遏淫乱之气也。此太极上法，常能行之，则魂魄和柔，尸秽散绝，长生神仙，通气彻视，行之三年，色念都泯矣。（此颇似太灵真人法，可兼修用之。）

凡上清叩齿咽液法，皆各有方，先后有次，不得乱杂，使真灵混错也。

夫叩齿以命神，咽气以和真，纳和因六液，以运入制神，须鸣鼓而行列矣。

凡存修上法，礼祝之时，皆先叩齿，上下相叩，勿左右也，一呼一吸，令得三叩为善，须礼祝毕，更又叩齿，乃得咽诸气液耳，此名为呼神和真，以求升仙者也。吾屡见伪俗之人，或误定经文，先后杂乱，无有次绪，用以为益，良可悲也。（此亦同五神经中意旨。）

4. 养性禁忌口诀

青牛道士口诀：暮卧，存日在额上，月在脐上，辟千鬼万邪，致玉女来降，万祸伏走，秘验。（即封君达也，出《神仙传》《五岳序》。）

沈羲口诀：服神药勿向北方，大忌。亥、子日不可唾，亡精失气，减损年命，药势如土。（沈出《神仙传》。）

吕恭口诀：入山之日，未至山百步，先却行百步，反足，乃登山，山精不犯人，众邪伏走，百毒藏匿。（吕出《神仙传》。）

乐巴口诀：行经山及诸灵庙祠间，存口中有真人，字赤灵丈人，侍以玉女二人，一女名华正，一女名摄精，丈人着赤罗袍，玉女二人上下黄衣。所存毕，乃叱咤曰：庙中鬼神速来，使百邪诣赤灵丈人受斩死，众精却千里。此是三天前驱使者捕鬼之法。（即乐豫章也，出《剑经》《神仙传》《虎豹符》及《后汉书》。）

东海小童口诀：道士求仙，勿与女子交，一交而倾一年之药力。若无所服而行房内，减算三十年。（此上相青童君之别号也。）

东海圣母口诀：学道慎勿言，有多为山神百精所试。夜卧闭目，存眼童子在泥丸中，令内视身神，长生升天。刘京亦用此术。（出《神仙传》，今为海神之宗。刘京，后汉末人，出《飞步经》后。）

女仙程伟妻口诀：服食，勿食血物，食血物，使不得去三尸，干肉可耳。（程伟为汉朝门郎，其妇知房事，见葛洪内篇也。）

凤纲口诀：道士有疾，闭目内视心，使生火以烧身，身尽存之，使精如仿佛，疾病即愈，是痛处存其火，秘验。（出《神仙传》，能酿百草花以起死者。）

第十章　荆楚导引按摩推拿名医

第一节　按导学推拿名家

一、袁正道

袁正道（1891—1981），名证道，别号证道居士，初名静声，字达三，姓袁氏，湖北房县人，少时习法术而好黄老道家长生之言，走燕都，寓古大士殿，有老僧者觉先，固旧识也。偶病，承荐医，医者（安纯如）以指按导之，痛立消，惊为神技，因识高阳异人安纯如，乃谓居士曰：我世传异方术以君之诚谨甚爱君，欲尽以传与君，君其毋轻授人也，遂悉出其世守秘术禁方书《按导经》八卷，以授居士，跟师习按摩之术，精研有心得，并参读《黄帝内经》。居士习三年为医（约1922年左右开始学习），初在北京或天津，始名证道，于诸病治疗，后在上海以按导医济世，享有盛名，别署证道居士，著有证道居士按导大医师《海上医牓记》由上海商务印书馆刊印（1929），《中国按摩讲话》（1975，未发表）。1950年3月，由中国医学出版社出版的《上海名医志》载入袁正道之医事，家藏此书，"文革"被抄而失。1984年3月1日，在友人家偶见此书，遂录之珍藏于《袁氏按导学》内，特将此史料介绍于后，供同道识之。

证道居士，僧之言曰："治按导之术者，首练心，次练气，次练形，心不清明，则无以率气，气不调摄，则无以制形，形不听气，气不从心，则所谓按导者奚足以活人！"

二、袁靖

袁靖（1931—2014），祖籍湖北房县。22岁赴上海三伯父袁正道（1891—1981）家中，承袭家学中医太极图腹脉按导术。1957年返鄂。1958年挂牌"按摩科袁靖诊所"开业。1959年春创立武汉市中医院中医按摩科。1975年、1986年、1991年分别晋升主治医师、副主任、主任医师。1982年任湖北省按摩学会主任委员，2000年聘为名誉主委。1983年任中南地区按摩学术协作组组长。经国家科委批准，1991年、1995年和1999年在湖北举办了3次国际按导医学经验交流会。袁靖传承学术临床经验参见《袁氏按导学》人民卫生出版社1991年出版、《袁靖按摩疗法》辽宁科学技术出版社2010年出版。

三、袁烽

（一）个人简介

袁烽，1968 年 12 月出生，1989 年就职于武汉市中医院，袁氏按导第四代弟子袁靖是其父亲。袁氏按导已祖传五代，乃传统按摩与武当真诰相结合，袁烽不仅继承了袁氏按导的精髓，而且勇于创新，根据多年按摩经验，总结整理了大量袁氏按导的医案，编著了《袁靖按摩疗法》《按导学总论》等 7 部著作。其重视中医理论对临床实践的指导，将中医理论和推拿理论相结合，形成了对按摩治疗疾病独特的见解和诊疗思路。兹举 3 类疾病的按导诊治思路为例，这三类均是按摩推拿涉猎不多的领域，包含了至少上百个疾病，所列诊治方法是总法则，具体到每一种病会有所变化。

（二）学术思想

1. 论伤寒

《黄帝内经》言："人之伤于寒也，则为热病。"热病乃汗病也。造化汗液，皆阳气也。若只为病人发汗退热，则汗出热退，汗止热又复发。将为病人造成大汗亡阳坏病，贻害不浅。《黄帝内经》言："冬气严寒，万类潜藏，君子固密，则不伤于寒。触冒之者，乃名伤寒耳。其伤于四肢，皆能为病。以伤寒为毒者，以其最成杀厉之气也。中而即病，名曰伤寒。不即病者，其寒毒藏于肌肤，至春发为温病，至夏发为暑病。暑病者，热重于温也。"这就是说，伤寒是在冬日感寒而即发的。也就是说，伤寒是病的原因，发热是病的结果。

中医不是把伤寒病当作一种传染病治疗，中医通常为病人疏风解表，"有汗用桂枝，无汗用麻黄"。桂枝的药力只能到达肌肉一层，麻黄的药力更能由肌肉一层而出于皮肤。所以桂枝汤方中不用麻黄，麻黄汤方中必要用桂枝，是辨证以论治的。病人恶寒发热，无汗，脉见浮紧，故宜用麻黄汤发而去之，寒邪退而汗自出，表和其病自愈。太阳受风，不能卫护腠理，腠理疏而汗泄，脉见浮缓。然脉虽见浮缓，其受寒则一，故宜用桂枝汤解散寒邪，俾腠理闭而汗即止。表者，足太阳寒水之经也。此经行身之后，自头贯脊，乃有头痛、项强、恶寒之症。此经且为一身之纲卫，卫诸阳主气。其在人身犹如四通八达之衢。倘用药一差，症变有不可胜言者。虽然，风寒之中人也无常，或中入于阳，或中入于阴，非但始太阴终厥阴也。其受病，若自太阳经始，日传一经，一日而之太阳，二日而之阳明，三日而之少阳，四日而之太阴，五日而之少阴，六日而之厥阴，是谓病传一周。然病亦有气衰而不传而自愈者，有不罢休而再传者，或间经而传，或传至二三经止，传无定体。可是经无明文言症，所以用药为难。按摩穴取中脘胃募。《黄帝内经》云："胃脉上引心脉，循喉咙，以行呼吸。"胃脉是上络于肺的。病为汗当出而不出者，按摩腠理开，汗即自出。此为按摩医疗所独有的效能。

2. 论温病

张仲景《伤寒论》曰："太阳病，发热而渴，不恶寒者，为温病。"言其不恶寒，是言温病不是由外入内即时发表的病。其言发热而喝（渴），是言温病为酝酿于内而达出于外的病。前面说过：病人在冬天感受寒邪之气，邪气藏于肌腠之内，天气大变，寒化为热。人在气交变中，亦随天地之气而化。至于春发为温病，至夏发为暑病。所谓"先夏至日为病温，后夏至日为病暑"者是也。然冬日复有非节令之暖，感冒之者，病名曰冬温。而医者常为拘于时令，误以冬温病作伤寒病治，贻害不浅。西医以温病名副伤寒病。若因受病之原因相同，温病固可以副伤寒病名之，然因发病之时令不同，则治疗不可相混也。有若伤寒发热，得汗即解。温病发热，汗出而热不退，退又复发。盖一者由表入内，所以表解而热即退。一者由内出表，所以表解热又复出。温病按摩，一经触指，内外表里皆通，汗当出即出，热退，汗当止即止，热亦退，且不会遗留以下诸症：①阴气少，阳气多，身热而心烦；②咳嗽；③妄言骂詈，大热遍身；④血热伤于心，病衄；⑤吐血；⑥劳复，食复（病新瘥，津液未复，血气尚虚，因劳动过早，更生于热，热气还入经络成病，为劳复；脾胃尚虚，食肉过早，下利不可复救，为食复）；⑦阴阳易（男女温病新瘥，遂为交接而成病者，病名阴阳易；男易于女为阳易，女易于男为阴易。其症状为身体热，冲胸，头重不能举，四肢拘急，小腹疼痛，犯之者必死）；⑧交接劳复（病虽瘥，阴阳未和，早于房室，令人阴肿缩入腹，腹中疼痛，名为交接之劳复也）。按摩温病与按摩伤寒病取穴略同。穴位参考伤寒病论。

3. 论妇科

（1）月经病：由于妇女的经水每月来潮1次，其经名为月经。然若一旦有寒气乘虚客于妇女的经血之内，稽留不去，致经水不得畅行，血结，搏于子脏而成病者，就是所谓月经病了。妇女的月经各有一定的经期。或在期先来潮，或在期后来潮，或在先后不定期来潮，都是月经有病。先期来潮的为病热。后期来潮的为病寒。先后不定期来潮的，为病血虚气郁，月经紊乱。在妇女所患月经病中，常有"痛经"一症。或尚在经水未至即痛，或正在经水来潮时痛。痛在小腹，小腹或胀痛，或但痛而不胀，或痛过经期之后而犹不止。病人苦极，如为寒病，病人之小腹如石壁一样坚硬。痛甚，汗涔涔下如串珠。如为热病，或为肝郁滞经而痛，病人之小腹只痛不胀。痛如刀割，如针刺，往往睡在床上翻来覆去，痛不可忍。一月复一月的疼痛，病人没有安宁之日。原来心与小肠相表里，主下为月水。病人若在月水来潮之时不慎劳伤血气，外邪乘虚与血气相搏，阻碍经水通调，病人即患痛经。轻者痛在小腹，痛甚即牵扯于胸胁之间，胸腹俱痛。月经病，尚有"闭经"。经水当至不至，原因不一：或为肝木郁结而致经闭；或为痰湿壅盛而致经闭；或为肾虚经闭；或为气血两虚经闭。在女子达到行经之期，经水应至而不至，或至而复闭，闭满3个月以上经水犹不至者，所患就名为闭经症候。又若病人醉以入房，内气竭绝，或因肝木受伤致月水衰少不来潮的，此或先有吐血、唾血、下血宿疴，致脱血而经闭的，例亦不少。与闭经之症候相反，病人之经水患"崩漏"者，西医名为功能性子宫出血症。持续出血，淋漓不断。或为阴虚内热崩漏；或为气虚不摄崩漏；或为血热迫血妄行崩漏，都是由于损伤冲任之脉血以致患的。冲任两脉皆起于胞中，为经脉之海。病人若因劳伤过度，致冲任两脉之脉气虚损，不能制约经血，其经水忽然崩漏者，谓之崩中。崩中内有瘀血滞经，其时崩时止者，谓之崩中漏下。此外尚有"倒经"一症。倒经者，经水不下行——经水不从子宫出来，而反上行从口鼻出来，损伤经络，致血行失常。其气逆者，则病吐血。其伤动血气致气逆者，经血流溢渗入鼻中，则病衄血。或吐或衄，概是属于阴虚内热，逼迫血液妄行之故。

（2）带下病：带下者，由于病人劳伤过度，损动经血，风冷乘虚入于胞络而为搏其血之所成也。《黄帝内经》云："任脉为病，女子则带下。"带下之病曰沃，沃作灌溉解，于血液相兼并之意。不唯已婚之女子有之。未结过婚的女子，或因经水初下，阴内热，当风，或因煽风得冷，或因寒水洗濯得冷，或因月水初下惊恐不安而得病者，皆病带下。又若妇人曾经半产，瘀血留在小腹之内不去，亦病带下。带下随五脏之色不同，色亦不同：肝脏虚损，带下白色；肾脏虚损，带下黑色。俗言："十个女子九个带。"就是说，妇女之病白带者为多。白带多为寒病，血性得寒则涩。因血涩而病带下者，月水不利，或者月水不通。

（3）妊娠病：分类如下。①妊娠恶阻候，所谓妊娠病者，乃妇女成婚以后所怀之喜病也。这就是说，妇女有喜，心中愦闷，头眩，四肢烦疼，懈惰，不欲执作，恶闻食气，欲啖酸果实，多睡少起，这一切病，都是由于妇人之元本虚羸，血气不足，肾气又弱，兼当风，食饮太过，心下有痰水挟之而有娠也。由于经血既闭，水渍于脏，脏气不宣通，故心烦愦闷，气逆而病呕吐。由于血脉不通，经络是否涩，则病四肢沉重。由于挟风，则病头目昏眩。故欲有胎而病恶阻也。所以然者，妇人病后月水尚来潮，颜色皮肤亦如常。但若沉重愦闷，不欲食饮，又不知其患之所在，脉理亦顺时平和，以此即知其为欲有胎了。如经过二三月之时日以后，月水犹不至者，则就是其人已经结胎了。②妊娠体肿候，病人妊娠患体肿者，是因病人脾胃虚弱，脏腑之间有停水挟以妊娠也。然若病人妊娠在即将临产之月脚患微肿者，产必容易。病人胞脏之水血俱多，水乘于外，才为患脚微肿的，所以易产。但非将产之月病肿，而是方在初妊之月即病肿者，则是妊娠水气过多，儿未成具，成为坏胎，又当别论。③妊娠漏胞候，此谓妊娠之月，经水犹为时下，是由冲任两脉皆虚，不能约制太阴、少阳之经血致胞漏的。有妊之人其经水所以断者，乃是经水壅之养胎，蓄之成为乳汁耳。若为冲任两脉之脉气虚损，胞内泄漏，不能制约经血，月水犹时下者，此亦名为胞阻。血漏尽，病人必死。④妊娠胎动候，妊娠胎动者，多因劳役气力，或因触冒冷热，或因居处失宜之故。其病轻者，胎只转动不安。病重胎必伤坠。若因其母有疾以动胎者，治母之疾，胎安。若其胎不牢固，致动以病母者，治胎则母病亦瘥，胎动甚者，当候其母之面与舌：母面赤舌青者，儿死母活；母唇口青，口两边有沫出者，母子俱死；母面青舌赤口中沫出者，母死子活。古人的经验总结，参以备供理论研究。⑤妊娠尿血候，此因劳动，经络有热蓄积，热乘血，血乃热流溢渗入于胞，故尿出有血。妊娠心腹痛候此或因腹内宿有冷疹，或为新触风寒，皆因脏虚而致发动心腹痛。邪正相击而并于气，随气上下，上冲于心，心痛，下攻于腹，腹痛；冲上攻下，心腹俱痛。⑥妊娠腰腹痛候，肾主腰脚，肾虚风冷之气乘虚入客，故令腰痛。冷气乘虚入腹，故令腹痛。腰腹相引而痛不止，则腰腹俱痛。亦常动胎，甚者坠胎。

（4）产后病：其候姑为选辑数种如下。①产后血运闷候，其候，病人心烦、气欲绝也。或为产后去血过多，或为产后下血太少，皆令病人运闷。若为去血过多，血虚气逆致运闷者，病人但为感于烦闷而已。若为下血太少而致气逆者，则血随气而掩于心，亦令病人运闷。临产后产妇下血多少，以知运闷与不运闷。烦闷不止者，病人必死。②产后血露不尽候，妊娠不可当风取凉，若当风取凉，胞络蓄积冷气，临产下血必少。又若在将产之时，贪风取凉，风冷搏于血中，致令血不宣消，蓄血在内，必有血露淋漓不尽了。③产后腹中痛候，产后脏虚，或因宿热挟风寒，或因新触冷气，风冷之气与血气搏于腹，故令腹痛。久痛变生疝瘕。④产后两胁腹满痛候，此因膀胱宿有停水，因产恶露不畅下，水不宣消，水血壅否，二气相搏，积在膀胱，而上冲于胸胁之间，胁腹满痛，气动与水血相击成病。亦令月水不利。久则变生血瘕。⑤产后汗出不止候，此因产后失血致阴气虚，阴气虚则阳气加之。阴气主里，阳气主表。里虚表实，阳气独发于外，故令汗出。汗出而阴气虚弱不复，汗出就不得止了。睡时汗出，醒来汗止，谓之盗汗。盗汗属阴虚。睡时汗不出，醒时汗出，谓之自汗。自汗属阳虚。⑥产后中风不遂候，产后脏腑伤动，经络虚损，日月未满，气血未平复，病人即起早劳动，风邪乘虚入袭，邪搏于阳经，气行迟，机关缓纵，故令病人手足不遂。⑦产后乳痛候，现代医学认为是由于细菌感染，细菌从乳头裂伤处侵入，以致乳腺发生炎肿而乳痛。祖国医学则认为此病是因肝肾二经热毒壅盛，或因乳儿口吹，乳汁蓄结成块，致乳肿而化为脓以成痛的。两种说法书此备为参考。妇科病类尚多，兹以避烦，不赘。仅就上面所述的病候来看，无不是发生于任脉或冲脉，血气相并，因而经络否涩，外邪乘虚入袭以引起脏腑表里虚实不调和。病有为针药之不治者，转为投以有形按摩医疗方法治之，俾经络通调，没有壅闭，邪正不相干，血气不相乱，阴阳不相并隔，脏腑没有虚实，则任何妇科的病症无不随手效验。妇科病按摩，主要是运用三指叠按法轻重交替，按在心之募巨阙，循任脉下行，以交于小肠之募关元，为病人通调气血。参以心下膜原、脐下肓原两穴，为病人调畅经水。再为扶以三焦石门之募，引水下输膀胱，化为精气，精气四布，五经并行，则无论属于妇科中的什么病候，皆可随指迎刃而解。

第二节 导引按摩正骨推拿名家

一、严金林

（一）个人简介

严金林，湖北省知名中医，入选黄石市"十大名医"，现任中华中医药学会理事、中华中医药学会推拿分会理事、湖北省中医药学会理事、湖北省中医药学会按摩专业委员会主任委员、黄石市中医药学会常务理事、黄石市针灸推拿专业委员会主任委员、黄石市康复学会副理事长、黄石市中医药研究所副所长、黄石市政协委员。

（二）推拿经验总结

湖北省知名中医严金林教授从事推拿临床、教学与科研工作40余年，对推拿科常见病有丰富的诊疗经验，对推拿手法的创新与应用有独到之处。笔者有幸跟随严金林教授学习，现将他的临床经验进行整理、总结，报道如下。

1. 重视中医理论对临床实践的指导作用

严金林教授非常重视中医理论对临床实践的指导作用，他认为无论是治疗取穴、推拿手法的运用，还是推拿机制的研究，要始终贯彻中医基本理论，方能事半功倍，游刃有余。他对经络辨证有许多独到的见解，推拿临床治疗时的辨证归经、循经取穴、手法补泻等，无不以经络理论为依据。《灵枢·经别》指出："夫十二经脉者，人之所以生，病之所以成，人之所以治，病之所以起，学之所始，工之所之也。"说明了经络对生理、病理、诊断、治疗等方面的重要意义。严金林教授根据"经络所过，主治所及"的取穴原则，再根据经络的相互关系，组成远近配穴。如临床腰腿痛的病人，根据其症状表现的部位，应用足太阳膀胱经经穴治疗坐骨神经痛的病人，应用足少阳胆经经穴治疗股神经痛的病人；对于脊柱相关疾病病人，应用督脉的大椎、大杼等治疗颈椎病；而对于妇科痛经病人，应用带脉、任脉的穴位，这些都遵循中医的经络理论的取穴原则。《灵枢》还指出："为此诸病，盛则泻之，虚则补之，……不盛不虚，以经取之。"可见，推拿在施法之时，必须明确诊断，弄清寒热、虚实、表里，方能对证施法，达到预期的治疗效果。

2. 对推拿手法的继承与创新

严金林教授认为，将基础手法灵活应用于临床才能真正体现出医者"手随心转，法从手出"的境界。推拿手法源于人类最初的本能动作，经过数千年的发展与演变，目前最常用的手法包括推法、拿法、按法、摩法、擦法、擦法、摇法、扳法、拉法、振法、击法、理法等。他在临床的具体操作中，常常用简单有效的推拿手法，包括放松类手法和整复类手法，取得较好的疗效。2004年，由他主编的《倒悬临证指南》成为推拿工作者临床工作中的工具书，对手法的临床应用具有指导作用。他不但继承了推拿手法的精髓，更对其大胆创新，独创了《倒悬推拿疗法》体系，并于2006年主编《倒悬推拿疗法》一书。书中指出倒悬推拿疗法是倒悬牵引与推拿手法的结合。倒悬是改变了正常人体体位，处于脚高头低的一种逆向体位之中，在这种被动的逆向体位中，人体的肌肉骨关节的松弛度较其他体位更好，配合推拿手法疗效更佳。随着病人体位的不同，推拿手法要求也不同，施法的部位、手法的力度、手法的方向均与其他体位有所不同。推拿的手法施治随着病人体位的改变而改变，从而指出了不拘一格的正骨推拿中手法的施法旨意。倒悬牵引最早记载于元代名医危亦林所著《世医得效方》，首次记录了脊椎骨折以及倒悬复位的治疗方法，从而发明了借助自身重量进行倒悬牵引的方式，并着重强调要在身体坠下后伸直，让腰部后伸。严金林教授受其启发，将病人在倒悬下施以推拿疗法，用于治疗腰椎间盘突出症，疗效独特，继而不断探索研究，并向其他病种突破，从颈、肩、腰痛等疾病，甚至向肾、胃、子宫脱垂等内科、妇科疾病发展，并逐步形成目前的《倒悬推拿疗法》体系。

3. 对民间传统疗法的收集与总结

严金林教授认为，推拿疗法是祖国医学宝库中的一颗瑰宝，自古以来深受广大人民群众的欢迎，并在实践中不断得以丰富和发展。推拿疗法源远流长，流派众多，传技各异，都具有巧夺天工之处。2001年发表的《散在民间按摩穴位的搜集及整理》一文中，搜集并整理了本地区民间老中医、草医之间流传甚广、使用较普遍的常用穴位，并列举了民间最为流传的穴位20余个。他还常常翻阅大量本地区民间书籍，走访民间有祖传医疗技艺的老中医，学习行之有效但未被临床广泛应用的疗法，如中药熏蒸法、拍痧法、敷脐法、蜡疗法、电疗法、蜂疗法等，并与推拿手法融会贯通，灵活运用，为广大病人解除痛苦，深受病人欢迎。严金林教授临证时，以采用辨证针对性治疗为主导，即以推拿手法治疗为主，根据病情发展，分别选用放松类和整复类等不同手法，以及经络和穴位的不同选取，严格控制手法的角度和力度，力求手法的精确，直达病所。而对临床上疑难病症，如腰椎间盘突出症伴有椎管狭窄，治疗难度较大，严金林教授采用传统手法结合创新"倒悬推拿疗法""直腿抬高疗法""长手推拿疗法"等，在临床中均取得较好疗效。而对于肩周炎病人，尤其是病程较长，粘连较为严重者，严金林教授则采用"点穴摇肩"法，动静结合，"点穴"以痛制痛，"摇肩"以松解粘连，使得困难迎刃而解，也使手法更加安全，不易造成肌肉粘连及周围软组织的损伤。

二、田辅友

（一）个人简介

田辅友，武汉大学中南医院主任医师、教授。1958 年师承湖北中医学院附属医院著名老中医何晓峰、胡雄杰。中国中医药学会武汉分会常务理事，武汉市按摩学会荣誉主任委员，湖北省按摩学会顾问，湖北省气功学会保健咨询服务部顾问，武汉市老年大学教授，湖北省残疾人联合会按摩中心评委。曾任中国中医药学会武汉按摩学会副主任委员、主委，湖北省按摩学会副主任委员、代理主任委员，湖北省保健委员会专家，气功学术应用文献整理委员会主任委员等职。其潜心于临床诊疾，撰写了大量有价值的专著。

（二）学术思想

1. 导引气功推拿

田辅友在《健身益气法》的意念导引中对导引气功进行了总结，他认为导引即今之气功，又称吐纳，是我国特有的也是最古老的一种健身治病方法。《素问·移精变气论》指出："往古人居禽兽之间，动作以避寒。"这就是最原始的导引术。《素问·异法方宜论》曰："……故其多痿厥寒热，其治宜导引按跷……"此时，导引作为中医的一部分，载入了经典。它由意念导引、呼吸导引、姿势导引，还有吐音导引组成。无论医、儒、佛、道或藏密、瑜伽等的学术指导思想如何，均万变不离其宗。导引由简单发展到系统，是科学的，并不是模糊不清、神秘莫测的！

精神情绪、意念心理对于人的健康有极其重要的影响。意念导引的设立，在于调整心理平衡，防止过喜伤心，过怒伤肝，过悲伤肺，过思伤脾，过惊伤肾。避免不正之气的侵袭，有利于气机的运行。意念导引，讲究排除杂念，使思想专一，意想愉快，病邪不易侵犯。所以《灵枢·东藏》指出："意志和则精神专直，魂魄不散，悔怒不起，五脏不受邪矣。"《健身益气法》意念导引的特点是"意守外景"，意想舒适愉快、美丽悦目事和物，使之精神上达到恬淡虚无，精神内守；体质上达到真气从之，病安从来。

（1）风摆相柳：两手一前一后轻身如羽地摆动，意想温暖的春风吹拂着湖边清新嫩绿的柳絮。演练时，意和形犹如春风舞柳般的轻盈，柔和、飘逸，以收春阳生发之气。要求在春暖花开之时，漫步湖边柳下，过细品味，细玩其景，练功时其意境更不失其真。

（2）仙人画图：演练此法就像传说中的神仙一样无忧无虑。画家不亚于一个神仙，他作画，步立稳健，气息和泰，悬肘运腕，目不斜视，意不邪念，全神贯注，气随笔运，意进入画，忘却于我。意气形舒泰协和，画成，那幸福和乐趣，回味无穷。大自然青山绿水，鸟语花香，景色万千，任你意想。

（3）怀中抱月：人和宇宙是一个关联的整体。天地、日月、星辰、五运六气，无不与人体的生存变化有着密切的关系。养身家有曰：日精月华者，采其华以补之；双手环抱如满月，仰望苍天，意想中秋之月华，随缓吸入丹田，双手随呼气下按屈膝，心中明亮如月。日为阳，月为阴，月借日之光而生华，阴中有阳。

（4）老僧舞袖：脑力劳功者，常坐少动，眼神也常盯在一个方向。少动则血脉不和，久视则伤血。像老僧一样舞动双袖，活动筋骨血脉；眼随手转，左顾右盼，也极好地运动了眼轮及其周围的血管。其意境：两袖清风，不求利禄，清静无为，万念一俱寂，可谓难老。

（5）黄龙探爪：犹龙一样的神韵。动似龙脊伸腾，爪臂伸出转，运动蜿蜒，如在云雾间。

（6）狮子撄球：雄狮猛悍，其性刚而属阳。狮子相球，即戏球，取其刚柔相济，阴阳平秘之意。狮虽剽悍猛勇，也有喜戏之乐，坚持摹仿，在内，戏球以娱精神，在外，旋腰活臂以强腰肾。

（7）樵夫指路：樵夫采樵，终日勤劳，生活清贫，粗茶淡饭，但也童颜鹤发，精神旺盛。因为居恬淡之世，志意自适矣，邪不入五脏骨髓。是以形劳而不倦，以劳娱其心，有满载而归之乐。

（8）渔翁撒网：意守绿水碧波可以涵养眼神。阳亢目眩头晕者，可以潜阳降压。渔翁生活在船上经受晨风朝霞的沐浴，面如古铜，精神抖擞。他聚精会神撒网捕鱼，获得鱼儿的欢喜心情，就连岸上的观赏者也沉浸其中。

上述八法的意念、呼吸、动作三者都是统一、互相配合协调一致的。根据情况，可以八法一起练，也可以选练其中的一、二法。《后汉书·华佗传》："华佗语普曰，人体欲得劳动，但不当使极耳。动摇则谷气消，血脉流通，病不得生。譬如户枢，终不朽也。"

2. 传承三阳开泰

田辅友师承何晓峰"三阳开泰"头部按摩法，在中医整体观念指导下，以脏腑经络学说为依据，并创新性地应用于临床。

三阳开泰理论认为"头为一身主脑，又为诸阳总会，阳不可亢，亢则害，承乃制，抑之使降，降宜多而开宜少，为头部按摩要诀"。但是欲抑之必先扬之，欲降之必先开之，升降开合为其治法指导思想。人体内外上下，犹如天地乾坤，"阖则否，开则泰"。"泰""否"为六十四卦之一，意为太阳之气下降，地阴之气上升，二气相交通，方可"否极泰来"。所谓"三阳开泰"头部按摩法，是先开通三阳经穴道，使浊阳亢逆之气下降，俾阴精清轻之气上奉，阴阳交通，血气流顺，经络和畅，脏腑平秘，十二经安泰矣。

（1）穴位和手法配伍特点：本按摩法取穴和手法配伍，取交会通闭之意。以交叉交会特点制定治疗法则，取穴多为手足三阳经、阳维脉、阳跷脉、任脉、督脉之会穴；通过经络相互交会，互通经气，并施"升降开阖"之法；两指上推为"升"、升即回下为"降"、两手分推为"开"、开即随收为"阖"。一开一阖，一升一降，鼓动气血，疏通经络，使人体上下相通，内外相应，表里相合，阴阳交泰。故其效广力宏。

其按数考究。以阴阳六、九之数交错变通使用，表示其手法千变万化，临证机变。《素问·六节脏象论》："三而成天，三而成地，三而成人，三而三之，合则为九，九分九野，九野为九藏。""夫六六制节，九九制会者，所以正天之度，气之数也。"从而体现了天人交泰，天人合一的思想。《易经》中九为老阳数，六为老阴数，阳主生，阴主杀。通过经络，使气血阴阳顺行交替，顺流周身上下，终达到"三阳开泰"。

（2）"三阳开泰"头部按摩法。

以头部为主的按摩穴位：睛明、瞳子髎、迎香、地仓、承浆、人中、攒竹、鱼腰、丝竹空、印堂、太阳、率谷、玉枕、风池、风府、肩井等穴。

按摩手法：按摩、推拿、揉运、掐叩、梳等。

操作：病人取坐位（必要时取卧位），医者站定，正面而立。

第一：开通三阳。①两手掌极端搓热后，乘势迅速将两手掌蒙蔽在病人双眼上，如此3次。②先用拇指指甲掐定两睛明穴，向外揉运9周。③接着用双手拇指分作"8"字样，在上眼眶下，由内眼角向外眼角，直分推到瞳子髎穴，掐定后向外旋转9周。④再以双手拇指指腹在上鼻梁两旁，从上向下推到鼻准头两旁迎香穴，掐定后向外旋转9周。

通过以上手法，开通了三阳经穴道。《审视瑶函》："眼具阴阳也，五脏六腑之精气，皆上注于目，而为睛。"故双掌热温其睛，以温五脏六腑在目之络，使阳气透达脏腑。又睛明穴为手足太阳经、足阳明经、阳跷脉、阴跷脉五脉之会穴，瞳子髎穴为手太阳经、手足少阳经之会穴，迎香穴为手足阳明经之会穴，由睛明穴分推至瞳子髎，再下推至迎香，"开降"二法并施，仅掐运分推此三穴，足以使手足三阳经开通，达到"欲降之先开之"的目的，开则泰。

第二：阴阳交泰。①随从迎香穴向下推至两口角地仓穴一掐，向外旋转9周。②接着掐唇下承浆穴，唇上之人中穴各1次。③再用拇指掐揉攒竹穴、合谷穴、丝竹空穴并各向外旋转9周。④再以双手拇指指腹，从鼻梁上印堂穴连环交替上推至发际，左右手指各9遍。⑤再将双拇指侧面，从眉内向眉外分推至太阳穴处按定，做大旋转，大运太阳四九阳数，六六阴数，36转。⑥鸣天鼓3遍，每遍左右各响3通。

这一治疗过程，在三阳开通的基础上，引阳下行交于阴经。地仓穴为手足阳明经、阳跷脉之会穴，承浆穴为手足阳明经、任督二脉之会穴，人中穴为手足阳明经、督脉之会穴。从迎香穴将三阳经气下推降至地仓后，即掐承浆、人中二穴，则通阴阳脉之海，使任督开泰。随即取攒竹、鱼腰、丝竹空等阳经之穴推波助澜，并上推印堂以开天门，分摩太阳以疏阳气，鸣天鼓以助清阳，俾阴精上奉，阴阳交泰。

第三：三阳开泰，达十二经安泰。①再用双拇指指侧，由前额正中，同时向两颞，经率谷向后推四六数，24次。②接着用双掌，主要着力点在大鱼际，从前发际推向头后，顺后颈项两侧大筋而下，并加重用力，如此连推四六数，24遍，以皮肤发红为佳。③继用两手十指屈曲，作推耙形，从前发际梳推到脑后，各9遍。随即用双手十指叩头各9次。

④最后按拿风池、风府、拿肩井左右各 3 遍。

本过程在前两步基础上寓抑于扬之中，寓降于开之中，重用下推沉降之法，以四六阴数按摩，达到头部天阳之气用降，此即"三阳开泰"。

由于风池穴为足少阳经、阳维脉之会穴，风府穴、肩井穴均为手足少阳经、足阳明经，阳维脉之会穴，按拿此三穴，可总提一身之阳，祛除病邪，使阴阳之气进一步通降、相互平衡，十二经安泰。

（3）调和阴阳：凡五脏精华之血，六腑清阳之气，皆上会于头，故头目清爽，统领全身。"阴平阳秘，精神乃治。"六淫外袭，七情内伤等都可导致头部症状，故按摩头部穴位可卫外抗邪，内调脏腑阴阳。例如：外感头痛，"伤于风者，上先受之""高巅之上，唯风可到"。外邪上扰头部，均风邪为先，并多为太阳经感受实邪、脉络被遏，经络阻滞不通则头痛。《素问·调经论》："按之则气足以温之，故快然而不痛。"本法有疏通脉络、疏风散寒之功。特别是运太阳，按拿风池、风府，提拿肩井等穴，温通阳经，使阳气充足，浊阴之气下降，清阳之气上升，阴阳交通，气血通行，故外邪祛，头痛消除。又例如：肝阳头痛，"诸风掉眩，皆属于肝"。怒则气上，引动肝阳上亢，肝风内动，木郁化火，上扰清空而致头痛、眩晕。整套头部按摩法，直接疏通头部三阳经，使其通达，气血疏通，阴阳交泰；内调脏腑气机，治其本治；肝阳得降，故头痛、眩晕明显好转。

通过经络的交会联络和手法的升降开合，使人体阴阳和畅，保持一身之气的通泰，有调理气血阴阳，调整脏腑气机之功效，故本法辨证施治可治疗多种头痛和感冒。同时长期施用可养阴敛阳，可达到保健养生的目的。

三、闻庆汉

（一）个人简介

闻庆汉，国家级名老中医。1969 年毕业于湖北中医学院中医医疗系，毕业后留校任教。曾任中华全国推拿专业委员会委员，湖北省按摩专业委员会副主任委员，湖北省老年医学研究学会理事。长期从事针灸推拿专业本科、专科、硕士生、留学生的教学工作，并从事推拿专科的临床和科研工作。

（二）学术思想

1. 胸椎中焦论

闻庆汉教授精通中医经典与现代康复医学，临床经验丰富，擅长使用针灸推拿等传统医术来治疗软组织损伤、颈肩腰腿痛等临床常见病以及脑瘫、寰枢关节紊乱等疑难杂症。闻庆汉教授博古纳今，在推拿治疗脊柱病的临床实践中，吸收借鉴中医三焦理论和脊柱整体观思想，提出"胸椎中焦论"的学术思想，强调"治颈必治胸""治腰必治胸"，疗效突出。

2.在小儿推拿中灵活运用"君臣佐使"

推拿作为中医外治法的重要手段之一,"理"与"法"应该遵循中医基本理论。推拿治疗如"药",其"方"就是要按照一定的原则。组合不同的手法,组合君臣有序,相与宣摄,使之各有所主,从而共同御邪。也就是推拿手法一样要讲究"君臣佐使"。闻庆汉教授在长期小儿推拿中灵活运用"君臣佐使"思想,针对慢性咳嗽、顽固性便秘、小儿脑瘫等疑难病症,取得了较好的治疗效果。

四、齐凤军

齐凤军,1965年12月出生于湖北枣阳,医学世家。湖北中医药大学教授,主任医师,中医美容主诊医师,湖北中医药大学国医堂专家,武汉市中青年名中医,从医33年。世界中医学联合会手法专业委员会理事,中国保健医学会东南亚医学美容大会中医美容委员会主任,中华中医药学会推拿分会常委,中国针灸学会会员,湖北省全息医学专业委员会主任委员,湖北省中医中药学会推拿专业委员会副主任委员,湖北省中医中药学会美容专业委员会副主任委员,武汉医学会推拿专业委员会副主任委员。齐凤军教授出生于世代行医的中医世家,幼承庭训,秉承家学,为齐氏中医第五代传人。师承国医大师李今庸,研学经典,传承训诂;师从湖北中医药大学孙国杰教授,博导生导师,副校长,湖北中医大师,湖北中医楷模;师承刘克忠教授,湖北中医大师,全国名老中医,为国家中医药管理局刘克忠教授传承工作室传承人,承续手法正骨,传承跌打损伤经验;师承上海中医药大学周信文教授,得内功推拿流派手法及龙行功秘术。齐凤军教授尊师重道常随老师左右,深得各位中医大家学术思想的精髓和真传,深受正统严谨的老一辈中医大家的学术思想的影响,结合33年临床经验和心悟,将中药、针灸、推拿、气功、古典传统疗法兼收并蓄,融会贯通,运用得出神入化,临床上处理了大量的疑难杂症。齐凤军教授医术精湛,学养深厚,数十年坚持临床坐诊,深受广大病患的信任和爱戴,被广大病人赞颂为仁医,杏林典范。齐凤军长期坚持中医药针灸推拿专业本科、专科、硕士生、留学生的教学工作,以及中医针灸推拿专科的临床和科研工作。在对软组织、骨关节、脊柱相关疾病的研究中,取得了突破性的研究成果。临床上擅长以中药、针灸推拿、正骨、导引、吐纳、气功治疗各种疑难杂症。在精研医术的同时对传统的中国诸子百家思想和文化广泛涉猎,于佛、道、儒学尤其有着更为深入的研究和体悟,曾为佛学泰斗觉山法师的嫡传弟子,并依止昌明法师学禅,问道于道教宗师谢宗信,精研易经、精通道家养生、佛家养生。主编著作20余部,参编教材50余部。

(一)传承推拿流派

齐凤军于1999年在上海中医药大学进修一年推拿学,师承周信文教授,深受房敏教授、徐俊教授、赵毅教授、陆萍教授等老师的影响教诲,得到了上海推拿流派之一指禅推拿流派、滚法推拿流派、内功推拿流派之传承。

（二）传承伤科正骨，继承理伤续断之术

推拿正骨本是一体，承袭刘克忠教授衣钵，刘克忠教授是洛阳郭氏正骨传承人，得其传承伤科正骨心要，总计如下。

1.治筋手法

"筋者，束骨利关节也，筋为骨所依，骨为筋所附"（郭宗正《医学笔记》）。筋即肌腱，用于骨节者称筋，包于肌腱外者称筋膜。筋性坚韧，对骨节肌肉等运动器官有约束和保护的功能。平乐正骨郭氏认为"筋骨并重"，伤骨必然伤筋，历来把治骨与治筋看得同等重要。

早在200多年以前，郭氏正骨祖师郭祥泰在《益元正骨秘要》中，就对治筋手法进行了总结和论述，他说："推之操，多使于腰、肋、背及颈项。令其呼或待其呼而施之推，不可递施，故名之曰'呼推法'。因其操法为肌与骨相滑，故而称之为'滑推'也。"又说"按之操，古名指针，多施于四肢关节，觅痛处而按之，继施滑、进按之，其痛可减""是为下痛之处，其痛重浊，施近穴按之，谓之移痛"。

外力侵及人体，造成损伤，轻者仅及皮肉，为肿为疼；重者过筋中骨，而致骨折、脱位；再重者，可连及脏腑，危及生命。然而，不管何种损伤，虽有轻重不同，时间久暂之异，但都或轻或重伴有一定程度的筋肉伤，因而临床上常见大量筋伤病人。故治筋手法是治疗骨伤科疾病的基本手法之一。它通过相应的手法治疗，既能舒筋活血、消肿止痛，又可调理气血、强壮筋骨、通利关节，使损伤肢体恢复正常功能。

1）揉药法：揉药法是传统按摩法和外擦药相结合的一种治疗方法。利用药物行气活血，结合按摩通经活络，使毛窍开放，按摩法和外擦药相结合的一种治疗方法。有利于药物的渗透、吸收，从而充分发挥其药效，二者相辅为用，相得益彰。其中包括粉剂揉药法和液剂揉药法。

（1）粉剂揉药法：将展筋丹装入鼻烟壶瓶内，用时以拇指指腹蘸展筋丹粉少许，然后将拇指置于选好的揉药点上，其余四指固定在肢体上，以拇指在局部皮肤上做旋转按揉摩擦活动。手法宜轻，只起到轻柔按揉摩擦作用，不能使局部皮肤活动，使药物渗入皮内吸收，每次旋摩50～100圈，以药尽为度，每日可进行1～2次，每处揉药3～5点，每点揉药3～5次。

（2）液剂揉药法：①展筋药酒。展筋药酒是用酒浸出展筋丹的溶液，故功用、适应证、禁忌证同展筋丹。用时将展筋药酒涂于患处，迅速以手指或手掌加以揉摩，待其吸收干燥后再涂、再摩，每处3～5次，每日1～2次。②白酒。先将白酒加温，以手或手掌蘸白酒少许，在患处缓缓揉摩，酒干后再蘸、再摩，每处3～5次，每日1～2次。有散瘀滞、开结聚、疏通经络、调和营卫的作用，一般适用于筋肉伤的中后期，或慢性劳损的气血不和、麻木、疼痛，或用于筋肉疲惫、酸疼不适，以及褥疮初起的瘀血凝滞等证。③红花油

或其他药油。红花油或其他中药浸泡酒或提炼为油剂，以手指或手掌蘸红花油或其他药油少许，在患处徐徐揉摩，药干后再蘸、再摩，每处 3～5 次，每日 1～2 次，有活血消肿止疼的作用，一般用于外伤后肿痛和褥疮初起，但局部皮肤破损者禁用。

2）操作要领。

（1）穴位揉药法：穴位是经络在体表气血转运的枢纽通道，通过相应穴位，进行点穴按摩揉药，并通过药物的渗入、穴位的按揉刺激，可调节脏腑经络的功能，起到活血祛瘀、疏通经络、止痛消肿、强筋壮骨、疏利关节等作用。人体经络内连脏腑，外络肢节，沟通表里内外，贯穿上下左右，是人体气血运行的通道。

（2）痛点揉药法：在损伤处局部、或反应点、或肿痛及瘀血部位，进行揉药治疗，亦可用于陈旧性损伤。如局部软组织扭伤、挫伤、闪腰、岔气、劳损点等敏感点，新伤痛点，陈旧伤点。借助手法按揉将药物渗透到病变点内部，起到疏散瘀血水肿、活血化瘀、舒筋通络的作用。

（3）骨关节处揉药法：多用于骨质增生、关节疼痛、关节功能障碍、关节周围软组织劳损或损伤，常作为骨伤疾病、软组织损伤、骨折后遗症的后期疗法，通过按揉法使药物渗透到局部组织，达到舒筋利节、消肿止痛的效果，一般在关节的反应点、疼痛点、劳损点按揉透药治疗。

2. 理筋法

理筋法具有活血化瘀、消肿止痛、舒筋活络、宣通气血等作用。其中包括揉摩法、捏拿法、推按法和弹拨法等七法。

1）揉推法：以指、掌、掌根、小鱼际、四指近侧指间关节背侧突起、前臂尺侧肌群肌腹或肘尖为着力点，在损伤处局部、或反应点、或肿痛及瘀血部位，进行揉推治疗，亦可用于陈旧性损伤。在治疗部位带动受术皮肤一起做轻柔缓和的回旋揉动，并向周围或上下推动，使皮下组织层之间产生内摩擦推动的手法。其中，根据着力部位的不同，可以分为中指揉推法、拇指揉推法、掌揉推法、掌根揉推法、小鱼际揉推法、前臂揉推法、肘揉推法、拳揉推法等。

（1）术者可取坐位或站位，沉肩，垂肘，以中指端、拇指端、掌、掌根、小鱼际、前臂尺侧腕屈肌群的肌腹、肘尖部，或手握空拳以四指近侧指间关节背侧突起部着力，按压在治疗部位。

（2）在肩、肘、前臂与腕关节的协同下，做小幅度的环旋活动，并揉推走动，带动旋术处的皮肤一起宛转回环，使之与内层的组织之间产生轻柔缓和的内摩擦移动。

（3）前臂揉法，以前臂尺侧肌肉丰厚处着力，手握空拳或自然伸直，通过肩关节小幅环转发力，并借助上身前倾时的自身重力作用，在治疗部位回旋揉推运动，并带动该处皮肤及皮下组织一起运动。

2）按揉法：以手指、手掌或肘部着力于一定穴位或部位，或损伤处局部、或反应点、或肿痛及瘀血部位，进行按揉治疗，亦可用于陈旧性损伤，逐渐用力，并旋转揉动，按揉而留之的一种手法，称按揉法。有掌按揉法、指按揉法和肘按揉法三种。

（1）术者分别以各个着力部位为支撑，先轻逐渐加重，缓缓向下用力，不可用暴力猛然按压，按压时要揉动。

（2）使受术者产生酸胀得气感，按揉而留之后，再由重而轻至起始位置，反复按揉操作数次。

3）点揉法：以拇指指端、指间关节突起部或肘部或点穴工具着力于损伤处局部、或反应点、或肿痛及瘀血部位，进行点揉治疗，亦可用于陈旧性损伤。如局部软组织扭伤、挫伤、闪腰、岔气、劳损点等敏感点、新伤痛点、陈旧伤点。根据操作部位不同，又分为拇指点揉法、屈指点揉法和肘点揉法。

术者根据不同部位使用着力部位为支撑，先轻渐重，点揉结合，由浅而深缓缓向下用力，使受术者产生得气感，维持一定时间后，再由重而轻至起始位置，切忌暴力戳点按。

4）揉摩法：用指腹或手掌放置患处，做直线来回或旋转的抚摩动作，手法比较轻柔，有消瘀退肿、舒筋止痛的作用。适应于筋伤初期局部肿痛，或外伤后筋急疼痛。

5）捏拿法：是由拇、食二指和其他四指相对，用力捏拿筋肉较厚的部位，做一紧一松的捏拿动作，有疏通气血、松解粘连及挛缩的作用，适应证同上。

6）推按法：其中包括推和按两种手法。按是对患处垂直地施力，推是在按的基础上向一个方向推移的动作。两者多结合应用，但有时也可单独应用。有理气、活血、解郁的作用。一般应用于新、旧损伤的疼痛及闪腰、岔气、筋肉挛急等。其中又分拇指推按法及手掌推按法两种。

7）弹拨法：是根据病情以拇指压按食指背部或协同其他手指背部做弹击动作，在患部筋肉走向相横的部位的肌束、肌腱、韧带做类似拨动琴弦的动作。

3.活筋法

活筋法是一种恢复机体生理功能活动的被动性关节活动法，是理筋治伤手法中非常重要的一种手法。无论骨折或脱位、跌扭伤筋，都适合于活筋治疗。常用的活筋手法，有伸屈法、摇转法、牵抖法、拔伸法四法。

（1）伸屈法：伸屈法是通过相应的手法，使关节做适当的伸屈活动，以达到治疗目的。

（2）牵抖法：牵抖法是牵拉患肢远端，根据病情需要，轻柔地或大力地或迅猛地抖动患肢，以达到对关节或躯干的治疗作用。可分为肩关节牵拉法、肘关节牵拉法、腕关节牵拉法和踝关节牵拉法。

（3）拔伸法：拔伸法是术者缓缓用力牵拉患肢使关节伸展，同时病人应主动配合做患肢的伸展，使患肢向远端舒展。

（4）摇转法：摇旋转法是通过相应的手法，使颈项部、腰部、全身四肢关节沿纵轴的方向摇动旋转或环转活动，或回旋活动，以达到治疗目的。

4. 复位手法

复位手法是用来整复骨折和脱位的方法。临床所见骨折槎形千变万化，但基本上不外横断、斜断、螺旋及粉碎骨折；骨折变位虽多种多样，但归纳起来不外侧方移位、前后移位、成角移位、重叠移位、旋转移位、背向移位以及分离移位。关节脱位只有全脱、半脱之分，而脱出部位则有在近端肢体的上下、前后、左右之别。

术者在整复骨折变位、关节脱位或骨折合并脱位时，要根据不同类型和复位的难易程度选择相应手法，并非所有的手法均要用，更不是固定组合，而是随机应变、法由心生、应之于手。或选用一法一则，或合用数法数则，一般都能获得满意效果。

1）拔伸牵拉法：拔伸牵拉法是平乐郭氏整复骨折和关节脱位的基本手法，通过外力牵拉、拔伸，将骨折变形、移位、重叠、背向等复归原位。也可用于骨折、组织损伤后期遗留的关节及软组织粘连、屈伸不利和肌肉挛缩。它所遵循的原则是"欲合先离，离而复合"。该手法是拔伸和牵拉二种手法的复合手法，拔伸和牵拉既有共同之处，又有不同之点，临床应用各有侧重。

2）推挤提按法：推挤提按为四法合一的复式手法。《医宗金鉴·正骨心法要旨·手法释义》指出："推者，谓以手推使之还旧也；挤者，谓相向对挤使错位之折复原也，挤有单向推挤和双向对挤之分；提者，谓陷下之骨，提出如旧也，提有两手提者，有用绳帛系高处提者，有提后用器具辅之不致仍陷者，必量所伤之轻重浅深，然后施治。倘重者轻提，则病莫能愈；轻者重提，则旧病患去，而又新增患矣。""按者，为之手往下抑之也"。

（1）推法，将患肢肢体摆正位，用手掌或拇指单向用力，将错位筋膜、关节、骨折理顺，推平还原。

（2）挤法，将患肢放松，理顺筋膜、肌肉，拉开间隙，再握住患部两端，双向用力挤推，使筋错位、损伤筋膜、关节脱位或骨折得以复原，故推和挤可单独应用，亦可联合应用。

（3）提法，将患肢放松、摆正、推平、理顺，用三指或四指捏住治疗部位两侧，使下陷的筋膜、肌肉、骨折复起还原。

（4）按法，将患肢放松、摆正、推平、理顺，用大指或掌按压高突的筋膜、肌肉、骨折以还原平复。

3）折顶对位法：折顶对位法也叫成角对位法，该法根据力学原理，借用巧力使骨折对位，适用于近关节部位和某些长管状骨干的横断骨折。此法主要针对横断型骨折和锯齿型骨折。如果病人肌肉发达，单靠牵拉力量，不能使重叠骨折断端拉开而妨碍复位时，也可以采用此法。

（1）该法的要领是在筋肉松弛的情况下，将两骨折端推向同个方向，并使之成角接触，在保持其成角相抵的同时，再行反折使之复位。

（2）骨折后由于筋膜肌肉收缩，两骨折端多重叠移位，加之局部血肿，内部张力增加，牵拉复位比较困难，运用折顶对位法复位则容易成功。首先摆正肢体、理顺肌肉筋膜，使重叠移位牵引拉伸下分离，骨折断端成角对位准确。

（3）术者用大指或手掌按压成角的骨折角位，借用巧力，骨折对位，使角点还原复位，适用于近关节部位和某些长管状骨干的横断骨折。

4）嵌入缓解法：嵌入缓解法也叫会意手法，平乐郭氏认为，术者只有在心领神会的状态下才能使用该手法，临床常用于以下三种情况：一是皮肉、筋膜嵌入骨折两断端之间，如髌骨骨折、儿童肱骨髁上骨折、锁骨骨折、胫腓骨骨折等。有时可见锐利骨槎将皮肤顶起，稍有不慎即可造成开放性骨折。二是移位的骨块嵌夹在关节缝内，如肱骨内髁Ⅲ度骨折、内踝骨折等，会严重影响关节、肌腱、筋膜功能。三是脱位的关节头被肌腱、筋膜，或关节囊缠绕交锁，这种情况常见于拇、食二指掌指关节脱位，脱位后的手指呈弹性摆动状态。

（1）以上骨折、脱位，用其他手法均难奏效，必须运用本法使嵌入的骨折块或软组织得以解脱而恢复原位。该法也需在筋肉松弛下缓缓扩大畸形，使脱位的关节或骨折两端松解张口，然后根据不同情况施以不同方法。

（2）缓解骨片嵌入关节缝的方法，是利用关节伸屈及远端肢体的旋转，导致关节间隙改变及部分筋肉紧张而将其拉出。

（3）缓解脱位嵌入筋肉的方法，是在"拉"的同时，"推"脱出的关节头滑动，即可将纽扣状嵌夹解脱而复位。

5）回旋拨搓法：骨折背向移位的原因，与暴力的方向，肌肉的牵拉和肢体的扭转有关；或为伤后骨折未做临时固定，而搬运移动所致。

（1）回旋拨搓法，是纠正骨折背向移位的手法，当骨槎背向不能用拔伸牵拉复位时，应在筋肉松弛的情况下，以近骨折端为中心，将骨折远端环绕近折端回旋，背向槎即能矫正。

（2）其方法是在筋肉松弛的情况下，以骨折近端为轴心，持骨折远端围绕骨折近端回旋，若向一侧回旋感到有阻力时，再向另一侧回旋；如果两侧回旋都不成功，可配合牵拉法，在筋肉稍稍呈现紧张的情况下，施行回旋拨搓法，背向搓大多都能拨正吻合。

6）摇摆推顶法：摇摆推顶法，是整复横断锯齿形和关节端粉碎骨折的手法。适于骨折复位后尚有残留移位，或横断、齿状槎骨折有部分移位者。

（1）摆正局部治疗部位，推顺筋膜、肌肉组织，在助手帮助下牵拉骨折或关节远端，应持续用力牵引。

（2）在维持牵拉的情况下，术者双手于前后或两侧捏持骨折端，在0°～30°的范围内，根据变位情况作前后左右摇摆活动，使残留的移位复位，从而使两骨折端更加紧密地对合。

如四肢长骨横断骨折，复位后保持对位，术者持远侧端沿纵轴推顶，使骨折断端紧密复位，从而有利于骨折的稳定和愈合。

7）原路返回法：所谓原路返回，就是根据关节脱位、错位发生的过程，采用相应的手法，"反其道而行之"，使脱位、错位的关节一步一步地回归原位。

（1）原路返回的步骤是术者将患肢关节摆正位置，使关节处于放松、伸直状态，应用推法理顺关节周围软组织，解除痉挛状态。

（2）术者先将关节伸直，并过伸，继而牵拉，用大指推按使关节面顺势滑降入关节腔，同时做关节屈曲运动即可复位。

8）旋撬复位法：旋撬复位法也是用来整复关节脱位的手法。主要针对大关节诸如肩关节和髋关节的脱位治疗。

（1）旋撬复位法利用脱位关节的解剖特点及其损伤机制，借用杠杆原理，巧妙地使关节复位。

（2）使用旋撬复位时，病人仰卧，患肢伸直放松，让助手双手分别按压肩部或两髂前上棘固定骨盆，术者两手分别握持患肢做提拉上肢或屈膝屈髋运动，此时将上肢上臂或大腿由内收内旋逐步变为外展外旋，在保持外展外旋位的同时，缓缓伸展上肢或下肢，关节头便可顺利滑入关节臼内而复位。

（三）创新针灸整形，缔造新学科

将针灸、注射、埋线、火针等技术应用到美容疾病及修饰美方面，与其他针灸美容书有所不同：第一，突出反映了近几年针灸注射整形美容新技术、新方法，将中医针刺与西医美容微创手术、新型整形注射材料与药物注射技术相融合，中西合璧；第二，从临床实际出发，收录了多种施术方法，包括针刺、火针、电热针、穴位注射、埋线、滚针、美容注射、药物注射等，临床上简便易学，可操作性强，治疗环境要求低；第三，详尽地介绍了人体局部美学、局部解剖，并强调了美容心理与损容性疾病以及容貌美的关系，多角度地反映了现阶段针灸注射整形美容临床的总体水平。将临床与针灸理论相结合，总结出版《针灸注射整形美容实用技术》，是全国首屈一指的创造性应用传统技术，应用于前沿临床及无创伤整形美容领域。

（四）传承针推精粹，继承创新

师承孙国杰教授，国家级名中医，湖北中医大师，得其针灸要髓，尤其是子午流注和针灸治疗程序，临床教诲要求中医药与针灸、手法相结合，提高临床疗效。同时也创新了全息针灸和完善了全息诊疗学体系。

1. 全息诊疗，守正创新

经络系统是遍布周身的大系统，与整体相比仍然是局部。人体经络系统无论表现什么样的特性，都属整体全息，所以又可称谓经络全息系统。强调中医时间医学就是中医全息理论一部分，由此对针灸全息理论进行研究发现，全息医学贯穿于针灸理论、临床治疗自始至终，并且有独特临床疗效。

2. 针推互补，珠联璧合

针灸推拿属于中医外治法技术，操作性强，比较安全没有副作用，也是预防治疗疾病的首要手段。《黄帝内经》防治疾病首选"导引行气、乔摩"，也称之为上工治未病；疾病发展产生"已病"症状再行"灸、熨、刺、焫"（中工治已病）；当人体用外治法没有效果或处于已衰症状就可以"饮药"（下工治已衰，注：上工、中工、下工是工种分类，不是等级分类）。由此可见，推拿、针灸都是治未病和已病重要手段。孙国杰教授经常讲未病先防，已病防变，已病防传，已病防并，用导引、吐纳、艾灸、针刺疏通经络，调和阴阳，扶正祛邪。在针灸临床中针刺疏通经络、止痛效果非常好，但很多人畏惧针刺，当进针时病人不能放松，筋肉绷得紧，甚至把针拉弯了，针刺后病人往往肌肉酸痛僵硬不适，针刺后对针刺部位或肢体或局部进行按揉、捏拿、推擦 3～5 分钟，梳理气机，放松肌肉筋膜，可以缓解针刺后酸胀不适感，并且增益针刺疗效，缓解病人痛苦，减轻针刺恐惧感。再有些筋出槽、骨错缝、关节粘连、肌肉肌腱萎缩、脊椎弯曲、腰椎滑脱、神经卡压、筋膜韧带卡压、血管卡压、关节半脱位需要放松复位，减压延伸，理筋续骨，松动关节，增压还原，纠正筋膜、骨骼、小关节位置关系，针刺可以疏通经络缓解疼痛是优势，手法复位是对针灸短板的弥补。注重针灸推拿并重，养生以导引、推拿、艾灸、熨、焫为先，符合推拿手法治疗一定手法复位治疗，已病畏针多推拿、艾灸，已病针后手法放松减轻针刺恐惧感，增益临床疗效。

3. 针药联合，相得益彰

针灸治疗以疏通淤堵，促进气血循环，通过刺激穴位、经络，调理阴阳、平衡气血，利用针灸技术进行补泻。《灵枢·刺节真邪》："黄帝曰，刺节言解惑，夫子乃言尽知调阴阳，补泻有余不足，相倾移也，惑何以解之？岐伯曰，大风在身，血脉偏虚，虚者不足，实者有余，轻重不得，倾侧宛伏，不知东西，不知南北，乍上乍下，乍反乍复，颠倒无常，甚于迷惑。黄帝曰，善。取之奈何？岐伯曰，泻其有余，补其不足，阴阳平复，用针若此，疾于解惑。黄帝曰，善。请藏之灵兰之室，不敢妄出也。"《素问·病能论》："有病颈痈者，或石治之，或针灸治之而皆已。"《史记·扁鹊仓公列传》："或不当饮药，或不当针灸。"晋葛洪《抱朴子·勤求》："被疾病则遽针灸。"很多疾病可以针到病除，是针灸优势病种。但目前很多针灸临床适应证，由于体质禀赋，病人气血严重亏虚不足、肾精亏耗太过、经络堵塞严重、毒素堆积太多，仅仅靠针灸远远不够，必须借助药物帮助。清俞正燮《癸巳类稿·持素毕》："宗气营卫，有生之常，针灸之外，汤药至齐。"主张针灸在临床上要按照四时、五运六气，根据病因病机，先辨证，后论治，不要一来就用针灸，同时要有中医整体观念，应该服中药一定服中药，中药可以帮助病人气血充足，精气生化，助推针灸快速得气，促进针刺感应，提高针灸疗效，针灸和药物并重使临床疗效相得益彰，使中药和针灸技术双赢。

4. 脉针同体，始为圣手

中医四诊中切脉是技术、经验，针灸医生必须也应会切脉，当今针灸医生沦为针工，只会扎针不懂摸脉。要提高临床疗效，一定要会切脉，针灸要和切脉结合起来，方知针刺层次深浅、气场强弱范围、得气速度方向、得气时间长短，气到病所状态。《奇经八脉考》气口九道脉的把脉方式是以接触到皮肤脉动为探测方法，看左右寸关尺的气场大小，双寸大或者右侧（男）大称为"人迎大"；反则为"脉口大"。根据局部盛衰，或者人迎、寸口大小盛衰来指导用针。桡动脉为中心竖线，从寸关尺、浮中沉不同的脉动组合可以代表奇经八脉何经旺时，使用相关奇经八脉的交会穴，他们正好处在"开穴"的状态。所谓开穴，就是气的泉涌点，轻扎开穴的穴位，可以把"泉水"引至全身。

按照中医"皮肉脉筋骨"，分别对应五行，针刺层面清晰。现代气场理论分"情绪场、气场能量（正气或真气）、肉体"三个能量层次进针。肉体是最里面的，情绪体是最外层的，肉体是有形的故频率相对低；能量介于可见与不可见之间，频率稍高于肉体，但能量是让我们肉体运转和有频率震荡的关键；情绪体比能量体频率稍高，它是在灵魂体和能量场之间的层次，反映了我们人的灵魂和机能之间的互动，人对尘世间不同事情的情绪反应是源于自己的灵魂，体现在机能代谢上，情绪穿透于我们的肉身和能量，所以情志致病也可以针灸治病。《灵枢·刺节真邪》："黄帝曰，有一脉生数十病者，或痛、或痈、或热、或寒、或痒、或痹、或不仁，变化无穷，其故何也？岐伯曰，此皆邪气之所生也。黄帝曰，余闻气者，有真气，有正气，有邪气，何谓真气？岐伯曰，真气者，所受于天，与谷气并而充身也。正气者，正风也，从一方来，非实风，又非虚风也。邪气者，虚风之贼伤人也，其中人也深，不能自去。正风者，其中人也浅，合而自去，其气来柔弱，不能胜真气，故自去。"其实人体生病就是肉体形态上的疾病和气场疾病。针灸更多的是调节气场，气场调节过来了，肉身会相应地改变。日本皮肤接触针刺法医生将针尖放在穴位上，但是不刺进去，可以调整寸口脉的虚陷或者盈盛。这种不进入皮肤的针灸方式，纯粹是在调节人体的气场正气、能量场。针灸之道高深莫测，只有继承了传统中医理论、针灸理论、五运六气、气功、历代名家学术经验后才能进入针灸升华到悟道的状态。现代针灸临床手段单一，实验研究过细过精，并没有触及针灸的精髓、本质和灵魂。

5. 针灸之道，贵在导气

在临床上，非常重视人体气机，经常讲针刺穴位要自己有感觉，空虚无物，不可能得气，必须要先补气，如足三里，反复捻转，补后天之气，待气机发动方可进第二针。针刺之道在于气，针下没有感觉是气不足，则补气为先，针下气场散乱为气不匀，则调气为要，病人不敏感则得气慢，病人气机逆乱则导气以顺，病人气机不寻常道则引气归经，病人经气不畅气机阻滞则排气通气，气有余化火则泻火气。得气之道在于针刺顺序，在于手法，在于时间，在于气候，在于地理位置，在于环境，在于身体体质，在于经气流行，得气之道即治疗程序之道。《灵枢·刺节真邪》曰："用针之类，在于调气，气积于胃，以通营卫，各行其道。宗气留于海，其下者注于气街，其上者走于息道。故厥在于足，宗气不下，脉中之血，凝而留止，弗之火调，弗能取之。用针者，必先察其经络之实虚，切而循之，按而弹之，视其应动者，乃后取之而下之。六经调者，谓之不病，虽病，谓之自己也。一经上实下虚而不通者，此必有横络盛加于大经，令之不通，视而泻之，此所谓解结也。"即针刺治病贵在调节气机，尤其重视水谷之气、营气、卫气、宗气运行。用手循行切按，弹动经脉，感觉到应指而动的部位，然后取针刺入穴内。

《灵枢·刺节真邪》："黄帝曰，善，愿卒闻之。岐伯曰，刺此者，必于日中，刺其听宫，中其眸子，声闻于耳，此其输也。黄帝曰，善，何谓声闻于耳？岐伯曰，刺邪以手坚按其两鼻窍而疾偃，其声必应于针也。黄帝曰，善，此所谓弗见为之，而无目视，见而取之，神明相得者也。"即在中午的时候，针刺听宫穴，行针使针刺感应到瞳子。并使耳内能听到作响的声音，用手紧捏住鼻孔，然后闭住口，怒腹鼓气，使气上走于耳目，这样耳内就会在针刺的同时相应地出现声响，在无形之中，使针刺感应加以传导。

《灵枢·刺节真邪》："上寒下热，先刺其项太阳，久留之，已刺则熨项与肩胛，今热下合乃止，此所谓推而上之者也。上热下寒，视其虚脉而陷之于经络者取之，气下乃止，此所谓引而下之者也。大热遍身，狂而妄见、妄闻、妄言，视足阳明及大络取之，虚者补之，血而实者泻之。因其偃卧，居其头前，以两手四指挟按颈动脉，久持之，卷而切推，下至缺盆中，而复止如前，热去乃止，此所谓推而散之者也。"即人体上部有寒象而下部发热的，首先取项部周围的穴位，并作较长时间的留针。针刺以后，还要温熨项部及肩胛部，这样可以驱逐上部的寒邪，使热气上下融合，方可止针。这就是所谓"推而上之"的方法。如人体上部发热，下部发冷，并察看到在下部经络上有陷下不充的虚脉，当用针刺，施以补法，使其阳气下行后止针，这就是所谓"引而下之"的方法。遍身高热，神情狂躁不安，并有幻视、幻听、胡言乱语表现的，要察看足阳明经的正经、络脉的虚实情况，而后取穴针刺。虚的用补法，有血郁而属实的就用泻法，同时在病人仰卧时，医者在病人头前，用两手的拇指和食指，挟持按揉病人两侧颈动脉部，挟持的时间要长一些。并捏起肌肤，由上向下揉卷切按，一直到两锁骨上窝缺盆处。然后重复上述动作，连续进行，等待身热退去方可休止。这就是所谓"推而散之"的方法。

6. 固本通经，髓循周天

固本通经，强调益肾与任督二脉重要性以及全身经络通畅是养生益智、延年益寿的健康标志。任督二脉通畅即小周天通畅，十二经脉、奇经八脉全部通畅即大周天通畅。肾为先天之本，在生命的生、长、壮、老、已的发展变化中占主导地位，与脑病有密切相关。肾藏志，《灵枢·本神》曰："志伤则喜忘其前言。""志"，同"智"，即记忆力，说明人之记忆与肾中精气紧密相关，肾精化生脑髓。《灵枢·经脉》曰："人始成，先成精，精成而脑髓生。"《素问·逆调论》曰："肾不生，则髓不能满。"精足则脑满，脑满则智慧出，故言"技巧出焉"。《类经·经络类》："精藏于肾，肾通于脑，脑者阴也，髓者骨也，诸髓皆属于脑，故精成而脑髓生。"

说明脑髓有赖于肾精充养，始能亏而复盈，以利神明之用。脑病多由髓不足力不强，精不足者智不多。老年人多健忘者，皆气血不足，肾水之枯竭。脑病病位虽在脑，实则皆以肾精之奉养为根本。故肾精充足，则生髓机能旺盛，脑髓充实，则思维、认知和统御五脏六腑等功能才能正常发挥。肾衰则精气化生不足，髓海空虚，大脑得不到正常的滋养，从而表现出记忆力减退，智能障碍，神情淡漠，发为痴呆。任督二脉出于人体胞中（少腹），任脉主血，为阴脉之海；督脉主气，为阳脉之海。任督二脉为人体经络主脉，循环构成人体小周天（小循环），小周天代表肾精气神灌溉任督二脉循环，任督二脉若通，则八脉通；八脉通则百脉通，进而进入大周天循环，能促进循环，强筋健骨，改善体质，益智开慧，延年益寿。任督二脉在中医诊脉、治疗与道家导引养生上相当重要。

五、赵焰

（一）简介

赵焰，教授、主任医师，从事推拿、康复、针灸、疼痛临床及教学30年。湖北省中医院推拿科/康复医学科/疼痛科主任、湖北省中医院康复医疗部主任、湖北中医药大学推拿临床教研室主任、湖北省中医院学术委员会成员、湖北省针灸推拿康复专科联盟理事长；中国民族医药学会推拿分会副会长、中华中医药学会推拿分会副秘书长、中华中医药学会养生康复分会常委、中国康复医学会手功能康复专业委员会委员、湖北省中医药学会推拿康复专业委员会主任委员、湖北省康复医学会常务理事、湖北省康复医学会物理医学与康复分会副主任委员、湖北省康复医学会康复治疗学分会常务委员、湖北省中医保健与康复专业委员会副主任委员、湖北省委保健委员会中医专家组成员、《中国康复杂志》特约审稿专家。

发表数十篇学术论文，获得多项科研成果，主要学术著作有《太极推拿》《推拿手法学》《推拿治疗学》《社区康复学》《针灸推拿学高级教程》《拍打疗法》《敷贴疗法》《拔罐疗法》《疾病的康复保健1000问》《足间道》《中西医结合临床疼痛治疗学》《小针刀疗法》《艾灸疗法》等。

（二）学术思想

"太极推拿"的创始人，在 30 年的推拿临床中，根据自己的体会，将"守形"同武当太极"用意不用力"的思想相结合，运用到推拿手法中，总结出"绵、沉、宽、厚、松、巧、透、畅、精、思、意、觉、雅、韵、守、极"十六字法则，将精妙的推拿手法从形、从神一并概括，得出了一套神形兼备，可以用手法和病人在意念上有所交流的"太极推拿"。

挖掘与探索古代"八把半锁"疗法，将濒于失传的古代治疗急症的民间疗法应用于临床治疗脑血管意外发生急性期、恢复期功能障碍、脊髓损伤、颈椎病、腰椎间盘突出症等。

用小儿推拿手法治疗小儿脑瘫、小儿腹泻、小儿疳疾、小儿遗尿、小儿肌性斜颈等小儿疾病。并在治疗中风后遗症、面瘫、痛经、近视等疾病方面有独到之处。还特别擅长指导养生、保健、长寿之道，以及小儿益智、成长、健康之法。

六、高扬

（一）个人简介

高扬，武汉市中医医院推拿科主任。1987 年毕业于湖北中医学院医疗专业后即就职于武汉市中医医院推拿科，至今从事推拿针灸临床、科研、教学工作 30 余年。高扬教授以祖国传统医学脏腑经络理论为基础，结合现代医学理论，继承和发扬汉派推拿手法，成为全国中医特色康复和汉派"经穴推拿"手法的传承者和发扬推广者。高扬教授精于治病寻因，令辨证与手法融汇，运用经穴推拿结合针灸、火罐、汤剂、现代物理治疗、功能锻炼、情志疏导等方法进行临床综合诊疗，对颈椎病、腰椎间盘突出症等脊柱源性疾病以及膝关节骨性关节炎、骨质疏松症等疾病的治疗颇有成效。

（二）临证经验

1. 辨病、辨证要清晰

高扬教授在脊柱源性疾病的诊治过程中始终强调树立整体观，分清急缓，注意临证时具体辨病、辨证论治。提出痹病的主要病因病机为外感风、寒、湿、热之邪困阻经络，气滞血瘀，"不通则痛"；肾气不足、精气衰微、筋脉失养，"不荣则痛"。主张推拿手法须以辨证施治为原则，根据症状特点灵活选择手法的轻重、缓急、补泻，并要有机地将点、线、面联系起来，推拿中做到手下有穴，心中有经。

2. 辨病、辨位要精准

接诊病人，高扬教授都要进行两次诊察，第一次即中医的"望、闻、问、切"，结合西医视、触、叩、听及辅助检查，进行详细的鉴别诊断后得到初步诊断结果，辨明病情。接下来高扬教授强调，作为推拿医生一定要"动手诊断"，在治疗过程中要边治疗边摸诊，触摸经络循行部位的皮肉筋骨有无异常，摸病变部位的肤温、软硬，并询问病人的感觉，观察其反应，准确掌握病人的病损部位及病变程度。

（三）论治特色

1. 经穴疏导加痛点揉拨推拿手法治疗脊柱源性疾病

经穴疏导加痛点揉拨推拿手法是高扬教授以祖国医学整体结合局部的思想和辨证论治理念为指导所创立的特色手法，该手法根据经络"经脉所过，主治所及"理论，利用经络和穴位对机体的调节作用，对病症相关经络、穴位及经络循行部位进行手法疏导，起到调整阴阳、疏通气血的作用。并结合现代医学解剖学，重点对病变部位及周围相关肌肉、肌群的痉挛、纤维化、钙化结节（即阿是穴、痛点）进行揉拨，松解局部的纤维粘连，改善局部循环，促进无菌性炎症的消散吸收，减轻这些病理组织对周围小血管和神经的影响。经过临床研究与实践证明，本手法治疗脊柱源性疾病有很高的有效率与显效率。

2. 以"补肾养精必先通络"的观点指导治疗骨质疏松

骨质疏松症的诊疗，根据"肾者，主骨也，肾气虚，则腰脊不举，骨枯而髓减，发为骨痿"的观点，认为此症主要病位在肾。《灵枢·本脏》中："是故血和则经脉流行，营复阴阳，筋骨劲强，关节清利矣。"《素问·调经论》中："血气不和，百病乃变化而生。"认为气血与骨痿关系密切，气血充盛，筋骨润泽，则筋强骨健，如气血运行输布受阻，则必然影响骨的营养及骨代谢的进行。因此，高扬教授提出骨痿的主要病机为肾气不足、经络不畅、筋骨失养。推拿治疗骨痿应遵循"补肾养精必先通络，经络通达、气血畅通则精足髓充"的学术观点。推拿方法可以疏通经络，调理气血，结合中药补肝益肾，可充分发挥中医药优势，加强疗效。同时高扬教授积极探索骨质疏松症的发病机制，研究其与中医理论及技术的相关性，将现代分子生物学与中医理论相结合，古今贯通，中西结合，以最高效、全面的措施寻求疗效的最大化。

（四）学术思想

1. 推拿治病应注重"经穴疏导"

高扬教授以中医理论中"整体观念"及"辨证论治"两个重要思想为指导，注重"内属腑脏、外络肢节"的经穴－内脏理论，通过对人体体表与经脉之间、经络穴位与内脏之间、内脏与经络气血之间关系的研究，认识到推拿治疗疾病一定要重视经穴"平阴阳""调虚实""和五脏"之效应。由此提出采用推拿手法对病症相关经络进行整体疏导并对辨证选穴进行刺激的推拿学术思想。

2. 推拿按摩功法精髓在于"气"

高扬教授提出推拿按摩功法之精髓在于"气"。"气"是物质世界万物的本源，是构成生命的基本物质。以意导气，以气运身，气随手出，形巧力柔，方能渗透于脏腑经络。治疾不外以气导穴而调气血津液、以气通经而畅脏腑经络。以手揣摩，用心体会，心手合一，手明心会，通过以气运力的推拿功法不仅效果显著，而且能激发体内潜能，让病人在身心皆舒的状态下解除病痛。

3."手通经筋、药行经络"

高扬教授认为关节病变的关键原因在于关节周围的内源性稳定与外源性稳定失衡、关节周围筋骨肌肉协调不利。因此，要恢复关节功能的正常运作，首先就要关注关节周围分布与结聚的经络与经筋——尤其经筋是维持外源性稳定的关键，"宗筋主束骨而利机关"。高扬教授提出骨关节类疾病的治疗手法应以"疏通经络、通利经筋"为原则，其次辅以经验效方复方麝香按摩凝胶外敷以"散风祛湿、通络祛瘀止痛"，筋属肝、肾主骨，肝肾亏虚则筋骨失养，口服"补益肝肾、强筋壮骨"中药以对症治疗，三法合奏，内外兼施，达到"手通经筋、药行经络"之效。

七、方晓明

（一）个人简介

方晓明从事中医推拿临床诊疗工作 40 余年。从业期间获"湖北省中青年知名中医""黄石市十大名医""黄石市有突出贡献的专家""黄石市中医院院级名医"等荣誉称号。

（二）学术思想

以中医的整体观为出发点，结合解剖学、生理学、生物力学、放射诊断、骨科学，在传统手法体系进行反复系统研究的基础上，从提高手法安全性和精确性的角度出发，充分吸收国外按脊疗法与矫形内科的手法精髓。重视调整人体脊柱的力线，旨在以最轻的力度、最小的脊柱被动运动幅度及关节操作取得最佳的临床治疗效果，既能使作用力渗透到软组织的深部，又能避免暴力带来的组织损伤，通过运动节段空间序列的调整，为神经、血管创造一个较为宽松的内环境，从而阻断疾病的病理循环链。

经手法调整后，结合现代功能康复理念，注重导引、功法等康复训练，针对不同病人设计训练动作，增强薄弱肌群，预防肌肉萎缩和挛缩，加强关节的稳定性以及肢体的运动能力，维持良好的心肺功能，改善组织的代谢与营养，加速损伤的愈合，促进功能、形态和结构的统一。

（三）特色手法

（1）倒悬推拿：利用特殊的设备，将倒悬牵引与推拿手法结合。倒悬改变了正常人体体位，在这种被动的逆向体位中，人体腰部的肌肉、骨关节的松弛度较其他体位更好，配合推拿手法疗效更佳。

（2）脊柱推拿疗法：主要包含颈椎定点伸引手法、腰椎旋转复位法、腰椎牵压手法、腰椎牵扳手法，适用于慢性颈椎病、慢性腰椎病、椎间盘突出症、急性腰扭伤等。

（3）脊柱微调手法：脊柱微调手法直接施力于病变节段，通常以组成该节段上下两椎的棘突或横突为骨杠杆，直接在病变节段的棘突、横突或关节突上发力，调整相邻脊柱解剖位置异常，进而解除脊柱周围软组织压迫、应力失衡、失稳。以"调整"理论代替"整复"理论，即以最小的节段被动运动幅度达到为神经、血管组织提供一个较为宽松的内环境作为手法实施的出发点和归宿。

八、王俊华

（一）个人简介

王俊华，十堰市十大名中医，"五一劳动奖章"获得者，十堰市首届百名优秀医师，湖北中医药大学硕士生导师，湖北医药学院硕士生导师。十堰市太和医院东院区（康复院区）执行院长，湖北医药学院康复医学系主任。中国康复医学会中西医结合委员会常委，中国颈椎病专业委员会委员，中国康复治疗专业委员会委员，中国康复医学会康复教育专业委员会委员，湖北省康复治疗专业委员会副主委，湖北省推拿专业委员会副主委，十堰市康复医学会会长。长期从事颈肩腰腿痛、运动医学和神经系统疾病的康复研究与防治，积累了丰富的临床经验，对颈腰椎病、偏瘫、截瘫和神经炎、神经损伤、风湿类疾病、骨质疏松症、骨关节病以及小儿先天性斜颈、脊柱侧弯、关节畸形的中西医康复有独到的研究和深厚的诊治经验。

（二）学术思想

1. 针灸推拿，康复互补

王俊华作为太和医院康复中心的学术带头人，1994年从事针灸推拿专业。"康复科成立之初，很多人对康复医学存在误区，认为康复治疗就是简单的按摩、烤电，对于病情恢复并不大。"康复治疗的形式多样，有物理因子治疗、运动治疗、作业治疗、言语治疗、心理治疗、康复工程及传统康复疗法等技术，病人的康复治疗可以充分利用现代康复和传统康复疗法的优势。

2. 发展专科，做大做强

虽然当时太和医院康复科只涉及骨科康复一个专业，远远没有达到现在康复专科医院的程度。其后，一个让市民惊叹的病例，让市民对康复医学有了更加深入的了解。1996年，一位因脑出血术后导致肢体完全瘫痪的50余岁的男性病人，抱着试试的心态来到太和医院康复科就诊。经过王俊华的精准康复评估，采取以运动治疗和作业治疗为主的现代康复技术对病人进行治疗，3个月后病人重返工作岗位。

九、刘肖瑜

（一）个人简介

刘肖瑜，襄阳市中医医院筋伤推拿科主任，湖北中医药大学兼职教授，中华中医药学会整脊分会常务委员，中华中医药学会外治、推拿分会委员，湖北省中医药学会推拿康复专业委员会副主任委员，襄阳市推拿针灸专业委员会主任委员。

（二）学术思想

刘肖瑜师从"何氏正骨"流派传人汪必武副主任医师，继承并发扬"何氏正骨"流派正骨理筋手法的精髓，擅长运用"筋骨并重"的思想治疗筋伤疾患。重视"摸"法在筋伤疾病诊疗中的作用，讲究"手摸心会"。手法力求"轻而不浮，重而不滞，劲力必较"，力有形，劲无形，劲力结合，讲究各种力的相互作用，使身体内的力量聚集，力散劲聚，施术时做到重心沉稳，顺势而为，巧力寸劲，力浮而劲沉。治疗施术遵循"轻－重－轻"的原则，松解类手法的"柔筋"结合整复手法的"正骨"，使得手法变换自然连续，行云流水，一气呵成，沉疴得起。

（三）特色手法

"骨膜压揉法""定点旋颈法"治疗颈椎病，"理筋、点穴、松节"治疗肩袖损伤，"上驷院绰班处"正骨手法治疗陈旧性踝扭伤，倒悬牵引结合手法治疗腰椎间盘突出症，"三小"手法治疗脊柱相关疾病，"何氏正骨"手法治疗脊柱及四肢关节相关疾病等。

第十一章 荆楚导引按摩推拿医案

第一节 袁正道医案

一、《海上医牓记》医效录（摘自《按导学总论》）

1. 赠证道居士序记载医案（程霖生）

袁正道为本人按导，手之所到骨节间若有甚熟之气，蠕蠕然，随之而行，初甚微，俄顷及全体汗出如潘，而余神清气宁，体平复如昔矣，会余。

【医案】

程霖生夫人感寒邪，初则手足冷慄，臂作痛，心不宁，而烦乱欲呕，逾时势益猛，即延居士诊察，断为重伤寒，且曰积热伏于内，以气滞寒袭不能达，当以清实按导，先疏其气，以祛寒，而热必透发，腰腿亦必剧作酸痛，治不移时体热骤增，测以表，果升至一百零七度又五，腰腿亦酸痛甚厉，居士又曰：寒散热强，久恐伤元，更当于十小时内施勤按导，使热度降退后，复常已，而果然三日之间，而所患若失也。

2. 弟子记载证道居士医案

【医案一】

万琪病吐血，西医治之曰肺疾也，施以针液不属止血或以补肺积之，两月偶减，旋作，而血未已，一日疾大创，血如涌泉，呼吸迫促，状至危殆，始得居士诊之。居士曰：此湿气结于经络，热邪壅于上焦，结者疏之，壅者降之，先除瘀血，则气畅而血自止，然病根积伏，非久医无间不能悉以除也，今果血止疾舒，饮食健进精神日旺，而一一如居士所言矣。

证道居士：按导之为道，所以顺天候而正人之变也，往哲之论病治有以气攻气，为医之上乘者良，以药石之为用属于性，以化气而已病，按导则直截适当，纯乎气治无汤液，迂回回幽宫之繁也。吾高阳安师昔之所传示于证道者，则本乎阴阳五行，相反相成之道，合乎今泰西所盛传生理学之部，要兴灵力之传道性（即科学上之人身电力），而以身坐道所得之悟功，为心臂使指以为主宰，更以灵力通导穴道，气以攻气使血液原始运行，极于五行之妙用，殆亦上契于古者俞跗治病，史公所称为抉脉结筋案，杭爪幕练精气、搦髓脑诸秘要之旨受也，与余昔在北京为人治病，所试辄验，如庄君景珂之妻，病伤寒脉盛，发热，食不纳而难卧，呕水，色黄，热以表验高及百零六度，众医相视愕然，余即穴施平按导，热

409

减而胃逆止，不七日病已。

【医案二】

姚君国桢之母年八旬余，病伤寒，不眠，不纳食，难于前后溲，腹痛如割，众医皆以为夹食伤寒，投药石无验，余诊察，则断为怒，重损气而后滞食。姚国桢曰：然，余母以仆干盛怒未已，旋进食粤糯糕出门，为风邪所乘，遂病。余曰，此病之主于肝也，平其郁则三焦畅而前后溲复常，不三日，病必已，已而果愈。

【医案三】

沈君祺有吐血宿疾，岁必应春秋之节而作，历二十年，皆以北京有闻于时之萧医龙友治愈，顾病根未能去也，某岁冬猝发，萧仍昔饮以方药无应。余诊之断为寒湿窒于经络，经络阻则血失归宿而妄溢故，血疾作甫一诊而血止，更谓沈曰：君血止后，腰臂必剧痛，经七日而淤血必降于粪道，且下粪色黑而胶结，或如灶底灰者。及期则余言皆验，绩与治而疾，以瘳萧医龙友惊为玄异，而与余订交，此都人士之所盛称者。

【医案四】

周君子宜之，从子于结缡甫，始病周身乍发热，表验高百有五度，众医咸束手无计，余诊之断为阴伤寒状候，施勤按导，历六日愈。

【医案五】

王君吴珊之女，病中风七载，足冷而木然，不能拳曲，诊七日，回热，更一月而步履复常。如莊君蕴宽之中风，齐君耀珊之病手足麻木，鲍君贵卿之病胃，罗君开榜之病半身不遂，杨君一如之妻之病血崩，所治已病众多，不能尽记。要之不外握阴阳虚实之开阖，上下顺逆之气，以合天地自然长养之道而已。（戊辰初夏江夏陈宝书述于海上观自在厂）

【医案六】

陈君，散原（按：陈三立）江西人，年七十余，病小便秘塞，经西医久治不愈，每于便秘积久时，则以铜管导尺余泄少许，色昏浊而含细白粉皮，后溲亦随尿黄水，神气弱损，憧憧不宁，经吾师诊察，断为病主在肾而邪气客于膀胱，湿热阻结致大肠之气不化，而清浊之司失权，故小便秘塞，余先治肾，以宣膀胱之气，徐徐导其大肠，以祛壅湿，而复清浊升降之权，治七日，小便复常，色清而尿畅。陈君笑相语曰，此数年之所无也。师言曰，君高年蓄疾，平生就著述耗心血，心与肾相表里，必灭想静居，使客气无所倚伏，而心肾门户乃固，疾谓之愈，治三月，诸病咸已。沪报数纪其异，海内病家，走函相询者，无不惊为神玄，故陈君赠吾师联有活"以元气操掌握，古有大侠同心"传之句。

【医案七】

聂君，云台（按：聂其杰）湖南人，病肝气乘胃，体渐羸弱，西医以病宅于肺治失效，经吾师按导一次即安眠神王，绩治七日，肠舒肝平，饮食渐进。师言曰：聂君富于道德心，于近世社会风俗，多所刺激，病得之隐郁，余疏其肝故愈之速也。

【医案八】

岑君，春煊（按：岑春煊）广西人，病失眠，手足颤动不止，类中风，众医治无效，舒湜生介绍吾师往诊。师言曰，此血不营肝，风湿串筋之所致也，余施平按导术（医法之一种）其疾必已，不旬日果愈。

【医案九】

李君，渭渔之夫人，上年病，怔忡，胃不纳，而失眠者，积时一载，渭渔为合肥文忠之孙，旧系世族。本重视医术，于其夫人百计，治疗皆无效。今春初，且更病，伤寒历十余日，每于午后二时手寒足冷，目光起棱角，而鼻息窒塞，诸窍皆失，呼吸弱微状，类气厥，约历五六小时始苏觉，如是痛苦者，几一月象候危殆，肇医束手，因邢君伯韬，陈君巨来（按：陈巨来）之介绍，乃得吾师以按导古医术施以治疗，断为肝强制胃，肠热害肺，筋络阻结，阴阳失序。以故足冷手寒，视线生棱，诸窍翕闭，驯至气厥证之。华佗虚实论亦曰，肠鸣气走，足冷手寒。又脏腑论有曰，病在肝者而视参差，亦与病者证候相合，是宜先解其肠热，徐抑其肝强，肠热解则肺部舒，肝强抑，则胃不为制。经云肺气通于鼻，肺气舒，则呼吸复常，诸窍悉辟，浊阴既降，则清阳自升，所谓肺与大肠相为表里者也。胃不为制，则纳食以和胆，胆者中正之腑也，中正腑之既得所司，而阴阳乃无否格相胜之害，所谓肝与胆相为表里者也，脏腑五行既已相养，尚何气厥之可虑乎。吾师于其初次诊治，即施以辟命按导，复以右掌置病腹际，隔衣运气约半小时。病者顷刻即觉异常豁爽，而手足亦渐渐由冷转热，不唯气厥之疾自此而愈，更治数日，大便畅解粪色黑硬，神恬眠久，精神日旺，即前患怔忡，不纳食之宿疾亦除。

【医案十】

丁君辅之（按：丁仁友，丁仁）浙江人。患中风，手足僵直，不能拳曲，复续续作痛，心烦乱，目赤汗不已，证候甚危，众医治之罔效。经吾师诊察，断为筋络滞寒。为阴乘之脉，阴气入，张则阳气上而阴气下，故胸满汗甚。宜从手足倡导其积寒，必筋络通畅，阴阳气调，诸病自已。治不二日，即有冷风徐徐由手足指端外出，病者自觉之。呼侍者以手心承病者手足指端，亦讶为异冷刺掌，自是左右手渐能伸屈，治十余日。所患皆愈，起坐复常。丁君书梅幅赠吾师题句云，"输君着手便成春，诚以喻感仰之深"。

【医案十一】

姚君，虞琴（按：姚瀛）浙江人。病痢泻甚，经吾师一次治愈，姚君夫人体素虚弱，今春自沪回杭乡居未久，即患腰臂四肢酸痛之症，示腹际突剧痛，气喘急不能止，不眠不食，积余日危甚，延杭医治无效。姚的朋友高野侯（按：高时显）亦知医谓药力不如按导之能奏效，遂专书驰沪请吾师往诊，吾师断之曰：病者真元亏损过甚，病在脏虚，阴阳失调，三焦之气不能运行，经络滞，湿阻而不化，故肢节疼痛，腹部虚满，食不入胃，精神不收，肠气过急，上激于肺，肝木乘之，遂暴生喘促，宜以平搏按导法，顺其阴阳，通其否格，阳得水则不燔，阴得火则不厥，阴阳相济，而喘自平，痛必立止。经吾师施术约半小时，即恬然安眠，吾师复讲于姚君曰，病者入夜，亥子之交，必复作痛，此系阴阳消长递嬗之时，病者虽经按治，而阴亏过甚，正气不足以抵御患气，故痛已而不已，然不足为害。及时果然继经吾师连续按导而病以除，姚君且登沪报感谢吾师，其辞曰：当内子病笃之时，自恐沉疴难起，已谆谆嘱备身后之事，举家忧泣惶骇失措，幸居士以玄妙神术拯于垂绝，又洞知病症所言悉验，诚非有真实学术者，不能如此。姚君戚族咸以姚夫人得再生之庆，遂传为一时异数云。

【医案十二】

冯君，国勋之女，为泗水杨君璞山之家妇，产后初病，血虚继忽患中风症，左手足不能举动，痛不能支，延吾师诊视。师曰：病者体气甚弱，平时血液不充，经络滞湿，此次所患风症则病主于肝系，受血虚影响，以伏湿故作痛，幸病者肝部素无伏郁，尚易设法治愈，惟经余治后四日，手足作痛必更剧，此系舒气行血，疏风外散。施诊后之效果，两星期后必能行动，后果应验，一如吾师之所言。最异者，病者左目失明年余，历医无效，此次吾师与治风疾而目疾因之亦瘳。

【医案十三】

朱君，古微（按：朱孝臧）浙江人，有湿痰宿疾，及夏而作。震吾师名，叩门，访诊吾师一治，嗽平，不旬日病已。

【医案十四】

王君，雪澄（按：王秉恩）四川人，年八十余。患痢泻，甚笃。为吾师一次治愈。王君右臂酸痛三十年，老而敏学，日亲校雠以为苦，此次以治泻病而臂痛宿疾亦解。师言曰：凡人手足有宿疾，皆可于患泻时连属治已。

【医案十五】

殷君，子白，素有于声盐业界中，其夫人经期逾五十余日，不至经。吾师按导后，下黑血块甚多，经水复来且畅，又夫人病胃气痛，已历六年之久，逢天气寒热过度，或因事操劳，胸襟不舒畅时，疾必发，发则胃剧痛，痛澈于少腹，饮食不能入咽，勉强进食亦必呕吐，近病作状候尤烈。吾师医治一次，痛即已，再治则食物能纳而不呕。吾师断之曰，此症系筋络积湿，白带滞气，欲胃病，不发，须先清除白带，使阴阳调和，清浊之气升降，复权，庶各脏血液乃得循序进行，气机畅而不滞，而诸病自愈，余治后，数日带下必愈，多浊气下降。然后由多渐少，由少渐尽，故带下愈多，病痊愈速。殷君与师商为医治一月之约，乃甫及一周，所苦各疾均果，如其言以验，数年沉疴，一旦祛除。近则饮食健进，精神爽适，带疾亦全瘳。殷君夫人谓吾师曰：余罹病数载，痛苦异常，历于苏沪杭间觅医，几八十余人，针药所费亦数千元，余之精神从未有如最近之愉快者。一日，殷君偶感伤寒，周身酸痛，面热喉干，势极猛烈，为时疫传染之象，延吾师诊治师曰，此不足虑，按导一次所苦即爽然失矣，殷君以此愈神其术云。

【医案十六】

程君，十发（程十发），湖南人。因撰述文字劳甚，致疾郁满，作咳而不纳食。经吾师一治而愈。其姬人，病肝胃气痛与月经刺痛，皆积年宿疴，亦经吾师治愈。

【医案十七】

冯君，福仁，江苏人。突病腹痛如割，大吐泻，四肢厥冷，汗如雨下不止，群医环治几不起。经吾师施以猛急按导法，诸病立已。

【医案十八】

孙君，弥卿（按：孙尔性），浙江人。病肝胃气痛，胸部胀满，噎膈不纳食，积十月，经中西医治无效。吾师治之则断，为中宫气不和作痛，而伏患于胃，宜用釜底抽薪法导之，使下戾气去中宫自宁，不数日，果应吾师之言而愈。

【医案十九】

王君，绥珊（按：王体仁），浙江人。其夫人病，周身酸痛，两臂尤甚，积时既久，病作时如绳索束缚，呻吟痛苦转侧不安。经姚君虞琴介绍，吾师往诊，治三日，痼疾若失亦不复发。今已年余矣，王君于其乡人盛称之。

【医案二十】

余君，庭伯，江西人，为湘汉间巨商，昆季二人皆事母至孝，前年奉其母避地居沪上，母逾七十，有痰喘宿疾，上年冬疾剧作息促而气急，寒热交乘，厥状甚危。延吾师诊视师曰：病者年高气弱，此次为外感寒邪，触发病始生于肺，肺喘既久，而升降不调，则延及于肾，肺主出气，肾主纳气，出纳失序，故呈危象，余以司命按导治其肾，先封蛰其根本，使不轻动，更以平陂按导疏其肺之壅塞者，而诸病自已，治三日，疾果愈。自是余母极信仰吾师，每于起居饮食偶感不适时，即延吾师往治，今积岁余而喘疾不发。先是余母有女瘟病吐血极危，为吾师一治而愈，余母已神吾师之术，今余母复躬承其效益于吾师感颂不置，余母近已移居汉口，昨犹命其子庭伯，绣制堂额以"着手成春"四字自汉寄赠，可谓积感不忘矣。

【医案二十一】

蒋君，苏厂（按：蒋国榜），江苏人。事母至孝，母有咳喘宿疾，积数十年，当秋而作，蒋君几泣祷，觅医无补于病，此语吾师闻之，蒋君霭青而阴敬之，时则蒋君手足重疾，甫为吾师医愈，方届秋令，门之乞诊者踵，按蒋君以蒋母疾况，商乞吾师往诊，吾师拨众立往至，则蒋母宿患将作吾师以复本按导法立止之疾以此愈。蒋君甚感吾师，并集宋人句为联投赠曰：怀抱利器适兹土，吾闻光黄多异人。

【医案二十二】

叶君，开鑫（按：叶开鑫），湖南人。病肝胃气滞，不纳食，便秘久已，数易中西医诊治，无功。后经吾师按导，历三次而所患皆愈，并治愈叶君眷属之有气疾腹痛者多人，叶君于沪报曾具谢启称为"医药不施可谓神术，举家钦感者也"。

【医案二十三】

郭君，松年（按：又名郭椿森），广西人，病痢泄积两日夕，数投药液不能止。经吾师一治其疾若失。郭君数数介绍其乡人来诊无不愈，郭君称居士为地上神仙信矣。

【医案二十四】

刘君，未林（按：刘凤起），江西人。病臂痛有年，经吾师治愈。赠吾师联曰："仿佛东坡真一诀，已入维摩不二门。"

【医案二十五】

范君，叔寒（按：范其浚）之妻。病肝胃气痛，四肢麻木，不能纳食，不能眠，稍进食则剧痛，杂以呕吐，便秘，溲赤，症候至危。经吾师一治病减，再治痛止，续治七日，而诸病皆已。师示于弟子曰：病者患在胃，因大肠气窒，上承肺，肺为气海，浊不能降，清气遂不能升，故诸病丛集于胃，余以法先疏其肠部，使浊气低降以论清气，肺舒则胃平，诸病痊愈。

【医案二十六】

王君，慕桓（按：此为左联王慕桓），安徽人，其夫人患子宫病，久不举子，或诊断谓子宫敧斜，或谓子宫炎，历治不愈。经吾师诊治，断为经络滞湿，积久益甚，气阻血弱，天癸不应，病不主于子宫也，宜施以来复本按导术，阅二十八日，其效自着后，果如吾师之言而验。

【医案二十七】

张君，子聪，广东人。现在太古武昌轮中职领江，病痔漏积年久血涌下，众医治之不止，经吾师按导数次，下黑血块甚多，痔疮亦渐内缩。师言病根已除，但静居二旬即不复发。

【医案二十八】

王君，竹林，浙江人，年七十余，与合肥周君馥成甫自天津来，即病痢泄，自夜分讫，翌午不止，惫不支状几殆。经吾师一治而愈，周君左右病者之侧视之悚然，赞叹讶为神人。周君文瑞病便血久而益剧，吾师一治血止再治病除。

【医案二十九】

徐君，冠南（按：乌镇籍徐冠南）之夫人，年六十七岁，夙苦胃疾，近则积久不愈，前晨胸部忽刺痛甚剧，气促喘急汤药烟菸之属，皆入口而不能下咽，此则属于药液不能救治之绝症。经海上名医丁君仲英介绍吾师诊治，乃断为心气妨胃之症，施诊术约二十分钟，即觉胸部气息平缓，朦胧入睡，更于睡中，用守诊治法继续施治，病者睡更酣，吾师曰：此象甚佳，醒后可吸烟，可进粥矣，其言旋验。

【医案三十】

陆君，凤竹之太夫人，六十余岁，前患心胃气痛症，呕不纳食，医药无效。经其亲戚沈企予介绍吾师诊治，断为过服热药烁伤胃液，运气按导一次即减轻，能安眠纳粥。陆君之夫人亦有胃疾，经吾师诊察，断系二十年前生产，未弥月时轩事郁闷所伤之根，询之闻者莫不称异，吾师诊病系切腹脉，比较手脉更精确云。

【医案三十一】

沈君，企予，任三嘉洋行华经理，其夫人，患不纳食，便秘，面黄瘦，神痿，足软，弱不能步行，势甚笃，经吾师断为肝气犯胃诊治即愈。

【医案三十二】

冯君，君木（按：冯君木），于海上，其有文名。患胃痛，痛彻于脊臂气急，身软不能纳食，其体渐萎，西医以为胃癌谓非刀割莫愈，中医以为膈食症，药液不易奏效，经程君子大介绍吾师往诊，断为因事过耗心血，未能息养所致。冯君始恍然于数月前勉应友人之约连作寿序四篇，病以加剧，施以按导立见奇功。冯君每于吾师施术之时闭目默审，尝觉吾师灵掌按处每有热气循其小腹达于足心，有非常快愉之乐感云。

【医案三十三】

陆君，伯鸿（按：陆熙顺）素有胃疾，经丁君辅之（按：丁仁友，丁仁）介绍吾师按导，每治必奏功效，陆君深信吾师之术，屡承介绍重病，凡经吾师诊治之后，莫不各有奇验云。

【医案三十四】

胡君，立夫，素患胃疾，曾延多医诊治终不能断根，经陈君豪生介绍吾师诊治，一次大瘳，胡君尝谓人曰，有病而不延证道居士医治者是无善缘也。

【医案三十五】

寄尘女，史有心气犯胃之宿疾，前发剧痛，历四昼夜不止，滴水不能下咽，汗流不已，便秘气喘，为状甚殆，经友人介绍吾师按导一次减轻三次即愈。

二、袁正道《中国按摩讲话》特殊疾病特殊治法医案

1. 癫狂病

患癫狂者，俗名武疯子。病至则恶人与火，闻木声则惕然而惊，心欲动，独闭户塞牖而处，甚则欲登高而歌，弃衣而走。打人、骂人、毁物。针药不能约束之。为癫狂病人按摩，先要令人缚病人手足四肢于床柱之上，病人仰卧，穴取巨阙心募，降心包络之热下行，兼取太乙、太仓两穴，宣通胃中积痰，俄顷病人形若已有所知者。参以期门肝募，章门脾募，日月胆募，常为按摩一次，病人清醒。为其家人述按摩时之感觉。固不必"常与之居也"，视其病之所当取之处也。

2. 鬼祟病

鬼祟是民间迷信之说。然民间之患鬼祟病者，总像真有鬼为人祟，所以迷信越深，而针灸汤液之医却无法以解之。只有有形按摩医疗法触指病人苏醒。姑举两个病例说明：40年前，医者在旧北京市设诊，为常州人庄思缄治半身不遂病。庄有车夫某，前妻死，娶后妻，两妻素不相识，亦素不相知。忽传后妻为前妻所祟，后妻病发时所说的话，都是前妻生前的事。总要焚烧钞纸一块，祟始得解。仿佛是活龙活现有鬼作祟。庄问：若真有鬼祟，能否按摩？时我已学过鬼病，唯尚未治过鬼病，姑允为一试。

病人住在一间黑暗偏厦里，医者伸手将为病人按摩，讵病人已先为伸手于医者的袖内，摸医者腋下痴笑。医者勉强抚手于病人胸腹之间，证见恰是《按摩经》说："阴阳二气不和，经络成板。"遂为化分阴阳。穴取天枢心募，《黄帝内经》云："天枢以上为天。"为阳。"天枢以下为地。"为阴。阴阳二气化分，病人顿为清醒。从此再无鬼为祟了，仅仅按摩一次病愈。迨后医者移住上海，在旧同孚路大中里设诊，有同路三瑞里号一老年女性病人，传亦患鬼祟病。延医者援诊。医者至适有一术士在客堂摆香案驱鬼，病人坐在香案旁，与术士对吵对骂。扶病人入内室，病人口中犹喃喃自语。但不拒绝按摩治疗。亦系仅按摩一次，祟解。然则鬼为什么不怕术士怕按摩呢？这就是说："人若脏腑调和，血气实，阴阳二气不相并，就不会有什么风邪鬼魅乘人脏腑之虚以干之也。"

3. 釜底抽薪按摩法

此为从下以治上的按摩方法。类如清洁胃肠中的宿垢，宣通血脉中的淤积，此所谓："渣滓去尽，炉火纯青。"

凡病人之右胁下胀满疼痛，投以针药不能止者，改为釜底抽薪按摩法止之。在第三天夜或第四天，大便不止一次解出黑屎或青色的宿屎甚多，解完痛愈，病例皆然。在釜底抽薪按摩者的指下所见怪病奇效之病例很多。证见常有令人不可思议者。例如汉口旧万国医院曾有一妇人产后病发热八十余日，热不得退。外医断定百分之九十五不治，五日内必死。适从长沙出诊回沪，路过汉口，经友人介绍按摩，投以釜底抽薪按摩法抢救，按摩一次，腹痛即减轻，渐能入睡，食思，食得下，能解出小便。按摩至第四天，大便畅下黑屎如羊粪者累累，粪中夹有完整不变形色的西药二十余粒，小便亦随尿出灰色粉末，间有如石子之坚硬者。外医用擂碗擂不碎，惊叹不知是如何能解出来的。热度退净，回家续为调理一个月，又曾生育两男。

4. 守诊按摩法

这也是一种临床抢救急病的按摩医疗方法。由按摩者守在病人的身边，每隔一小时按摩一次，直至病已。例如有一中年男子患霍乱险候，在半天当中吐泻数十次之多，四肢厥冷，汗如雨下，针药不能止。急为投以守诊按摩，当天吐泻俱止，病已。

又如一中年妇人，子夜忽患感冒恶寒，周身如绳索捆绑难受。先为投以辟命按摩法，预告当天午后必发高热，果然及时热高表量一百零七度半。遂为改投守诊按摩法抢救，至阳明旺气已衰—午后约六时许后，热度退净，翌日不再发热。旧关节炎宿病亦愈。

在民国，常用守诊按摩法为吸鸦片烟毒者戒烟守在有烟瘾者身边，瘾欲发，急为投以按摩止之，频频饮以红糖水解毒，按摩至三天，或第四天，瘾者辄为解出黑污之薄臭者——烟屎，一天当中频频解出数十次之多，烟瘾即断。令注意营养食物补虚。一个月后，体重辄增加 5～10 千克。治例皆然。

5. 夜诊按摩法

病人久病高烧，医为投以针药发汗，汗出热退，汗止往往热又复发。为防大汗亡阳，爱为创造夜诊按摩法为病人止汗。从子夜十一时起至翌晨五时止，按摩者坐在病人之身旁，用左手掌在病人少腹之中极膀胱募，令皮肤组织不感受夜间之寒气。用右手掌按于病人之脊背第三脊椎肺俞穴，令肺俞不感受夜间之寒气。医者掌握肺呼吸和皮肤组织呼吸之门，继续不止按摩手太阴肺气当令之时候——寅时（翌晨3—5点），热退不再发热。经验证明，只要病人之肺部照验没有窟窿的，夜诊无不效应。

6. 偷诊按摩法

乘病人熟睡之时，轻轻地按摩，令病人在不知不觉之间受诊，为偷诊按摩法。偷诊按摩法是适应一指轻按法为老年病人或体力虚弱的病人，或小儿有病之拒按者，按摩即哭，哭时腹胀大气满，按摩不相宜，所以要在熟睡时偷诊。穴取巨阙心募为主。法为病人宁定心气，越按越熟睡不醒。小儿有病，往往偷诊一次病愈。

第二节　袁正伦医案

【医案一】

毕君，馨齐，烟台人。天津安利洋行买办也。民国十五年冬天，急于某日下午十二时许，电达平寓，请速至津。次辰前往，握晤之后，细询何病，毕君答曰：吐血失眠，天津地方，中西名医不少殆已延遍因久闻大名，故以急症半夜电话速请君驾，但医以活人为宗旨，愿君有以起我沉疴也。经予按导后，查系木郁太甚，断定三年之前必有重大刺激，因此即有吐血失眠之症，时两妾在旁鼓掌称是。按导月余病体霍然，日久交深，倾襟尔汝，据云适在三年之前，妻挟母势，妾恃娇宠几酿家庭骇变，左右两难积忧之余，吐血不止。非唯天津中西名医，无以奏效。即北平最驰名之德医狄博尔治之月余，毫无起色，只娓娓劝其西山静养耳。是年七月，始由西山转至北平。偶阅报纸见有庄思缄院长（按：1917 年任"国民政府"审计院院长）感谢治愈半身不遂揭文，且有先生在平住址电话，当时拟请先生按导，不意津函催促，是以不果，冬来病剧，于是夜半拍电，以见其急遽，今果来，而予病得以霍然，佛说有时节因缘，而八难三灾，宁能自由来去耶。

【医案二】

王君竹林历任天津商会会长，以事往沪，旋搭新铭轮回津，该轮因载军火过多，时逢张宗昌在济叛变，过青险绝，途中忧悸万分，甫抵津，又值契友出殡，急增山阳邻笛之感，于是四肢厥逆，怯寒战栗，虽临朱夏，仍亲红炉，大便闭塞不出，稍寐，即自尿无所觉。既经按导之后大便多而且臭，疑而询之曰，往在沪吐泻不止，令弟证道居士云：非止不可，一止而愈。今先生云，非泻不可，一泻而愈。两者庸不背驰耶，幸详其故。予曰：君多年不到沪，亲朋故友饮食争逐，且年老气衰岂能令其洞泻不止耶，今则木火太旺，木能刑金，金性收涩而不使泻出则滞塞不得，快利，寐则阴气用事，所以自尿无所觉通者塞之，塞者通之。一塞一通判若天润，讵能拘泥不变耶。

【医案三】

北平崇文门，税关职员某，顿食馒首三枚，每食必坐暗室，案置馒首擘而食之，旁有清茶一壶，咽少许，饮茶一口，若将咽之际，人误敲其门，即不能食，必待下顿，如此者数年。经按导之抱母同寝，长夜不热。按导之后，阅三月即蹒跚如婴孩学步，扶掖而行之，逾五月即步履如常人矣。

【医案四】

湖北武昌文昌门内，臬水巷二号，有喻旅长者，偶忘其名字，首义有功，解职后在粤汉路月支四十元，家事亦不适意。时恒忧郁，遂与二三知好，为遣兴之游。民国十八年冬，在汉口足战一夜。次夜观戏后，呼渡回寓，将就枕，又食油炒饭两大碗，正所谓穷中作乐。不料夜漏子鸣，忽然寒热交作，几不自支。急延医来诊，计有三人。首来者例开单方分两减薄，初不必拘其效否，连服两剂，病重药轻，固无大变化。继来者，用附子细辛之类，病势顿加。最后来者，因前药太热，遂转用生地石斛之类，自命为得手。君服后，乃哕呃不止，七日七夜。饮水吐水，饮药吐药。第六日夜，濒死者数次，全家彷徨无术，只有备后事而已。第七日晨，其子走黄鹤楼求占一课，卜者断云，本日某刻，东南方当来一救星，无死兆。适有至戚高君汉升，素与喻善，汉升工灵子术，信步闲游，至喻宅，满意挈喻续旧迟，突见家人抢乱啼哭，直求汉升施治。时予曰沪至汉，与日清公司买办朱子芳先生治病，寓汉升宅，汉升入室摹帷，见病者状，摇手曰：此病我不能治，我家有戚袁某，延之来一试可乎，退而急函招予往。按导之后，问欲尿乎，喻低声曰，不尿已三日矣，微觉欲溲，乃劝其强起小便，仅满一茶盅，色红如血，继而酣睡约三小时之久，哕呃即微，四次后而愈。汉升即询予曰：止哕呃亦有术乎，予曰医者意也，以意度之而已，如喻君之病，风寒束于外，饮食塞于内，二阴不通，仅口窍可以出入。经云，先开一面之门。又云，膀胱者，州都之官，津液藏焉，气化则能出焉。今则尿窍一开，气化知所从出，逆气即不上行，呃哕所以止矣。故仲景有云，知犯何逆从何逆救治之，此拘泥古方者所以多误也。汉升曰：善后在汉唔喻，尚呼予为救命恩人不置。

【医案五】

陈君，静齐，在汉介一幼童，年将十岁，腹胀如瓜，每顿食饭一口，必面仰移时，势苦不能下咽者，面黄肌瘦。求予按导，侦察之后，觉全腹胀满，知系饮食积滞不化。次日其母云，昨日归后此儿暴下大便，约半痰盂之多，内有生饭与大胡椒，盖此儿自七月病后，即禁食大椒，今已届十一月，不知大椒从何而来，殊令人莫解。予询云时与此儿零钱否，其母云，每上学时，与零用若干，以示鼓励。予曰，必买冰水食之无疑，试将蒸熟之饭用水淋之，饭即反生，今所下生饭与大胡椒尚属七月以前之物，至今未化也。

【医案六】

浙江钟郁云女，公子高君欣木（按：应为高兴木）之甥也。时予为高大人治疾，欣木谈及此儿肝旺便闭，盍亦按导之乎。予仔细审查，即询其母曰，起病时有无寒热。其母云，由背恶寒起，经某西医针后，寒热并退。欣木在杭，有名士兼名医之称。予曰，此儿病积日久，治宜药石，君拟一方可也，次日欣木笑向予曰，此儿愈矣，掷去千金。买不得续命汤而黄帝岐伯之治，用钱不多，逐得霍然。予笑曰，昔叶天士母病白虎症，不敢用白虎汤，家人窃用之而愈。今甥女患太阳症不罢君用桂枝汤加羌活葛根一剂而愈，可谓高出古人矣。

【医案七】

浙江萧山区，安仁当铺主人陈念祖者。寒热之后，周身抽搐，举家惶惶。医多束手，老医潘某，县人所信仰者，杭州亦甚驰名。力促请予按导，病旋愈。予甫回沪，念祖因迁居西湖静养，忽顿食鳝鱼面一大碗，夹鱼二个，以致腹满气涌，约予再治。大便闭结，已六七日，汗流不止。予断定内闭外脱，辞去不治，果未几而逝。

【医案八】

空空三子大，籍湖南，为海内名宿，其如夫人洞泻三日夜。群医束手，予亦与焉，病理病原。皆是木旺克土，疏肝不愈，理脾不愈，塞肠亦不愈，心甚焦灼，后思内经有脏病治腑一语，何不腑病治脏，果然应手，始知木能刑金加生，堪称扬之。

【医案九】

江西某妇，经涌如泉，奄然一息。时予为黄支植夫人治疾，介绍前往，轻按即止。黄君曰：妇女带下，医者骇然，治胡速也。予云此必大怒伤肝，震动冲任，使气血一和，所以平复如初，有如大雨滂沱，来疾去速，若绵绵不断，即费周折。黄君曰：神乎技矣。此妇怙恃俱失字。某纸烟经理其叔得财不赀，后时有须索，此次又出言不逊，时此妇月事来潮遂如排山倒海而下不止矣。

【医案十】

李君守中，津浦路局材料科科员也。其夫人于未婚时，误食冰瓜，每入月，腹痛甚剧，十余年来，百病业集。时予来京，参拜惠明法师。时李夫人经来十余日，淋漓不止，少腹胀痛，少食难眠。某医院针治二次，迄无效准。拟往沪割治，又恐有性命之虞，夫妇固皆皈依法师者。遂问有无凶险。法师云，静修（法名）按导高明，能治夫人之疾，喜甚，急走请予。当夜出城，为之按导，一夜安眠，自次日起，腹痛一次，即下瘀一次。几日，夜下瘀约一面盆之多，长形方形如龟如蝦沾满床褥，后下两块如墨血即止矣。嗣后，每值入月，期前七日，便就按导，不过十旬之久，入月如例，百病俱无。

第三节 袁 靖 医 案

【医案一】

刘某，男，41岁。病人慢性中耳炎胆脂瘤20多年，于1960年8月6日，因淋浴引起急性发作，注射青霉素、链霉素消炎而引起眩晕，步态不稳。于1960年11月26日进行乳突根治术，术后视物不清，更加眩晕，先后请北京、上海等地有关专家、教授进行会诊、检查，诊断为两侧前庭神经功能丧失，为链霉素中毒所致。后经武汉医学院专家会诊治疗无效后，建议按摩试治。1961年3月开始治疗。

1）诊断：眩晕病。

2）辨证：肾精不足，气滞血瘀证。

3）治疗原则：固肾健脑，扶正安神，舒通经脉，益气升清。

4）治疗方法如下。

（1）取穴。

腹部：关元、神阙、巨阙、达脉、膜原、石关。

背部：肾俞、肺俞、三焦俞。

头部前侧：头维、太阳、攒竹、阳白、印堂、山根、听宫、宫墙等。

头部后侧：玉枕、哑门、风池、风府、脑户、百会等。

上肢：经渠、内关、中冲、神门等。

下肢：大钟、太冲、太溪（均取双侧）等。

（2）操作。①仰卧位：先以拇指轻轻点揉两太阳穴30转，再轻揉眼眶附近的攒竹、阳白、印堂、山根，继以拇指推法向上，向两侧各推30～50次，再以鱼际揉法在两头维穴揉30～50次。②以三指叠按法在上下腹部的穴位各适度按1～2分钟后继以波浪式匀气按导法操作2分钟左右。③俯卧位：以拇指按揉肾俞、肺俞、三焦俞各30转，继以两手掌根揉背、腰部两侧1～2分钟。④以拇指按、揉头部后侧玉枕、哑门、风池、风府、脑户各半分钟。⑤再取仰卧位，在腹部各穴重复操作共约2分钟，全掌按百会1分钟。⑥以拇指点、按下肢两大钟、太冲、太溪各片刻。⑦最后以两拇指按、揉、点、掐两手腕部经渠、内关、中冲、神门，手部穴位操作每次选用两穴，轮流运用。

注：因病情复杂，以上操作治疗在 50 分钟左右。经治疗两周后，开始获效，左耳听力有改善，眩晕感明显减轻，治疗月余，可以自行走路，不需他人搀扶，不过行走稍慢。治疗不到两个月，行走已自如，已无眩晕之症了。

【医案二】

巴某，男，56 岁，书法家。病人腰痛，喜按喜揉，酸软疼痛，腰膝无力，反复发作，少腹拘急，少气乏力，舌淡，脉沉细。

1）诊断：腰痛病。

2）辨证：肾气不足证。

3）治疗原则：益肾补气，舒筋止痛。

4）治疗方法如下。

（1）取穴：肾俞、腰俞、志室、命门、京门、大钟、关元、石门。

（2）操作：拇指揉按肾俞、腰俞、志室各 1 分钟，继以擦法操作上述穴位 2 分钟；全掌搓揉京门 1 分钟（双）；拇指先点后掌搓大钟穴（双）1～2 分钟；三指叠按关元、石门各 3～5 分钟，继以波浪式揉法适度，再按、再揉，共计操作 30 分钟左右，共治疗月余痊愈，每日或间日 1 次。

注：腰痛有各种类型。如寒湿腰痛、湿热腰痛、瘀血腰痛、肾虚腰痛，又有偏肾阳虚、偏肾阴虚之分。因此，按摩治疗腰痛必须辨证取穴、按穴以手法操作，不能千篇一律"公式化"，要体现中国按摩的特色。

【医案三】

冯某，女，20 岁，高中毕业。病人闭经已有两年多，服中药煎剂则月经来，但要服 10 剂以上，两三个月又闭经，形体瘦小，腰酸肢软，声音低下，经行时量少，色淡质稀。脉缓细数，舌质淡，苔薄白。

1）诊断：闭经。

2）辨证：气血虚弱证。

3）治疗原则：调理胞宫，祛瘀通经。

4）治疗方法如下。

（1）取穴：关元、中极、左归来、中脘、达脉、命门、大肠俞、肾俞、三阴交等。

（2）操作：先以三指叠按在腹部之穴位各按 2～3 分钟，继以揉之，然后病者俯卧，以拇指点肾俞、大肠俞、命门，双拇指揉、点三阴交半分钟，然后再取仰卧位，以掌心对准关元穴按压（不要太重）半分钟。治疗 5 次后月经来潮，一个月经周期而愈。

第四节 袁烽医案

【医案一】

王某，女，27岁。病人在怀孕5个月时，出现漏尿，2年前产一女孩后留下尿失禁，主要表现为喷嚏、咳嗽、跑步、大笑后漏尿，内裤经常是湿的。

1）诊断：产后尿失禁。

2）辨证：肾气不足证。

3）治疗原则：益气固肾，培胞制约。

4）治疗方法如下。

（1）取穴。

腹部：曲骨、中极、关元、石门、气海、阴交、水分（以上属任脉穴位）、膜原、达脉（膜原在脐下半寸、向左旁开半寸、达脉在脐上半寸向左旁开半寸、与肚脐呈三角形位，是袁氏祖传经验穴）、横骨、大赫、气穴、四满、商曲（以上五穴属冲脉，取双侧穴位）。

背侧穴位：长强、命门（属督脉）、上髎、次髎、中髎、下髎、膀胱俞、气海俞、肺俞（以上七穴属膀胱经，取双侧穴）。

两足部：大敦、水泉。

（2）操作：医者站于或坐于病人左侧，位置始终不变。①仰卧位：先以波浪式操作法在腹部操作1分钟左右，然后以三指叠按关元、中极、曲骨、石门、气海、阴交、水分、横骨、大赫、气穴、四满、商曲、膜原、达脉各30～60秒，按后继以揉之片刻（以上穴位根据病情选用，不是每次都用）。②俯卧位（医者位置不变）：医者以掌根或肘部在病人背部从上到下操作片刻，然后再揉腰、臀部1～2分钟，拇指点、按长强约20秒，肘点八髎穴（双）以胀为宜，揉半分钟。③再取仰卧位：波浪式揉小腹部2分钟左右，按压肚脐、少腹各半分钟左右，释手后病人感下肢有热流为佳。视病情以两拇指分别掐大敦或水泉片刻，以病人忍受力为准。

注：按摩治疗妇女产后尿失禁，是根据妇女的生理和解剖特点进行辨证和对症治疗。辨证是以肺、肾、膀胱三个方面，分主次选定穴位、经脉和部位进行手法操作治疗。对症方面，无论是中医、西医都认为膀胱是关键。所以，在选穴、定位、手法的操作上是关键。

按语：本病主要是调理"冲、任二脉"。《灵枢·五音五味篇》曰："冲脉、任脉皆起于胞中。""胞中"在脐下3寸，名曰"关元"，或名"大中极"。按摩治疗本病，腹脉诊断把握这个原则，主取少腹有关穴位，再根据腹脉辨证，取与冲、任相关的背侧督脉穴位和"膀胱经脉"的有关穴位，密切地进行手法操作治疗，从而达到独特的治疗效果。

【医案二】

江某，女，39岁，火车站计划员。病人胃下垂10年。病人因工作原因饮食、睡眠不规律致胃胀痛近20年，10年前确诊为胃下垂，4年前因亲人病故致症状日渐加重。刻下见形体消瘦、面色萎黄，腹痛、下腹坠胀、右胁胀痛，饮食少，经常嗳气。钡餐检查示胃小弯切迹低于髂嵴连线8厘米。经按摩治疗两个月痊愈，随访至今25年未发。

1）诊断：胃下垂。

2）辨证：气虚下陷。

3）治疗原则：益气温胃，升阳举陷。

4）治疗方法如下。

（1）取穴。

腹部：中脘、下脘、神阙、关元、天枢（双）、膜原、达脉（袁氏祖传穴位）、期门。

背部：胃俞、肾俞、脾俞、膈俞、大肠俞（以上五穴属膀胱经，取双侧穴）、灵台。

上肢：温溜（双）。

下肢：梁丘（双）。

肩胛（双）。

（2）操作：医者站于或坐于病人左侧，位置始终不变。①仰卧位：先以拇指重掐温溜、梁丘各半分钟，再以波浪式操作法在腹部操作1分钟左右，然后以三指叠按中脘、下脘、神阙、关元、天枢（双）、膜原、达脉、期门各30～60秒，按后继以揉之片刻。②俯卧位（医者位置不变）：医者以掌根或肘部在病人背部从上到下操作片刻，然后再用拇指点、按灵台约20秒，肘点胃俞、肾俞、脾俞、膈俞、大肠俞1分钟。最后㨔左右肩胛各5次。

注：㨔法，医者屈环指、小指于掌心，食指、中指弯曲如钳状相夹病人的肩胛缝里，钳紧后提起，再迅速松开，如此反复。

按语：本病病位在胃，根据总持法诊治辨脉取手阳明温溜、足阳明梁丘以配合中脘、天枢复胃脉与胃气，在其他分持法治疗结束后，经㨔肩胛缝。第一次治疗完当即复查，胃底部上升肚脐上1厘米。迭经2个月治疗而愈。

【医案三】

鲍某，女，58岁。病人头痛，伴有左耳隐隐作胀，曾在当地医院内科、神经科、五官科就诊，各项检查均正常，以止痛治疗无效，于五官科以疑似中耳炎以抗生素治疗，到检查之时输液2天，症状未缓解。当即予以按摩治疗，并嘱继续五官科就诊。病人当晚可入睡4小时。次日病人在当地医院复诊五官科，并取标本检查。经过3天治疗，病人头痛明显减轻，能入睡6小时，3天后检查结果为"带状疱疹"，经过9次治疗痊愈。

1）诊断：耳内带状疱疹（头痛）。

2）治疗原则：边摩边按、标本同治。

3）治疗方法。

（1）取穴。

头部：百会、囟会、前顶、后顶。

项部：风池（双）、风府。

面部：听会、翳风、耳门、上关。

腹部：巨阙。

（2）操作。①病人坐位：以全掌按头部四穴，逐渐用力，此法遵循"按摩勿释"之原理，按之每分钟松手1次，然后再按，直到手掌出汗时慢慢松手。然后按摩风池、风府，取边摩边按法——摩到病人颈项之上有筋脉膜张，膜张动急者，触指力于其脉，引脑血下行。面部四穴大致与风池、风府治法相同，只不过这些穴位接触面积小，根据不同部位用一指轻按法、两指并按法、边摩边按法。②病人仰卧位：以三指叠按法按摩巨阙穴，不拘时间，直至脉转平缓。头两次由于病人转换体位疼痛加剧，故没有按摩此处，从第3次开始每次治疗先按摩此处。

注：头部四穴都为督脉气所发，百会还是与足太阳之会，一掌按四穴能激发督脉之气，加上风池、风府，亦能使邪从太阳解，故此治疗者微汗是治疗取效的一个指标。面诊穴位可加速疱疹吸收。腹诊心募巨阙，使气血平复，增加气血力量，促使免疫力增强。

按语：《黄帝内经·素问·阴阳应象大论篇》，"其剽悍者，按而收之"。剽悍，即指急性疼痛一类的病症。按摩治疗以急者治其标的原则，不必拘于总持法诊治，直接以分持法的顶诊法、项诊法、面诊法、"边摩边按法"及"突击按摩法"为原则治疗。

第五节　严金林医案

【医案一】

陈某，男，32岁，家住鄂州市，病人半小时前在工地施工时从3米高的脚手架上掉落，腰腿部着地，当时疼痛剧烈不能坐起，也不能站立行走，立即抬送医院救治。

（1）检查：病人平躺在担架上，腰痛剧烈，不能翻身，胸廓对称无畸形，脊柱外观无畸形，生理弧度存在，直腿抬高试验（＋），"4"字试验（－），骨盆分离试验（－），全身无伤口，呼吸、血压、心率、体温均正常。

（2）辅助检查：X光片显示腰椎正侧位，肋骨平片均未发现异常。

（3）诊断：急性腰挫伤。

（4）辨证：气滞血瘀证。

（5）治疗原则：理筋正骨，疏通气血，滑利关节。

（6）治疗方法：①经穴按摩；②牵引摇正。

按语：病人因高处跌落致骨错缝、筋出槽，使气血受阻，采用理筋解除粘连、正骨疏通气血、滑利关节的治疗方法。这就是骨正筋柔、气血自流的道理。治疗完毕后病人自行站立行走出大门。本案例体现出推拿独特之处，临床疗效显著。

【医案二】

徐某，男，36岁，黄石海观山宾馆电工。1982年8月就诊于黄石市中医院按摩科。病人电路安装时不慎扭伤导致腰痛，即去黄石二医院就诊，经骨科住院治疗，诊断腰椎间盘突出，建议手术治疗，病人不同意手术，出院后于8月12日至黄石市中医院按摩科就诊并收入院治疗。

（1）检查：腰痛跛行，胸腰椎侧弯畸形，左下肢麻木，直腿抬高试验（+），"4"字试验（+），跟腱反射减弱，拇趾背伸力减弱，腹压试验（-），呼吸、血压、心率、体温均正常。

（2）辅助检查：腰椎正侧位X片示椎间隙变窄，考虑椎间盘突出。

（3）诊断：腰痛病。

（4）辨证：瘀血腰痛。

（5）治疗原则：牵引复位，疏通气血。

（6）治疗方法。①准备手法：病人躺在电动倒悬床上，固定好，脚朝上床倒立30°，循经点穴法、分推挤压法、点揉拨筋法。②平整手法：病人躺在电动倒悬床上，固定好，脚朝上床倒立60°，推搓平整法、揉捏顺筋法、滚揉松腰法。③治疗手法：病人躺在电动倒悬床上，固定好，脚朝上床倒立90°，前后抖动法、左右摇摆法、旋转扳腰法。

按语：倒悬疗法是人在逆向体位状态下用人体自身重量对病人脊柱进行牵引，并同时辅以脊柱左右旋转、前后弯曲达到脊柱康复的一种治疗手段，属中医正脊手法。人体在倒悬状态下使得脊柱在直立时椎间盘压迫状态得以充分放松，同时脊柱周围软组织被拉伸，改善了脊柱及周围软组织血液循环与新陈代谢，伴随一定角度摇摆、抖动和旋转手法促进脊柱复位及椎间盘还纳，协调了脏腑功能，改善压迫疼痛导致的神经痉挛状态，重新调整了人体脊柱平衡、利于促进肌体运动功能的恢复。

注：住院期间第1周疗效不显，仍然疼痛不能下床，但病人将臀部抬起靠墙，双腿向上成倒立姿势，疼痛明显减轻，后在单杆倒悬摆动腰部效果很好，于是进行了倒悬疗法的科学研究。创立倒悬疗法三步九法。经治疗，病人腰痛明显减轻，左下肢麻木疼痛症状消失，胸腰椎侧弯畸形消失，恢复活动。本案例体现出倒悬疗法的神奇疗效。随着后期电动倒悬床专利发明，倒悬疗法也在不断地完善。

第六节　刘肖瑜医案

【医案一】

王某，男，39岁。2018年7月16日初诊。

扭伤致右（R）踝肿痛1个月。1个月前打篮球时不慎扭伤致右踝肿痛，至外院检查X线提示"右踝诸骨质未见明显异常"。予以冷敷、固定、针灸、理疗等治疗后肿胀有所改善，但疼痛始终未见减轻，后行MRI检查提示"右距骨骨挫伤，距腓前韧带损伤，距腓后韧带轻度损伤，关节滑膜囊少量积液"，遂来诊。现症见：右踝疼痛，微肿胀，跛行，右足不能负重，主动着力或内翻时刺痛明显，睡眠可，二便调，舌暗，苔薄黄，脉弦。专科查体：右外踝局部稍肿胀，皮色暗，肤温不高，解溪穴、丘墟穴压痛（+），被动内翻时外侧疼痛，远端血液循环、运动、感觉正常。此病由于跌扑损伤，导致局部气血运行不畅，经络受阻，不通则痛，加之久病迁延，瘀血闭阻，枢机不利，可见关节肿痛时作，活动受限。

中医诊断：踝部伤筋，瘀血闭阻证。

西医诊断：右侧陈旧性踝扭伤。

治疗：主要采用何氏正骨手法以活血化瘀、正骨理筋。

操作：首先对患足周围及小腿穴位施以指揉法，以病人感到酸痛感为度。再沿足少阳及足太阳经筋循行部位寻找压痛点、条索或筋结点，进行手法操作以活血化瘀。充分放松患足后，病人侧卧，伤肢在上。助手双手握住伤侧小腿远端固定，勿使摇动。医者两虎口相对，双手拇指按住外踝间隙处，余4指拿住伤足，将足环转摇晃5次后，与助手相对拔伸，并将足跖屈内翻，接着再迅速外翻背屈，双手拇指向下戳按。之后在踝关节拔伸情况下做踝关节环转动作，达到正骨理筋的目的。术毕，病人下床，右足落地痛感减轻，可轻微着力行走，遂以展筋散外敷绷带固定，隔日治疗1次，治疗7次后行走自如。

【医案二】

崔某，女，9岁。2016年7月26日初诊。颈项疼痛1周。病人诉1周前夜卧受凉后出现颈项疼痛，右侧疼痛明显，转头不利，自行热敷后稍缓解，但疼痛时作，程度不减，遂来就诊。症见：颈项疼痛，右侧偏歪，转侧不利，无头痛、头晕，食欲正常，二便调。舌淡红，苔薄白，脉弦。查体：颈椎向右侧偏歪，寰椎横突双侧压痛（+），右侧胸锁乳突肌紧张，椎间孔挤压试验（−）。颈椎X线提示寰枢关节左窄右宽。此病由于时至夏日，夜卧贪凉，感受风寒，导致颈部气血凝滞，筋脉不舒，而发疼痛；伤筋必伤骨，骨缝开错，导致关节不利，活动不能。

中医诊断：椎骨错缝，风寒闭阻证。

西医诊断：寰枢关节失稳。

治疗：主要借鉴王氏"晖三小"手法采用定点旋颈法以温经活血、化瘀通络、理筋整复。

操作：用揉、擦、按等手法放松颈肩部，并循经点按腧穴以舒筋活血化瘀。立于病人背后，让病人仰头向后 15°～20°，并向右旋转 15°～20°，右手拇指固定压痛点，左手拇指放于病人的前额部，向右下方缓慢旋转，双手调整旋转角度，当旋转角度达到痛点时，左手向右下方瞬间旋转用力，闻及弹响声。病人刻下感颈项疼痛明显缓解，再用同样的方法施于对侧，然后推、擦颈肩，拿肩井温经通络，术毕。

二诊（2016 年 7 月 29 日）：病人诉颈项疼痛减轻，转侧仍有不利。治疗同前。嘱避受凉，避免长时间伏案学习。

参 考 文 献

[1] 彭浩. 张家山汉简《引书》初探 [J]. 文物，1990，(10)：87-91.

[2] 张家山汉简整理小组. 张家山汉简《引书》释文 [J]. 文物，1990，(10)：82-86.

[3] 魏成蜀. 天下气功第一奇书 [M]. 成都：四川人民出版社，1994.

[4] 金义成，彭坚. 中国推拿 [M]. 长沙：湖南科学技术出版社，1992.

[5] 严世荟. 中国医籍通考（第二卷）[M]. 上海：中医药大学出版社，1991.

[6] 张正明. 楚文化史 [M]. 上海：上海人民出版社，1987.

[7] 李强. 膏摩史略 [J]. 济南：山东中医学院学报，1988，(1)：32-35.

[8] 张正明，滕壬生，张胜琳. 凤斗龙虎图象考释 [J]. 江汉考古，1984，(1)：96-100.

[9] 张正明. 楚文化史 [M]. 上海：上海人民出版社，1987.

[10] 李强. 古代楚地风俗和信仰构筑了小儿推拿的基石 [J]. 湖北中医杂志，2011，33(10)：48-51.

[11] 石泉. 楚国历史文化辞典 [M]. 武汉：武汉大学出版社，1996.

[12] 李兆华. 江陵马山 1 号楚墓几幅凤鸟图案浅析 [J]. 江汉考古，1989，(2)：85-86.

[13] 尹弘兵. 楚都丹阳"丹淅说"与"枝江说"的对比研究 [J]. 江汉考古，2009，113(4)：96-105.

[14] 袁珂. 山海经校注 [M]. 上海：上海古籍出版社，1993.

[15] 李强. 试论日本腹诊是《厘正按摩要术·按胸腹》的学术渊源 [J]. 中华中医药杂志，2010，25(10)：1551-1553.

[16] 张声震. 壮族通史（上）[M]. 北京：民族出版社，1994.

[17] 田华咏. 土家族医学史 [M]. 北京：中医古籍出版社，2005.

[18] 田华咏. 从苗族原始神话探寻远古苗族医药文化 [J]. 中国民族民间医药杂志，2006，(3)：127-130.

[19] 李梦生. 左传译注 [M]. 上海：上海古籍出版社，1998.

[20] 古健青，张桂光. 中国方术辞典 [M]. 广州：中山大学出版社，1991.

[21] 胡雅丽. 楚人宗教信仰刍议 [J]. 江汉考古，2001，(3)：57-65.

[22] 刘吉善. 论中医学理论体系形成与楚文化圈的关系 [J]. 湖北中医杂志，2003，(8)：3-5.

[23] 皮凌红. 严金林推拿经验总结 [J]. 湖北中医杂志，2013，35(10)：37-39.

[24] 沙国政. 健身益气法 [M]. 昆明：云南人民出版社，1984.

[25] 田辅友，张京梅. 论《健身益气法》的意念导引 [J]. 中国民间疗法，1993，(1)：1-2.

[26] 田峻. 何氏"三阳开泰"头部按摩法机理探讨 [J]. 按摩与导引，1990，(5)：20-22.

[27] 武汉卫生年鉴编纂委员会. 武汉卫生年鉴 1998-2000 特刊 [M]. 武汉：武汉出版社，2002.

[28] 程强，张增超，闻庆汉，等. 全国名老中医闻庆汉教授"胸椎中焦论"学术思想浅析 [J]. 时珍国医国药，2018，29(7)：1749-1750.

[29] 程强，张增超，吴淼，等 . 闻庆汉教授在小儿推拿临床中灵活运用"君臣佐使"思想的学术经验探讨——全国名老中医闻庆汉教授学术思想系列探讨 [J]. 时珍国医国药，2018，29(11)：2767–2768.

[30] 袁靖，袁烽 . 袁氏按导学 [M]. 北京：人民卫生出版社，1991.

[31] 马继兴 . 马王堆古医书考释 [M]. 长沙：湖南科学技术出版社，1992.

[32] 周世荣 . 马王堆导引术 [M]. 长沙：岳麓书社，2005.

[33]（明）李盛春 . 医学研悦 [M]. 北京：中国中医药出版社，2009.

[34] 袁烽，崔立津 . 袁靖按摩疗法 [M]. 沈阳：辽宁科学技术出版社，2010.

[35] 袁烽，崔立津 . 按导学总论 [M]. 武汉：湖北科学技术出版社，2015.

[36]（清）曹无极 . 万育仙书 [M]. 北京：中医古籍出版社，2015.

[37]（明）周于蕃 . 小儿推拿秘诀 [M]. 北京：中国中医药出版社，2015.

[38]（明）庄应祺 . 补要袖珍小儿方论 [M]. 北京：中国中医药出版社，2015.

[39] 李今庸 . 国医大师李今庸全集（第 1 辑）[M]. 武汉：湖北科学技术出版社，2016.

[40] 魏燕利，梁恩贵 . 中国历代导引图谱 [M]. 济南：齐鲁书社，2017.

[41] 刘明军，王金贵 . 小儿推拿学 [M].9 版 . 北京：中国中医药出版社，2017.

[42]（明）杨继洲 . 针灸大成 [M]. 太原：山西科学技术出版社，2017.

[43] 郑娟娟，赵毅 .《医学研悦·小儿推拿》考略 [J]. 中医文献杂志，2021，39(1)：15–18.

[44] 郭霭春 . 中国分省医籍考 [M]. 天津：天津科学技术出版社，1987.